第 19 版

# 哈里森内科学——
# 肿瘤疾病分册

**19th Edition**
## HARRISON'S PRINCIPLES OF
## INTERNAL MEDICINE

U0196924

# 注　意

　　医学是一门不断探索的学科。随着新的研究和临床试验不断拓宽我们现有的知识，医学手段和药物治疗也在不断更新。这本书是作者和出版商通过不懈努力、查阅多方资料，为读者提供的完整且符合出版时标准的内容。然而，鉴于难以避免的人为错误或医学科学的多变性，本书作者、出版商或其他参与本书准备和出版的工作人员均无法保证本书的每一方面都是准确和完整的，当然他们对本书中所有错误、纰漏或引用信息所产生的后果也难以承担所有的责任。我们鼓励读者参阅其他资料来验证本书的内容。例如，我们特别建议读者在使用每一种药物时查阅相关产品信息以确保本书内容的信息准确性，确认本书推荐的剂量或使用的禁忌证有无变化，尤其是涉及新的或不常用的药物时。

第 19 版

# 哈里森内科学——肿瘤疾病分册

## 19th Edition
## HARRISON'S PRINCIPLES OF INTERNAL MEDICINE

原　　著　Dennis L. Kasper　　Anthony S. Fauci
　　　　　Stephen L. Hauser　　Dan L. Longo
　　　　　J. Larry Jameson　　Joseph Loscalzo
主　　译　季加孚

北京大学医学出版社

HALISEN NEIKEXUE——ZHONGLIU JIBING FENCE（DI 19 BAN）

图书在版编目（C I P）数据

哈里森内科学：第 19 版．肿瘤疾病分册/（美）丹
尼斯·L.卡斯帕（Dennis L. Kasper）等原著；季加孚主
译. —北京：北京大学医学出版社，2017.1
书名原文：Harrison's Principles of Internal
Medicine，19/E
ISBN 978-7-5659-1483-6

Ⅰ．①哈…　Ⅱ．①丹…②季…　Ⅲ．①内科学②肿瘤
—诊疗Ⅳ．①R5

中国版本图书馆 CIP 数据核字（2016）第 242900 号

**北京市版权局著作权合同登记号：图字：01-2016-2115**

Dennis L. Kasper，Anthony S. Fauci，Stephen L. Hauser，Dan L. Longo，J. Larry Jameson，
Joseph Loscalzo
HARRISON'S PRINCIPLES OF INTERNAL MEDICINE，19th Edition
ISBN 9780071802154
Copyright © 2015 by McGraw-Hill Education.

All Rights reserved. No part of this publication may be reproduced or transmitted in any form or by any means，electronic or mechanical，including without limitation photocopying，recording，taping，or any database，information or retrieval system，without the prior written permission of the publisher.

This authorized Chinese translation edition is jointly published by McGraw-Hill Education and Peking University Medical Press. This edition is authorized for sale in the People's Republic of China only，excluding Hong Kong，Macao SAR and Taiwan.

Copyright © 2016 by McGraw-Hill Education and Peking University Medical Press.

版权所有。未经出版人事先书面许可，对本出版物的任何部分不得以任何方式或途径复制或传播，包括但不限于复印、录制、录音，或通过任何数据库、信息或可检索的系统。

本授权中文简体字翻译版由麦格劳-希尔（亚洲）教育出版公司和北京大学医学出版社合作出版。此版本经授权仅限在中华人民共和国境内（不包括香港特别行政区、澳门特别行政区和台湾）销售。

版权© 2016 由麦格劳-希尔（亚洲）教育出版公司与北京大学医学出版社所有。

本书封面贴有 McGraw-Hill Education 公司防伪标签，无标签者不得销售。

**哈里森内科学（第 19 版）——肿瘤疾病分册**

主　　译：季加孚
出版发行：北京大学医学出版社
地　　址：（100191）北京市海淀区学院路 38 号　北京大学医学部院内
电　　话：发行部 010-82802230；图书邮购 010-82802495
网　　址：http://www.pumpress.com.cn
E - mail：booksale@bjmu.edu.cn
印　　刷：北京佳信达欣艺术印刷有限公司
经　　销：新华书店
责任编辑：高　瑾　武翔靓　　责任校对：金彤文　　责任印制：李　啸
开　　本：889mm×1194mm　1/16　　印张：19.25　　插页：8　　字数：597 千字
版　　次：2017 年 1 月第 1 版　2017 年 1 月第 1 次印刷
书　　号：ISBN 978-7-5659-1483-6
定　　价：116.00 元
版权所有，违者必究
（凡属质量问题请与本社发行部联系退换）

# 译者名单 （按姓名汉语拼音排序）

步召德（北京大学肿瘤医院）
陈建新（首都医科大学附属北京世纪坛医院）
闫冬梅（北京大学肿瘤医院）
崔 明（北京大学肿瘤医院）
邸立军（北京大学肿瘤医院）
樊征夫（北京大学肿瘤医院）
方 健（北京大学肿瘤医院）
万志伟（北京大学肿瘤医院）
冯冬冬（北京大学肿瘤医院）
高 敏（北京大学肿瘤医院）
高 天（北京大学肿瘤医院）
高海成（北京大学肿瘤医院）
高雨农（北京大学肿瘤医院）
郝纯毅（北京大学肿瘤医院）
何国礼（北京大学肿瘤医院）
季加孚（北京大学肿瘤医院）
贾淑芹（北京大学肿瘤医院）
金克敏（北京大学肿瘤医院）
康 庄（首都医科大学附属北京世纪坛医院）
冷家骅（北京大学肿瘤医院）
李 珊（北京大学肿瘤医院）
李 岩（北京大学肿瘤医院）
李 英（北京大学肿瘤医院）
李厚伸（北京大学肿瘤医院）
李惠平（北京大学肿瘤医院）
李双喜（北京大学肿瘤医院）
李文斌（首都医科大学附属北京世纪坛医院）
李永恒（北京大学肿瘤医院）
李哲轩（北京大学肿瘤医院）
李忠武（北京大学肿瘤医院）
李子禹（北京大学肿瘤医院）
刘 硕（北京大学肿瘤医院）
刘 巍（北京大学肿瘤医院）
刘 伟（北京大学肿瘤医院）
刘宝国（北京大学肿瘤医院）
刘佳勇（北京大学肿瘤医院）
刘笑然（北京大学肿瘤医院）
马媛媛（北京大学肿瘤医院）
苗儒林（北京大学肿瘤医院）

潘凯枫（北京大学肿瘤医院）
乔旭柏（北京大学肿瘤医院）
屈婷婷（北京大学肿瘤医院）
冉 然（北京大学肿瘤医院）
陕 飞（北京大学肿瘤医院）
邵 彬（北京大学肿瘤医院）
宋 楠（北京大学肿瘤医院）
苏向前（北京大学肿瘤医院）
孙 洁（北京大学肿瘤医院）
汤星星（北京大学肿瘤医院）
汪云超（首都医科大学附属北京世纪坛医院）
王 宁（北京大学肿瘤医院）
王 兴（北京大学肿瘤医院）
王亚棋（北京大学肿瘤医院）
王胤奎（北京大学肿瘤医院）
吴 楠（北京大学肿瘤医院）
武爱文（北京大学肿瘤医院）
解云涛（北京大学肿瘤医院）
信洪武（北京大学肿瘤医院）
邢 蕊（北京大学肿瘤医院）
邢宝才（北京大学肿瘤医院）
徐 达（北京大学肿瘤医院）
薛 侃（北京大学肿瘤医院）
严 颖（北京大学肿瘤医院）
燕 鑫（北京大学肿瘤医院）
杨 雷（北京大学肿瘤医院）
杨 勇（北京大学肿瘤医院）
杨 跃（北京大学肿瘤医院）
姚震旦（北京大学肿瘤医院）
张 霁（北京大学肿瘤医院）
张 阳（北京大学肿瘤医院）
张连海（北京大学肿瘤医院）
张如艳（北京大学肿瘤医院）
张玉洁（北京大学肿瘤医院）
赵 强（北京大学肿瘤医院）
郑 虹（北京大学肿瘤医院）
郑庆锋（北京大学肿瘤医院）
朱广迎（北京大学肿瘤医院）
卓明磊（北京大学肿瘤医院）

# 译者前言

《哈里森内科学》（Harrison's Principles of Internal Medicine）是一部享誉世界的经典教科书。自1949年第1版面世以来，几十年间不断更新，目前已是第19版。该书全面阐述了人体各系统相关疾病的定义、病因、流行病学、发病机制、病理特点、临床表现、诊断与鉴别诊断、治疗、预防和预后等，内容丰富且极具权威性，被国外许多著名医学院校列为内科学参考书，对培养临床医师起了重要作用，同时被译成多种文字并受到读者的广泛认可和欢迎。

近年来，我国恶性肿瘤的发生率逐年上升，对恶性肿瘤的研究投入逐年加大，目前肿瘤学的发展日新月异，包括病因学、遗传学、分子流行病学以及临床方面对传统手术、放射治疗和化学治疗方法的改进等等，但仍有许多未知领域需要进一步探索。适逢《哈里森内科学》再版，我们组织翻译了肿瘤疾病分册，希望能对广大肿瘤临床工作者和研究者有所帮助。

正如原著者所说，"目前全球医学教育的焦点已经从经典的结构、功能、疾病转变为整合性的、以病例为基础的学习方法——将基础医学和流行病学与疾病的诊断和治疗有机结合起来"。因此本版较之前版本改进了许多现代的医学教育与临床医疗理念，并详述了目前可以获得的评估及治疗疾病的方法和工具。本版肿瘤疾病分册共分两个部分、二十八章。整书内容丰富新颖，可作为医学生在见习和实习阶段的学习教材以及住院医师在规范化培训阶段的参考用书，也可供高年资医师参考查阅。

本版肿瘤疾病分册的翻译、审校工作历时一年多，所有章节均由活跃在临床一线的各位专家教授完成，他们从异常繁忙的临床工作中抽出时间参与完成译著写作，为我们呈现了如此经典和前沿的专业内容。但限于水平，纰漏在所难免，欢迎广大读者朋友批评指正。

最后，衷心感谢在本书翻译过程中提供帮助的每一位同仁，希望本书能对我国临床肿瘤的预防和诊疗工作有所帮助。

主译 季加孚

# 原著序

我们非常荣幸地向读者呈现《哈里森内科学（第19版）》。自从第1版于65年前问世以来，医学的各个领域和医学教育有了突飞猛进的进展，并衍生了许多新的学科。

在保留本书主旨的同时，本版在修订时进行了大范围的修改，以满足读者的不同需求，并使其能够以不同的方法和形式获取和应用知识。目前全球医学教育的焦点已经从经典的结构、功能、疾病转变为整合性的、常常是以病例为基础的学习方法——将基础医学和流行病学与疾病的诊断和治疗实践有机地结合起来。本书的许多更新和改进都体现了现代的医学教育与临床医疗理念。

本版本进行了全面的更新以展现临床医学的经典病理生理基础，并详述了目前可以获得的现代医疗模式下评估症状及有效治疗疾病的前沿方法和工具。同时新增补了丰富的照片、放射影像图、示意图、患者诊治流程图和表格等。使得最新版本同时具有使用的高效性和灵活性。

自《哈里森内科学》第1版于1949年出版以来，医学科学经历了惊人的进展。第1版出版之时，消化性溃疡被认为由应激引起，几乎所有的不能切除肿瘤的癌症患者均会死亡，风湿性心脏瓣膜病发病广泛，乙型病毒性肝炎和人类免疫缺陷病毒（HIV）感染都是未知的。经过此后的数十年，消化性溃疡的感染性病因和治疗方法都已明确；诊断和治疗方法的进展使得2/3的癌症可以获得治愈；风湿性心脏瓣膜病已经消失；冠状动脉粥样硬化性疾病逐渐流行发展——并至少在一定程度上通过危险因素的控制可使其有所减少；乙型病毒性肝炎和其所致的肝硬化和肝细胞性肝癌成为通过疫苗可以预防的疾病；HIV，这一最初被认为

是致命性的世界范围内的灾难，变成了一种可以治愈的慢性疾病。值得注意的是，新兴与复现的疾病成为医学研究与实践的挑战，同时一种新的对于系统概念的理解，如微生物群系，提供了一种全新的、令人兴奋的可用于理解和管理健康与疾病状态的可能方法。

我们要感谢很多人对于本书出版所做出的贡献。首先作者团队进行了卓越的工作，整合大量科学临床数据，创作出一个个对于内科医学临床疾病富于艺术性权威描述的章节。在当今这样一个信息爆炸、快速更新的环境下，我们保证本书中所提供的信息都是当前最新的。专家在撰写时还给予了有益的建议和关键点的提示，使得本书重点突出，层次清晰。我们还要对创作团队中的编校人员表示感谢，他们在不同的创作时期时刻关注工作动态并与作者、麦克劳希尔教育集团保持联系，这些编校人员是：Patricia Conrad，Patricia L. Duffey，Gregory K. Folkers，Julie B. McCoy，Elizabeth Robbins，Anita Rodriguez，Stephanie Tribuna。

麦克劳希尔教育集团在本书的出版过程中给予了持续的支持和专业意见。James Shanahanm，麦克劳希尔教育集团专业图书出版部的出版副总监，是创作团队的杰出而富有洞察力的伙伴，指导本书的进展。Kim Davis本书的副总编辑熟练地确保有多个作者参与的章节中各部分顺畅而高效的整合。Dominik Pucek管理新的视频资源。Jeffrey Herzich精干地承担起本书的产品经理职责。

总之，我们无比荣幸能够编著《哈里森内科学（第19版）》，并且满怀期望地将她推荐给读者们。我们在编写本书的过程中学习到了很多，也希望读者能够发现她独一无二的教育价值。

作者团队

# 目 录

# 第一部分　肿瘤学
## SECTION 1　Oncology

## 第一章　癌症患者的治疗方法
### Approach to the Patient with Cancer

Dan L. Longo

（高海成　译　步召德　审校）

当前治疗技术的应用（手术、放疗、化疗及生物治疗等）使得接近 2/3 的癌症患者得到治愈。然而，诊断癌症的过程对于患者来说是他们前所未有的创伤性事件。不考虑预后因素，诊断本身就会给患者带来家庭及工作中自我形象的改变。一名诊断为胰腺癌的患者的预后与诊断为以充血性心力衰竭为首发症状的主动脉狭窄患者预后相同（中位生存期约 8 个月）。但是，心脏病患者可以仍保持社会功能及自我形象上的完整无损，只是身体的一部分或病变器官有问题（"心脏不好"）。相比之下，胰腺癌患者的自我形象则被完全改变了，他们会被家人和其他任何对该病有所了解的人区别对待。他们正在被一种可能存在于身体任何部位的疾病侵袭，任何一丝一毫的疼痛都令人绝望。癌症是游离于协调运行的人体器官和细胞之外的疾病。一般而言，器官的细胞之间程序化地合作，保持器官功能正常。许多疾病的发生都由于特定的细胞未能完成指定的任务。而癌症在此病变基础上更进一步——不仅仅在于癌症细胞未能完成特定的功能，还在于它们按照自己的模式分裂增殖。癌细胞通过基因突变和自然选择在一系列进化中获得相对正常细胞的生存优势。癌细胞这种行为模式带来的后果之一就是患者感到被自己的身体背叛，自己全部身体而非身体的一部分发生了病变。

## 癌症现状

当前尚无全国性的癌症登记，因此癌症发病率只能在国家癌症研究所"监测、流行病学和最终结果"数据库（SEER）的数据基础上进行估计，将从约占美国 10% 的人口（据美国人口普查局）采集的 13 种癌症的发病数据制成表格。在 2014 年，新确诊侵袭性癌症病例 166.5 万例（男性 855 220 例，女性 810 320 例），死于癌症的人数为 585 720（男性 310 010，女性 275 710）例。新发病例百分数分布及按照疾病区分的男性/女性癌症死亡例数列为表 1-1。自 1992 年起，癌症发病率每年约降低 2%。癌症所致死亡占美国死亡人口的 1/4。

总体上看年龄是癌症最显著的危险因素，2/3 的癌症患者年龄大于 65 岁。不同部位癌症发病率随着第三、四、五年龄段增长而逐渐升高。49 岁及以下年龄段

### 表 1-1　2014 年癌症发病率及死亡数分布

| 男性 | | | 女性 | | |
|---|---|---|---|---|---|
| 部位 | % | 数量 | 部位 | % | 数量 |
| **发病情况** | | | | | |
| 前列腺 | 27 | 233 000 | 乳腺 | 29 | 232 670 |
| 肺 | 14 | 116 000 | 肺 | 13 | 108 210 |
| 结直肠 | 8 | 71 830 | 结直肠 | 8 | 65 000 |
| 膀胱 | 7 | 56 390 | 子宫内膜 | 6 | 52 630 |
| 黑色素瘤 | 5 | 43 890 | 甲状腺 | 6 | 47 790 |
| 肾 | 4 | 39 140 | 淋巴瘤 | 4 | 32 530 |
| 淋巴瘤 | 4 | 38 270 | 黑色素瘤 | 4 | 32 210 |
| 口腔 | 4 | 30 220 | 肾 | 3 | 24 780 |
| 白血病 | 4 | 30 100 | 胰腺 | 3 | 22 890 |
| 肝 | 3 | 24 600 | 白血病 | 3 | 22 280 |
| 其他 | 20 | 171 780 | 其他 | 21 | 169 330 |
| 全部 | 100 | 855 220 | 全部 | 100 | 810 320 |
| **死亡情况** | | | | | |
| 肺 | 28 | 86 930 | 肺 | 26 | 72 330 |
| 前列腺 | 10 | 29 480 | 乳腺 | 15 | 40 000 |
| 结直肠 | 8 | 26 270 | 结直肠 | 9 | 24 040 |
| 胰腺 | 7 | 20 170 | 胰腺 | 7 | 19 420 |
| 肝 | 5 | 15 870 | 卵巢 | 5 | 14 270 |
| 白血病 | 5 | 14 040 | 白血病 | 4 | 10 050 |
| 食管 | 4 | 12 450 | 子宫内膜 | 3 | 8590 |
| 膀胱 | 4 | 11 170 | 淋巴瘤 | 3 | 8520 |
| 淋巴瘤 | 3 | 10 470 | 肝 | 3 | 7130 |
| 肾 | 3 | 8900 | 中枢神经系统 | 2 | 6230 |
| 其他 | 23 | 74 260 | 其他 | 23 | 65 130 |
| 全部 | 100 | 310 010 | 全部 | 100 | 275 710 |

来源：R Siegel et al：Cancer statistics，2014. CA Cancer J Clin 64：9，2014.

人群中，男性每 29 人中及女性每 19 人中有 1 人患病；50～59 岁人群中，男性每 15 人中及女性每 17 人中有 1 人患病；60～69 岁人群中，男性每 6 人中及女性每 10 人中有 1 人患病；70 岁及以上人群中，男性每 3 人中及女性每 4 人中有 1 人患病。总体来看，男性终生罹患癌症风险为 44%，女性为 38%。

癌症是心脏疾病后第二大致死原因。自 1950 年以来，美国心脏病死亡人数下降了 45%，并持续下降，在年龄小于 85 岁人群中，癌症已取代心脏病成为第一大致死原因。发病率趋势参见图 1-1。在经过 70 年的增长期后，癌症死亡人数于 1990—1991 年开始下降（图 1-2）。1990—2010 年，癌症死亡人数在男性中下降了 21%，女性中下降了 12.3%，下降情况参见图 1-3。不同人群人口中致死亡例数最多的前 5 种癌症参见表 1-2。1960—1963 年间白种人的癌症 5 年生存率为 39%，2003—2009 年这一数据为 69%。黑人中癌症死亡率更高，2003—2009 年间 5 年生存率为 61%。但两者之间的差异正随着时间而逐渐缩小。不同种族和人口之间的癌症发病率和死亡率有所不同（表 1-3），造成这种差异的原因尚不明确。

## 世界范围的癌症现状

据国际癌症研究所（IARC）发布的 GLOBOCAN 2008 数据估计，2008 年全球范围内癌症新发病例数为 1270 万，死亡数为 760 万。按照区域分开来看，约 45% 位于亚洲，26% 位于欧洲，14.5% 位于北美洲，7.1% 位于中南美洲，6% 位于非洲，1% 位于澳大利亚和新西兰（图 1-4）。肺癌是发病率和死亡例数最多的肿瘤，但其发病率在不同地区及人口中差异巨大——非洲女性中发病率仅为 2/10 万，而在北美男性中则高达 61/10 万。乳腺癌是全球范围内第二常见的恶性肿瘤，但其在致死例数排行中仅位列第 5，位于肺癌、胃癌、肝癌及结直肠癌之后。在 8 种最常见的恶性肿瘤中，肺癌、乳腺癌、前列腺癌和结直肠癌的发病率在较发达国家的发病率分别是较不发达国家的 2 倍、3 倍、2.5 倍和 3 倍；相反，肝癌、宫颈癌、食管癌在较不发达国家的发病率则是较发达国家的 2 倍、2 倍和 2～3 倍。胃癌的发病率在两者中相似，但它在亚洲的发病率较北美洲及非洲要高。非洲最常见癌症为宫颈癌、乳腺癌和肝癌。据估计，有 9

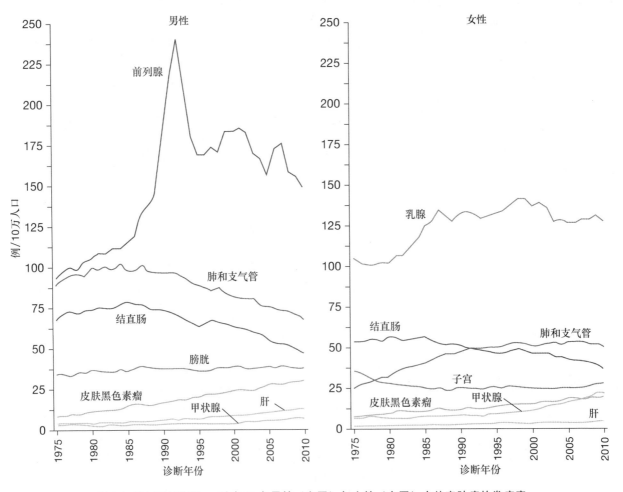

**图 1-1**（见书后彩图） 过去 35 年男性（左图）与女性（右图）中特定肿瘤的发病率

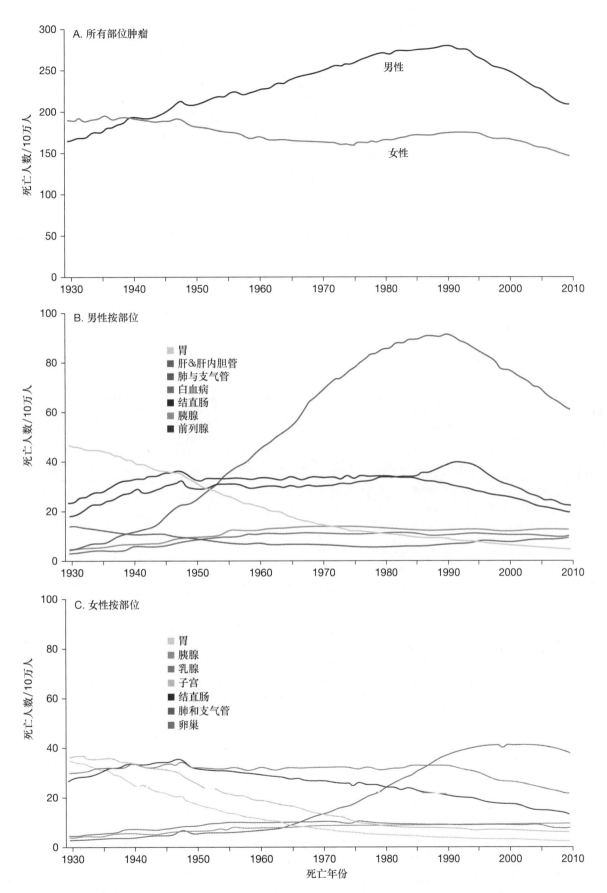

**图 1-2**（见书后彩图） **美国 80 年间肿瘤死亡数趋势（1930—2010 年）**。纵坐标为 2000 年美国人口根据年龄调整后每 10 万人中的死亡人数（From R Siegel et al：CA Cancer J Clin 64：9，2014.）

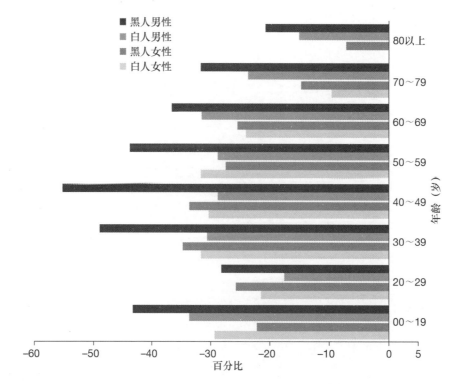

图 1-3（见书后彩图）　1991—2010 年间不同性别和种族各年龄段癌症死亡数较 1991 年下降的百分比（From R Siegel et al：CA Cancer J Clin 64：9，2014.）

**表 1-2　2010 年不同性别及年龄段死亡率最高的 5 种肿瘤**

| 排行 | 性别 | 所有年龄 | 年龄（岁） | | | | |
|---|---|---|---|---|---|---|---|
| | | | 20 以下 | 20～39 | 40～59 | 60～79 | ＞80 |
| 1 | 男 | 肺 | 白血病 | 白血病 | 肺 | 肺 | 肺 |
| | 女 | 肺 | 白血病 | 乳腺 | 乳腺 | 肺 | 肺 |
| 2 | 男 | 前列腺 | CNS | CNS | 结直肠 | 结直肠 | 前列腺 |
| | 女 | 乳腺 | CNS | 宫颈癌 | 肺 | 乳腺 | 乳腺 |
| 3 | 男 | 结直肠 | 骨肉瘤 | 结直肠 | 肝 | 前列腺 | 结直肠 |
| | 女 | 结直肠 | 骨肉瘤 | 白血病 | 结直肠 | 结直肠 | 结直肠 |
| 4 | 男 | 胰腺 | 软组织肉瘤 | 淋巴瘤 | 胰腺 | 胰腺 | 膀胱 |
| | 女 | 胰腺 | 软组织肉瘤 | 结直肠 | 卵巢 | 胰腺 | 胰腺 |
| 5 | 男 | 肝 | 淋巴瘤 | 肺 | 食管 | 肝 | 胰腺 |
| | 女 | 卵巢 | 肝 | CNS | 胰腺 | 卵巢 | 淋巴瘤 |

缩写：CNS，中枢神经系统

种危险因素导致了全球范围内超过 1/3 的恶性肿瘤，包括吸烟、酒精摄入、肥胖、缺少体力活动、低水果蔬菜饮食、不安全性行为、空气污染、家庭使用燃料产生的室内烟雾及受污染的注射。

## 癌症患者的管理

　　许多重要信息通过患者的病史及体格检查获得。症状持续时间可反映疾病的慢性病程，既往病史可以提醒医生注意患者患有的可能影响治疗选择或治疗副作用的疾病；个人史可以反映患者的致癌原职业暴露及可能影响疾病进程及其治疗的生活习惯，比如吸烟及饮酒；家族史可揭示患者的家族癌症易感性，并为患者的未患病兄弟姐妹指明需要进行的监测及其他预防性治疗措施；全身性的回顾可以帮助发现癌症转移的早期症状及副肿瘤综合征。

### 诊断

　　癌症的诊断很大程度上依赖创伤性的组织活检，且未进行组织活检就不能确诊。对于癌症，还没有能

| 表 1-3 | 美国 2006—2010 年不同种族癌症发病率与死亡率 | | | | | |
|---|---|---|---|---|---|---|
| 部位 | 性别 | 白人 | 黑人 | 亚太岛民 | 美洲印第安人[a] | 西班牙裔 |
| **每 10 万人口发病数** | | | | | | |
| 全部 | M | 548.1 | 601.0 | 326.1 | 441.1 | 426.8 |
| | F | 436.2 | 395.9 | 282.6 | 372.0 | 330.8 |
| 乳腺 | | 127.3 | 118.4 | 84.7 | 90.3 | 91.1 |
| 结直肠 | M | 50.9 | 62.5 | 40.8 | 51.7 | 47.3 |
| | F | 38.6 | 46.7 | 31.0 | 42.7 | 32.6 |
| 肾 | M | 21.6 | 23.0 | 10.6 | 30.6 | 20.5 |
| | F | 11.2 | 12.2 | 5.1 | 17.5 | 11.5 |
| 肝 | M | 8.7 | 14.9 | 21.3 | 17.8 | 11.5 |
| | F | 2.9 | 4.4 | 8.0 | 8.0 | 6.9 |
| 肺 | M | 82.9 | 94.7 | 48.8 | 70.2 | 45.9 |
| | F | 57.1 | 50.7 | 27.6 | 41.3 | 26.5 |
| 前列腺 | | 138.6 | 220.0 | 75.0 | 104.1 | 124.2 |
| 宫颈 | | 7.2 | 10.3 | 6.7 | 9.7 | 10.9 |
| **每 10 万人口死亡数** | | | | | | |
| 全部 | M | 217.3 | 276.6 | 132.4 | 191.0 | 152.2 |
| | F | 153.6 | 171.2 | 92.1 | 139.0 | 101.3 |
| 乳腺 | | 22.7 | 30.8 | 11.5 | 15.5 | 14.8 |
| 结直肠 | M | 19.2 | 28.7 | 13.1 | 18.7 | 16.1 |
| | F | 13.6 | 19.0 | 9.7 | 15.4 | 10.2 |
| 肾 | M | 5.9 | 5.7 | 3.0 | 9.5 | 5.1 |
| | F | 2.6 | 2.6 | 1.2 | 4.4 | 2.3 |
| 肝 | M | 7.1 | 11.8 | 14.4 | 13.2 | 12.3 |
| | F | 2.9 | 4.1 | 6.0 | 6.1 | 5.4 |
| 肺 | M | 65.7 | 78.5 | 35.5 | 49.6 | 31.3 |
| | F | 42.7 | 37.2 | 18.4 | 33.1 | 14.1 |
| 前列腺 | | 21.3 | 50.9 | 10.1 | 20.7 | 19.2 |
| 宫颈 | | 2.1 | 4.2 | 1.9 | 3.5 | 2.9 |

[a] 基于印第安健康服务供给地区
缩写：F，女性；M，男性

够明确癌症性质的有效的无创诊断方法。尽管在某些临床情况下（比如甲状腺结节），细针抽吸活检是一种可以接受的诊断方法，但在总体上，诊断仍然依赖获取适量的组织以仔细地评估肿瘤的组织学特征、分级、侵袭性，以及更多的分子学诊断信息，例如细胞表面分子标志或细胞间蛋白的表达程度，或特定分子标注是否存在，比如 Burkitt 淋巴瘤中的 t（8；14）易位。越来越多的证据表明特定基因的表达与预后及对治疗的反应相关（参见第三～四章）。

在某些偶然情况下，患者会出现活检发现转移性癌但原发病灶不明的情况。此时应基于年龄、性别、累及部位、组织学及肿瘤标志物、个人及家族史等信息，寻找原发病灶。特别要注意排除最容易治疗的疾病（参见第二十二章）。

一旦癌症的诊断确定，那么接下来应该在初诊医师、肿瘤内科医师、肿瘤外科医师、放疗科医师、肿瘤护理专家、药剂师、社会工作者、康复医学专家及许多其他专业咨询人士共同参与密切合作下，同时与患者及其家庭沟通的情况下，通过多学科协作来制订治疗方案。

## 确定病变范围及预后

癌症患者治疗的第一步就是确定病变范围。肿瘤的治愈可能性与肿瘤负荷成反比。理想状态下，肿瘤的诊断应早于其发展出相应症状之前，或是基于早癌筛查工作的成果（参见第二章），这部分患者中获得治愈的比例相当高。但是，大多数癌症患者在诊断之前即已经出现相应的症状——或是由于肿瘤体积较大，或是因为与肿瘤相关的细胞因子或激素水平变化所致的身体改变。

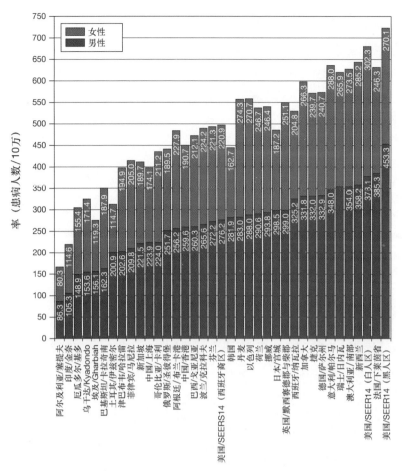

发病率(n = 10 864 499)　　死亡率(n = 6 724 931)　　患病率(n = 24 576 453)

**图 1-4（见书后彩图）　世界范围内癌症发病率、死亡率及 5 年（1993—2001）患病率**

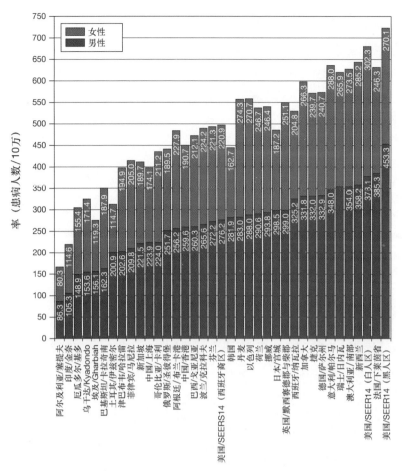

对于多数癌症来说，有很多侵入性及非侵入性的诊断手段来评估病变范围。这一过程即为分期，包含临床分期与病理分期两种类型。临床分期是基于体格检查、射线照片、同位素扫描、CT 扫描及其他影像检查；病理分期则纳入了在手术中获得的标本的病理结果，包括术中触诊、区域淋巴结/肿瘤毗邻组织的切除以及常被病灶侵袭的器官的检查及活检。病理分期包括对术中切除的所有组织的组织学检查结果。手术可以是单个淋巴结活检，也可以是扩大的手术如开胸手术、纵隔镜检术、开腹手术等。手术分期可以是单独的诊断步骤，也可以在切除原发肿瘤病灶的术中进行。

熟悉特定肿瘤向邻近或远隔器官转移的特点有助于指导评估肿瘤的分期。

通过在肿瘤分期获得的信息，我们将肿瘤的范围描述为局灶性、侵入原发器官以外区域但非远处转移及远处转移。应用最广泛的分期系统是由国际抗癌联盟和美国癌症联合会制订的 TNM（肿瘤、淋巴结、转移）系统。TNM 分期以解剖学为基础，按照原发肿瘤病灶的大小（T1～T4，数字越大，肿瘤病灶越大）、淋

巴结受累及的情况（通常 N0 表示淋巴结阴性，N1 表示淋巴结受侵，不过对于某些肿瘤有更详细的淋巴结分期标准）以及是否有远处转移（M0 表示没有，否则为 M1）。T/N/M 的不同组合再被划为不同的分期 [有时还包含组织学分级（G）]，以罗马字母 I～Ⅳ 来指代。分期越高，则肿瘤负荷越高，而治愈可能性越低。某些肿瘤使用另外一些解剖学分期系统，例如结直肠癌适用的 Dukes 分期、妇科肿瘤适用的国际妇产科医师联合会分期以及霍奇金病的 Ann Arbor 分期系统。

某些特定肿瘤不能以解剖学为基础进行分期。例如，白血病、骨髓瘤、淋巴瘤等血液系统肿瘤常弥散存在，且不像实体瘤那样播散。对于这些肿瘤，其他预后相关因素需纳入分期系统。

除肿瘤负荷外，另一个决定治疗结果的重要因素是患者的生理储备。那些在患癌之前即已经卧床的患者，很可能比完全正常活动的患者预后更差。生理储备是决定患者会如何处理癌症的诊治所带来诸多压力的重要因素，但这一因素很难直接评估。于是，评估生理储备的替代指标应运而生，例如患者年龄或

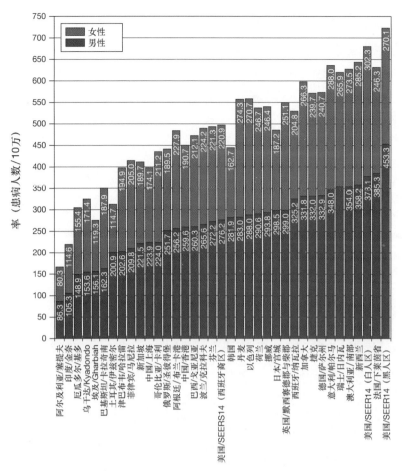

6

第一部分　肿瘤学

Karnofsky 体力状态评分（表 1-4）、ECOG 体力状态评分（表 1-5）。老年患者或 Karnofsky 评分＜70、ECOG 评分≥3 的患者预后较差，除非这种状态是可逆转的（由肿瘤造成的）。

当前肿瘤的预后越来越多地与其生物学特征相关。正被人类所认识的是，特定致癌基因、耐药基因、细胞凋亡相关基因及肿瘤转移相关基因的表达与患者预后相关。特定的细胞遗传学异常可以影响患者的预后。生长指数高的肿瘤（可通过细胞增殖相关标志物评估，如增殖细胞核抗原）较生长指数低的肿瘤更具侵袭性。对肿瘤性质的研究将会越来越多地应用于治疗决策中。患者自身与药物代谢相关的基因也会影响到特定治疗措施的有效性和安全性。

通过研究肿瘤，我们还注意到了肿瘤的巨大异质性；对于那些肿瘤有特殊变异的患者，单独的形态学还不足以将其与其他患者区分开来。在光学显微镜下看上去相似的肿瘤也可以大不相同。与之类似，组织学上看上去大不一样的肿瘤也可能有相同的基因位点

异常，从而能够预测它们对治疗的反应可能类似。而且，即使是同一个患者身上相同来源的肿瘤，也可以表现得迥然不同。

## 制订治疗计划

根据患者病情及预后，并结合患者意愿，综合考虑决定初步的根治性或姑息性的治疗意向。不同学科专家协作是肿瘤治疗策略制订中最重要的要求。对于某些肿瘤，术前化学治疗（简称化疗）或联合放射与化学治疗（即新辅助治疗）有可能改善预后，比如我们在局部进展期乳腺癌及头颈部肿瘤治疗中所见的。在需要进行多种手段联合治疗的情况下，肿瘤内科医师、肿瘤放疗医师及外科医师协同合作对达到最佳治疗效果至关重要。有时化疗与放疗需序贯进行，有时又要二者同时进行，手术可能在其他治疗手段之前或之后。治疗计划要严格遵循已有的标准诊疗规范，或参与到正在进行的评估新治疗手段的临床研究中。随意变动诊疗规范则会使疗效打折扣。

治疗方案的选择由学院及临床实践中的习惯共同决定。以前，肿瘤治疗策略由各医学院主导制订并应用于患者的治疗。而现在仅需一台联网电脑就可以获取标准的诊疗规范，并可以接触到北美地区经批准的临床研究项目。

对于那些已经失去根治可能的患者，有经验的医师也可以给患者很多帮助。很多时候，由于无力治疗而带来的愧疚和沮丧情绪以及忙碌的日程限制了医师与那些进行姑息治疗的患者交流的时间。务必要避免这种情况。除了使用药物缓解症状外（见下文），通过握手、时常进行查体、花些时间与患者交谈也十分重要。

## 患者管理与治疗并发症

由于癌症治疗是有毒性的（参见第五章），癌症患者的管理涉及处理由疾病及其治疗所带来的并发症，包括一些复杂的社会心理问题。在根治性治疗过程中的短期内，患者的功能状态可能较治疗前降低。对于以缓解症状为目标的治疗，患者对治疗诱导的毒副作用可能更难以接受。最常见的副作用包括恶心、呕吐（见下文）、发热性中性粒细胞减少（参见第六章）及骨髓抑制（参见第五章）。还有一些工具可以将癌症治疗中的毒副作用降至最低。

癌症治疗过程中新出现的症状一般应认为是可逆的，除非有证据表明其为不可逆的。对于并发胆囊炎的患者，如果把厌食、体重降低和黄疸等可逆的症状归咎于肿瘤的复发或进展，也可以导致患者死亡。肠

| 表 1-4 | **Karnofsky 功能状态量表** |
|---|---|
| **功能状态** | **患者功能状况** |
| 100 | 身体正常，无任何不适，无疾病征兆 |
| 90 | 能进行正常活动，有轻微不适 |
| 80 | 勉强可进行正常活动，有一些不适 |
| 70 | 生活可自理，但不能维持正常生活或工作 |
| 60 | 有时需人扶助，但大多数时间可自理 |
| 50 | 常需人照料 |
| 40 | 生活不能自理，需特别照顾 |
| 30 | 生活严重不能自理，需要住院，但无死亡威胁 |
| 20 | 病重，需住院积极支持治疗 |
| 10 | 病危，临近死亡 |
| 0 | 死亡 |

| 表 1-5 | **ECOG 体力状况评分** |
|---|---|
| ECOG 0 级 | 活动能力完全正常，与起病前活动能力无任何差异 |
| ECOG 1 级 | 能自由走动及从事轻体力活动，包括一般家务或办公室工作，但不能从事较重的体力活动 |
| ECOG 2 级 | 能自由走动及生活自理，但已丧失工作能力，日间不少于一半时间可以起床活动 |
| ECOG 3 级 | 生活仅能部分自理，日间一半以上时间卧床或坐轮椅 |
| ECOG 4 级 | 卧床不起，生活不能自理 |
| ECOG 5 级 | 死亡 |

来源：From MM Oken et al：Am J Clin Oncol 5：649，1982.

梗阻可能是因为粘连而非肿瘤进展。全身感染有时为不常见的病原体所致，可能原因是肿瘤治疗所致的免疫抑制。有些用于治疗肿瘤及其并发症（如恶心）的药物可产生类似转移所致的中枢神经系统症状，也可能减轻像抗利尿激素分泌异常综合征这样的副肿瘤症状。所以应力求确诊，必要时可重复活检。

肿瘤患者管理中的重要内容之一就是评估患者对治疗的反应。除详细的全身查体以检查所有涉及的病变部位，并将结果按照时间记录入表格外，在影像检查发现异常时要定期重复检查。如果影像检查结果已恢复正常，那么需要在之前的病变部位重复活检，以确定肿瘤病理学上完全有效（CR）。而如果有肉眼可见的残留病灶，则不要求活检。完全有效定义为所有病变证据完全消失；部分有效则为以直径表示的所有可测量的病灶的肿瘤总数降低 50％以上。部分有效也可以是以病灶最长径线表示的肿瘤总量降低 30％以上［据实体瘤疗效评价标准（RECIST）］。疾病进展定义为出现任何新发病灶或所有可测量的病灶直径增加超过 25％（或根据 RECIST，肿瘤最长径线增加超过20％）。肿瘤缩小或增大但不符合上述标准则认为是疾病稳定。有些受累病灶（如骨）或受累表现（如肺淋巴管炎、弥漫性肺浸润）无法量化。没有分辨率活检记录的活检反应不具完整性，除非有明显的目标性进展出现，部分缓解或许需排除评估。

在某些肿瘤中，肿瘤标志物对于患者的治疗是有用的。肿瘤治疗的效果很难量化，但某些肿瘤会产生能在血液或尿液中测量的标志物，因而通过测定特定患者体液中的肿瘤标志物，其水平的升高或降低可以与肿瘤负荷的增加或减少联系起来。临床上可用的肿瘤标志物参见表1-6。肿瘤标志物本身不足以用来诊断恶性肿瘤，但一旦恶性肿瘤的诊断已经明确，且已发现其与肿瘤标志物的升高有关，则相应的肿瘤标志物就能用来评估治疗反应。

另外，发现及治疗肿瘤患者的抑郁情绪也是肿瘤治疗的重要内容。癌症患者中抑郁症的发病率约为 25％，而在那些身体较虚弱的患者中这个比例可能更高。对于处于抑郁情绪（焦虑）和（或）兴趣缺失持续 2 周的患者，都可能诊断为抑郁症。另外，通常这些患者还合并以下症状：食欲降低，睡眠问题，精神运动迟滞或躁动，乏力，负罪感或无价值感，注意力无法集中及自杀倾向。有上述症状的患者应该接受相应治疗。5-羟色胺重吸收抑制剂，例如氟西汀（10～20mg/d）、舍曲林（50～150mg/d）及帕罗西汀（10～20mg/d），或三环类抗抑郁药，例如阿米替林（50～100mg/d）或地昔帕明（75～150mg/d），这两类药物可供治疗使用，4～6

| 表1-6 | 肿瘤标志物 | |
|---|---|---|
| 肿瘤标志物 | 肿瘤 | 非肿瘤阳性情况 |
| **激素** | | |
| 人绒毛膜促性腺激素（hCG） | 妊娠期滋养细胞病，性腺生殖细胞肿瘤 | 怀孕 |
| 降钙素 | 髓样甲状腺癌 | |
| 儿茶酚胺 | 嗜铬细胞瘤 | |
| **癌胚抗原** | | |
| 甲胎蛋白 | 肝细胞癌，性腺生殖细胞肿瘤 | 肝硬化，肝炎 |
| 癌胚抗原 | 结肠癌，胰腺癌，肺癌，乳腺癌，卵巢癌 | 胰腺炎，肝炎，炎症性肠病，吸烟 |
| **酶** | | |
| 前列腺酸性磷酸酶 | 前列腺癌 | 前列腺炎，前列腺肥大 |
| 神经元特异性烯醇化酶 | 小细胞肺癌，神经母细胞瘤 | |
| 乳酸脱氢酶 | 淋巴瘤，尤文肉瘤 | 肝炎，溶血性贫血，许多其他疾病 |
| **肿瘤相关蛋白** | | |
| 前列腺特异性抗原 | 前列腺癌 | 前列腺炎，前列腺肥大 |
| 单克隆免疫球蛋白 | 骨髓瘤 | 感染，MGVS |
| CA-125 | 卵巢癌，部分淋巴瘤 | 经期，腹膜炎，怀孕 |
| CA 19-9 | 结肠癌，胰腺癌，乳腺癌 | 胰腺炎，溃疡性结肠炎 |
| CD30 | 霍奇金病，间变性大细胞淋巴瘤 | |
| CD25 | 毛细胞白血病，急性T细胞白血病/淋巴瘤 | |

缩写：MGUS，意义未明的单克隆丙球

周疗程后评估疗效。如证实有效，则上述治疗应在症状缓解后持续使用至少 6 个月。反之如果治疗不成功，则可以考虑使用其他类型抗抑郁药。除药物治疗外，社会心理干预（例如群体支持、心理治疗和意向引导）也能使患者从中获益。

在常规药物无法治愈时，许多患者选择寻求未经证实或无根据的治疗方法。这种对替代治疗方案的寻求可能在其疾病早期就存在了。这些没有根据的治疗方法通常来源于毫无事实依据的奇闻逸事，它们不仅不能帮助患者反而还可能有害。医生应该与患者保持开放交流，不带有自己的偏见，这样患者更可能与其讨论自己正在做的事情。治疗中出现预期之外的毒副作用则表明患者可能同时在接受其他治疗。

## 长期随访及晚期并发症

治疗完成时，通常需使用放射照相及其他影像技术重新评估病灶情况，任何持续存在的异常都应进行活组织检查。如果病灶仍然存在，则由多学科团队讨论后制订新的补救治疗方案。如果经初始治疗后患者评估为无瘤状态，则对患者进行规律随访，防治肿瘤复发。目前对于随访尚无完美的指南可循。长期以来，常规做法是每月随访一次，持续 6～12 个月，然后每 2 个月、3 个月、4 个月、6 个月随访一次，分别持续 1 年，之后每年随访一次。每次随访都要在出现症状前进行一系列最适合监测相应疾病的复发的实验室和影像学检查。然而，在那些进行随访的地方，上述做法并没有被完美执行。对乳腺癌、黑色素瘤、肺癌、结肠癌和淋巴瘤的研究都不支持无症状复发比有症状复发更容易补救治疗的观念。考虑到进行全面的检查带来的巨大花费及缺乏生存获益的证据，新的指南倾向于降低随访频率，在随访期间应主要进行病史询问及体格检查。

随着时间进行，肿瘤复发的可能性逐渐降低。对于许多肿瘤来说，5 年无复发生存即等同于治愈。但在癌症治疗过程中仍有可能发生很多医学难题，需引起注意（参见第二十七章）。有些问题是疾病进展所致，有些则是治疗所致。对疾病及其治疗的深入理解有助于发现和处理这些问题。

尽管有上述诸多顾虑，大多数获得治愈的肿瘤患者都能回归正常生活。

## 支持治疗

肿瘤治疗的成功在许多方面有赖于支持治疗。不能控制肿瘤及其治疗中的症状可能会使得患者放弃有效的治疗。与治疗同等重要的是，支持治疗主要关注患者的生活质量。即使生存期不能延长，医生也应该尽力改善其生活质量。生活质量评估已经成为临床研究中常见的终点指标。而且，组织有序的姑息治疗已被证明物有所值。肿瘤学的信条之一即"有时去治愈，常常去帮助，总是去安慰"。

**疼痛**　肿瘤患者中疼痛的发生比例各异，25%～50% 的患者在初诊时即有疼痛症状，33% 的患者在治疗过程中出现疼痛，75% 疾病进展的患者有疼痛症状。造成疼痛的原因有很多。在大约 70% 的病例中，疼痛由肿瘤本身导致——肿瘤侵及骨、神经、血管、黏膜或造成空腔器官及管道的梗阻。在大约 20% 的病例中，疼痛与手术或创伤性医疗操作、放射损伤（黏膜炎、肠炎、神经丛或脊髓损伤），或化疗损伤（黏膜炎、周围神经病变、静脉炎、糖皮质激素诱发的股骨头无菌性坏死）有关。在约 10% 的病例中，疼痛与肿瘤及其治疗无关。

疼痛评估需要系统评估疼痛病史、位置、性质、时间特性、诱发与缓解因素及疼痛程度，回顾肿瘤病史和既往治疗史及患者个人史，以及进行全面的体格检查。对患者进行 10 级疼痛视觉模拟评分，以评估疼痛程度。由于疾病状态常处于动态变化中，因此需要反复评估。在寻找疼痛病因的过程中，不应终止疼痛的治疗。

有许多方法可用于缓解癌性疼痛。大约 85% 的患者通过药物干预即可达到疼痛缓解的效果。另外，还有大约 12% 的患者可通过其他方式，包括抗癌治疗（例如手术解除梗阻、放疗、锶-89 或钐-153 治疗骨痛）、神经刺激技术、局部镇痛或神经破坏手术等，有效治疗疼痛。因此，只要采取合适的措施，极少有不能治疗的疼痛。

**恶心**　肿瘤患者的呕吐通常由化疗引起（参见第五章）。其严重程度可由所用的抗癌药物预计。根据症状出现的时间与使用抗肿瘤药物的时间的关系，呕吐分为三种类型。急性呕吐在治疗开始后的 24h 内出现，是最常见的类型。迟发性呕吐较为少见，发生于治疗后的 1～7 天内，常发生于顺铂药物使用后。预期性呕吐则发生于化疗药物使用之前，代表着一种对前次化疗相关的视觉和嗅觉刺激的条件反射。

急性呕吐是最容易理解的反应。化疗刺激激活了分布于大脑皮质、延髓及肠道的化学感受器触发区，进而激活了延髓的呕吐反射中枢，即负责协调消化道分泌及肌肉收缩的运动中枢导致了呕吐。多种不同受体类型参与了上述过程，包括多巴胺、5-羟色胺、组胺、阿片样物质和乙酰胆碱受体。5-羟色胺受体拮抗剂昂丹司琼和格拉司琼是治疗严重呕吐最有效的药物，但也比较昂贵。

正如阶梯镇痛一样，呕吐治疗也应该遵循相似的策略。对于轻中度的致吐药物，丙氯拉嗪 5～10mg 口服或 25mg 肛塞即可有效。为了加强其疗效，可在化疗开始前给药。地塞米松 10～20mg 静脉注射也有效，而且能增加丙氯拉嗪的效果。对于像顺铂、氮芥类和链脲霉素这样的强致吐药物，多种止吐药物联合应用效果最好，并且应该在化疗开始前 6～24h 给药。昂丹司琼于治疗前 1 天每 6h 口服 8mg，在治疗当天静脉注射给药，加上地塞米松 20mg 于治疗前静脉注射给药，这种组合是比较有效的方案。口服阿瑞匹坦（一种物质 P/神经激肽-1 受体拮抗剂）（第 1 天 125mg，之后两天各80mg）也可以加入上述止吐方案，用以进一步降低急性及延迟性呕吐发生的风险。就像疼痛一样，呕吐也是预防比治疗容易。

延迟性呕吐可能与化疗所致的肠道炎症有关，可以使用口服地塞米松和甲氧氯普胺（一种多巴胺受体拮抗剂，大剂量时也能阻断5-羟色胺受体）。预防预期性呕吐最好的办法是在化疗开始的前几个周期控制呕吐的发生。如果没能做到这点，那么在化疗开始前预防性的应用止吐药物可能有所帮助。目前，试验研究正在评估行为矫正对预防预期性呕吐的效果。

**渗出**　体液异常地积聚于胸腔、心包或腹腔内。无症状的恶性肿瘤所致渗出可以不用治疗。发生于全身性治疗有效时的有症状的渗出不需要局部治疗，可认为是肿瘤对治疗的反应。而对于预期生存期至少6个月的患者，在全身性治疗无效时发生的有症状的渗出可能需要局部治疗。

肿瘤所致的胸腔积液可能含有癌细胞。肺癌、乳腺癌、淋巴瘤导致了大约75%的恶性胸腔积液。渗出液的性质通常为渗出液蛋白/血清蛋白比值≥0.5，或渗出液乳酸脱氢酶/血清乳酸脱氢酶比值≥0.6。当出现症状时，通常首选胸腔穿刺术。在大多数情况下，症状改善时间小于1个月。如果2周内再次出现症状，则需要留置胸腔引流管，持续负压引流体直至24h引流量小于100ml。然后60单位博来霉素或1g多西环素加入50ml 5%葡萄糖溶液中通过胸腔引流管注入。给药后，患者向前后左右四个方向转动身体，每个位置保持15min；1～2h后，再次连接负压吸引，引流24h。之后关闭负压，只依靠重力引流。如果接下来24h内引流小于100ml，可以拔出胸腔引流管，拔管24h后照胸部X线片。如果胸腔引流管持续引流较大量液体，可以重复上述胸腔给药的措施。博来霉素可能比多西环素更有效，但也更昂贵。通常情况下，多西环素是首选药物。如果二者都无效，可以使用滑石粉。

有症状的心包渗出通常采用心包开窗或剥离的方法治疗。如果患者的状况不能耐受手术治疗，可以尝试使用多西环素和（或）博来霉素硬化心包。

恶性腹水通常采用重复腹腔穿刺抽取少量液体的做法。如果全身治疗对恶性肿瘤无效，可以置入腹腔静脉分流器。尽管有使肿瘤细胞播散入血的顾虑，广泛转移仍是一个不常见的并发症。最常见的并发症是闭塞、渗漏、液体超负荷。患有严重肝病的患者可能会发展为弥散性血管内凝血。

**营养**　肿瘤及其治疗会导致足量营养摄入降低，进而导致体重降低、中间代谢的改变。因为癌性恶病质的定义多种多样，这种问题的发生率很难估计。但大多数进展期肿瘤患者会有体重降低、食欲减退。许多肿瘤源性因子（如蛙皮素、促肾上腺皮质激素）及宿主源性因子（如肿瘤坏死因子、白细胞介素-1、白细胞介素-6、生长激素）导致了代谢改变，进而建立了恶性循环途径——无法通过提供热量来逆转蛋白质分解、糖耐量受损及脂肪分解的过程。

对于如何评估营养状态及何时通过何种方式干预，目前尚存争议。为了使评估尽可能客观，人们做了很多努力，包括使用基于白蛋白水平、肱三头肌皮褶厚度、转铁蛋白水平及延迟型皮肤过敏测试的预后营养指数。然而，更简单的办法是当不明原因体重降低大于10%、血清转铁蛋白小于1500mg/L（150mg/dl）及血清白蛋白小于34g/L（3.4g/dl）时开始营养干预。

这一决策十分重要，因为在营养不良的状态下，肿瘤治疗的毒性反应更大，疗效更差。然而，对于营养干预能否改变其营养恶化的自然史仍不清楚。除非有病理学改变影响了胃肠道的吸收功能，否则经口或经胃管肠内营养优先于肠外营养补充。但是，与置管相关的风险可能超过获益。一种叫醋酸甲地孕酮的促孕药物可作为药物干预来改善营养状况。细胞因子介导机制阐述等领域的研究有望在将来提供更多方法。

**社会心理支持**　患者的社会心理需求因处境不同而各不相同。接受治疗的患者会经历恐惧、焦虑、抑郁。由于脱发及手术造成的外形改变，患者的自我形象经常严重受损。向女性患者提供化妆建议使她们更加好看，也能改善她们的内心感受。不能自由支配自己的时间也会让患者更脆弱。在治疗需求与家庭工作之间犹豫徘徊也会带来巨大的压力。性功能障碍也普遍存在，需要与患者进行开诚布公的讨论。一个有同理心的健康关爱团队能够敏锐地发现患者个体化的需求，能够有弹性地适时介入并避免影响到治疗进程。

癌症存活者还有其他一系列困难。患者会担忧结束治疗会影响他们的生存。无论是真实的还是预感到的身体损伤或残疾均需要患者做出调整，他们可能会因一些轻微的症状而心事重重，感到自己工作能力降低，觉得自己的工作不能令人满意，甚至可能是工作及保险歧视的受害者。患者再回到过去的正常生活中会遇到困难。他们对于存活下来有疚感，会自我感觉更容易患感冒和其他疾病。另外，也许最普遍而有威胁的担忧是对疾病复发的恐惧（达摩克利斯综合征）。

而对于治疗不成功的患者，他们面临着与生命结束相关的其他问题。

**死亡与临终** 肿瘤患者死亡的最常见原因是感染（导致循环衰竭）、呼吸衰竭、肝衰竭和肾衰竭。肠梗阻会导致营养不足和饥饿。中枢神经系统疾病可导致惊厥、昏迷和中枢性肺通气不足。大约70％的患者在生命终点前出现呼吸困难。但是，通常在确诊癌症到出现这些并发症要间隔几个月的时间，而在这段时间里，患者一直深受死亡威胁的煎熬。肿瘤治疗失败通常发生在三个阶段。第一，有治愈希望时尚存乐观；第二，当肿瘤复发时，便会意识到存在不可治愈的疾病，姑息治疗给了患者带瘤生存的希望；最后，死亡的到来不可避免时，对前景的看法再次改变。患者想象着生命终结时最坏的状况，还可能经历疾病诊断的不断变化。这些阶段包括否认、孤立、愤怒、博弈、抑郁、接受和希望。当然，并非每个患者都经历上述所有阶段。尽管如此，了解患者是如何被疾病和诊断影响以及他们应对的方式仍是患者管理中的重要目标之一。

最佳方式是对患者及其家人将疾病可能的发展进程坦诚相告。这种交流对于医生和患者及家属可能都很艰难。这种交流的要点在于使患者及家属确信医生会尽其所能帮助患者，不会抛弃他们。许多患者更愿意在家里或临终关怀机构接受治疗，而非在医院里。美国医师协会出版了一本书《肿瘤患者家庭关怀指南：家人和朋友的家庭护理指导》（*Home Care Guide for Cancer: How to Care for Family and Friends at Home*），指导解决家庭护理中遇到的问题。通过恰当的规划，可以给予患者必要的医疗护理以及社会心理和精神支持，以预防住院死亡可能发生的孤立感和人格解体。

临终患者的护理可能会对医生产生负面影响。心身耗竭综合征被描述为疲倦、脱离患者与同事及自我实现的缺失。减轻压力、维持生活平衡、设定现实目标有助于战胜这个困难。

**临终决定** 不幸的是，由于治疗相关的严重并发症及疾病快速进展等原因，治疗目标从治愈到缓解的转变并不都是平顺过渡。对于处理可逆疾病进展及治疗并发症，积极和侵入性的医疗支持是合法的。但是，当疾病状态能否逆转存疑时，患者的意愿决定采取何种层次的医疗手段。他们的意愿应在疾病终末期之前即明确表述，并在其后的时间里定期修订。关于生前意愿预嘱的信息可从位于华盛顿的美国退休人员协会或位于纽约的 Choice in Dying 那里获得。有些州允许医生帮助那些选择终结自己生命的患者。从伦理及医学角度来看，这是个充满挑战性的课题。关于临终决定的讨论应当是公正的且有清晰的知情同意、等待期、补充性意见及相应文档。

# 第二章　癌症的预防及早期发现

## Prevention and Early Detection of Cancer

Jennifer M. Croswell, Otis W. Brawley, Barnett S. Kramer

（杨雷　王宁　刘硕　译）

随着对癌变发生过程的深入了解，癌症的预防以及早期发现（又称为癌症防控）已经不仅限于识别和避免接触致癌物质，针对高危人群采取特定的干预措施预防癌症的发生以及利用有效的筛查手段早期发现癌症才是最终目标。

癌变的发生不是一个事件，而是一个过程，是随着时间的推移，离散组织或者细胞持续性变化所导致的异常的生理变化过程。因此癌症预防关注的是如何发现和应对癌症发生过程中涉及的生物、环境、社会以及遗传等因素。

## 健康教育和健康生活习惯

避免接触已知的癌症危险因素，鼓励人们采取健康生活方式的大众宣传有助于癌症预防和控制。在这个过程中，医生是强有力的信息传递者。当面交流为医生提供了向患者进行健康教育的机会，通过这种途径，医生告知患者诸如吸烟的危害、何为健康的生活方式、如何运用已被证实的癌症筛查方法以及避免过度日光暴露等信息。

### 戒烟

吸烟是心血管疾病、肺部疾病以及癌症的强相关危险因素，也是一种可干预的危险因素。吸烟者因吸烟而过早死于癌症、心血管疾病或者肺病的终身风险约为1/3。吸烟引起的心血管疾病致死率要多于其引发的癌症致死率，多种癌症的发生，如肺癌、喉癌、口咽癌、食管癌、肾癌、膀胱癌、胰腺癌以及胃癌，也都与吸烟有关。

每天的吸烟量以及烟雾的吸入水平均与肺癌的死

亡风险正相关。但是需要注意的是轻型或者低焦油含量的香烟也并不安全，因为吸烟者会试图更频繁地吸烟或者吸入得更深。

尽管事实上一些致癌物诱导的基因突变在戒烟后还会持续数年，但是相对于那些继续吸烟的人来说，戒烟者 10 年肺癌死亡率会降低 30%～50%。与其他的公共保健活动相比，戒烟和避免接触烟草会拯救更多的生命。

吸烟带来的危害并不局限于吸烟者。环境中的烟草烟雾（又被称之为二手烟或被动吸烟）也可以导致非吸烟者发生肺癌或者其他心肺疾病。

烟草控制实际上是一个儿童青少年健康教育问题。在美国超过 80% 的成年吸烟者是在 18 岁之前开始吸烟的。大约 20% 的 9～12 年级美国学生在过去 1 个月中至少吸过 1 支。向青少年提供相关的咨询对于阻止其吸烟是至关重要的。也许仅是医生一条简单的建议就可能使青少年获益。医务人员在提供医疗服务的过程中应该询问患者吸烟情况，并且向吸烟者提供戒烟的帮助。

目前针对戒烟的策略认为吸烟是一种成瘾行为。正在戒烟的吸烟者一般都会经历戒烟的意向期，采取戒烟行为的行动期，以及保持期三个阶段。相对于那些试图通过逐渐减少吸烟量或者改抽低焦油量或者低尼古丁含量烟草来戒烟的吸烟者来说，直接戒断的人更有可能成功。大约超过 90% 的已成功戒烟的美国人，完全是靠自身成功，而并没有参与过有组织的戒烟项目，但是针对某些吸烟者来说，戒烟项目还是有效的。为期 4 年的社区戒烟干预试验（The Community Intervention Trial for Smoking Cessation, COMMIT）研究结果显示，与不采取干预措施的戒烟者相比，烟瘾较小的人（平均每天的吸烟量小于 25 支）会因接受简单的戒烟宣教信息或者参与戒烟项目而获益。该研究干预组的戒烟率为 30.6%，而对照组的戒烟率仅为 27.5%。但是在 COMMIT 项目中，烟瘾大的人群（平均每天吸烟量大于等于 25 支）并未在戒烟干预中获益。因此，针对烟瘾重的人，需要提供更为强化且多样的戒烟干预措施，包括咨询、行为改变策略以及辅助的药物治疗，例如尼古丁替代物（戒烟口香糖、戒烟贴、戒烟喷雾、戒烟锭剂以及戒烟吸入器等）、安非他酮和（或）伐尼克兰。

雪茄所带来的健康风险与香烟相似。每天吸 1～2 支雪茄会使吸食者患口腔癌和食管癌的风险加倍；每天吸 3～4 支雪茄会使患口腔癌的风险提高 8 倍，食管癌的风险提高 4 倍。但目前尚不清楚偶尔吸食雪茄所导致的危害。

无烟烟草同样会带来较高的健康风险。咀嚼烟草作为一种致癌物，与龋齿、牙龈炎、口腔白斑以及口腔癌相关。无烟烟草（包括鼻烟）所引起的系统效应可能会增加吸食者罹患其他癌症的风险。烟草中溶解在唾液里并被吞下的致癌物质与食管癌的发生相关。关于电子烟对健康影响的净效应目前还鲜有研究。它们是否可以帮助戒烟，或者是否能为不吸烟的儿童提供一个养成吸烟习惯的"途径"，目前还在争论之中。

## 体力活动

体力活动与人们患结肠癌和乳腺癌的风险降低有关。研究者们对此曾提出了多种可能机制。但是，这些研究中容易存在混杂因素，例如回忆偏倚、与体力活动相关的其他一些健康行为或活动（混杂偏倚），以及临床癌症前期对于活动习惯所产生的影响（反向因果关联）。

## 饮食控制

国际流行病学研究结果显示高脂饮食与人们患乳腺癌、结肠癌、前列腺癌以及子宫内膜癌的风险增加有关。在西方国家，脂肪摄入大概占了总卡路里摄入的 1/3，而上述这些癌症均居癌症发病率和死亡率的前列。

尽管具有相关性，但是膳食中脂肪摄入尚未证实可以导致癌症的发生。病例对照研究和队列研究给出了相互矛盾的研究结果。而且，饮食是一个非常复杂的暴露因素，因为其中包含了大量的营养物质和化学物质。低脂肪饮食与多种膳食结构调整相关，并不是单纯减少脂肪的摄入。除此之外，其他生活方式的改变也与人们对低脂肪饮食的依从性有关。

观察性研究显示膳食纤维与结肠息肉和浸润性结肠癌发生的风险降低有关。但是在前瞻性的临床试验研究中高纤维素和低脂肪饮食带来的癌症保护性作用尚未被证实。这种可能存在的保护性机制是复杂和不确定的。纤维素与氧化胆汁酸结合可生成不同属性的可溶性纤维素（例如丁酸盐）。但纤维素并不能提高肠道中食物通过的时间。超过 10 万医务人员参与的 2 项大型前瞻性队列研究结果显示，水果以及蔬菜的摄入与癌症发生风险之间并没有相关关系。

一项关于预防息肉的临床试验研究（The Polyp Prevention Trial）随机将 2000 名切除过息肉的老年人分为 2 组，其中干预组摄入低脂肪、高纤维饮食 4 年，而对照组仅为常规饮食，同样为 4 年。研究结果并没有发现新发息肉在两组之间的差异性。

美国国立卫生院（The U.S. National Institutes of Health）于 1994 年实施了妇女健康行动计划（Women's Health Initiative），这项长期的临床试验研究纳入了超过 10 万名 45～69 岁的健康妇女。它将这些妇女分为 22 个干预组。在这些干预组中，参与者会接受钙/维生素 D 补充剂、荷尔蒙替代疗法，以及增加身体活动、采取低脂肪饮食，同时增加水果、蔬菜以及纤维素的摄入量，并且戒烟。研究显示，在随访 8 年后，尽管膳食干预组的脂肪摄入量较低，但是相对对照组其浸润性乳腺癌的发生率并没有降低。同时也并未发现膳食干预组结直肠癌的发病率有所降低，干预组和对照组间脂肪的平均摄入量大概相差 10%。目前尚未有证据显示维生素、矿物质或者其他营养补充剂的抗癌作用要强于平衡膳食中所提供的营养元素。

## 能量平衡

当体重指数（body mass index，BMI）超过 $25kg/m^2$ 时会增加患癌症的风险。虽然因果关系尚未确定，但是肥胖与结肠癌、乳腺癌（绝经期后的女性）、子宫内膜癌、肾癌（肾细胞癌）以及食管癌发生风险的升高相关。

观察性研究显示，肥胖者患结肠癌的相对危险度男性增加 1.5～2 倍，而女性增加 1.2～1.5 倍。绝经后肥胖的妇女患乳腺癌的相对危险度会增加 30%～50%。但上述相关性中的假设之一尚未被证实，即芳香化酶物质易在脂肪组织中蓄积，而该物质会促进雌激素的产生。

## 避免日晒

非黑色素瘤皮肤癌（基底细胞癌以及鳞状细胞癌）主要是由紫外线（UVA）的累积暴露所致。间断性严重的日光暴露及日光损害可能与黑色素瘤的发生相关，但是现有的证据表述不一。晒伤，尤其是发生在儿童或青少年时期的晒伤，可能与成年后黑色素瘤发生的风险增加相关。通过穿防晒服或者改变室外活动的形式从而减少日光暴露可有效降低皮肤癌的发生风险。防晒霜可以降低患日光性角化症和皮肤鳞状细胞癌癌前病变的风险，但是可能不会降低患皮肤黑色素瘤的风险。因为防晒霜可以预防晒伤的发生，但是它也可能会促使人们在日光下暴露的时间更长，但防晒霜并不能滤掉引发皮肤黑色素瘤发生的特定波长的光线。

通过健康教育帮助个体评估患皮肤癌的风险可能会有一定的作用。尤其是针对喜欢美容的年轻女性进行的行为干预可以帮助她们减少室内美黑用品或者室外紫外线的暴露。自我检查与皮肤癌相关的一些皮肤色素特征（例如雀斑）可能对于鉴别高危人群有一定的作用。那些认为自己是高危人群的人们更加乐于接受避免日晒的建议。皮肤黑色素瘤的危险因素包括易于晒伤的肤质、本身存在大量黑素细胞痣以及不典型痣。

# 癌症化学预防

化学预防是为了在发展成浸润性癌之前，通过使用特定的天然或者合成的化学物质从而达到逆转、抑制或者预防癌症发生的目的。

癌症的发生来源于与基因、表观遗传以及增长调控通路相关的异常组织的积聚，这些都是潜在的预防癌症发生的干预点。最开始发生的变化被称之为启动（Initiation）。这种改变可以是遗传因素所致，亦可以通过躯体活动、感染或者化学致癌物而后天获得。与多数疾病类似，癌症的发生也是基于遗传与环境因素相互作用的结果（表 2-1）。这种诱导启动细胞以及其周围组织的微环境逐渐进入癌变过程同时改变了细胞表型的因素称之为促进剂（Promotor）。促进剂包括与前列腺癌发生相关的雄性激素以及与乳腺癌和子宫内膜癌发生相关的雌性激素。启动剂（Initiator）和促进剂之间的界限是比较模糊的。例如烟草中的某些成分是"完全致癌物"，它的作用既相当于启动剂又相当于促进剂。通过干预那些引起癌症启动、促进或者进展发生的因素，达到预防或控制癌症发生的目的。具有化学预防作用的化合物通常具有抗突变、激素调节、抗炎、抗增殖或者促凋亡的作用（或上述作用的联合）。

## 上呼吸道/消化道癌的化学预防

吸烟会导致口腔、颈部腔道、食管和肺部弥漫性上皮损伤。对于有肺部、食管、口腔或者颈部腔道的鳞状细胞癌病史的患者会有再罹患呼吸消化道癌的风险（每年高达 5%）。尽管戒烟可以降低那些没有恶性肿瘤病史者的患癌风险，但是对于有恶性肿瘤史的患者，它却不能显著降低其再次罹患癌症的风险。因为戒烟可以阻止癌变进程的早期阶段（例如化生），但是对于癌变的晚期阶段可能没有效果。这种针对上呼吸道/消化道癌的"区域癌化"假说使这些被"治愈"的癌症患者成为利用化学预防其再次患癌的重要人群。

口腔感染人乳头瘤病毒（尤其是 HPV-16），可以增加其患口咽癌的风险。即使在没有吸烟或者饮酒等

| 表 2-1 | 可疑致癌物 |
| --- | --- |
| 致癌物[a] | 与其相关的癌症 |
| 烷化剂 | 急性髓样白血病，膀胱癌 |
| 雄激素 | 前列腺癌 |
| 芳香胺（染料） | 膀胱癌 |
| 砷 | 肺癌、皮肤癌 |
| 石棉 | 肺癌、胸膜癌、腹膜癌 |
| 苯 | 急性髓细胞白血病 |
| 铬 | 肺癌 |
| 己烯雌酚（胎儿期） | 阴道癌（透明细胞癌） |
| EB 病毒 | 伯基特淋巴瘤、鼻 T 细胞淋巴瘤 |
| 雌激素 | 子宫内膜癌、肝癌、乳腺癌 |
| 乙醇 | 乳腺癌、肝癌、食管癌、头颈部癌 |
| 幽门螺杆菌 | 胃癌、胃麦芽淋巴瘤（胃 MALT 淋巴瘤） |
| 乙型或丙型肝炎病毒 | 肝癌 |
| 人类获得性免疫缺陷病毒 | 非霍奇金淋巴瘤、卡波西肉瘤、鳞状细胞癌（尤其是尿道部） |
| 人乳头状瘤病毒 | 宫颈癌、肛门癌、口咽癌 |
| 人类 T 细胞淋巴病毒 1 型（HTLV-1） | 成人 T 细胞白血病/淋巴瘤 |
| 免疫抑制剂（咪唑硫嘌呤、环孢霉素、糖皮质激素） | 非霍奇金淋巴瘤 |
| 电离辐射（用于治疗或诊断） | 乳腺癌、膀胱癌、甲状腺癌、软组织癌、骨癌、造血系统恶性肿瘤以及很多其他的癌症 |
| 盐酸氮芥 | 肺癌、头颈部癌、鼻窦癌 |
| 镍粉 | 肺癌、鼻窦癌 |
| 柴油机废气 | 肺癌（煤炭工人） |
| 乙酰对氨苯乙醚 | 肾盂癌和膀胱癌 |
| 多环芳烃化合物 | 肺癌、皮肤癌（尤其是阴囊皮肤的鳞状细胞癌） |
| 氡气 | 肺癌 |
| 血吸虫病 | 膀胱癌（鳞状细胞癌） |
| 阳光（紫外线） | 皮肤癌（鳞状细胞癌或者黑色素瘤） |
| 烟草（包括无烟烟草） | 上消化道癌、膀胱癌 |
| 氯乙烯 | 肝癌（血管肉瘤） |

[a] 起到癌症启动剂和（或）促进剂作用的物质

其他危险因素的情况下，这种关联依然存在（虽然当 HPV 感染和吸烟同时存在的协同效应带来的风险高于两者简单相加带来的风险）。口腔部 HPV 感染被认为大多数是通过性传播途径获得的。虽然目前还没有直接的证据来证明上述假设，但 HPV 疫苗的引入可能最终降低口咽癌的发病率。

口腔黏膜白斑是一种通常在吸烟人群中存在的癌前病变损害，在一项小型短期随机安慰剂对照试验研究中，它被作为中间反应状态加以研究。这种反应与视黄酸 β 受体（RAR-β）上调有关。采用高剂量（相对毒性剂量）的维甲酸（13-顺式维甲酸）的方法来促进口腔黏膜白斑退化。但是当治疗停止时，病变仍会复发，说明该病变需要给予长期治疗。更高可耐受剂量下的维甲酸对于预防头颈部癌的发生未显示出作用。除此之外，维甲酸也不能预防那些曾患有早期非小细胞肺癌患者再次罹患癌症；而且在目前仍吸烟的患者中使用维甲酸后，实际上其死亡率不降反升。

一些大型临床试验评估了用于高危人群化学预防肺癌的相关物质作用。在 α-生育酚/β 胡萝卜素预防肺癌临床试验研究中（α-Tocopherol/β-Carotene Lung Cancer Prevention Trial，ATBC），参与者的纳入标准是 50～69 岁的男性吸烟者。参与者平均每天吸 1 包烟，平均吸烟年限为 35.9 年。该研究为 2×2 析因设计，参与者随机接受 α-生育酚、β 胡萝卜素和（或）安慰剂。在平均随访 6.1 年后，服用 β 胡萝卜素组的人群肺癌发病率和死亡率均显著上升，且具有统计学差异。α-生育酚对于肺癌的死亡率并没有影响，且尚无证据表明这两种药物之间存在交互作用。但服用 α-生育酚的患者出血性卒中的发生率更高。

在 β 胡萝卜素和视黄醇效果分析的临床试验研究（The β-Carotene and Retinol Efficacy Trial，CARET）中纳入了美国 17 000 例吸烟者和暴露于石棉的工人。研究设计也为 2×2 析因设计，参与者被随机分为 4 组，分别接受 β 胡萝卜素、视黄醇和（或）安慰剂（即 β 胡萝卜素＋安慰剂组、视黄醇＋安慰剂组、β 胡萝卜素＋视黄醇组和安慰剂组）。该研究中也发现了 β 胡萝卜素的有害作用：安慰剂组肺癌年发病率为 5‰，而服用 β 胡萝卜素组肺癌的年发病率是 6‰。

ATBC 和 CARET 研究结果显示，一系列观察性研究并未得到一致性的结论，因此在化学性预防假说被广泛推广之前进行反复验证是非常重要的。例如在医生健康试验中发现服用 β 胡萝卜素并不能改变服用者患肺癌的风险。然而，在该研究中参与者吸烟比例要低于 ATBC 和 CARET 研究中的吸烟比例。

## 结肠癌的化学预防

很多预防结肠癌的研究是基于大部分结直肠癌来源于腺瘤样息肉这一前提。这些研究一般都将腺瘤的复发和消失作为结肠癌预防的替代终点（尚未被证实）。早期临床试验研究结果显示非甾体消炎药（NSAID）例如吡罗昔康、亚磺酰茚醋酸（舒林酸）

和阿司匹林，可能会阻止腺瘤形成或者促进腺瘤样息肉消退。NSAID 的作用机制尚不清楚，但是据推测其可能是通过环氧合酶途径发生作用。虽然 2 项临床随机对照试验（医生健康研究项目和妇女健康研究项目）结果显示，先前没有结肠病变病史的患者服用阿司匹林 10 年，并没有对结肠癌或者腺瘤的发病有任何影响。但是这 2 项研究确实发现，对于曾经有结肠腺瘤病史的人群，在服用阿司匹林 1 年后其结肠腺瘤发病的相对危险度降低了大约 18%。结合现有的观察性队列研究结果，常规服用阿司匹林可以相对降低 22% 的结直肠癌发生率和 28% 的腺瘤发生率。除此之外，一项纳入 4 个随机对照研究的 Meta 分析发现（尽管主要的研究目的是探讨阿司匹林对心血管事件的作用），在服用阿司匹林且不低于 75mg 的剂量下，可使服用者 20 年后结直肠癌发病率下降 24%，但提高服用剂量并未见其功效也有所提高。环加氧酶-2（COX-2）抑制剂也被认为可以预防结直肠癌和腺瘤的发生。过去进行过多项关于 COX-2 抑制剂的研究，但是已经发现服用该类药物的人群心血管疾病的发生率升高，因此 COX-2 抑制剂并不适合作为预防普通人群结直肠癌或腺瘤发生的药物。

流行病学研究结果显示，膳食中钙含量高可以降低患结肠癌的风险。钙能够与可能引起结肠上皮细胞增生的胆汁和脂肪酸结合。因此，有研究认为钙可以降低这些化合物在肠道内的暴露。一项关于钙预防息肉的随机对照研究（Calcium Polyp Prevention Study）显示，服用钙补充剂 4 年后可以降低 7% 的腺瘤样息肉复发风险。其后的观察性随访证明，在停止服用钙补充剂 5 年后，仍可使腺瘤样息肉复发风险降低 12%。但是在妇女健康行动研究中，与安慰剂组人群相比，1 天 2 次碳酸钙和维生素 D 联合用药，在 7 年后并没有降低浸润性结直肠癌的发生率。

妇女健康行动研究结果显示，与安慰剂组相比，绝经期后的妇女服用雌激素和黄体酮可使结直肠癌的发生相对风险下降 44%。超过 16 600 名妇女随机纳入了研究，中位随访年限是 5.6 年，期间试验组发生浸润性结直肠癌 43 例，而安慰剂组发生 72 例。但是联合服用雌激素和黄体酮却增加相关的心血管疾病和乳腺癌风险，因此使其对结肠癌的积极作用降低。

一项病例对照研究结果显示，他汀类药物可以降低结直肠癌的发生风险。但是在接下来的一些病例对照研究和队列研究中却没有发现常规使用他汀类药物和结直肠癌患病风险降低之间存在关联。目前尚无关于此研究的随机对照试验。一项关于他汀类药物使用的 Meta 分析显示他汀类药物对于癌症总体的发病和

死亡并没有影响。

## 乳腺癌的化学预防

他莫昔芬可以引起某些组织内（例如子宫内膜和骨）部分雌激素的竞争，因此具有抗雌激素的作用。它的作用之一是上调生长转化因子-β，从而减少乳腺细胞增生。在一项评估他莫昔芬作为乳腺癌辅助治疗药物效果的随机对照试验中，他莫昔芬使对侧新发乳腺癌例数下降超过 1/3。在一项安慰剂随机对照预防性试验中，纳入了超过 13 000 位绝经前和绝经后的乳腺癌高危女性，在平均随访近 6 年后发现他莫昔芬可以降低 49% 乳腺癌的发生（从每千名妇女 43.4 人降低到每千名妇女 22 人）。他莫昔芬同时可以预防骨折的发生；但是也发现使用他莫昔芬可能会小幅增加其患子宫内膜癌、卒中、肺栓塞和深静脉血栓的风险。国际乳腺癌干预研究（The International Breast Cancer Intervention Study，IBIS-I）和意大利他莫昔芬预防随机对照研究（Italian Randomized Tamoxifen Prevention Trial）同样发现使用他莫昔芬可以降低乳腺癌的发生率。一项绝经期后妇女使用他莫昔芬与另外一种选择性雌激素受体调节剂雷洛昔芬的对比试验研究显示，雷洛昔芬在癌症预防上与他莫昔芬有相同效用。但是该研究仅纳入了绝经期后的妇女。与他莫昔芬相比，雷洛昔芬与浸润性乳腺癌的发生具有相关性，有与非浸润性乳腺癌相关的趋势，且较少发生血栓栓塞事件。雷诺昔芬所带来的风险与他莫昔芬相似，与其他癌症、骨折、缺血性心脏病以及卒中的发生有关。他莫昔芬和雷洛昔芬（后来仅针对绝经期后的妇女）均已经被美国食品和药物管理局（U. S. Food and Drug Administration，FDA）批准作为高危女性（根据盖尔风险模型评估 5 年风险为 1.66%：http://www.cancer.gov/bcrisktool/）预防乳腺癌的药物。

因为在乳腺癌的辅助治疗中，芳香化酶抑制剂比他莫昔芬更加有效，所以芳香化酶抑制剂可能在乳腺癌的预防中也会更加有效。一项针对依西美坦的随机对照试验发现，在对高风险妇女中位随访 3 年后，其浸润性乳腺癌的发病风险下降了 65%（从每千名妇女 5.5 人降低到每千名妇女 1.9 人）。但是，依西美坦会引起一些常见的不良反应，包括关节痛、潮热、疲劳和失眠。目前还没有试验研究直接比较芳香化酶抑制剂和选择性雌激素受体调节剂对于乳腺癌的预防效果。

## 前列腺癌的化学预防

非那雄胺和度他雄胺是 5α-还原酶抑制剂。它们可

以抑制睾酮转化为双氢睾酮（DHT），而 DHT 是一种强效的促前列腺细胞增生物质。在前列腺癌预防性试验中（The Prostate Cancer Prevention Trial，PCPT）随机将有患前列腺癌风险均等的 55 岁及以上男性分为非那雄胺组和安慰剂组。试验中所有的男性均会定期接受前列腺特异性抗原（PSA）水平检测以及直肠指检。在进行为期 7 年的治疗后，非那雄胺组前列腺癌的发病率为 18.4%，而安慰剂组为 24.4%，且两组间差异具有统计学意义。但是非那雄胺组格里森（Gleason）评分 ≥ 7 分的前列腺癌患者比例高于对照组（6.4% vs. 5.1%）。但值得安慰的是，长期随访后（10～15 年）并没有发现非那雄胺组和安慰剂组男性前列腺癌患者之间总体死亡率的差异具有统计学意义，也没有发现两组间的发病率存在差异；上述前列腺癌发病率的差异说明可以服用非那雄胺来预防前列腺癌的发生。

人们也评估了度他雄胺在预防前列腺癌发生中的作用。在一项评估度他雄胺能否降低前列腺癌发生风险的双盲随机试验（Reduction by Dutasteride of Prostate Cancer Events，REDUCE）中，研究者招募了近 8200 名 PSA 水平升高（50～60 岁男性的正常范围为 2.5～10ng/ml，60 岁及以上男性的正常范围为 3～10ng/ml）但前列腺活检为阴性的男性，每天服用 0.5mg 度他雄胺或者安慰剂。在实施干预 4 年后，研究发现与对照组相比，服用度他雄胺组男性活检检出前列腺癌的风险降低了 23%（659 例 vs. 858 例），差异有统计学意义。从 4 年整体来看，两组间前列腺癌 Gleason 评分 7～10 分的前列腺癌患者数量并没有差异。但是在研究的第 3～4 年间，两组间 Gleason 评分 8～10 分的前列腺癌患者数量却有显著差异（分别为 12 例和 1 例）。

上述研究发现，5α-还原酶抑制剂组高度恶性前列腺癌的发生率明显增加，但其临床意义的重要性仍存在争议。干预组中高度恶性癌检出率的增加也可能是因为服用该类药物的男性中 PSA 和直肠指诊的灵敏度提高所致。FDA 分析了上述两个研究结果，它认为使用 5α-还原酶抑制剂作为预防前列腺癌的药物会导致每避免 3～4 例低度恶性（Gleason 评分低于 6 分）前列腺癌增加 1 例高级别前列腺癌的发生（Gleason 评分为 8～10 分）。尽管他们也承认检出偏倚可能对上述研究结果产生一定的影响，但这并不能完全证明 5α-还原酶抑制剂在该过程中没有发挥作用。因此 5α-还原酶抑制剂并没有被 FDA 认证成为用于预防前列腺癌的药物。

所有参与 PCPT 和 REDUCE 研究的男性都进行了前列腺癌筛查，筛查使男性前列腺癌检出率增加一倍。因此在未被筛查的男性人群中，非那雄胺或度他雄胺是否可以降低前列腺癌的发生风险，目前还是未知的。

一些有价值的实验研究和观察性研究对硒和 α-生育酚（维生素 E）作为潜在的前列腺癌预防剂进行了正式的评估。硒和维生素 E 癌症预防研究项目（Selenium and Vitamin E Cancer Prevention Trial，SELECT）将 35 533 名男性随机分为 4 组，分别为服用硒组（200μg/d）、服用 α-生育酚组（400IU/d）、硒和 α-生育酚组以及安慰剂组。在中位随访 7 年后，与服用安慰剂的男性相比，单纯服用维生素 E 的男性前列腺癌的发生风险增加（风险比为 1.17；95% 的置信区间为 1.004～1.36）。

## 疫苗与癌症预防

许多感染性因素可以引发癌症。乙型肝炎和丙型肝炎均与肝癌的发生相关。一些人乳头瘤病毒株与宫颈癌、肛门癌以及头颈部癌的发生有关。幽门螺旋杆菌与胃腺癌和胃淋巴瘤的发生有关系。通过接种疫苗来保护人们不受这些感染性因素（病毒）侵袭可以降低与其相关癌症的发生风险。

乙肝疫苗可以有效预防乙肝并且可以预防因慢性乙型肝炎病毒感染所致的肝细胞癌的发生。

美国目前有两种 HPV 疫苗，分别为四价疫苗（覆盖 HPV6、11、16 和 18 病毒株）和二价疫苗（覆盖 HPV16、18 病毒株）。16 型和 18 型的 HPV 可以引起宫颈癌和肛门癌；如果可以减少这两种类型 HPV 的感染，则可以预防全世界范围内 70% 以上宫颈癌的发生。6 型和 11 型的 HPV 可以引发生殖器官乳头状瘤。对于那些没有感染过这些 HPV 病毒株的人来说，这些疫苗可以有效预防特定 HPV 病毒株的持续性感染。但是这些研究在评价疫苗预防宫颈癌和肛门癌的效用时采用了替代性结局变量［宫颈或者肛门的上皮内瘤变（CIN/AIN）Ⅰ，Ⅱ，Ⅲ级］，并且目前我们尚不清楚该疫苗 5 年以上免疫反应的维持程度。同时，该疫苗对已感染者无效，并且对于那些曾经暴露于疫苗有效的特定 HPV 病毒株人群，其预防效用也会大幅度降低。美国推荐 9～26 岁的男性和女性青少年接种上述疫苗。

## 癌症手术预防

某些个体的某些器官可能存在较高的进展成癌症的风险，因此可能会考虑通过手术切除这些高风险的器官以达到预防癌症的目的。患有宫颈非典型增生的妇女可能会通过激光、环形电刀切除术或者锥形切除术以及偶尔甚至会采用子宫全切术来预防宫颈癌的发生。对患有家族性息肉病或者溃疡性结肠炎的患者行结肠切除术来预防结肠癌。

对有乳腺癌遗传倾向的妇女可能会通过预防性的双侧乳腺切除术来预防乳腺癌的发生。一项纳入 139 名 BRCA1 和 BRCA2 基因突变女性的前瞻性队列研究中，76 名妇女选择施行预防性的乳腺切除术，其余 63 名妇女仅采用密切观察的措施。3 年后，手术组人群中没有 1 例被确诊为乳腺癌，而观察组中有 8 例患者被确诊为乳腺癌。一项大型（n－639）回顾性队列研究显示行预防性乳腺切除术组的患者只有 3 名后期发展为乳腺癌，而预期发病为 30～53 例，可见通过预防性乳腺切除术可使乳腺癌发生风险下降 90%～94%。与对照组女性相比，高危女性进行乳腺切除术后，其乳腺癌相关死亡降低了 81%～94%。而与预期死亡率相比，在中等风险女性中，乳腺癌相关死亡降低了 100%。

为了预防卵巢癌和乳腺癌的发生，可以对高风险女性实施预防性卵巢切除术。一项前瞻性队列研究发现，对携带 BRCA 突变基因人群实施预防性卵巢切除术与卵巢癌或者原发性腹膜癌发生率下降之间存在相关性，且差异有统计学意义（相对危险度降低 36%，或者绝对风险差异为 4.5%）。为预防乳腺癌而实施卵巢切除术的研究显示，卵巢切除术使具有基因突变女性发生乳腺癌的相对风险下降了近 50%。年轻女性（例如年龄小于 50 岁）实施该手术可能相对危险度降低的更多。

目前所有针对高危女性实施乳腺切除术和卵巢切除术以预防乳腺癌和卵巢癌的证据均是基于自然状态下的观察性研究。因此这些研究中可能存在多种偏倚，例如病例选择偏倚、患者与对照组之间的亲属关系带来的偏倚，以及无法获得使用雌激素信息带来的偏倚。因此这些偏倚可能会使研究结果高估了手术的有效性。

## 癌症筛查

筛查是为了达到降低发病率和死亡率的目标，在无症状个体早期发现疾病的一种手段。虽然筛查能够潜在地降低某种特定疾病导致的死亡，且已经显示出筛查能够降低宫颈癌、结肠癌、肺癌以及乳腺癌的死亡率，但是其实际不存在的益处很可能是由于一系列的偏倚存在所致。不仅如此，偏倚甚至可以掩盖真实存在的伤害作用。其实疾病早发现的本身并不会带来益处。我们应当将死因别死亡率而不是确诊后的生存期作为评价筛查效果的结局指标（请见下文）。

因为筛查是在无症状的健康人中进行的，因此它带来的益处应该大于其带来的伤害。作为一项公共政策，筛查手段在筛查项目中被广泛推广应用之前，其筛查方法以及合理性的应用均应该经过认真细致的评估。

大量基因突变和核苷酸多态性的出现均与癌症风险的升高有关，且该数字还在不断增加。因此，从理论上讲，通过检测这些突变的基因可以帮助确定癌症高危人群。但是大部分已经被鉴定出来的突变具有非常低的外显性，并且如果依赖个体进行预测，其准确性非常低。或许未来，能够预测某些特定癌种发生的检测能力可以成为一种治疗手段，但同时也会带来伦理问题。它最终可能通过早期干预来预防癌症的发生或发展。高危人群也许是参与化学预防和筛查的理想对象。但是，在实施之前应该评估这些干预措施在高危人群中的预防效果。目前某些特定癌种的高危人群可以进行严密的临床筛查。虽然该过程从临床角度看是合理的，但是该筛查手段能否最终降低特定人群的死亡率尚未可知。

**筛查的准确性**　一项筛查试验的准确性或其识别疾病的能力通常通过 4 个指标来衡量：灵敏度、特异度、阳性预测值和阴性预测值（表 2-2）。灵敏度，也称真阳性率，是指患病人群中筛检阳性人群的比例（即该指标用于评价筛检试验鉴别疾病的能力）。特异度，或者 1－假阳性率，是指未患病人群中筛检试验阴性人群所占的比例（即该指标用于评价筛检试验鉴别未患病人群的能力）。阳性预测值是指筛检试验阳性人群中真实患病人群的比例。与其相似，阴性预测值是指筛检试验阴性人群中未患病人群的比例。灵敏度和特异度并不受筛检人群中该种疾病患病率或者患病风险的影响，但是预测值受疾病患病率的影响较大。

当所要筛查的目标疾病在人群中比较常见时，筛查是一项非常有益、高效且经济的方式。特异度与灵敏度对于评估某筛检试验是否最终可行以及是否成功同等重要。

**筛查中可能存在的偏倚**　筛检试验中常见的偏倚包括领先时间偏倚、病程长短偏倚和选择偏倚。这些偏倚可以使一个筛检试验看起来是有益的，但实际上并没有什么效果（甚至可能会带来净伤害）。不论是否有益，筛查可以通过癌症确诊例数的增加造成疾病流行的假象。它可以使确诊的早期患者比例增加，从而

| 表 2-2 | 诊断试验价值的评估[a] | |
|---|---|---|
| | 患病 | 未患病 |
| 试验阳性 | a | b |
| 试验阴性 | c | d |
| a＝真阳性 | | |
| b＝假阳性 | | |
| c＝假阴性 | | |
| d＝真阴性 | | |
| 灵敏度 | 患病人群中试验阳性者的比例：a/(a+c) | |
| 特异度 | 未患病人群中试验阴性者的比例：d/(b+d) | |
| 阳性预测值（PPV） | 试验阳性人群中患病者的比例：a/(a+b) | |
| 阴性预测值 | 试验阴性人群中未患病者的比例：d/(c+d) | |

PPV 的大小取决于患病率、灵敏度和特异度：

$$PPV = \frac{患病率 \times 灵敏度}{(患病率 \times 灵敏度) + (1-患病率)(1-特异度)}$$

[a] 针对患病率很低的疾病，例如癌症，低特异度会对 PPV 造成很大的负面影响，因为试验阳性的患者中仅一小部分为真阳性的患者

在死亡率（死于某特定癌种的例数除以暴露于患癌风险人群的总例数）没有降低的情况下，使得患者生存期得以延长。在这种情况下，生存期（从确诊日期算起）表面上得以延长，但是癌症患者的寿命损失并没有减少，患者的实际生存期并没有改变。

无论筛检试验是否影响疾病的自然病程，领先时间偏倚均会发生。患者仅仅是在早期被提前确诊了，尽管患者的寿命实际上并没有延长，但其生存期看起来是增加的。筛检试验只是延长了患者意识到自己患病的时间，或者说是延长了其作为一个患者所花费的时间。

病程长短偏倚的发生是因为相对于快速生长的癌种，筛检试验更容易发现缓慢增长、浸润性较弱的癌种。在筛查间隔期内，由于出现症状而确诊的癌症通常更具浸润性，治疗效果也不尽如人意。病程长短偏倚最极端的形式被称之为过度诊断，即发现"惰性癌"。一些未被发现的增长非常缓慢的肿瘤数量众多。其中很多肿瘤满足癌的组织学判断标准，但是这些肿瘤从未出现过临床症状或者永远不会导致死亡。因为绝大多数常见癌症好发于某特定年龄段内，而这些年龄段内，其他的竞争死因也很常见，从而使得这一问题变得极为复杂。

在评价任一筛检试验效果的时候都必须考虑选择偏倚（志愿者偏倚）的问题。那些乐于参与筛检的人群可能与计划应用于筛检的一般人群有所不同。一般来说，不论筛查的结果怎样，参与研究的志愿者们的健康意识更强、预后更好或者具有较低的死亡率，上述现象被称之为健康志愿者效应。

**筛查可能存在的弊端** 与筛查有关的风险包括筛查干预本身引起的伤害、对筛查阳性患者（包括真阳性和假阳性患者）进一步调查引起的伤害、真阳性患者治疗所带来的伤害，而不论治疗是否延长了患者的生命（例如，即使一项筛查试验可以降低 20％～30％ 的死因别死亡率，但是仍有 70％～80％ 的患者会死于该肿瘤）。对于那些不会产生临床症状的癌症进行诊断和治疗可能会导致不必要的治疗伤害或者使患者因确诊癌症而产生焦虑。当将筛查运用到整个人群时，也会带来不小的心理影响。

**筛查的评估** 好的临床研究设计可以消除部分筛查带来的偏倚，从而能真实地展现出筛查的相对风险和益处。将死因别死亡率作为评价结局的随机对照筛查试验能够为筛查干预措施的利弊提供强有力的证据。同时也应该报告总体死亡率，因为它可以在发现筛查带来的副作用同时也对其他疾病（例如心血管疾病）有治疗作用。在随机试验中，参与者被随机分成两组特征相似的人群。其中一组提供常规诊疗（可能根本就不参与筛查），而另外一组接受经评估的筛查干预。随着时间的推移，将两组人群进行比较。当接受筛查组的死因别死亡率低于对照组时，则证明该筛查方法是有效的。研究中如果发现晚期疾病的发生率降低、生存期延长或者疾病病程的改变，这些都是支持该筛查方法能够获益的较弱证据（当然也有可能是完全的误导）。后面提到的这些反映筛查效果的标准是早期指标，并不足以确定该项筛检的有效性。

虽然随机对照筛查试验可以给某筛查方法提供强有力的证据支持，但是其中仍存在不足。除非这项研究是以人群为基础的，否则它仍旧不能回答目标人群是否具有普适性的问题。筛查研究通常涉及的人群例数较多并且会持续数年。因此用于评估筛查试验有效性的研究设计通常并不完善。然而任何非随机研究设计都会受到混杂因素的影响。按照证据等级由高到低排序，研究证据还可以分为：从利用干预措施分配方式不同的内对照研究中获得的证据，而不一定是采用完全随机的方法获得（例如按照出生日期、就诊日期分配）；分析性观察性研究获得的结果证据；以及包含或不包含干预措施的多时间序列研究结果获得的证据。

**特定癌种的筛查** 特定年龄组人群能够从宫颈癌、结肠癌和乳腺癌筛查中获益。特定人群也能从肺癌筛

查中获益，这取决于参与者的年龄和吸烟史。因家族史或其他遗传性原因而对某些癌症高危人群采取特殊的筛查管理措施可能是有益的。但是很少有研究评估这些筛查措施对死亡率的影响。很多组织都在考虑是否支持将某些筛查方法列为常规筛查手段。但因为这些组织在对筛查方法进行评估时采用的标准不同，因此对于同一种筛查手段，他们给出了不同的建议。美国癌症协会（American Cancer Society，ACS）以及美国预防服务工作组（U. S. Preventive Services Task Force，USPSTF）公布了筛查指南（表 2-3）。美国家庭医师协会（American Academy of Family Practitioners，AAFP）一般遵循/认可 USPSTF 的建议；美国医师学会（American College of Physicians，ACP）在系统综合其他机构指南的基础上提出自己的建议。

**乳腺癌** 乳腺自检、医生的临床乳腺检查、钼靶和核磁共振成像（MRI）都是已经被广泛推荐的有效筛查方式。

大量研究显示，针对 50 岁以上具有一般风险的女性每年 1 次或者 2 次钼靶或者钼靶结合临床乳腺检查的筛查方法可以有效降低乳腺癌的死亡率。但所有研究均因为设计上存在缺陷而遭受质疑。大部分研究中，乳腺癌的死亡率降低了 15%～30%。专家对于处于一般风险的 40～49 岁女性是否应该接受常规乳腺筛查存在不同的意见（请见表 2-3）。英国乳腺癌筛查年龄界定研究（The U. K. Age Trial）是唯一评估应用钼靶筛查 40～49 岁女性乳腺癌效果的随机试验。其结果显示，随访 11 年后接受钼靶筛查的女性和对照组的女性乳腺癌死亡率并没有统计学差异（相对危险度 0.83；95% 置信区间 0.66～1.04）。但是干预组接受钼靶筛查的依从性只有不到 70%，这可能削弱了观察到的效果。一项纳入 8 个大型随机对照试验的 Meta 分析显示，在随访了 11～20 年之后，接受钼靶筛查的 39～49 岁女性乳腺癌死亡率相对降低了 15%（相对危险度为 0.85；95% 置信区间为 0.75～0.96）。这个数字相当于在 10 年间，每 1904 个人进行筛查，可以预防 1 个因乳腺癌而导致的死亡。但是同时，大约半数每年接受钼靶筛查的 40～49 岁女性会出现假阳性结果，因此需要对其实施进一步评估，通常包括活检。据估计浸润性乳腺癌的过度诊断率大约为 10%～40%。在美国，过去的几十年间一直在广泛推广乳腺癌筛查，但是尽管早期病变例数在大量增加，但是并没有发现与其伴随的转移性乳腺癌发病率有所降低，该结果表明在参与筛查的人群中有大量病例被过度诊断。

尚无研究显示乳腺自检可以降低乳腺癌死亡率。中国一项纳入了大约 266 000 名女性的随机对照试验结果显示，随访 10 年后，实施集中乳腺自我检查指导以及后期的强化/提醒的干预组与对照组相比，死亡率没有不同。但是在乳腺自我检查组发现了更多的良性乳腺病变，以及更多例数的乳腺组织活检。

对 *BRCA1* 和 *BRCA2* 基因突变以及其他乳腺癌高风险标志物进行基因检测可以帮助确定乳腺癌高危人群。但是，什么时候可以接受筛查以及采用何种筛查频率目前尚未确定。对于携带 *BRCA1* 和 *BRCA2* 突变基因的女性来说，钼靶的灵敏度相对较低，可能是因为此类乳腺癌通常好发于年轻女性，而钼靶对于年轻女性的灵敏度相对较低。对于有遗传倾向或乳腺组织非常致密的女性，利用 MRI 进行筛查可能灵敏度会更高，但是其特异度可能较低。除此之外，高灵敏度可能会伴随着过度诊断率的提高。目前还没有随机对照试验对 MRI 联合或者不联合钼靶对乳腺癌死亡率的影响进行评估。

**宫颈癌** 宫颈脱落细胞巴氏涂片检测可以有效降低宫颈癌死亡率。在广泛推广巴氏涂片检测后，宫颈癌的死亡率大幅度下降。自有性行为开始便带来了性传播 HPV 的风险，而这正是宫颈癌最主要的病因学因素。筛查指南建议女性在 21 岁以后应该开始有规律地进行巴氏涂片检测（尽管一些人在 21 岁前便发生了性行为，但在此年龄前开始筛查，弊大于利）。推荐进行巴氏涂片筛查的时间间隔为 3 年。如果筛查的频率高于 1 次/3 年，则频繁筛查不仅不能增加益处，甚至会带来伤害，包括不必要检查以及对暂时性损伤的过度治疗。对于 30 岁及以后的女性，指南建议可将巴氏涂片检测和 HPV 筛查联合应用。对于应用上述方法筛查的女性，如果筛查结果正常，则推荐其参与筛查的时间间隔延长至 5 年。

关于适宜的宫颈癌筛查年龄上限，目前尚未确定。但是对于 65 岁以上女性，如果在过去 10 年间筛查结果均正常，则可以选择停止筛查。如果女性因非癌变原因接受了子宫切除术，则该女性也可以停止宫颈癌筛查。

尽管从未有随机对照研究的直接证据证明巴氏涂片法对于降低宫颈癌死亡率有效，但是来自印度的整群随机对照试验评估了一次宫颈视诊、阴道镜检、活检和（或）冷冻疗法（如果需要的话）与常规的就诊咨询相比对降低 30～59 岁女性宫颈癌死亡率的效果。在随访 7 年后，干预组宫颈癌年龄别标化死亡率为 39.6/10 万人年，而对照组的宫颈癌年龄别标化死亡率为 56.7/10 万人年。

| 表 2-3 | | 对于无症状且并不知晓自身处于某种特定癌症高风险中的人群的筛查建议[a] | |
|---|---|---|---|
| 癌症类型 | 检测类型或程序 | USPSTF | ACS |
| 乳腺 | 自检 | "D" | 年龄≥20 岁的女性：可以选择进行乳腺的自我检查 |
| | 临床检查 | 年龄≥40 岁的女性："I"（除钼靶之外的其他临床检查） | 20～39 岁的女性：每 3 年 1 次<br>年龄≥40 岁的女性：每年 1 次 |
| | 钼靶 | 40～49 岁的女性：是否进行检测应该是针对患者个性化的建议，并且要充分考虑患者的背景/价值 "C"<br>50～74 岁的女性：每 2 年 1 次（"B"）<br>年龄>75 岁的女性："I" | 年龄≥40 岁的女性：只要其一直保持健康状态就坚持每年 1 次检查 |
| | 核磁共振成像（MRI） | "I" | 终身乳腺癌危险度>20％的女性：每年进行 MRI 和钼靶的检测<br>终身患乳腺癌危险度 15％～20％的女性：讨论是否每年进行 MRI 和钼靶的检测<br>终身患乳腺癌危险度<15％的女性：不推荐每年进行 MRI 检测 |
| 宫颈 | 巴氏涂片（细胞学） | 21～65 岁的女性：每 3 年 1 次（"A"）<br>年龄<21 岁的女性："D"<br>年龄>65 岁的女性：如果之前按时进行了巴氏涂片检测，且结果均正常："D"<br>因非癌性因素实施了子宫全切术后的女性："D" | 21～29 岁的女性：每 3 年 1 次<br>30～65 岁的女性：可以接受每 3 年 1 次细胞学的检测（请见下面的 HPV 检测）<br><21 岁的女性：不推荐筛查<br>>65 岁的女性：如果之前按时进行了巴氏涂片检测，且结果均正常的话则不再推荐筛查<br>因非癌性因素实施的子宫全切术后的女性不再推荐进行筛查 |
| | HPV 检测 | 30～65 岁的女性：如果患者要求延长筛查时间间隔，则可以每 5 年检测 1 次，但是需要结合细胞学检测（请见上文的巴氏涂片检测）（"A"）<br>年龄<30 岁的女性："D"<br>年龄>65 岁的女性如果之前按时进行了巴氏涂片检测，且结果均正常的话："D"<br>因非癌性因素实施的子宫全切术后的女性不推荐再进行筛查 | 30～65 岁的女性：建议每 5 年 1 次进行 HPV 和细胞学联合检测（请见上文的巴氏涂片检测）<br><br>年龄<30 岁的女性：不推荐 HPV 检测<br>年龄>65 岁的女性如果之前按时进行了检测，且结果均正常的话：不用进行检测<br>因非癌性因素实施的子宫全切术后的女性不推荐再进行筛查 |
| 结直肠 | 乙状结肠镜检查 | 50～75 岁成年人：每 5 年 1 次，同时结合每 3 年 1 次的高敏感度 FOBT 检查（"A"）[b]<br>76～85 岁的成年人："C"<br>年龄≥85 岁的成年人："D" | 年龄≥50 岁的成年人：每 5 年筛查 1 次 |
| | 便潜血试验（FOBT） | 50～75 岁成年人：每年 1 次高敏感度 FOBT 检查（"A"）<br>76～85 岁的成年人："C"<br>年龄≥85 岁的成年人："D" | 年龄≥50 岁的成年人：每年筛查 1 次 |
| | 结肠镜检查 | 50～75 岁的成年人：每 10 年筛查 1 次（"A"）<br>76～85 岁的成年人："C"<br>年龄≥85 岁的成年人："D" | 年龄≥50 岁的成年人：每 10 年筛查 1 次 |
| | 粪便 DNA 检测 | "I" | 年龄≥50 岁的成年人：推荐筛查，但是时间间隔不确定 |
| | 粪便免疫化学检测（FIT） | "I" | 年龄≥50 岁的成年人：每年筛查 1 次 |
| | CT 结肠成像 | "I" | 年龄≥50 岁的成年人：每 5 年筛查 1 次 |
| 肺 | 低剂量螺旋 CT（LDCT）扫描 | 55～80 岁成年人，吸烟≥30 包·年（指每天吸烟的包数×年数），现在仍吸烟或者戒烟不足 15 年<br>如果已戒烟超过 15 年或者已出现某种可能影响患者预期寿命的健康状况，该状况使患者不再具备承受肺部根治性手术的能力，可以停止筛查："B" | 年龄 55～74 岁的男性和女性，并且吸烟≥30 包·年，现在仍吸烟或者戒烟不足 15 年：在与高危人群探讨筛查可能带来的益处，局限性以及可能存在某些危害的基础上；选用合适的 CT 及其剂量，在专家/高年资专业人士共同参与的情况下筛查 |

| 表 2-3 | 对于无症状且并不知晓自身处于某种特定癌症高风险中的人群的筛查建议[a]（续） | | | |
|---|---|---|---|---|
| 癌症类型 | 检测类型或程序 | USPSTF | | ACS |
| 卵巢 | CA-125<br>经阴道超声 | "D"<br>"D" | | 尚没有充分证据表明某项筛查方法对于卵巢癌的早期发现有效。对于那些卵巢癌高危女性和（或）有不明原因的持续性症状时，可以实施 CA-125 和经阴道超声进行盆腔联合检查 |
| 前列腺 | 前列腺特异性抗原（PSA） | 男性，所有年龄段，"D" | | 从 50 岁开始，男性应该与医生探讨 PSA 筛查的利与弊，以便其决定是否参与该项检查。对于非裔美国人或者对于父亲或兄弟在 65 岁时曾患有前列腺癌的男性，则应 45 岁开始便考虑是否接受 PSA 筛查。依 PSA 水平决定筛查频率 |
| | 直肠指检（DRE） | 没有针对个体的建议 | | 同 PSA；如果已决定接受该项筛查，则均应进行 PSA 测验，结合或者不结合直肠检查 |
| 皮肤 | 医生或者患者自我进行全身皮肤的检查 | "I" | | 每月自检 1 次；临床检查可作为与癌症相关常规检查的一部分 |

[a] 是 USPSTF 和 ACS 针对一般人群进行筛查的建议汇总。这些建议针对的是某种特定癌症筛查的无症状人群，除了年龄和性别之外，受检者不知道自己有其他癌症高危因素。[b] 在 USPSTF 建议中字母缩写的意义如下："A"，USPSTF 推荐该检查，因为非常确定其会带来很大的净效益；"B"，USPSTF 推荐该检查，因为非常确定其会带来中等程度的净效益或者中等程度确定其会带来中或较大的净效益；"C"，USPSTF 推荐根据自己专业的判断或者患者的偏好来决定是否提供这项医疗服务，至少中等程度确定这项服务会带来部分净效益；"D"，USPSTF 建议不推荐采用此项检查，因为中等程度到非常确定这项服务并不会带来净效益或者可能其造成的伤害多于带来的好处；"I"，USPSTF 认为当前的证据并不充足，因此并不能去评估其带来伤害或者益处的大小

缩写：ACS，美国癌症协会；USPSTF，美国预防服务工作组

**结直肠癌** 便潜血试验（FOBT）、直肠指检（DRE）、硬式和可弯曲式乙状结肠镜检、结肠镜检查以及计算机化断层扫描（CT）结肠成像均可以用于结直肠癌筛查。一项纳入 4 项随机对照试验的 Meta 分析显示，采用 FOBT 可以使结直肠癌的相对死亡风险下降 15%。如果在检测前将受检者粪便标本再水化，可以提高 FOBT 的灵敏度，但代价是会使其特异度降低。标本与水混合后，FOBT 的假阳性率会升高。受检者的阳性检出率为 1%～5%，而在上述便潜血阳性者中只有 2%～10% 的人会最终被确诊为癌症。FOBT 的高假阳性率使接受结肠镜检查的例数也大大增加。

粪便免疫化学法较未水化的 FOBT 法筛查结直肠癌的灵敏度更高。粪便 DNA 检测是目前新出现的检测方式；与 FOBT 相比，其具有更高的灵敏度和相似的特异度，并且可以潜在降低与假阳性患者随访相关的伤害。目前关于粪便 DNA 检测法对于降低结直肠癌死亡率的效果以及实施可行性方面的研究证据还比较局限。

总共纳入 5 项应用乙状结肠镜的随机对照试验（即 NORCCAOP 研究、SCORE 研究、PLCO 研究、Telemark 研究以及 U.K. 研究）而进行的 2 项 Meta 分析显示，乙状结肠镜可以使结直肠癌的发病风险下降 18%，使死亡风险下降 28%。纳入研究中的参与者年龄范围为 50～74 岁，随访年限为 6～13 年。如果通过乙状结肠镜发现有腺瘤样息肉，则应该进一步利用结肠镜对受检者的全部结肠状况进行评估。利用乙状结肠镜筛查最有效的时间间隔尚不可知，但是通常建议为 5 年。病例对照研究结果显示筛查间隔最高到 15 年均可带来益处；而 U.K. 研究项目显示一次性的筛查也可以使患者获益。

相对于结合乙状结肠镜检的一次性便潜血试验，一次性结肠镜检可以多探查大约 25% 的晚期病变（大于 10mm 的息肉、绒毛状腺瘤、伴有高度不典型增生的腺瘤样息肉以及浸润性癌）。我们目前并不知道这两种检测方式在一定时期内实施效果的比较情况。结肠镜的穿孔率约为 3/1000，而乙状结肠镜检查的穿孔率为 1/1000。对于应用结肠镜进行筛查的争论仍在继续，包括结肠镜检查是否过于昂贵以及侵入性是否太强，以及如果向一般风险人群推荐其作为筛查工具后，检查机构是否有足够的承接能力。一些观察性研究结果显示，结肠镜降低结直肠癌死亡率的效果主要局限于可以降低左侧结肠癌的死亡率。

如果在专业的体检中心进行 CT 结肠成像检查的话，与结肠镜相比，CT 能发现 6mm 及以上的息肉。但是同时发现临床意义不明从而需要进一步明确的肠外异常情况的比例也很高（15%～30%）。而反复进行 CT 结肠成像筛查导致的长期累积的辐射风险也应

第二章 癌症的预防及早期发现

引起重视。

**肺癌** 诸多肺癌筛查随机对照试验评估了胸部X线和痰细胞学检查的效果。上述研究中最近以及最大的（样本量为154 901人）一项关于前列腺癌、肺癌、结直肠癌以及卵巢癌（Prostate, Lung, Colorectal and Ovarian, PLCO）筛查试验的子研究发现，在随访了13年后，与接受常规医疗服务人群相比，每年进行1次胸部X射线检查并不能降低肺癌导致的死亡风险（相对危险度为0.99；95%置信区间为0.87～1.22）。一些随机试验同样评估了低剂量CT的效果。这些研究中规模最大、持续时间最长的一项是美国国家肺癌筛查试验（National Lung Screening Trial, NLST），它是一项关于肺癌筛查的随机对照试验，该研究纳入了约53 000名年龄在55～74岁之间，且吸烟史大于30包·年的人群。该研究结果显示，与胸部X线组比较，接受CT检查组人群的肺癌死亡率降低了15%～20%，且差异有统计学意义（或者说每千名高危人群接受CT检查会减少3例肺癌引起的死亡）。但是它所带来的伤害包括与多次扫描相关的辐射风险，偶然发现的一些临床意义不明的异常以及结果的假阳性率过高。不论是偶然的发现还是假阳性结果，均可能导致侵入性的诊断性检查，随之给检查者带来焦虑、花费增加以及相关并发症（例如肺部活检后的气胸或者血胸）。NLST研究是在专业的筛查中心实施的，因此如果在条件较差或经验不足的社区应用LDCT开展肺癌筛查的话，其带来利益和害处或许会有所不同。

**卵巢癌** 子宫附件触诊、经阴道超声（TVUS）和血清CA125检测均曾经被考虑可作为卵巢癌的筛查方式。一项大型随机对照试验显示，对普通女性进行每年1次的TVUS和CA125检测并不会降低卵巢癌的死亡风险（相对危险度为1.21；95%置信区间为0.99～1.48）。子宫附件触诊的方式在研究早期就被否定，因为通过TVUS或者CA-125没有发现卵巢癌，附件触诊同样未发现。而与假阳性比例过高相关的风险和花费阻碍上述筛查手段成为常规的筛查方法。在PLCO研究参与者中，10%是由于TVUS或者CA-125检测产生假阳性结果而参与，但其中1/3的女性接受了手术探查；而手术确诊的卵巢癌与筛查发现的卵巢癌之比约为20:1。

**前列腺癌** 最常见的前列腺筛查方式是DRE以及血清PSA检测。需要强调的是PSA筛查导致前列腺癌成为了美国男性中除皮肤癌外最常见的癌症。这种疾病易发生领先时间偏倚、病程偏倚和过度诊断。专家们也因此仍在争论，除非受检者主动要求进行筛查外，是否要向人群主动提供筛查。事实上，所有的组织都在强调告知受检者筛查效果不确定性以及筛查可能带来损害的重要性。前列腺癌筛查可以明确发现许多无症状的结节，但是目前尚不具备将那些致命性的但是可以治疗的结节从那些危害较小或者本身就对健康没有损害的众多结节中区分出来。同时，随机对照研究显示，在全人群中应用PSA筛查对于前列腺癌死亡率的影响非常小。50岁以上男性中无痛且无临床症状的前列腺癌患病率很高（30%～50%的男性，并且这一比例随年龄的升高而增高）。

两项主要的关于PSA筛查对前列腺癌死亡率影响的随机对照试验的研究结果已经发表。PLCO癌症筛查试验研究是在美国实施的一项多中心研究，该研究随机抽取了77 000名年龄介于55～74岁之间的男性，一组接受为期6年的每年1次的PSA检测，一组只接受常规医疗服务。随访13年后，没有发现两组间前列腺癌死亡差异具有统计学意义（率比为1.09；95%置信区间为0.87～1.36）。上述结果的发现也可能是因为在对照组中大约有50%的男性在研究期间至少接受了1次PSA检测，从而抵消了仅有的益处。

欧洲前列腺癌筛查随机对照研究（The European Randomized Study of Screening for Prostate Cancer, ERSPC）是一项涉及多个国家的研究，该研究随机选取了大约182 000名年龄介于50～74岁之间的男性（其中包括了研究开始之前已经界定好的筛查"核心"群体，其年龄为55～69岁）分别接受PSA检测或者不接受此项筛查。各个国家间参与者的招募和随机过程以及实际接受PSA检测的频率均有所不同。在平均随访了11年后，"核心筛查组"男性因前列腺癌死亡的风险相对降低了20%。该研究发现每1055名男性接受筛查，将有37例前列腺癌患者确诊，从而能够避免1例前列腺癌患者死亡。在参与死亡率分析的7个国家中，2个国家显示出前列腺癌死亡率下降，且具有统计学意义，而其他5个国家则没有。除此之外，两组别间的治疗情况也有较大差异，筛查组中有更高比例的患者因局限性的前列腺癌而接受了根治性前列腺切除术，并且是在有经验的转诊中心接受的手术。

早期前列腺癌的治疗（例如手术和放射治疗）可能会导致极高的发病率，包括阳痿和尿失禁。在广泛实施PSA筛查后的一项美国试验研究将参与者随机分为根治性前列腺切除术组与"观察等待"组，研究结果显示前列腺死亡的下降并没有统计学意义（绝对风险降低2.7%；95%置信区间为−1.3%～6.2%）。

**皮肤癌** 患者自身利用肉眼或者医务人员通过视

诊对全身皮肤进行检查可筛查皮肤基底细胞癌、鳞状细胞癌和黑色素瘤。但目前尚无前瞻性随机研究来评估此方法对于其死亡率下降的影响。同时上述筛查方法与较高的过度诊断率相关。

# 第三章　肿瘤遗传学

## Cancer Genetics

Pat J. Morin，Jeffrey M. Trent，Francis S. Collins，Bert Vogelstein

（潘凯枫　张阳　李哲轩　译）

## 肿瘤是一种遗传性疾病

肿瘤起源于一系列体细胞 DNA 改变所导致的不可控性细胞增殖，大多数改变涉及明确的 DNA 序列变化（例如突变），产生变化的主要原因可能是随机产生的复制错误、暴露于致癌物（放射线等）或错误的 DNA 修复过程。然而，大多数肿瘤为散发性的，家族聚集性肿瘤只发生在携带某种基因胚系突变的特定家族中。

## 历史回顾

在过去的 25 年，人们才开始普遍认可肿瘤的发生是由体细胞某些特定基因发生连续突变引起的。在显微镜问世之前，肿瘤被认为是由黏液或其他非细胞成分构成的聚集体。直到 19 世纪中叶，人们才发现肿瘤的主要成分是细胞团块，而这些细胞是由肿瘤来源组织的正常细胞转化而成。但是，关于肿瘤细胞不可控性增殖的分子基础仍是另一个世纪有待解决的科学谜题。在那期间，研究者提出了许多有关肿瘤起源的假说，如著名的生化学家 Otto Warburg 提出了肿瘤的燃烧理论，认为肿瘤的发生是异常的氧代谢造成的，另外一些学者则相信所有的肿瘤都是由病毒引起的，认为肿瘤实际上是一种传染性疾病。

最终，对烟囱清扫工患肿瘤的观察、对 X 射线的研究、证明吸烟是肺癌发生致病因素的大量数据以及 Ames 对化学致突变剂的研究等大量证据表明肿瘤起源于 DNA 的改变。虽然肿瘤病毒假说并没有被证明

普遍适用［除了人乳头瘤病毒（HPV）能够导致人类患宫颈癌和其他癌症］，但是在 20 世纪 70 年代末，在关于逆转录病毒的研究中发现了第一个人类癌基因。不久之后，关于肿瘤的家族聚集性研究为肿瘤抑制基因的发现提供了巨大帮助。目前，肿瘤遗传学的研究领域主要是关注基因突变的类型以及这些突变在肿瘤细胞中的作用。

## 肿瘤发生的克隆起源和多阶段特性

几乎所有的肿瘤都起源于单一细胞，这种克隆起源是区别肿瘤与增生的关键性特征。肿瘤从正常组织进展为具有完全恶性表型的过程常需要累积多个突变事件，这一过程可以用达尔文的微进化理论来解释，即突变的细胞在每个连续的变化过程中获得了生长优势，从而使其相对于临近细胞更加具有代表性（图3-1）。根据分子遗传学作用原理及肿瘤发生频率随年龄增长而逐渐增加这一现象，研究人员认为细胞从正常进展为具有完全恶性表型的过程必须累积 5～10 个突变。

我们正逐渐了解与一些恶性肿瘤密切相关的遗传学改变的确切本质，并确定它们发生的前后顺序。目前最好的研究实例是结肠癌，对正常结肠上皮腺瘤发展为癌的一系列组织进行的 DNA 分析确认了这一过程中的某些基因突变（图 3-2）。其他恶性肿瘤也被认为以类似的模式发展，虽然其中涉及的相关基因顺序和特性可能有所不同。

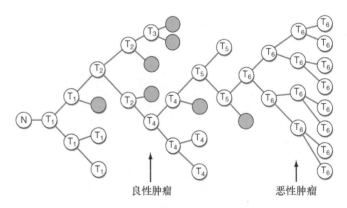

**图 3-1　恶性肿瘤的多阶段克隆发展。**图中显示了 5 种累积的突变（$T_1$，$T_2$，$T_4$，$T_5$，$T_6$），每种突变都各自具有一个轻度的生长优势，最终导致了恶性肿瘤的发生。但并非所有类似的改变都会导致肿瘤进展，例如 $T_3$ 克隆就是以死亡为终结的。在大多数肿瘤中，从正常到恶性转化所必需的累积突变个数目前尚不清楚（*After P Nowell：Science* 194：23，1976，*with permission*）

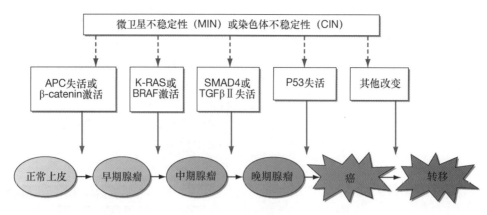

**图 3-2** 结肠癌发生过程中进展型体细胞突变步骤。多个不同基因的累积改变导致正常上皮细胞通过腺瘤全面发展为癌。遗传不稳定性（微卫星或染色体）通过增加每个阶段突变的可能来促进病变的进展。家族性息肉病患者由于遗传了 *APC* 基因的胚系突变已经具有了早期病变。TGF，转化生长因子

## 两类肿瘤相关基因：癌基因和肿瘤抑制基因

肿瘤相关基因主要分为两类，第一类是癌基因，由一些对肿瘤形成有积极影响的基因组成。第二类是肿瘤抑制基因，对肿瘤的生长有负面影响。癌基因和肿瘤抑制基因都是通过调控细胞分裂（细胞增殖）或细胞死亡（凋亡）而影响肿瘤的生长，尽管其中的机制可能非常复杂。癌基因在正常细胞中受到严格的调控，但其在肿瘤细胞中获得突变，这些突变常常削弱细胞的正常调控并使基因表达产物的活性增强。突变通常发生在癌基因的一个等位基因上，并发挥主导作用。与此相反，肿瘤抑制基因的正常功能常常是抑制细胞生长，而这一正常功能在肿瘤中丧失。由于哺乳动物细胞具有二倍体特征，因此一个细胞要完全丧失肿瘤抑制基因的功能必须满足两个等位基因同时失活，从而决定其在细胞水平上的隐性机制。根据对视网膜母细胞瘤遗传的认识和研究结果，Knudson 等人提出了"二次打击"假说，该假说的现代版本认为在肿瘤中肿瘤抑制基因的两个副本都必须失活。

肿瘤抑制基因中有一种子集被称为看管基因（caretaker gene），它并不直接影响细胞生长，而是对细胞维持其基因组完整性的功能进行调控。缺失这一类基因的细胞，其整个基因组的突变频率明显增加，包括癌基因和肿瘤抑制基因的突变。这一"突变者"表型是由 Loeb 首次提出的假设，用于解释肿瘤形成所必需的多重突变事件是如何在个体的一生中发生的。目前已经在一些肿瘤中发现了"突变者"表型，例如那些 DNA 错配修复基因缺陷的病例。但大多数肿瘤并不存在修复缺陷，其突变频率也与正常细胞相似，而这些肿瘤中存在另一种不同的遗传不稳定性，导致整个染色体或染色体大部分的缺失或增加（详细内容见下述）。

## 人类肿瘤中的癌基因

在 19 世纪初，Peyton Rous 发现了一种鸡肉瘤可以通过无细胞的提取液在动物之间传递，这一结果提示肿瘤的形成可能被一种促进其形成、具有正向作用的物质激发，这种能够传递肿瘤的物质是一种逆转录病毒名为劳氏肉瘤病毒（Rous sarcoma virus，RSV），而与其相关的癌基因在 75 年后被鉴定为 *v-src*。其他的癌基因也陆续在引起鸡、小鼠、大鼠肿瘤的逆转录病毒基因组中被发现。存在于细胞中的与病毒癌基因序列具有同源性的基因被称为原癌基因，在人类肿瘤中常发生突变或异常调节。虽然许多癌基因的发现是由于其存在于逆转录病毒中，但还有一些癌基因是通过基因组的方法分离出来的，特别是那些与特定白血病和淋巴瘤染色体易位相关的癌基因。研究者通过对采用细胞遗传学方法发现的染色体易位周围的序列进行克隆，推测出这些已发生易位的基因特性（见下述）。其中一些癌基因是从逆转录病毒中发现的［例如 *ABL*，与慢性髓细胞性白血病（CML）相关］，但还有一些是新发现的癌基因（例如 *BCL*，与 B 细胞淋巴瘤相关）。在正常细胞中，原癌基因在细胞增殖和分化方面起关键作用。表 3-1 列出了已知与人类肿瘤相关的部分癌基因。

正常的细胞生长和分化调控是通过生长因子与细胞表面的受体结合实现的。由膜受体产生的信号通过激酶、G 蛋白及其他调节蛋白组成的信号级联传递到

第一部分 肿瘤学

| 表 3-1 | 人类肿瘤中常见癌基因改变 | | |
|---|---|---|---|
| 癌基因 | 功能 | 肿瘤中的改变 | 肿瘤 |
| *AKT1* | 丝氨酸/苏氨酸激酶 | 扩增 | 胃癌 |
| *AKT2* | 丝氨酸/苏氨酸激酶 | 扩增 | 卵巢癌，乳腺癌，胰腺癌 |
| *BRAF* | 丝氨酸/苏氨酸激酶 | 点突变 | 黑色素瘤，肺癌，结直肠癌 |
| *CDK4* | 细胞周期蛋白依赖激酶 | 点突变，扩增 | 乳腺癌，黑色素瘤，多发性骨髓瘤，其他 |
| *CTNNB1* | 信号转导 | 点突变 | 结肠癌，前列腺癌，黑色素瘤，皮肤癌，其他 |
| *FOS* | 转录因子 | 过表达 | 骨肉瘤 |
| *ERBB2* | 酪氨酸激酶受体 | 点突变，扩增 | 乳腺癌，卵巢癌，胃癌，神经母细胞瘤 |
| *JUN* | 转录因子 | 过表达 | 肺癌 |
| *MET* | 酪氨酸激酶受体 | 点突变，重排 | 骨肉瘤，肾癌，胶质瘤 |
| *MYB* | 转录因子 | 扩增 | AML，CML，结直肠癌，黑色素瘤 |
| *C-MYC* | 转录因子 | 扩增 | 乳腺癌，结肠癌，胃癌，肺癌 |
| *L-MYC* | 转录因子 | 扩增 | 肺癌，膀胱癌 |
| *N-MYC* | 转录因子 | 扩增 | 神经母细胞瘤，肺癌 |
| *PIK3A* | 肌醇磷脂-3-激酶 | 点突变 | 多种肿瘤 |
| *HRAS* | GTP 酶 | 点突变 | 结肠癌，肺癌，胰腺癌 |
| *KRAS* | GTP 酶 | 点突变 | 黑色素瘤，结直肠癌，AML |
| *NRAS* | GTP 酶 | 点突变 | 各种癌，黑色素瘤 |
| *REL* | 转录因子 | 重排，扩增 | 淋巴瘤 |
| *WNT1* | 生长因子 | 扩增 | 视网膜母细胞瘤 |

缩写：AML，急性髓细胞性白血病；CML，慢性髓细胞性白血病

细胞内。最终，这些信号影响细胞核内转录因子的活性，这些转录因子能调节一些对细胞增殖、分化、死亡发挥重要作用的基因表达。目前已经发现癌基因产物在上述通路的关键步骤发挥作用（见第四章），而这些通路的异常激活将导致肿瘤的发生。

# 癌基因激活机制

## 点突变

点突变是癌基因激活最常见的机制。例如，*RAS* 基因的突变（*HRAS*、*KRAS*、*NRAS*）可见于 85％ 的胰腺癌和 45％ 的结肠癌，且在白血病、肺癌和甲状腺癌中的发生频率也较高，但是在其他类型的肿瘤中较少见。与肿瘤抑制基因中发现的突变多样性（见下述）不同，大多数激活的 *RAS* 基因都含有位于 12、13 或 61 密码子的点突变（这些突变可降低 RAS GT-Pase 的活性，导致突变 RAS 蛋白的结构性激活）。与肿瘤抑制基因相比，癌基因中的突变模式更加局限，这反映了功能增强型突变的发生频率远低于简单使活性丧失的突变。在理论上，使一个基因失活只需要在编码序列中的任何位置引入终止密码子，而激活则需要精确替代那些可能会使编码蛋白质活性增加的碱基

残余。更重要的是，由于针对特定位置的突变检测比检测一个基因中的随机突变更加容易，因此癌基因突变的特异性为诊断提供了重要机会。

## DNA 扩增

癌基因激活的第二个机制是 DNA 序列扩增导致基因产物过表达。这种 DNA 拷贝数的增加可导致在细胞学水平发现染色体的改变，如果这种多拷贝的 DNA 再次整合入染色体，则形成均质染色区（homogeneous staining regions，HSR），如果游离于染色体外，则称双微体（double minutes，dmins）。DNA 扩增可以通过各种细胞遗传学技术确认，例如比较基因组杂交（comparative genomic hybridization，CGH）或荧光原位杂交（fluorescence in situ hybridization，FISH）等利用荧光染料使染色体异常变为可见。另外，以芯片为基础的非细胞遗传学方法目前也可以在很高的分辨率水平发现拷贝数的改变。基于短标签的新一代测序方法最近也被用于评价 DNA 扩增。当这一方法与二代测序相结合，可以提供最高的分辨率和检测质量。利用芯片和测序技术，人们可以在全基因组范围搜索增加和缺失的 DNA 序列，从而精确定位染色体中可能含有对肿瘤发生发展起重要作用的区域。

研究发现肿瘤中有大量基因扩增，其中有些基因，

包括 NMYC 和 LMYC，是依据其存在于肿瘤扩增的 DNA 序列中，且与已知的癌基因同源而鉴定出的。因为扩增的区域常常包含成百上千个碱基对，因此在有些肿瘤中（特别是肉瘤）一个单独的扩增子中可能包括多个癌基因的扩增。事实上，在多种肉瘤及其他肿瘤中已经发现了位于染色体 12q13～15 区域的 MDM，GLI，CDK4，SAS 基因的同时扩增。细胞基因的扩增常常预示预后较差，例如 ERBB/HER2 和 NMYC 经常在侵袭性强的乳腺癌和神经母细胞瘤中扩增。

## 染色体重排

染色体改变可以为肿瘤的遗传改变提供重要线索。人类实体性肿瘤染色体改变，例如癌中发生的染色体改变通常是异质性、复杂的改变，常常由肿瘤上染色体不稳定性（CIN）造成（见下述）。相反，在骨髓和淋巴肿瘤中常见的染色体改变是较简单的 DNA 易位，例如从一个染色体到另一个染色体臂的相互转换。因此，目前针对血液系统肿瘤已经有许多具体、详细的染色体分析方法。染色体异常的断裂点通常容易发生在癌基因上。表 3-2 列出了常见的具有代表性的恶性肿瘤染色体改变，以及重排或染色体重排导致的去调控基因的染色体改变。DNA 易位在淋巴肿瘤中特别常见，可能是由于这些类型的细胞能够重新排列 DNA 来产生抗原受体。事实上，抗原受体基因常常参与易位过程，表明对受体基因重排的不恰当调控可能与疾病的发生相关。以第 8 号和第 14 号染色体的互补易位为特征的 B 细胞淋巴瘤——Burkitt 淋巴瘤就是一个有趣的例子。对 Burkitt 淋巴瘤的分析显示，易位的断裂点发生在 8 号染色体的 MYC 基因或附近，以及 14 号染色体的免疫球蛋白重链区域内，从而激活 MYC 的转录活性。在恶性肿瘤的发展过程中，通过易位激活增强子虽然并不普遍，但有时会发挥重要作用。除了转录因子和信号转导分子，易位还可能诱导细胞周期调节蛋白或周期蛋白类的蛋白质或细胞死亡调节蛋白的过度表达。

第一个在人类恶性肿瘤中发现的可复制的染色体异常是在 CML 中发现的费城（Philadelphia）染色体，这一细胞遗传学异常是由位于 9 号染色体编码酪氨酸激酶的癌基因 ABL 易位到 22 号染色体 BCR 基因附近（断裂点簇区域）造成的。图 3-3 展示了产生的易位及其蛋白质产物。易位产生的融合基因 BCR-ABL 表达产物能够激活多条信号转导通路，导致细胞不依赖正常的外源信号生长。伊马替尼（商品名：格列卫），一种特异性阻碍 Abl 酪氨酸激酶的药物，对 CML 患者

| 表 3-2 | 染色体易位相关的代表性癌基因 | |
|---|---|---|
| 基因（染色体） | 易位 | 恶性肿瘤 |
| ABL (9q34.1)-BCR (22q11) | (9；22) (q34；q11) | 慢性髓细胞白血病 |
| ATF1 (12q13)-EWS (22q12) | (12；22) (q13；q12) | 软组织恶性黑色素瘤 |
| BCL1 (11q13.3)-IgH (14q32) | (11；14) (q13；q32) | 套细胞淋巴瘤 |
| BCL2 (18q21.3)-IgH (14q32) | (14；18) (q32；q21) | 滤泡淋巴瘤 |
| FLI1 (11q24)-EWS (22q12) | (11；22) (q24；q12) | 尤因肉瘤 |
| LCK (1p34)-TCRB (7q35) | (1；7) (p34；q35) | T 细胞急性淋巴细胞性白血病 |
| MYC (8q24)-IgH (14q32) | (8；14) (q24；q32) | Burkitt 淋巴瘤，B 细胞急性淋巴细胞性白血病 |
| PAX3 (2q35)-FKHR/ALV (13q14) | (2；13) (q35；q14) | 腺泡状横纹肌肉瘤 |
| PAX7 (1p36)-KHR/ALV (13q14) | (1；13) (p36；q14) | 腺泡状横纹肌肉瘤 |
| REL (2p13)-NRG (2p11.2～14) | Inv (2 (p13；p11.2～14) | 非霍奇金淋巴瘤 |
| RET (10q11.2)-PKARIA (17q23) | (10；17) (q11.2；q23) | 甲状腺癌 |
| TAL1 (1p32)-TCTA (3p21) | (1；3) (p34；p21) | 急性 T 细胞性白血病 |
| TRK (1q23～1q24)-TPM3 (1q31) | Inv1 (q23；q31) | 结肠癌 |
| WT1 (11p13)-EWS (22q12) | (11；22) (p13；q12) | 促结缔组织增生性小圆细胞瘤 |

来源：From R Hesketh：The Oncogene and Tumor Suppressor Gene Facts Book, 2nd ed. San Diego, Academic Press, 1997；with permission.

具有显著疗效且副作用较小。人们希望在充分了解其他肿瘤的遗传改变后，也能够根据分子机制进行设计、生产出新一代化学治疗药物。

## 实体肿瘤的染色体不稳定性

许多实体肿瘤常常具有异常的染色体个数，即非整倍体；这些染色体也会出现结构性改变，例如易位、缺失和扩增。上述异常被统称为染色体不稳定性（CIN）。正常细胞具有多个细胞周期检查点，必须满

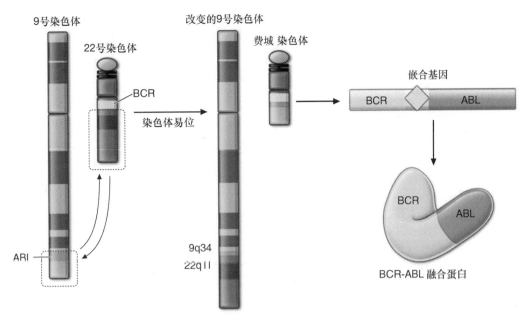

**图 3-3（见书后彩图）** 慢性髓细胞性白血病（CML）发生的染色体易位。费城（Philadelphia）染色体是由位于 9 号染色体癌基因 *ABL* 和 22 号染色体 *BCR* 基因在断裂点发生相互易位形成，这些 DNA 序列的融合产生了完全新的具有修饰功能的融合蛋白

足基本的质控要求才能发生之后的事件。有丝分裂检查点需要在允许姐妹染色单体分开之前确认染色体正确附着在纺锤体上，而在某些肿瘤中这种调节机制被改变了。目前 CIN 的分子基础还不十分清楚，但在很多肿瘤中已经发现多个有丝分裂检查点基因的突变或异常表达，这些改变对有丝分裂检查点的确切作用尚不清楚，有可能与检查点的削弱和过度激活有关。为了保证染色体能够正确地分离，有几百个基因参与有丝分裂检查点和其他细胞过程的调控，因此确认肿瘤中 CIN 发生的原因可能是一项极其艰巨的任务。不考虑 CIN 的发生机制，细胞遗传学和分子检测技术已经能够检测肿瘤中存在的染色体变化的数量，并且有些研究发现这些信息对预测预后具有意义。另外，由于有丝分裂检查点对细胞活力非常重要，它可能成为新治疗方法的靶点。

## 肿瘤中肿瘤抑制基因的失活

存在肿瘤抑制基因是在实验室中发现的，人们将小鼠肿瘤细胞与正常小鼠成纤维细胞融合，导致融合细胞向非恶性表型转化。肿瘤抑制基因的正常功能是抑制细胞生长，但在肿瘤细胞中这些基因的功能失活。在肿瘤发生过程中体细胞肿瘤抑制基因的两种主要病变是点突变和大片段缺失，位于肿瘤抑制基因编码区的点突变常常导致截短的蛋白质产物或是无功能的蛋白质。与此类似，基因片段缺失也会导致功能产物的

缺失。与相应的正常组织 DNA 相比，肿瘤组织 DNA 中有时会出现环绕整个基因、乃至整个染色体臂的杂合性缺失（LOH）（图 3-4）。肿瘤 DNA 中的 LOH 被认为是肿瘤抑制基因存在于某一特定染色体区域的标志，且 LOH 在对众多肿瘤抑制基因进行定位克隆时很有帮助。

基因静默是另一种肿瘤抑制基因失活的机制，是一种导致基因表达缺失的遗传变异，在启动子区高甲基化和组蛋白乙酰化时发生（遗传表观修饰是一种全基因组范围的修饰，其不改变 DNA 序列，并可被后代细胞继承。在女性细胞中，第二个 X 染色体的失活就是表观遗传静默阻止失活染色体表达的一个典型例子）。在胚胎发育过程中，来源于一个亲本的染色体区域被静默，而来源于另一个亲本的染色体被表达，但大多数基因还是同时表达两个等位基因或是随机表达其中的一个等位基因。某些特定基因优先表达来自一个亲本的等位基因被称为亲本印记，其通过共价修饰静默等位基因的染色质蛋白和 DNA（通常为甲基化）来进行调控。

在人类肿瘤发展过程中表观遗传调控机制目前尚不清楚，但在肿瘤中普遍存在 DNA 甲基化水平降低的现象。另外，大量基因，其中包括一些肿瘤抑制基因，在肿瘤发展过程中存在高甲基化和基因静默，*VHL* 和 *p16INK4* 就是两个研究发现的这类肿瘤抑制基因的例子。总之，表观遗传机制可能与肿瘤中大量基因的重编程表达有关，加上一些特定基因的突变，

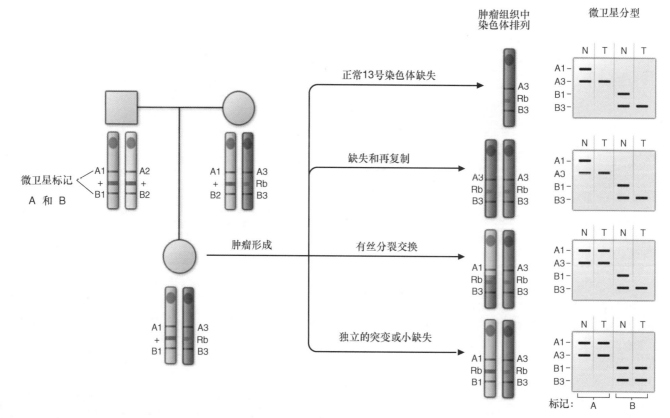

肿瘤组织中 染色体排列　　微卫星分型

正常13号染色体缺失

缺失和再复制

有丝分裂交换

独立的突变或小缺失

微卫星标记 A 和 B

肿瘤形成

标记：　A　　B

**图 3-4（见书后彩图）　遗传性（家族性）视网膜母细胞瘤可能发生机制示意图。** 图左侧所示为一名女性遗传性视网膜母细胞瘤患者从其患病母亲获得异常 Rb 等位基因。正常的等位基因表示为（＋）。患者父亲和母亲的 4 条染色体分别示以不同颜色以区分其来源。视网膜母细胞瘤基因座侧翼的微卫星标记（A 和 B）在这个家系也进行了分析。微卫星标记 A3 和 B3 位于致病 Rb 基因的染色体上。当子代个体从其父本遗传的正常等位基因失活时，就会导致肿瘤发生。图右侧部分所示为该病例正常等位基因失活的 4 种可能途径，以及对应的 13 号染色体排列情况和正常组织（N）与肿瘤组织（T）中微卫星标记 PCR 分型结果。前 3 种情况由正常等位基因（B1）在肿瘤组织中缺失，被称为基因座杂合性缺失（LOH）

第一部分　肿瘤学

在人类肿瘤的发展过程中发挥关键作用。使用药物逆转肿瘤细胞中的表观遗传改变，可能代表了一种针对某些肿瘤或癌前病变的新的治疗观点。例如，去甲基化试剂（阿扎胞苷或地西他滨）已经被美国食品和药物管理局（FDA）批准用于治疗高风险的骨髓增生异常综合征（MDS）。

## 家族性肿瘤综合征

　　有少部分肿瘤发生在具有遗传易感性的患者中。在一些家族，患者由于遗传会使某个肿瘤抑制基因的一个等位基因发生功能缺失性突变。患者的肿瘤组织中该肿瘤抑制基因的另一个正常等位基因也因体细胞突变（点突变或缺失）而丧失，这与二次打击假说一致（图 3-4）。因此，对于携带遗传性肿瘤抑制基因一个等位基因功能缺失性突变的个体而言，大多数细胞功能是正常的，而仅有极少数的细胞因另一个正常等位基因发生突变而表现为细胞调控异常。

　　目前已有报道的家族性肿瘤综合征大约有 100 个，大部分都是极罕见的肿瘤。大多数肿瘤综合征都是常染色体显性遗传，而个别与 DNA 损伤修复异常相关的综合征（着色性干皮病、范科尼贫血、共济失调毛细血管扩张症）是常染色体隐性遗传。表 3-3 中列举了部分遗传性肿瘤综合征及其相关基因。目前的范例表明这些家族性肿瘤综合征相关的基因突变同样也可以成为散发肿瘤（非遗传性）中体细胞突变的靶点，因此，肿瘤综合征的研究为揭示多种肿瘤的发生机制提供了宝贵的信息。本节以遗传性结肠癌为例进行详细介绍，但这一研究思路对于表 3-3 中的多种肿瘤研究都有借鉴意义。特别需要指出的是，关于遗传性结肠癌的研究清晰阐释了两类肿瘤抑制基因的区别：即直接调控肿瘤生长的看门基因（gatekeeper gene）和突变后导致遗传不稳定性进而间接影响肿瘤生长的看管基因（caretaker gene）。

　　家族性腺瘤性息肉病（FAP）是一种常染色体显性遗传的结肠癌综合征，是由于位于 5 号染色体上的

| 表 3-3 | 遗传易感性癌症综合征及相关基因 | | | |
|---|---|---|---|---|
| 综合征 | 基因 | 染色体 | 遗传特征 | 肿瘤 |
| 共济失调毛细血管扩张症 | ATM | 11q22～q23 | AR | 乳腺癌 |
| 自身免疫性淋巴细胞增殖综合征 | FAS | 10q24、1q23 | AD | 淋巴瘤 |
| | FASL | | | |
| 布卢姆综合征 | BLM | 15q26.1 | AR | 多种肿瘤 |
| 多发性错构瘤综合征（Cowden 综合征） | PTEN | 10q23 | AD | 乳腺癌、甲状腺癌 |
| 家族性腺瘤性息肉病 | APC | 5q21 | AD | 小肠腺瘤、结直肠癌 |
| 家族性黑色素瘤 | p16/NK4 | 9p21 | AD | 黑色素瘤、胰腺癌 |
| 家族性肾母细胞瘤 | WT1 | 11p13 | AD | 肾癌（儿童） |
| 遗传性乳腺癌、卵巢癌 | BRAC1 | 17q21 | AD | 乳腺癌、卵巢癌、结肠癌、前列腺癌 |
| | BRCA2 | 13q12.3 | | |
| 遗传性弥漫型胃癌 | CDH1 | 16q22 | AD | 胃癌 |
| 遗传性多发性骨软骨瘤 | EXT1 | 8q24 | AD | 外生骨疣、软骨肉瘤 |
| | EXT2 | 11p11～12 | | |
| 遗传性前列腺癌 | HPC1 | 1q24～25 | AD | 前列腺癌 |
| 遗传性视网膜母细胞瘤 | RB1 | 13q14.2 | AD | 视网膜母细胞瘤、骨肉瘤 |
| 遗传性非息肉大肠癌（HNPCC） | MSH2 | 2p16 | AD | 结肠癌、子宫内膜癌、卵巢癌、胃癌、小肠癌、输尿管癌 |
| | MLH1 | 3p21.3 | | |
| | MSH6 | 2p16 | | |
| | PMS2 | 7p22 | | |
| 遗传性乳头状肾癌 | MET | 7q31 | AD | 乳头状肾癌 |
| 幼年性息肉病 | SMAD4 | 18q21 | AD | 胃癌、小肠癌、胰腺癌 |
| Li-Fraumeni 综合征 | TP53 | 17p13.1 | AD | 肉瘤、乳腺癌 |
| Ⅰ型多发性内分泌瘤病 | MEN1 | 11q13 | AD | 甲状旁腺瘤、内分泌肿瘤、胰腺癌、垂体肿瘤 |
| Ⅱ型多发性内分泌瘤病 | RET | 10q11.2 | AD | 甲状腺髓样癌、嗜铬细胞瘤 |
| Ⅰ型神经纤维瘤病 | NF1 | 17q11.2 | AD | 神经纤维瘤、神经纤维肉瘤、脑癌 |
| Ⅱ型神经纤维瘤病 | NF2 | 22q12.2 | AD | 前庭神经鞘瘤、脑膜瘤、脊椎肿瘤 |
| 痣样基底细胞癌综合征（Gorlin 综合征） | PTCH | 9q22.3 | AD | 基底细胞癌、髓母细胞瘤、颌骨囊肿 |
| 结节性硬化症 | TSC1 | 9q34 | AD | 血管纤维瘤、肾错构瘤 |
| | TSC2 | 16p13.3 | | |
| von Hippel-Lindau 综合征 | VHL | 3p25～26 | AD | 肾癌、小脑肿瘤、嗜铬细胞瘤 |

注：AD，常染色体显性遗传；AR，常染色体隐性遗传

结肠腺瘤样息肉（APC）肿瘤抑制基因发生胚系突变造成的。该病患者会出现成百上千的结肠腺瘤，每一个腺瘤都发生了 APC 基因一个正常等位基因的缺失，但却没有其他突变的累积进而未完全转变为恶性肿瘤细胞（图 3-2）。FAP 家族中 APC 基因第二个等位基因的功能缺失通常是杂合性缺失。但是，在数千个良性腺瘤之外，有一些腺瘤最终将向异常方向发展，其中一些甚至会发展为恶性肿瘤。因此，在结肠癌发生过程中，APC 基因被认为是一个看门基因，即 APC 基因（或其通路上相关基因）未发生突变的情况下，结直肠癌不会发生。目前发现的 APC 基因胚系突变

和体细胞突变如图 3-5 所示。APC 蛋白的功能尚不完全清楚，可能与结肠细胞由腺窝迁移过程中细胞的分化和凋亡有关，因此这一过程的缺陷可能导致本应凋亡的细胞的异常堆积。

与 FAP 患者不同，遗传性非息肉病性大肠癌（HNPCC 或 Lynch 综合征）患者并没有多发的结肠息肉，而仅发生单个或少数腺瘤，并迅速进展为癌。大多数 HNPCC 病例的发病都与 4 个 DNA 错配修复基因之一有关（见表 3-3），DNA 错配修复基因作为 DNA 修复系统的组成成分，参与新复制 DNA 的错误修复。MSH2 和 MLH1 基因的胚系突变在 HNPCC

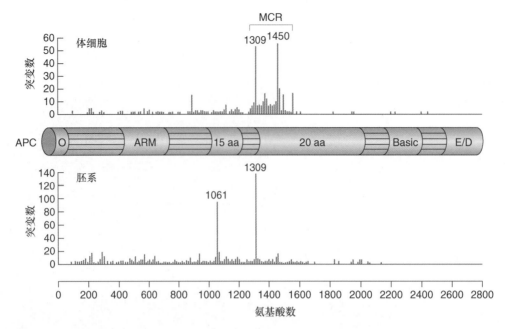

图 3-5　**肿瘤抑制基因 APC 的体细胞和胚系突变。** *APC* 基因编码的蛋白由 2843 个氨基酸组成，包括 6 个主要的结构域：寡聚化区域（O）、Armadillo 重复序列（ARM）、15 个氨基酸重复序列（15 aa）、20 个氨基酸重复序列（20 aa）、碱性氨基酸区域、EB1 和 DLG 蛋白结合域（E/D）。图中所示为 *APC* 数据库（http：//www. umd. be/APC）中 *APC* 基因突变位点信息，包括 650 个体细胞突变和 826 个胚系突变。这些突变中的绝大多数都会导致 APC 蛋白的截断。胚系突变相对平均的分布在第 1 密码子到第 1600 密码子之间，但在第 1061 密码子和第 1309 密码子区域存在两个突变热点，这两个突变热点占全部家族性腺瘤性息肉病（FAP）已检出突变的 1/3。在结肠癌中发现的 *APC* 基因体细胞突变聚集在一个突变簇区（MCR），MCR 的位置提示 20 个氨基酸的重复序列对于 APC 的肿瘤抑制功能十分重要

病例中占 90%，而 *MSH6* 和 *PMS2* 基因的突变则较少见。当某一错配修复基因的另一个正常野生型等位基因发生体细胞突变时，细胞会变成高度易突变表型，表现为高度的基因组不稳定性，尤其易发生短片段重复序列，被称为微卫星（microsatellite）。微卫星不稳定性（MSI）可通过增加包括癌基因和肿瘤抑制基因在内的多个基因突变频率而促进肿瘤的发生（图 3-2）。因此，这类基因可归类于看管基因。有趣的是，在结肠癌中也会发生染色体不稳定性（CIN），但 MSI 和 CIN 却表现为互斥，这表明在结肠癌中 MSI 和 CIN 可能是突变表型两种不同的形成机制（图 3-2），而其他肿瘤多表现为 CIN 而极少表现为 MSI。

尽管多数常染色体显性遗传肿瘤综合征的突变发生在肿瘤抑制基因（表 3-3），但仍有个别有意思的例外。多发性内分泌肿瘤 2 型是一种以垂体腺瘤、甲状腺髓样癌以及某些家系中的嗜铬细胞瘤为主要表现的疾病，该病的发生是由于位于 10 号染色体上的原癌基因 *RET* 发生功能获得性突变。类似的，癌基因 *MET* 上酪氨酸激酶结构域上的功能获得性突变会导致遗传性乳头状肾癌。但有趣的是，*RET* 基因的功能缺失性突变则会导致另一种完全不同的疾病，先天性巨结肠症（无神经节性巨结肠）。

尽管符合孟德尔式遗传的肿瘤研究阐释了很多细胞生长调控的机制，但大多数肿瘤并不依从简单的遗传模式。在很多例子中（如肺癌），环境因素发挥了巨大作用，即使在这种情况下，暴露在这种环境中，某些个体也会因为修饰等位基因的存在而易患癌。

## 家族性肿瘤的基因检测

肿瘤易感基因的发现使得在易感家系中通过 DNA 检测预测个体的肿瘤发生风险成为可能。图 3-6 展示了在高危家族中利用基因检测进行肿瘤风险评估和临床决策的算法。一旦在某一家系中发现突变基因，对其他无症状的家族成员进行基因检测对于患者管理十分关键。对于检测阴性的个体而言，可以避免紧张的情绪，因为该个体发生肿瘤的风险并不高于一般人群。另一方面，对于检测阳性的个体而言，则需要相应地改变临床管理措施，如增加癌症筛检频率，适时进行预防性手术。虽然《遗传信息非歧视法案》禁止将预测性遗传信息用于健康保险和雇佣关系，然而，对可能不会发生肿瘤的个体，基因检测阳性会引发心理压力（焦虑、抑郁）和他人歧视。因此，在检查之前或之后没有进行针对基因检测咨询的情况下不应进行基

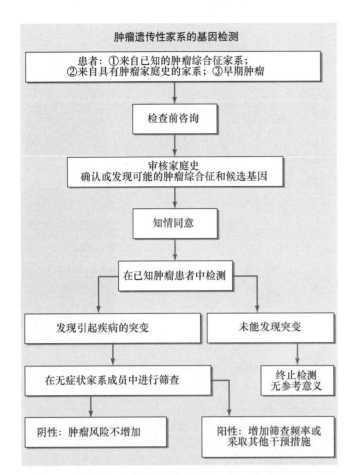

**图 3-6　遗传性肿瘤家系中基因检测的算法。**进行基因检测的关键步骤是在肿瘤患者中发现某一突变，以用于在无症状的家系成员中开展检测。无症状家系成员检测阳性者应增加筛查频率或进行手术干预，而检查阴性者的患癌风险与一般人群相同

因检测。此外，是否进行基因检测还取决于该类肿瘤是否具有有效的干预手段。尽管存在以上需注意事项，对于某些肿瘤综合征进行基因检测获得的受益已经高于风险。一些公司提供其针对些肿瘤综合征的基因检测包括 FAP（*APC* 基因）、遗传性乳腺癌和卵巢癌综合征（*BRCA1* 和 *BRCA2* 基因）、遗传性非息肉病性大肠癌（错配修复基因）、Li-Fraumeni 综合征（*TP53* 基因）、Cowden 综合征（*PTEN* 基因）和遗传性视网膜母细胞瘤（*RB1* 基因）等。

　　由于存在费用、特异性、灵敏性等基因检测方面的遗传问题，基因检测还不适宜在一般人群中推广，但适合在某些已知肿瘤高危人群，甚至没有明确家族史的人群中开展。例如，在德系犹太人中，乳腺癌易感基因 *BRCA1* 的 185delAG、5382insC 两个突变频率高于一般人群，因此建议在该种族人群中进行基因检测。

　　如前文所述，由受过专业训练的咨询员与受检的家族成员就基因检测结果进行沟通十分重要，尤其是

针对高危人群及高外显率疾病的基因检测，如遗传性乳腺癌、卵巢癌综合征（*BRCA1*/*BRCA2* 基因）。在未经咨询前，不应进行基因检测，以确保家系成员清楚知晓基因检测的优势、弊端以及检测对疾病管理以及受检者心理的影响。在与受检者沟通检测结果时，需要大量的专业知识。例如，一个常见错误就是对于阴性结果的错误解释。对于很多肿瘤易感基因，基因检测的灵敏度都低于 70%（即在 100 个受检血亲中，可引起疾病的突变最多只能在 70 人中有发现）。因此，此类检测通常首先在已知的受影响患病血亲（家系中存活最年轻的肿瘤患者）中进行。如果目标突变在该患者中未被检出，则检测结果应报告为"无参考信息"（图 3-6），而不是"阴性"（因为很可能由于技术原因，该突变无法通过标准基因检测方法在该个体中检出）。另一方面，如果在该个体中可以检出目标突变，则可在其他家系成员中进行检测，检测的灵敏度为 100%（在这个家系中，目标突变可以通过现有方法检出）。

## MicroRNAs 与肿瘤

　　MicroRANs（miRNAs）是一类长度在 20～22nt 的非编码 RNA，参与转录后的基因调控。miRNA 与肿瘤关系的报道最早见于慢性淋巴细胞白血病的研究，研究发现绝大多数肿瘤患者存在 *miR-15* 和 *miR-16* 的表达缺失或下调。随后的研究发现了多个与人类恶性肿瘤相关的 miRNA 表达异常。肿瘤中 miRNA 表达异常的机制可能有：染色体重排、基因组拷贝数改变、表观遗传修饰、miRNA 合成通路缺陷、转录因子调控等。miRNA 体细胞突变在多种肿瘤中被检出，但是这些突变在肿瘤发生中的功能仍有待研究。目前已确定引发癌症的 miRNA 体细胞突变和胚系突变可在 SomaMir 数据库中查询（http：//compbio.uthsc.edu/SomamiR）。

　　就功能而言，miRNA 可通过调控肿瘤信号通路参与肿瘤的发生过程。例如，*miR-15*、*miR-16* 通过与癌基因 *BCL2* 靶向结合，引起该基因在白血病细胞中表达下调及凋亡。我们再来看另一个 miRNA 参与肿瘤发生的例子，在遗传毒性压力下，肿瘤抑制基因 *p53* 可转录诱导 *miR-34* 表达，而 *miR-34* 对于介导 *p53* 功能十分重要。miRNA 的表达具有严格的特异性，一些证据表明，miRNA 表达模式可用于区分血缘和分化状态，同时也可用于癌症诊断和预测预后。

## 病毒与人类肿瘤

一些人类恶性肿瘤的发生与病毒相关。例如 Burkitt 淋巴瘤（EB 病毒）、肝细胞癌（肝炎病毒）、宫颈癌［人乳头状瘤病毒（HPV）］、T 细胞白血病（逆转录病毒）等。这些病毒在肿瘤发生中的作用机制多样，但多与被感染细胞中细胞生长通路的激活或抑制肿瘤抑制因子有关。例如，HPV 病毒 E6、E7 蛋白可与肿瘤抑制因子 p53 蛋白和 pRB 蛋白结合并使其失活。HPV 病毒类型多样，其中一些类型与宫颈癌、外阴癌、阴茎癌、肛门癌和食管癌的发生相关。病毒并不是肿瘤发生的充分条件，但却是肿瘤发生多阶段过程中的一个因素。

## 肿瘤中的基因表达

肿瘤的发生是由一系列肿瘤抑制基因、癌基因和表观遗传调控的改变而驱动，并伴随基因表达的改变。基于测序和微阵列的高通量基因表达谱检测技术使得在肿瘤细胞中研究复杂的基因表达成为可能。高通量技术可以发现正常和肿瘤组织中数千个基因的表达水平。在肿瘤中检测基因表达水平的典型微阵列实验如图 3-7 所示，这种全基因表达谱信息可以发现表达差异的基因，理论上也可以阐明调节正常和肿瘤相关行为的复杂分子通路。这类研究实现了肿瘤分子表达谱分析，可用于肿瘤分子分类、阐明肿瘤发生相关通路以及发现肿瘤诊断和治疗的分子靶点。基因表达谱技术在肿瘤研究中的首次应用表明，全基因表达谱分析可提供肿瘤预后预测信息，这些信息是其他临床和实验室检测无法提供的。基因表达谱数据汇总在 Gene Expression Omnibus（GEO, http://www.ncbi.nlm.gov/geo/）数据库，可以在线查询。

## 肿瘤全基因组突变谱

随着人类基因组计划的完成和测序技术的发展，我们已经可以对肿瘤基因组进行系统的突变分析。实际上，肿瘤细胞的全基因组测序技术已经成熟，并对肿瘤的预防、诊断和治疗手段具有潜在的重要作用。国际癌症基因组联盟（International Cancer Genome Consortium, 简称 ICGC, http://icgc.org/）是由全世界一流的癌症研究组织、基因组学和肿瘤学家、统计学家组建，目的在于在世界范围内发起和组织肿瘤遗传研究项目并分享数据。通过多种形式的合作，25

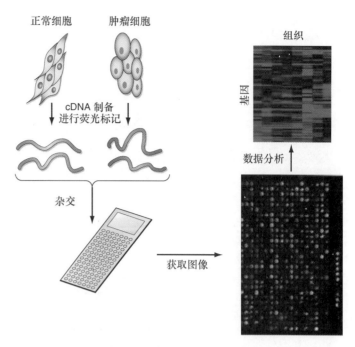

图 3-7（见书后彩图） 微阵列检测示意图。从细胞中提取 RNA 后进行反转录以获得 cDNA，并用荧光染料标记（一般以绿色标记正常细胞，红色标记肿瘤细胞）。荧光探针与 cDNA 阵列混合并杂交，cDNA 阵列上的每一个点代表不同基因的寡核苷酸（或 cDNA 片段）。通过荧光成像获得图片，与对照相比，肿瘤细胞中高表达的基因显示为红色，低表达的显示为绿色，而黄色信号提示该基因的表达水平在肿瘤和正常组织中表达水平相同。不同阵列检测数据聚类分析的结果通常使用可视化软件生成的图片展示每一个样品用颜色区分的显示检测基因的表达水平

种肿瘤已完成成千上万肿瘤基因组的测序。此外，多种肿瘤还进行了外显子组测序（对基因组中的编码区进行测序）。这些测序数据被用于阐释肿瘤的突变谱，包括在肿瘤发生中发挥重要功能的驱动基因突变鉴定。一般来讲，一个典型肿瘤中通常有 40～100 个基因突变会影响蛋白质表达，但是统计分析发现仅有 8～15 个突变在肿瘤发生过程中发挥功能。这些研究结果表明，大部分肿瘤细胞中检测到的突变基因的突变频率相对较低（<5%），与此相反，少数基因（如 p53、KRAS）在大部分肿瘤中都发生突变（图 3-8）。以往的研究多集中在高频率突变的基因，然而近期研究显示，大多数低频率基因突变是肿瘤发生的主要因素，认识这些基因突变对于信号通路的影响以及这些不同突变相关的功能是这一领域研究的新挑战。同时，特定肿瘤中基因改变的详细信息可能引领一个肿瘤个体化治疗的新时代（见下文）。在美国，癌症基因组图谱（Cancer Genome Atlas, http://cancergenome.nih.gov）是由美国国立癌症研究所和国立人类基因组研究所联合开展的一个项目，旨在系统描述

第一部分　肿瘤学

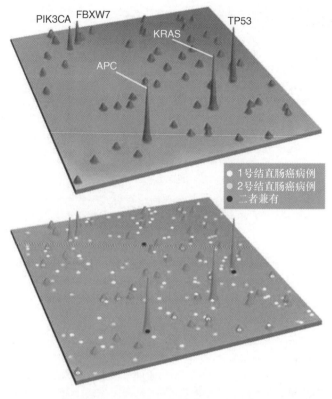

图 3-8 （见书后彩图） 结直肠癌突变基因二维图。二维图中所示为参考序列 RefSeq 基因在染色体上的位置，峰的高度代表突变的频率。二维图的上层，较高的峰代表该基因在结直肠癌中的突变更为常见，而大量的低矮小峰代表突变频率较低的基因。二维图下层展示的是两个肿瘤病例的突变情况。可以看到，两个结直肠病例突变基因的交叉并不多，这些由肿瘤异质性产生的差异，可能代表了不同肿瘤临床表现和对治疗反应的差异（From LD Wood et al：Science 318：1108，2007，with permission.）

与人类肿瘤相关的全部基因改变图谱。类似的还有 COSMIC（肿瘤体细胞突变目录），该项目是由英国桑格研究院（Welcome Trust Sanger Institute）发起的，旨在收集和展示与人类肿瘤相关的体细胞突变信息及与人类癌症相关的信息（http：// cancer.sanger.ac.uk/）。

## 基于分子谱的个体化肿瘤治疗：精准治疗

基因表达谱分析和全基因组测序方法使得人们在分子水平上对肿瘤有了前所未有的理解。对于特定肿瘤的个体化基因信息如信号通路和基因调控异常（个体化基因组学）可能为肿瘤治疗提供参考，也开启了个体化治疗之门（亦称为精准医学）。由于肿瘤具有高度的异质性，甚至在同一类肿瘤中表型也不相同，因此以个体化信息为基础的医疗将会成为现有以组织学为基础的医疗方案的补充，而且有可能在未来成为医

疗方案制订中的主要依据，尤其是在那些对保守治疗方案耐药的病例中。分子疾病分类学揭示了不同组织类型肿瘤间的共性，然而这种分类方法的成功取决于能够发现足够的可操作的变化（能够成为特定药物靶点的突变或通路）。例如目前发现的 *BRAF* 基因突变（威罗菲尼靶点）、*RET* 基因突变（舒尼替尼和索拉非尼靶点）以及 *ALK* 基因重排（克唑替尼靶点）。一些研究还发现，有 20% 的"三阴"乳腺癌和 60% 的肺癌具有潜在的可操控的基因变化。基因表达检测也可提供具有预测药物敏感性和预测预后潜力的信息。商品化的诊断检测，如用于乳腺癌的 Mammaprint 和 Oncotype DX 基因表达分析，目前已用于辅助患者和医师进行治疗方案的决策。个体化医疗通过将某一肿瘤的独特分子特征与有效的治疗方案相结合，将我们引入一个令人振奋的肿瘤治疗新途径。个体化医疗的理念在本质上改变了肿瘤治疗的路径。需要注意的是，基因表达在同一个患者肿瘤中以及不同解剖部位都存在极大的变异，我们目前还未确定这种个体肿瘤内的克隆变异会不会影响我们为每一个患者制订量体裁衣的治疗方案。

## 展望

在过去的 25 年，肿瘤遗传学发生了巨大的变革。肿瘤基因的发现使我们对肿瘤发生过程有了深刻的理解，也对肿瘤生物学其他领域产生了重要影响。尤其是强大的全基因组表达谱和突变分析技术，为我们详细描绘了个体肿瘤分子缺陷的景象。对于某一肿瘤，基于特定基因改变的个体化治疗也成为可能。尽管这些进展目前还不能全部转化为肿瘤预防、预后和治疗的改变，我们仍期待在这些领域中有新的突破并能应用于不断增长的肿瘤患者中。

## 第四章 癌细胞生物学
### Cancer Cell Biology

Jeffrey W. Clark，Dan L. Longo

（信洪武 邢蕊 屈婷婷 译 贾淑芹 审校）

癌细胞的特征是不受调控的细胞分裂、细胞死亡停滞、组织浸润和具有转移的能力。新生肿物的增长不受调控，但又不浸润组织时称之为良性。恶性肿瘤

的特点是增殖不受调控且伴有组织浸润。恶性疾病以其组织起源命名：起源于上皮组织者称之为癌，起源于间叶组织者称之为肉瘤，起源于血液组织者称之为白血病、淋巴瘤和浆细胞病（包括多发性骨髓瘤）。

癌几乎总是由基因改变引起，绝大多数的癌症开始于单一细胞，因此是单克隆起源。然而，随时间推移，在肿瘤内，不同的细胞发生了多种遗传学和表观遗传学的改变，因此癌症具有异质性。异质性导致了大多数癌的治疗非常复杂。这是因为即使大多数癌细胞已被杀死，一小部分癌细胞有可能对治疗耐药而得以存活和增殖。

一小部分癌看起来至少在最初主要由重要基因的改变驱动的，这些基因的改变导致细胞的增殖不受控制。如，慢性粒细胞白血病（*abl* 基因）、一半的黑色素瘤（*braf* 基因）、Burkitt 淋巴瘤（*c-myc*）、肺腺癌的一些亚型（*egfr*、*alk*、*ros1* 和 *ret* 基因）。发生改变后能够促进细胞增殖的基因称之为癌基因。癌基因最初发现于导致动物肿瘤的病毒的关键序列中，随后发现这些病毒基因在细胞中有着相对应的发挥重要功能的正常序列，这些序列被在宿主间传播的病毒捕获进而发生突变。

但是，绝大多数癌以多基因异常、多步骤发生为特征，这些环节导致了细胞增殖和分化的失控并获得某些能力，例如组织浸润、转移和血管形成。这些特性并未出现在癌细胞来源的正常组织中。事实上，正常细胞有大量的防护措施来避免不受控制的增殖和浸润。许多癌经历不断异化的表型的过程，从过度增生、腺瘤、异型增生、原位癌到可转移浸润癌（表 4-1）。对大多数癌而言，这些改变经历一个漫长的时间，通常是数年。

在大多数器官，只有原始未分化细胞具备增殖能力，一旦细胞分化成熟和获得功能以后就失去增殖能力。原始细胞的扩增通过受体接收局部环境信号或者血供输送的激素和其他影响因素与宿主的某些功能需求相关联。在没有这些信号的情况下，这些细胞处于静息状态。促使原始细胞处于静息状态的信号还没有被充分了解。这些信号必定来自于外周环境，因为基于观察发现，当再生的肝脏替换被切除的肝脏后即停止增长，以及当外周血细胞数目恢复正常时再生骨髓停止增殖。癌细胞显然已经失去对这种控制的反应，并且不能识别正常情况下其过分生长已超过起源器官占据的微环境。对这种生长调控机制的更深入的研究正在进行中。

| 表 4-1 | 恶性细胞的表型特征 |
| --- | --- |

**细胞增长失控**：负增长调节基因的失活（肿瘤抑制基因，即 *Rb*、*p53*），正增长调节基因的活性增强（癌基因，比如 *Ras*、*Myc*），导致细胞周期的调控异常和正常检查点的丢失。

**分化异常**：停滞于终末分化前的一个阶段，可能维持干细胞特性。（由于染色体易位的基因产物导致发育程序的转录抑制，经常在白血病观察到）。

**正常凋亡途径丢失**：p53 蛋白失活，bcl-2 家族成员的活性增加。这导致了具有癌基因突变和基因组不稳定的细胞的生存，以及允许在肿瘤内克隆的扩增和多样化而不激活细胞死亡通路。

**基因组不稳定**：DNA 修复途径的损伤引起单核苷酸或寡核苷酸的突变（如微卫星不稳定，MIN），或更常见的染色体不稳定（CIN）导致的非整倍体。这些由 *p53*、*BRCA1/2*、DNA 错配修复基因、纺锤体检查点的功能缺失所引起。这引起肿瘤内不同细胞积累各种各样的突变，从而导致肿瘤的异质性。

**复制衰老的丢失**：正常细胞在体外倍增 25～50 次后停止分裂，其由 Rb、p16INK4a 和 p53 通路所介导。进一步的复制导致端粒丢失。幸存的细胞通常携带总染色体异常。其与人类癌症有关的证据仍不明确。许多人类癌表达端粒酶。

**对外部增殖抑制信号停止应答**：当癌细胞在其起源器官过分增殖时，其对正常存在的停止增殖的信号失去应答。我们对此增殖调控的机制知之甚少。

**血管生成增加**：肿瘤或基质细胞的促血管生成因子（VEGF、FGF、IL-8）的基因表达增加或者负调控因子（血管内皮抑制素、肿瘤抑素、血小板反应蛋白）减少导致血管生成增加。

**侵袭**：细胞-细胞连接（缝隙连接、钙黏蛋白）的丢失和基质金属蛋白酶（MMPs）生成的增加。经常出现的方式是上皮-间质转化（EMT），即黏附的上皮细胞变得更像运动能力增强的成纤维细胞。

**转移**：肿瘤细胞向淋巴结或远处组织的扩散。受限于肿瘤细胞在新环境的生存能力。

**免疫逃逸**：MHC Ⅰ和Ⅱ类分子下调，诱导 T 细胞耐受，正常树突状细胞和（或）T 细胞功能抑制，抗原丢失可变性和克隆异质性，调节性 T 细胞增加。

**细胞代谢的变化**：能量代谢由有氧代谢转变为无氧糖代谢。

缩写：FGF，纤维母细胞生长因子；IL 白介素；MHC，主要组织相容性复合物；VEGF，血管内皮生长因子

## 细胞周期检查点

正常细胞有许多针对癌细胞特异性遗传变异的控制机制。在肿瘤控制过程通常会发生突变或失活的关键蛋白被称为"抑癌基因"，比如 p53 和 Rb（讨论如下）。细胞分裂周期的进程通过许多基因的多个检查点调控。在第一个阶段 G1 准备复制遗传物质。细胞在进入 DNA 合成期（即 S 期）前停下来进行检查。我们准备好复制 DNA 了吗？DNA 修复机制已经准备到位可以修复检测到的突变了吗？有没有 DNA 复制酶？有没有足够多的核苷酸？能量足够了吗？这个过程的主要"刹车"是成视网膜细胞瘤蛋白（Rb）。当细胞做出判断准备前进时，序贯激活依赖细胞周期素的激

酶（CDK），通过磷酸化导致 Rb 的失活。被磷酸化的 Rb 释放 S 期调节转录因子（E2F/DP1），使进入 S 期进展期所需的基因表达。如果判断为细胞还没有准备好进入 DNA 复制，一组抑制剂能够阻断 CDK 的作用，包括 $p21^{Cip2/Waf1}$、$p16^{Ink4a}$ 和 $p27^{Kip1}$。几乎所有的癌症在 G1 检查点都有 1 个或更多的基因损伤，使细胞进入 S 期。

在 S 期的终点，当细胞已经准确复制 DNA 时，在 S 期的检查点清点第二份清单。所有的染色体都被完全复制？是否有任何 DNA 片段复制超过 1 次？我们有正确数目的染色体和正确数量的 DNA 吗？如果正确，细胞将进入 G2 期，即准备合成有丝分裂纺锤体和其他用来合成两个子细胞所需的蛋白质。当检查到 DNA 损伤时，p53 途径即被正常激活。p53 称为基因组的守护者，是一个正常细胞中表达水平很低的转录因子，其水平一般通过快速的降解得以调控。正常情况下，p53 和泛素连接酶 mdm2 结合以抑制 p53 的转录活性，同时使 p53 在蛋白酶体发生降解。当检查到损伤时，毛细血管扩张性共济失调症（ATM）突变基因途径被激活，ATM 磷酸化 mdm2，使 mdm2 不再结合 p53。然后 p53 停止细胞周期进程、指导合成修复酶，或者如果损伤太大，激活细胞凋亡以阻止损伤细胞的繁殖（图 4-1）。

激活 p53 的第二种方法是通过癌基因的过度增殖信号诱导 $p14^{ARF}$。$p14^{ARF}$ 和 p53 竞争性结合 mdm2，允许 p53 逃避 mdm2 的作用而积累在细胞中。然后 p53 通过激活 CDK 抑制剂譬如 p21 和（或）诱导细胞凋亡终止细胞周期进展。鉴于 p53 在控制细胞周期进程中的关键作用，毫不奇怪，人类癌细胞中位于 17 号染色体短臂的 p53 基因的突变频率超过 50%。最常见的是癌细胞在恶性组织中的一个等位基因获得突变，第二个等位基因丢失，使细胞受到 DNA 损伤物或癌基因的损害。一些环境暴露造成 p53 基因的信号突变，例如，黄曲霉素导致编码区 249 位精氨酸向丝氨酸的突变并导致肝癌。在罕见情况下，p53 突变发生于生殖细胞（Li-Fraumeni 综合征）并导致家族性的癌症综合征。p53 缺失导致染色体的不稳定和 DNA 损伤的积聚，使异常细胞获得增殖和存活优势的特性。如 Rb 的失活，大多数癌有使 p53 途径失活的突变。的确，p53 和 Rb 在癌症发生中的重要性在乳头状瘤病毒所致瘤的转化机制中得以强调。该病毒有两个癌基因，E6 和 E7。E6 负责增加 p53 的快速转化，E7 负责抑制 Rb 基因的功能，抑制这两个基因是上皮细胞转化所需的。

在细胞分裂时另一个细胞周期检查点是纺锤体检查点。该检查点的细节仍有待于进一步发现。但是，如果

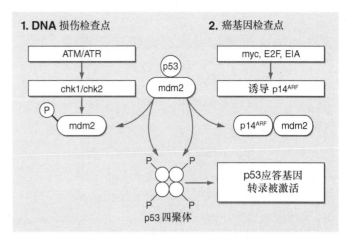

**图 4-1　DNA 损伤和癌基因检查点 p53 的诱导。** 为了应对有害刺激，p53 和 mdm2 被毛细血管扩张性共济失调症突变基因（ATM）和相关 ATR 的丝氨酸/苏氨酸激酶，以及紧接着的下游检查点激酶 Chk1、Chk2 磷酸化。这导致 p53 从 mdm2 脱离，进一步增加 p53 蛋白水平以及引起细胞周期阻滞（$p21^{Cip1/Waf1}$）或细胞凋亡（例如促凋亡基因 Bcl-2 家族成员 Noxa 和 Puma）的基因转录。诱导 p53 的因素包括血氧不足、DNA 损伤（紫外线引起的辐射、伽马射线辐照或化疗）、核苷酸损耗和端粒缩短。诱导 p53 的第二个机制是被促进异常 G1/S 过渡的 *Myc* 等癌基因激活。该途径由 Ink4a 基因座的第二个产物 $p14^{ARF}$（在老鼠中该基因是 p19）所调节，$p14^{ARF}$ 是由一个与编码 $p16^{Ink4a}$ 分子相同但不同读码框的 DNA 所编码。*Myc* 和 E2F 受 ARF 表达水平上调，ARF 结合 mdm2 和释放 p53。此癌基因检查点使试图进入 S 期但缺乏正常生理信号的叛离细胞死亡或衰老（细胞周期 G1 期不可逆转的停滞）。衰老细胞已在包含癌基因激活的癌前病变中发现。例如，色素痣编码一个激活形式的 BRAF 基因（见下文），表明诱导衰老是人类的一种保护机制并可预防肿瘤细胞的过分增殖

纺锤体装置不能为细胞分裂正确地匹配染色体，或者染色体数目不正常（即大于或小于 4n），或者着丝粒不正确地搭配其复制后的伙伴，那么细胞会启动一个细胞死亡通路以防止出现非整倍体的后代细胞（伴染色体数目的改变）。纺锤体检查点异常促进非整倍体的形成。在一些肿瘤中，非整倍体是一个主要的遗传特性。在另外一些肿瘤，由于错配 DNA 修复基因的关键基因蛋白编码区突变导致细胞 DNA 修复能力的缺陷是主要的基因损伤。这通常发现于恶性肿瘤细胞 DNA 重复序列（称为微卫星）的改变或微卫星不稳定性。一般来说，肿瘤不是有染色体数目缺陷就是有微卫星不稳定，但不是二者兼有。导致癌症的缺陷包括异常细胞周期检查点、DNA 修复不足以及未能维持基因组的完整性。

尽管恢复正常生物功能比抑制导致细胞增殖异常（如癌基因）的蛋白质功能更有挑战性，但是有治疗意义的癌细胞周期调控缺陷的功能恢复研究目前正在进行中。

第四章　癌细胞生物学

## 癌症作为一个忽视其微环境的"器官"

引起恶性肿瘤的基本细胞缺陷发生于细胞水平。然而，并不仅限于此。癌症就像是一个失去专职功能和对通常限制其增长的信号停止反应的器官。临床可检测到的人类癌症通常是原发肿块直径至少 1cm（大约含 $10^9$ 个细胞）。更常见的是，肿瘤细胞达 $10^{10}$ 个或者更多时患者才就医。肿瘤细胞的致命负荷大概 $10^{12}$ 到 $10^{13}$ 个。如果诊断时，所有肿瘤细胞都处在分裂状态，在很短的时间内患者就可达到一个致命的肿瘤负荷。然而，人类肿瘤的增长符合 Gompertzian 动力学，这意味着不是每个细胞分裂产生的子细胞都能分裂。肿瘤中能生长的肿瘤细胞比例随时间呈指数下降。第一个恶性肿瘤细胞的生长分数是 100%，到患者就医时增长分数是 2%～3%或更少。这个生长分数类似于正常骨髓和正常小肠上皮细胞（人体内生长最快的正常组织）的生长分数。这一事实可解释细胞分裂靶向药物的剂量限制毒性。

这些数据意味着肿瘤随着时间增长速度放缓。它是如何做到的呢？肿瘤细胞有多个倾向于促进增殖的基因损伤。然而，当肿瘤达到临床可检测到的时候，其增殖能力下降了。我们需要更好地了解肿瘤是如何放缓其自身增长的。许多因素可导致肿瘤细胞在体内的增殖失败。有些细胞血氧过低、营养和能量供应不当。有些细胞有太多的基因损害而不能完成细胞周期，但他们同样失去了细胞凋亡的能力，因此这些细胞能存活但不能增殖。然而，重要的是一部分细胞虽然不分裂但保留分裂的能力；在一定条件下，如治疗以后肿块缩小时，这些细胞可以重新开始分裂。像在应对损害骨髓的药物时骨髓会增加增殖速度，在肿瘤感受到细胞数量减少时可增高增殖率。然而，关键的区别是，当达到目标后骨髓停止生长，而肿瘤则不能。

当我们了解了更多关于正常细胞如何应答环境中"停止"的信号，以及肿瘤细胞为什么和如何对这些信号不应答，更多肿瘤细胞的弱点便会被发现。

## 体外衰老和癌症发病机制相关吗？

当正常细胞在体外培养时，多数是不能够持续生长的。成纤维细胞是个例外。培养时，成纤维细胞可分裂 30～50 次，经过一个"危机"期，多数细胞停止分裂（通常是由于 CDK 抑制物 p21 蛋白的表达），许多细胞死亡，一小部分细胞获得遗传改变而不受控制地生长。正常细胞在培养中的生长停止被称为"衰老"，然而这种现象是否与任何体内生理活动相关仍存争论。

体外繁殖细胞的诸多改变之一就是端粒的缩短。DNA 聚合酶无法复制染色体的顶端，导致染色体的特化末端（称为端粒）的 DNA 随每个复制周期的变化而缺失。出生时，人类端粒长度为 15～20kbp，由六个核苷酸（TTAGGG）的串联重复序列结合专门的端粒结合蛋白形成一个 T 型环结构。该结构保护染色体末端不会被误认为受损。随着每个细胞分裂周期端粒重复序列的损耗，端粒逐步缩短。当一个或多个端粒缩短触发了 p53 调控的 DNA 损伤检查点反应时，细胞生长即停滞（称为衰老）。如果 pRb 和 p53 功能缺失，细胞可以绕过这个生长停滞；但未受保护的染色体末端导致了染色体融合或其他灾难性的 DNA 重排时，细胞死亡接踵而来。在大多数恶性肿瘤的进化中，绕过基于端粒的生长限制的能力被认为是关键的一步。这是由端粒酶在癌细胞中的表达被再次激活实现的。端粒酶是在染色体 3′端添加 TTAGGG 重复序列的酶。它包含一个具有逆转录活性的催化亚单位（hTERT）和一个提供端粒延伸模板的 RNA 组分。大多数正常细胞表达的端粒酶的量不足以防止端粒伴随每个细胞分裂的损耗。例外的是干细胞（如造血组织、肠、皮肤上皮细胞和生殖细胞中发现的干细胞），它们需要很多细胞分裂来维持组织的平衡。超过 90%的人类癌症表达高水平的端粒酶，阻止端粒缩短到关键水平，以允许无限的细胞增殖。体外实验表明，抑制端粒酶活性会导致肿瘤细胞凋亡。现在已有大量研究致力于研发抑制癌细胞端粒酶活性的方法。例如，端粒酶的蛋白成分（hTERT）可以作为最广泛表达的肿瘤相关抗原之一和疫苗的靶标。

虽然端粒酶的大部分功能与细胞分裂有关，但它也有其他一些效应，包括干扰至少某些干细胞的分化功能，尽管对正常非干细胞的分化功能的影响尚不清楚。然而，医学研究中的一个主要增长产业是致力于发现短端粒和人类疾病之间的联系，包括糖尿病、冠状动脉疾病与阿尔茨海默病之间的关系。更复杂的是，端粒酶罕见的遗传缺陷似乎会引起肺间质纤维化、再生障碍性贫血、先天性角化不良（表现为某些恶性肿瘤风险增加的皮肤、指甲和口腔黏膜异常），但不会引起肠道营养吸收障碍，而之前认为肠道是一个对缺陷性细胞增殖高度敏感的部位。端粒缩短和端粒维持与人类疾病尤其是与癌症有多大的关系，尚待了解。

## 癌细胞信号转导通路

影响细胞行为的信号来自相邻的细胞、细胞所在基质、源于远程的激素信号和细胞本身（自分泌信号）。这些信号通常通过激活信号转导通路对接收信号细胞起作用，其最终结果是诱导激活的转录因子介导的细胞行为或功能变化，或调动效应装置完成一个新的任务。虽然信号转导通路可以导致各种各样的结果，许多这样的通路依赖于顺序激活不同的蛋白质或糖蛋白和脂或糖脂的串联信号，激活步骤往往涉及增加或去除一个或多个下游目标的磷酸基团。信号转导通路也可以引起其他的化学变化，但起主要作用的是磷酸化与去磷酸化。给蛋白质加入磷酸基团的蛋白质被称为激酶。有两个主要不同类别的激酶；一类作用于酪氨酸残基，另一类作用于丝氨酸/苏氨酸残基。酪氨酸激酶往往在信号转导通路中发挥关键作用，它们可能是受体酪氨酸激酶，或通过对接蛋白与其他细胞表面受体相连（图 4-2）。

正常情况下，酪氨酸激酶活性是短暂的，可被蛋白酪氨酸磷酸酶（PTP）逆转。然而，在许多人类癌症中，酪氨酸激酶或下游通路蛋白会被突变、基因扩增或染色体易位而激活。因为这些通路调节细胞增殖、存活、迁移和血管生成，它们已被确定为癌症治疗的重要靶标。

激酶活性的抑制是治疗一些肿瘤的有效方法。表皮生长因子受体基因突变的肺癌患者对厄洛替尼（erlotinib）和吉非替尼（gefitinib）高度敏感（表 4-2）。

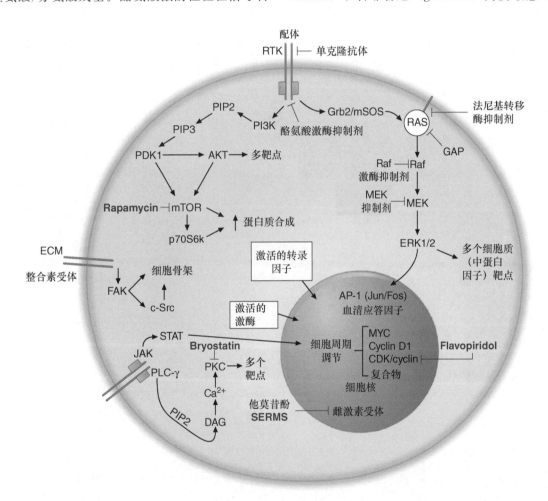

图 4-2　癌细胞信号转导通路的治疗靶点。受体酪氨酸激酶（RTK）激活的 3 个主要的信号转导通路。①原癌基因 Ras，被鸟嘌呤核苷酸交换因子 Grb2/mSOS 激活，与 Raf 结合，激活下游激酶（MEK 和 ERK1/2）。②激活的 PI3K，使膜脂 PIP2 磷酸化并使其转化为 PIP3，后者是包括丝氨酸/苏氨酸激酶 PDK1 和 AKT 等一些细胞蛋白质的膜停靠站。PDK1 拥有众多的细胞靶标，包括 Akt 和 mTOR。Akt 磷酸化靶蛋白，促进抗凋亡和细胞周期进程；而 mTOR 及其靶标 p70S6K 上调蛋白质的合成，促进细胞生长。③PLCγ 的激活，导致甘油二酯（DAG）的形成和细胞内钙增加，从而激活受钙/钙调素系统调控的多个 PKC 亚型和其他酶。其他重要的信号通路涉及由细胞因子或细胞表面整合素受体激活的非 RTKs。Janus 激酶（JAK）磷酸化 STAT（信号转导和转录激活因子）转录因子，后者进入细胞核，激活靶基因。整合素受体介导细胞与细胞外基质（ECM）的相互作用，诱导激活 FAK（局灶性黏附激酶）和 c-Src，激活多个下游通路，包括细胞骨架调节。许多活化的激酶和转录因子迁移到细胞核中，在那里它们调节基因转录，从而完成从细胞外信号（如生长因子）到细胞表型的变化，如诱导分化或细胞增殖。这些过程在细胞核的靶标包括转录因子（如 Myc、AP-1 和血清反应因子）和细胞周期机构［依赖细胞周期蛋白的激酶（CDK）和细胞周期蛋白（Cyclin）］。已经开发了许多用于治疗人类癌症的这些通路的抑制剂。图中紫色部分是目前正在临床试验的抑制剂的例子。PI3K，磷脂酰肌醇-3 激酶；PLC-γ 磷脂酶 C-γ；SERMS，雌激素受体调节剂

**表 4-2    一些 FDA 批准的用于癌症治疗的分子靶向药物**

| 药物 | 分子靶标 | 疾病 | 作用机制 |
|---|---|---|---|
| 全反式维甲酸 | PML-RARα 癌基因 | 急性早幼粒细胞白血病 M3 AML；t（15；17） | 抑制 PML-RARα 转录抑制 |
| 伊马替尼（imatinib） | Bcr-Abl，c-Abl，c-Kit，PDGFRα/β | 慢性髓细胞性白血病；GIST | 阻断 ATP 结合到酪氨酸激酶活性位点 |
| 达沙替尼（dasatinib），尼洛替尼（nilotinib），普纳替（ponatinib），伯舒替尼（bosutinib） | Bcr-Abl（主要） | 慢性髓细胞性白血病 | 阻断 ATP 结合到酪氨酸激酶活性位点 |
| 舒尼替尼（sunitinib） | c-Kit，VEGFR-2，PDGFRβ，Flt-3 | GIST；肾细胞癌 | 在 GIST 中抑制激活的 c-Kit 和 PDGFR，在 RCC 中抑制 VEGFR |
| 索拉非尼（sorafenib） | RAF、VEGFR-2、PDGFRα/β，Flt-3，c-Kit | RCC，肝细胞癌，TC | 在 RCC 中抑制 VEGFR。在 TC 中可能抑制 BRAF 活性 |
| 瑞格非尼（regorafenib） | VEGFR-1～3，TIE2，FGFR1，KIT，RET，PDGFR | 结直肠癌，GIST | 多种激酶的酪氨酸激酶域 ATP 结合位点的竞争性抑制剂 |
| 阿西替尼（axitinib） | VEGFR1～3 | RCC | VEGF 受体的酪氨酸激酶域 ATP 结合位点的竞争性抑制 |
| 厄洛替尼（erlotinib） | EGFR | 非小细胞肺癌，胰腺癌 | 竞争性抑制 EGFR 的 ATP 结合位点 |
| 阿法替尼（afatinib） | EGFR（和其他 HER 家族） | 非小细胞肺癌 | HER 家族成员 ATP 结合位点的不可逆抑制 |
| 拉帕替尼（lapatinib） | HER2/neu | 乳腺癌 | 竞争性抑制 HER2 的 ATP 结合位点 |
| 克唑替尼（crizotinib，xalkori） | ALK | 非小细胞肺癌 | ALK 酪氨酸激酶抑制剂 |
| 硼替佐米（bortezomib），卡非佐米（carfilzomib） | 蛋白酶体 | 多发性骨髓瘤 | 抑制多种细胞蛋白降解 |
| 维罗非尼（vemurafenib），达拉菲尼（dabrafenib） | BRAF | 黑色素瘤 | BRAF 的 V600E 突变体的丝氨酸/苏氨酸激酶结构域抑制剂 |
| 曲美替尼（trametinib） | MEK | 黑色素瘤 | MEK 的 V600E 突变体的丝氨酸/苏氨酸激酶结构域抑制剂 |
| 卡博替尼（cabozantinib） | RET，MET，VEGFR | MTC | 竞争性抑制多种激酶的酪氨酸激酶结构域的 ATP 结合位点 |
| 凡德他尼（vandetanib） | RET，VEGFR，EGFR | MTC | 竞争性抑制多种激酶的酪氨酸激酶结构域的 ATP 结合位点 |
| 替西罗莫司 temsirolimus） | mTOR | RCC | 竞争性抑制 mTOR 丝氨酸/苏氨酸激酶 |
| 依维莫司（everolimus） | mTOR | RCC，乳腺癌 | 与 immuophilin FK 结合蛋白结合 12 结合，形成复合物，抑制 mTOR 激酶 |
| 伏立诺地（vorinostat），罗米地辛（romidepsin） | HDAC | CTCL | HDAC 抑制剂 |
| 鲁索利替尼（ruxolitinib） | JAK-1，2 | 骨髓纤维化 | 酪氨酸激酶的竞争性抑制剂抑制 |
| 维莫德吉（vismodegib） | Hedgehog 通路 | 基底细胞癌（皮肤） | 抑制 Hedgehog 信号通路的 Smoothened |
| **单克隆抗体** | | | |
| 曲妥珠单抗（trastuzumab） | HER2/neu（ERBB2） | 乳腺癌 | 结合肿瘤细胞表面 HER2 并诱导受体内化 |
| 帕妥珠单抗（pertuzumab） | HER2/neu（ERBB2） | 乳腺癌 | 结合肿瘤细胞表面与曲妥珠单抗不同的 HER2 位点，防止与其他受体结合 |
| 西妥昔单抗（cetuximab） | EGFR | 结肠癌，头颈部鳞状细胞癌 | 结 EGFR 胞外结构域，阻断 EGF 和 TGF-α 结合；诱导受体的内化；增强化疗和放疗的疗效 |
| 帕尼单抗（panitumumab） | EGFR | 结肠癌 | 与西妥昔单抗类似，但完全人源化，而不是嵌合 |
| 利妥昔单抗（rituximab） | CD20 | B 细胞淋巴瘤和表达 CD20 的白血病 | 潜在的多种机制，包括直接诱导肿瘤细胞的凋亡和免疫机制 |
| 阿仑单抗（alemtuzumab） | CD52 | 慢性淋巴细胞白血病和表达 CD52 的淋巴瘤 | 免疫机制 |

**表 4-2** 一些 FDA 批准的用于癌症治疗的分子靶向药物（续）

| 药物 | 分子靶标 | 疾病 | 作用机制 |
|---|---|---|---|
| 贝伐单抗（bevacizumab） | VEGF | 结直肠癌、肺癌、肾癌、恶性胶质瘤、宫颈癌 | 高亲和力结合 VEGF，抑制血管生成 |
| 阿柏西普（ziv-aflibercept） | VEGF-A、VEGF-B、PLGF | 结直肠癌 | 高亲和力结合 VEGF-A、VEGF-B 和 PlGF，抑制血管生成 |
| 伊匹单抗（ipilimumab） | CTLA-4 | 黑色素瘤 | 阻断 CTLA-4，抑制与 CD80/86 相互作用和 T 细胞 |
| 狄诺塞（denosumab） | RANK 配体 | 乳腺癌、前列腺癌 | 抑制 RANK 配体，骨去除主要信号 |
| 番莫单抗（pembrolizumab） | PD-1 | 黑色素瘤 | 阻断 PD-1，防止与 PD-L1 结合和 T 细胞抑制 |
| **抗体-化疗偶联物** | | | |
| 布闰单抗-vedotin（brentuximab vedotin） | CD30 | 霍奇金病，间变性淋巴瘤 | 输送化疗药物（MMAE）到表达 CD30 的肿瘤细胞 |
| Ado 曲妥珠单抗-emtansine（Ado-trastuzumab-emtansine） | HER2 | 乳腺癌 | 输送化疗药物（emtansine）到表达 HER2 的肿瘤细胞 |

缩写：AML，急性髓细胞白血病；CTCL，皮肤 T 细胞淋巴瘤；EGFR，表皮生长因子受体；FDA，美国食品和药物监督管理局；Flt-3，FMS 样酪氨酸激酶 3；GIST，胃肠道间质瘤；MTC，甲状腺髓样癌；mTOR，哺乳动物雷帕霉素靶标；PDGFR，血小板衍生生长因子受体；PLGF，胎盘生长因子；PML-RARα，早幼粒细胞白血病的维甲酸受体 α；RCC，肾细胞癌；t（15；17）15 和 17 染色体之间易位；TC，甲状腺癌；TGF-α，转化生长因子 α；VEGRR，血管内皮生长因子受体；MMAE，甲基澳瑞他汀 E

巴瘤激酶（ALK）或 ROS1 易位激活的肺癌对 ALK 和 ROS1 抑制剂克唑替尼（crizotinib）敏感。一个 BRAF 抑制剂对含 BRAF 突变的黑色素瘤和甲状腺癌非常有效。靶向 BRAF 下游蛋白（MEK）对 BRAF 突变的黑色素瘤也有效。Janus 激酶抑制剂对致病因素 JAK2 活化引起的骨髓增生异常综合征有作用。靶向一些酪氨酸激酶的伊马替尼（imatinib）对 c-Abl 和 BCR 基因易位（如慢性髓性白血病）、突变 c-Kit（胃肠道间质细胞瘤）或突变的血小板衍生生长因子受体（PDGFR；慢性粒单核细胞白血病）引起的肿瘤有效；BCR-abl 第二代抑制剂，达沙替尼（dasatinib）和尼洛替尼（nilotinib）更有效。第三代抑制剂伯舒替尼（bosutinib）对使用其他抑制剂后疾病已经进展的患者有活性，而第三抑制代剂普纳替尼（ponatinib）对其他抑制剂耐药的 T315I 突变有活性。对大量激酶有抑制作用的索拉非尼（sorafenib）和舒尼替尼（sunitinib）已在一些肿瘤中发现活性，包括肾细胞癌（RCC，两种药物均有活性）、肝细胞癌（索拉非尼）、甲状腺癌（索拉非尼）、胃肠道间质瘤（GIST，舒尼替尼）和胰腺神经内分泌肿瘤（舒尼替尼）。哺乳动物雷帕霉素靶蛋白（mTOR）抑制剂对肾癌、胰腺神经内分泌肿瘤和乳腺癌有活性。有效抑制剂及其治疗指征的名单正在迅速增长。这些新的抑制剂已经迎来了一个个性化治疗的新时代。对切除肿瘤的患者进行特定分子变化的检测，依此结果来预测治疗反应和制订临床治疗决策正变得更加常规。

然而，虽然能对慢性粒细胞白血病持续多年长时间地控制，但是没有任何疗法能单独治愈任一种恶性肿瘤。虽然大多数患者最终产生耐药，但治愈失败的原因还没有完全了解。在某些肿瘤中，激酶抑制剂耐药性与抑制剂结合的靶激酶获得抑制结合的突变有关。在这些激酶抑制剂当中有许多是结合腺苷三磷酸（ATP）的口袋域的竞争性抑制剂。ATP 是磷酸化反应的磷酸基供体。BCR-ABL 激酶在结合 ATP 的口袋域的突变（如苏氨酸-异亮氨酸突变 T315I）可以阻止伊马替尼结合。其他耐药机制包括改变其他信号转导通路，以绕过被抑制途径。随着耐药机制的逐渐明确，克服耐药的合理策略将会出现。此外，许多激酶抑制剂对致癌靶点的特异性比预期的小；毒性相关的激酶脱靶抑制，限制了使用最佳的抑制肿瘤相关激酶的剂量。

靶向药物也可用于输送高毒性的化合物。设计二者之间稳定的连接结构是开发有效的偶联物技术的一个重要组成部分。目前批准的抗体-药物偶联物，包括布闰单抗-vedotin，其连接微管毒素甲基澳瑞他汀 E（MMAE）的靶向是除霍奇金病和间变性淋巴瘤细胞以外的一些表面 CD30 抗原阳性的恶性细胞。其链接结构可分裂，使药物扩散出细胞。第二个批准的偶联药物是 ADO 曲妥珠单-emtansine，其连接的是微管形成抑制剂 mertansine 和作用于乳腺癌细胞表皮生长因子受体 2（HER2）的曲妥珠单抗。在这种情况下，链接结构是不可分裂的，因此将化疗药物捕获在细胞内。

可分裂或不可分裂链接结构各有其理论上的优缺点，但它们都可能将被用于抗体-药物偶联物的未来发展。

另一种提高靶向药物抗肿瘤作用的策略是合理组合使用，将以不同方式杀死细胞的化疗药物按经验组合使用。曲妥珠单抗（一种针对表皮生长因子受体 EGFR 家族成员 HER2 的单克隆抗体）联合化疗，对 HER2 蛋白高表达的乳腺癌和胃癌有显著疗效。该曲妥珠单抗-化疗联合的疗效可以通过与另一种靶向单克隆抗体——帕妥珠单抗的组合而进一步增强，后者阻止 HER2 受体和其他家族成员（包括 HER3 在内）形成二聚体。

虽然靶向治疗单独使用无法治愈癌症，但其作为辅助治疗或与其他有效的治疗相结合，已经大大提高了患者治愈率。例如，抗 CD20 利妥昔单抗联合化疗使弥漫性大 B 细胞淋巴瘤的治愈率提高了 15%～20%。抗 HER2 曲妥珠单抗联合化疗，使 HER2 阳性乳腺癌的辅助治疗复发率减少 50%。

针对 ras 家族基因突变的靶向治疗正在努力研发中。Ras 突变是癌症中癌基因最常见的突变（尤其是 Kras）；但由于与 RAS 蛋白如何被激活和灭活等相关的许多原因，却被证明是非常困难的靶标。针对 RAS 下游蛋白［包括丝裂原活化蛋白激酶（MAPK）和细胞外信号调节激酶（ERK）］的单独和组合靶向治疗，目前正在研究中。大量的磷脂信号通路抑制剂正在评估中，如磷脂酰肌醇-3 激酶（PI3K）和磷脂酶 C-γ（PLC-γ）通路，涉及大量的肿瘤发生和发展的重要细胞过程。靶向各种其他在恶性细胞中被激活的通路，如 MET 通路、hedgehop 通路和各种血管生成通路，也正在探索中。

另一种新药研发的策略是利用所谓的癌基因成瘾。这种情况（图 4-3）的形成是当癌基因的激活突变成为肿瘤细胞生存和发展的一个占主导地位的通路，伴随着其他通路贡献相应地减少，甚至当其他通路发生异常时。这种对单一通路的依赖产生了一种对癌基因通路抑制剂敏感的细胞。例如，BRAF 突变的细胞对其通路下游信号有抑制作用的 MEK 抑制剂非常敏感。

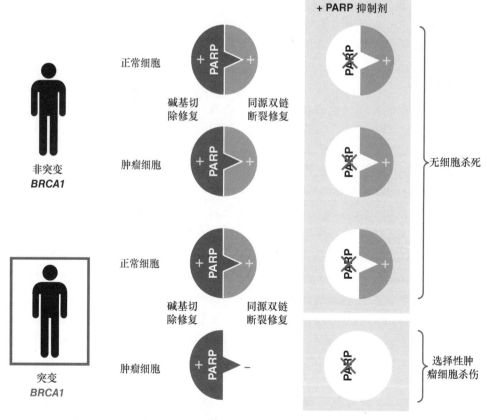

图 4-3　合成致死。基因被认为有一个合成致死的关系：单个基因突变被细胞耐受，而两个基因同时突变导致细胞死亡；其最初由 Bridges 注意到，来被命名为 Dobzhaski。因此，突变基因 a 和基因 b 有一个合成致命的关系，这意味着一个基因的缺失使细胞依赖于另一个基因的功能。在癌细胞中，修复双链断裂的 DNA 修复基因如 BRCA1 功能缺失，使细胞依赖于 PARP 介导的碱基切除修复。如果 PARP 基因产物被抑制，细胞试图使用容易出错的非同源末端连接方法修复断裂，导致肿瘤细胞死亡。高通量筛选现在可以用于同基因型的一对细胞系，其中每一个细胞系具有 DNA 修复通路的一个确定的缺失。发现的化合物选择性地杀死该突变细胞株；这些化合物的靶标和其修复通路有合成致命的关系，并为未来的治疗的重要潜在靶标

对恶性细胞存活或增殖至关重要的蛋白的转录因子为治疗癌症提供了另一个潜在靶点。转录因子核因子B（NF-κB）是一个由 p65 和 p50 亚基组成的异源二聚体，其在细胞质中与一个 NF-κB 抑制剂（IκB）相关。应答生长因子或细胞因子信号时，多亚基激酶 IKK（IκB 激酶）磷酸化 IκB，从而使其被泛素/蛋白酶体系降解。没有了抑制剂的 NF-κB，转位到细胞核，激活靶基因，其中许多可以促进肿瘤细胞的生存。一些称为蛋白酶体抑制剂的创新药物，通过阻断 IκB 的降解，从而阻止 NF-κB 活化。由于不明原因，其对肿瘤细胞有选择性毒性。蛋白酶体抑制剂的抗肿瘤作用更为复杂，涉及多个细胞蛋白降解的抑制作用。蛋白酶体抑制剂〔如硼替佐米（Velcade）〕对多发性骨髓瘤患者有疗效，包括部分和完全缓解。IKK 抑制剂也在研发中，以期更多选择地阻断 IκB 的降解，从而"锁定" NF-κB 在抑制状态，使癌细胞对凋亡诱导剂更敏感。许多其他被磷酸化激活的转录因子的活性，可以被酪氨酸激酶或丝氨酸/苏氨酸激酶抑制剂抑制。其中一些目前在临床试验中。

雌激素受体（ER）和雄激素受体（AR）是类固醇激素的核受体家族成员，分别是药物治疗乳腺癌和前列腺癌的抑制靶标。他莫昔芬，雌激素受体的部分激动剂和拮抗剂，可使转移性乳腺癌肿瘤消退，并可作为防止疾病复发的辅助治疗。他莫昔芬与雌激素受体结合，通过抑制其在乳腺中的活性，促进其在骨和子宫上皮细胞活性来调节其转录活性。选择性雌激素受体调节剂（SERM）已被研发了，希望可更有益地调节 ER 活性，即在乳腺、子宫、卵巢中抗雌激素活性，但在骨、脑、心组织促雌激素活性。芳香化酶抑制剂阻断雄激素在乳房和皮下脂肪组织转化为雌激素，与他莫昔芬相比具有更好的临床疗效，经常被用来作为 ER 阳性患者的一线治疗。已开发出许多方法用来阻断前列腺癌中对雄激素的刺激，包括降低雄激素受体生产（例如，睾丸切除术、促黄体激素释放激素激动剂或拮抗剂、雌激素、酮康唑，以及参与雄激素产生的酶如 CYP17 的抑制剂）和雄激素受体阻滞药。

## 癌基因成瘾和合成致死

癌基因成瘾和合成致死的概念加速了靶向癌基因和肿瘤抑制通路的新药开发。如本章前面和图 4-3 所概述，癌细胞可以变得对含有激活癌基因的信号通路有依赖性，这会影响增殖（即突变 Kras 和 Braf，过表达 Myc 基因或活化酪氨酸激酶），DNA 修复

（BRCA1 或 BRCA2 基因功能丧失），生存（Bcl-2 和 NF-κB 过表达），细胞代谢（如发生突变的 KRAS 增强了葡萄糖的摄取和糖酵解），或血管生成（RCC 中针对 HIF-2α 的 VEGF 产生）。在这种情况下，通路的靶向抑制会导致癌细胞的特异性杀伤。然而，靶向抑制癌基因缺陷更加困难，因为突变的靶标通常被删除，且恢复正常功能比抑制异常功能更加困难。合成致死发生在两个基因中的一个功能丧失对细胞存活的有影响，但这两个基因的功能同时丧失会导致细胞死亡。发现与肿瘤细胞突变的肿瘤抑制通路有合成致死关系的基因，可能靶向这些细胞独特需要的蛋白质（图 4-3）。已经确定了几个这样的例子。比如，含突变的 BRCA1 或 BRCA2 肿瘤抑制基因的细胞（例如，一些乳腺癌和卵巢癌）无法通过同源重组修复 DNA 损伤。PARP 是一个重要的单链断裂（SSB）DNA 修复蛋白家族。PARP 抑制导致了对 BRCA1 或 BRCA2 缺失癌细胞的选择性杀伤。初步临床试验表明，PARP 抑制有一些效果，特别是联合化疗；临床试验正在进行中。合成致死的概念提供了一个基因筛查的框架，用于识别其他涉及已知的肿瘤抑制基因的合成致死组合和研发靶向所依赖通路的创新治疗药物。

## 表观遗传对癌基因转录的影响

染色质结构负责调控控制分化和组织稳态的顺序基因转录的层次秩序。染色质重塑（指修饰染色质结构的过程，其将特定基因暴露于转录蛋白，从而控制这些基因的表达）的破坏会导致异常的基因表达，从而诱导未分化细胞的增殖。表观遗传学定义为引起基因表达形式改变的变化，这种改变至少持续存在一个细胞分裂周期，而且不是由 DNA 编码的变化引起的。表观遗传学的改变包括，CpG 二核苷酸的胞嘧啶残基的甲基化介导的染色质结构的改变，通过乙酰化或甲基化介导的组蛋白的修饰，或染色体更高级结构的改变（图 4-4）。活性基因的转录调控区往往含有高频率的 CpG 二核苷酸（称为 CpG 岛），其通常是未甲基化的。这些基因的表达，通过与调控转录活性的抑制或激活蛋白的短暂关联控制。然而，启动子区高甲基化是癌细胞抑癌基因表观遗传沉默的一种常见机制。因此，一个等位基因可以通过突变或缺失（如杂合性缺失）灭活，而另一个等位基因被表观遗传沉默（通常由甲基化引起）。

核心组蛋白 H3 和 H4 的氨基末端乙酰化诱导一个开放的染色质构象而促进转录启动。在基因活化中，组蛋白乙酰基转移酶被启动子/增强子区域的序列特异

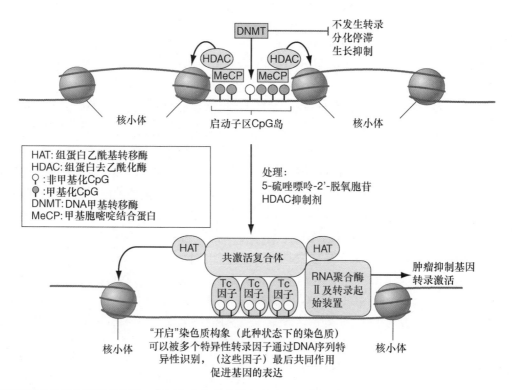

**图 4-4　癌细胞基因表达的表观遗传调控。**癌细胞中抑癌基因常为表观遗传沉默。在上部，在启动子和增强子区域的 CpG 岛被甲基化，导致甲基胞嘧啶结合蛋白（MECP）和组蛋白去乙酰化酶（HDAC）结合。染色质处于一个抑制转录的凝聚和非许可构象。正在进行的临床试验中，去甲基化药物如 5-氮杂胞苷加 HDAC 抑制剂的组合，共同赋予一个开放、许可的染色质结构（下部）。转录因子结合到启动子区域特定的 DNA 序列，通过蛋白质-蛋白质相互作用，招募含组蛋白乙酰转移酶（HAT）活性的共激活物。这提高了由核糖核酸聚合酶Ⅱ和相关的一般转录因子介导的转录起始。抑癌基因的表达引起包括生长停滞、分化或凋亡等表型改变

性转录因子招募，成为转录共激活复合物的成分（图 4-4）。组蛋白去乙酰化酶（HDAC；至少 17 个在人类基因组被编码），被转录抑制因子招募到基因防止基因转录的启动。启动子区域的甲基化胞嘧啶残基，与甲基胞嘧啶结合蛋白结合，后者招募有 HDAC 活性的蛋白质复合物。因此允许和抑制的染色质结构之间的平衡，很大程度上取决于转录因子在调节"组蛋白密码"的活性和基因调控元件的甲基化状态。

基因转录模式在所有人类癌症中都是异常的，在许多情况下是由表观遗传改变引起的。不同于改变基因初级结构（例如，缺失）的遗传事件，表观遗传变化是潜在可逆的，并可用于治疗性干预。在某些人类癌症中，包括胰腺癌和多发性骨髓瘤，p16INK4a 启动子被甲基化而失活，从而导致 CDK4/cyclin D 活性不受抑制，而使 pRb 功能失活。在散发性肾癌、乳腺癌和结肠癌中，van-Hippel-Lindau（VHL）、乳腺癌 1（BRCA1）和丝氨酸/苏氨酸激酶 11（STK11）基因分别处于表观遗传"沉默"状态。其他靶标，包括 p15^Ink4b CDK 抑制因子、谷胱甘肽-S-转移酶（清除活

性氧）和 E-钙黏蛋白（上皮细胞间连接形成的重要蛋白质）。表观遗传沉默还可在癌前病变中发生，它可通过影响 DNA 修复相关的基因而诱发进一步的遗传损伤。实例包括：遗传性非息肉性结肠癌（HNPCC，又称 Lynch 综合征）中的 MLH1（mut L 同系物）是 DNA 合成发生错配碱基时修复的关键；O^6-甲基鸟嘌呤-DNA 甲基转移酶可移除来自 DNA 的烷基鸟嘌呤加合物，通常在结肠肿瘤、肺肿瘤和淋巴肿瘤中沉默。

人类白血病常有染色体易位，其编码能够改变染色质结构的具有酶活性的新型融合蛋白。早幼粒细胞白血病-维甲酸受体（PML-RAR）融合蛋白，由大多数急性早幼粒细胞白血病（APL）中存在的 t（15；17）染色体易位产生，其与含有维甲酸反应元件的启动子结合，并招募 HDAC 到这些启动子，从而有效地抑制基因表达。这将使分化阻滞在早幼粒细胞阶段，并促进肿瘤细胞的增殖和存活。而用全反式维甲酸（ATRA，RARα 的配体）的药物剂量治疗，可释放 HDAC 活性并招募共激活蛋白，从而克服了分化阻

滞。这个 APL 细胞的诱导分化治疗改善了这些患者的治疗，但也导致了一种新的治疗毒性，即新分化的肿瘤细胞浸润到了肺部。然而，ATRA 代表了通过逆转表观遗传的改变而治疗癌症的范例。其他白血病相关融合蛋白，如急性髓细胞性白血病（AML）-8～21（ETO）、急性髓细胞性白血病中的混合血系白血病和急性淋巴细胞性白血病（ALL），无配体是已知的。因此，虽然技术上已被证明是困难的，科研工作者仍在努力确定易位融合蛋白和染色质重塑蛋白之间相互作用的结构基础，并使用此信息来合理设计可破坏特定的蛋白质-蛋白质相互作用的小分子。阻断 HDAC 酶活性的药物正在测试中。HDAC 抑制剂在皮肤 T 细胞淋巴瘤（例如，vorinostat）和一些实体瘤的临床研究中已经显示出抗肿瘤活性。HDAC 抑制剂可通过多种机制靶向肿瘤细胞，包括上调死亡受体（DR4/5，FAS 及其配体）与 P21$^{Cip1/Waf1}$，以及抑制细胞周期检查点。

逆转许多恶性肿瘤特有的 CpG 岛甲基化的努力也正在进行中。诱导 DNA 去甲基化的药物，如已被批准用于治疗骨髓增生异常综合征（MDS）的 5-氮杂-2′-脱氧胞苷，该药能导致功能恢复的癌细胞沉默基因的再次表达。然而，5-氮杂-2′-脱氧胞苷具有有限的水溶解度而导致骨髓抑制。其他 DNA 甲基转移酶抑制剂也在研发中。在正进行的临床试验中，DNA 甲基化抑制剂正被联合 HDAC 抑制剂。我们希望通过逆转共存的表观遗传变化，癌细胞基因转录的失调形式至少可以部分逆转。

表观遗传基因调控还可以通过微 RNA（microR-NA）或长链非编码 RNA（lncRNA）发生。微 RNA 是短的（平均 22 个核苷酸的长度）RNA 分子转录后通过结合并抑制翻译或促进转录 mRNA 转录的降解使基因表达沉默。据估计，超过 1000 种微 RNA 被人类基因组编码。每个组织都有特异微 RNA 表达谱，在癌症中这种表达谱有特定的改变。然而，微 RNA 表达与肿瘤生物学和临床行为之间的具体关系正在形成。虽然微 RNAs 靶向治疗目前还未出现，但其代表了一种治疗研发的新领域。lncRNA 长度超过 200 个核苷酸，组成了非编码 RNA 的最大群体。它们中的一些已经显示在基因调控中发挥重要作用。虽然通过改变这些 RNA 用于治疗之前还需很多研究，但它们用于潜在的治疗仍是一个可以积极研发的领域。

## 细胞凋亡及细胞死亡的其他机制

组织稳态需要一个在老龄末端分化细胞或严重受损细胞的死亡和定向祖细胞增殖的更新之间的平衡。干细胞生长调控基因的遗传损伤可能导致整个宿主的灾难性结果。因此，引起癌基因激活或肿瘤抑制基因失活，若不纠正将导致细胞异常增殖的遗传性事件，通常激活可阻断异常细胞增殖的信号转导通路。这些通路可导致一种形式的程序性细胞死亡（细胞凋亡）或不可逆的生长停滞（衰老）。正如细胞内外信号集合来影响细胞周期的核心机制而调节细胞分裂，这些信号也传输到核心酶机构而调节细胞生存和死亡。

细胞凋亡由两个主要途径诱导（图 4-5）。外源性凋亡途径通过交联的肿瘤坏死因子（TNF）受体超家族成员激活，如 CD95（Fas）和死亡受体 DR4 和 DR5 及其各自配体，Fas 配体或 TRAIL（肿瘤坏死因子相关凋亡诱导配体）。这一途径诱导 Fas 相关死亡结构域（FADD）和半胱天冬酶前体-8（pro-caspase-8）结合到受体的死亡结构域。半胱天冬酶（caspase-8）激活后切割和激活效应分子 caspases-3 和 7，后者随后靶向相应细胞成分（包括受 caspase 激活的 DNA 酶，细胞骨架蛋白以及一些调节蛋白）诱导细胞凋亡的形态学改变，病理学家称之为"碎裂"。内源性的细胞凋亡途径，由线粒体膜间隙外释放出的细胞色素 c 和 SMAC（半胱天冬酶的第二个线粒体激活因子）启动，以应对各种有害刺激，包括 DNA 损伤、细胞外基质（ECM）黏附缺失、癌基因诱导的增殖和生长因子丧失。释放到细胞质中之后，细胞色素 c 与 dATP、pro-caspase-9 和接头蛋白 APAF-1 结合，导致 caspase-9 和效应 caspases 的顺序激活。SMAC 蛋白结合并阻断凋亡抑制蛋白（IAP）的功能，后者是 caspase 激活的负调控蛋白。

凋亡诱导蛋白从线粒体释放，由促及抗凋亡的 Bcl-2 家族成员调节。抗凋亡成员（如 Bcl-2、Bcl-XL、Mcl-1）通过其羧基末端与线粒体外膜结合，在细胞质中暴露出至关重要的 Bcl-2 的同源性（BH）域 1、2 和 3 的疏水性功能域。在特定细胞区的正常生理过程的失衡导致仅含 BH3 的促凋亡家族成员（如 Bad、Bim、Bid、Puma、Noxa 等）的激活，它们可改变外膜蛋白 Bax 和 Bak 蛋白的构象，后者在线粒体外膜形成小孔，导致细胞色素 c 释放。如果仅含 BH3 结构域的蛋白被 Bcl-2、Bcl-XL 和 Mcl-1 固定，则小孔不形成，凋亡诱导蛋白也不能从线粒体中释放出来。线粒体膜上抗凋亡 Bcl-2 家族成员水平和促凋亡的仅含 BH3 的蛋白水平决定了内源性凋亡途径的激活状态。因此我们必须认识到线粒体不仅是中间代谢和氧化磷酸化的重要细胞器，也是一个凋亡进程中的核心调节结构。

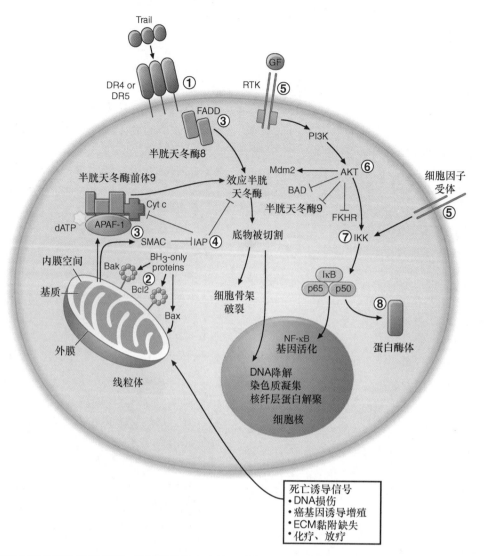

**图 4-5 克服癌细胞异常存活通路的治疗策略。**①外源性凋亡途径，可由 TRAIL（死亡受体 4 和 5 的配体）或活化单克隆抗体在肿瘤细胞中选择性地诱导。②反义寡核苷酸或 BH₃ 结合域抑制剂，抑制抗凋亡 Bcl-2 家族成员，而促进线粒体外膜形成 Bak 或 Bax 诱导的小孔形成。③APAF-1、半胱天冬酶 8 和其他蛋白的表观遗传沉默，可通过去甲基化药物和组蛋白去乙酰化酶抑制剂克服。④凋亡抑制蛋白（IAP）阻断半胱天冬酶激活；IAP 功能的小分子抑制剂（模拟 SMAC 作用）可降低凋亡阈值。⑤起源于酪氨酸激酶受体（RTKs）或细胞因子受体激活的信号转导通路，通过多种机制促进癌细胞存活。通过如曲妥珠单抗或西妥昔单抗的单克隆抗体抑制受体功能或小分子抑制剂抑制激酶的活性，可阻断这些通路。⑥Akt 激酶可磷酸化多种细胞凋亡蛋白，而促进细胞存活。抑制 Akt 可能使肿瘤细胞对凋亡诱导信号更敏感。然而，对正常细胞产生毒性的可能性将限制这些药物的治疗价值。⑦和⑧转录因子 NF-κB（由 p65 和 p50 亚基组成）的活化发生于其抑制因子ⅠκB 被ⅠκB 激酶（IKK）磷酸化及随后被蛋白酶体降解时。IKK 活性抑制可选择性地阻断 NF-κB 靶基因的激活，其中许多靶基因可促进细胞存活。蛋白酶体功能抑制剂已被食品和药物管理局批准，它可在防止ⅠκB 被降解而阻断 NF-κB 入核中起部分作用。NF-κB 不大可能是蛋白酶体抑制剂的唯一靶标

肿瘤细胞恶性表型的演变需要获得颠覆细胞凋亡途径的基因改变，促进肿瘤细胞存活和抗肿瘤治疗的遗传改变。然而，癌细胞比正常细胞更容易受靶向凋亡路径干预治疗的影响，因为癌细胞更依赖于细胞凋亡途径。例如，作为 t（14；18）易位的结果，Bcl-2 的过表达有助于滤泡性淋巴瘤存活。上调的 Bcl-2 表达也在前列腺癌、乳腺癌、肺癌和黑色素瘤中被发现。通过将一些低分子量化合物结合到 Bcl-2 或 Bcl-xL 疏

水域阻止其与促死亡的仅含 BH3 的蛋白相结合，已经实现了抗凋亡 Bcl-2 家族成员的靶向作用。这些化合物在实验室纳摩尔浓度时即可抑制抗凋亡蛋白 Bcl-2 和 Bcl-xL 的活性进入临床试验。

靶向死亡受体 DR4 和 DR5 的临床前研究表明，重组可溶性人 TRAIL 或人源化活化 DR4 或 DR5 单克隆抗体，可诱导肿瘤细胞凋亡而对正常细胞不起作用。这种选择性的机制可能包括，正常细胞而非肿瘤细胞

第一部分 肿瘤学

表达诱饵受体或高表达胞内抑制蛋白（如 FLIP，其与 caspase-8 竞争 FADD）。TRAIL 诱导的细胞凋亡和化疗药物之间的协同作用已被证明。例如，由于错配修复（MMR）缺陷，一些结肠癌编码突变 Bax 蛋白而抗 TRAIL。然而，通过化疗上调的 Bak 表达可恢复 TRAIL 作用而激活线粒体凋亡通路。然而，目前还没有临床研究发现靶向 TRAIL 路径治疗方法的显著作用。

癌症中多种失调的信号转导通路可促进肿瘤细胞的存活（图 4-5）。这些包括 PI3K/Akt 信号通路的活化，NF-κB 转录因子的高表达和基因的表观遗传沉默（如 APAF-1 和 caspase-8）。这些途径中的每一个都是一个治疗靶标，除了影响癌细胞的增殖或基因表达外，它们还可使癌细胞更容易凋亡而促进与其他化疗药物结合时的协同作用。

一些肿瘤细胞抵抗药物诱导的细胞凋亡是通过其表达一个或多个 ATP 依赖的 ABC 家族成员，而这些成员有外排泵介导的多重耐药（MDR）表型。其中的原型，P-糖蛋白（PGP），跨 12 层膜，有两个 ATP 结合位点。疏水性药物（如蒽环类和长春花生物碱）进入细胞时可被 PGP 识别而被排出细胞。大量的临床研究未能证明耐药可通过 PGP 抑制剂克服。然而，ABC 转运蛋白具有不同的底物特异性，且抑制一个家族成员可能不足以克服 MDR 表型。因此，逆转 PGP 介导的耐药性仍在研发中。

细胞（包括癌细胞在内）还可进行其他的死亡机制，包括自噬（溶酶体蛋白酶降解蛋白质和细胞器）和坏死（细胞成分的消化和细胞膜破裂）。坏死通常发生在外部力量作用时，其导致细胞成分的释放，引起炎症和周围组织损伤。虽然坏死被认为是非程序性的，但现有证据表明其至少在某些方面可以是程序性的。肿瘤细胞坏死在细胞死亡各种情况下的确切作用仍待阐明。而除了其在细胞死亡中的作用，自噬可作为一个稳态机制，通过回收细胞来提供必要的能量而促进细胞存活。控制提高细胞存活与导致细胞死亡之间的平衡机制尚未完全阐明。自噬在癌症的发展和存活中扮演了相互冲突的角色。在癌症发生早期，它可以作为一种抑癌因子防止细胞积聚异常蛋白质和细胞器。然而，在已形成的肿瘤中，当受到如化疗的伤害时，它又可以作为癌细胞生存的一种机制。抑制自噬可以提高肿瘤细胞对化疗的敏感性。我们应更好地了解控制促进存活与诱导死亡的自噬因素，才能了解如何最好地将其应用于治疗。

## 转移

肿瘤转移是实体瘤患者死亡的主要原因之一，因

此针对肿瘤转移的研究是十分必要的。肿瘤转移的过程包含多个步骤，十分复杂。其中组织浸润三个主要特点有：细胞黏附于基底膜、膜的局部蛋白质水解以及细胞通过膜和细胞外基质的裂缝。与细胞外基质脱离接触的细胞通常会经历程序性细胞死亡（失巢凋亡），但这一现象细胞转移过程中受到抑制。另一个对上皮来源的肿瘤细胞转移重要的生物学过程是上皮-间质转化（EMT）。在这一过程中，细胞失去其上皮性而获得间质细胞的特性。这一现象通常发生在胚胎发育过程中，促使细胞迁移到其在胚胎中相应的位置，同时它也发生于伤口愈合、组织再生和纤维化反应中。在所有这些过程中，一旦其完成，细胞也停止增殖。上皮-间质转化是肿瘤转移中的关键步骤，期间肿瘤细胞保持不可控的增殖能力。进入血液循环的肿瘤细胞会不断地在远端的器官中重复这些步骤，直到找到适合转移的远端器官，并同时需要逃避宿主的防御，并且诱导新血管生成。转移的限速步骤是肿瘤细胞在转移部位新型微环境中的存活和扩张能力以及决定最终结果的与宿主之间的相互作用（图 4-6）。目前几乎没有开发出直接靶向转移过程的药物，部分原因是转移过程中的可研发出靶向药物的关键步骤的细节尚未确认。不过许多潜在的靶标是已知的。HER2 具有增加乳腺癌细胞的转移潜能，如上所述，靶向 HER2 的单克隆抗体曲妥珠单抗在辅助化疗的情况下可以延长 HER2 阳性乳腺癌患者的生存时间。其他在临床前期研究中增强肿瘤细胞转移潜能的分子靶标，包括 HIF-1、HIF-2；在肿瘤中由缺氧诱导的转录因子类；生长因子类（如 cMET 和 VEGFR）；癌基因类（如 SRC）；黏附分子类（如 FAK）；细胞外基质蛋白类（如 MMP-1 和 MMP-2）以及炎症因子类（如 COX-2）。

转移表型可能只限于一部分肿瘤细胞（图 4-6）。瘤细胞具有转移的潜能需要许多遗传和表观遗传的改变，包括促进转移基因的激活和抑制转移基因的失活。具有转移能力的细胞通常表达趋化因子受体，这些受体在转移过程中可能发挥了重要作用。目前已经识别了的一些转移抑制基因，包括增强细胞凋亡、抑制细胞分裂的基因编码，这些基因参与细胞间的相互作用、细胞与细胞外基质的相互作用，或抑制细胞的迁移。一旦这些基因功能丧失，就可以增加癌细胞的转移能力。基因表达谱被广泛应用于研究肿瘤细胞的转移过程以及能够预测易感性的其他肿瘤细胞特征。

骨转移是恶性细胞在一个新的微环境中存活和生长的典型例子。骨转移的患者十分疼痛，主要是由于负重骨骨折。这一过程会导致高钙血症，这也是癌症

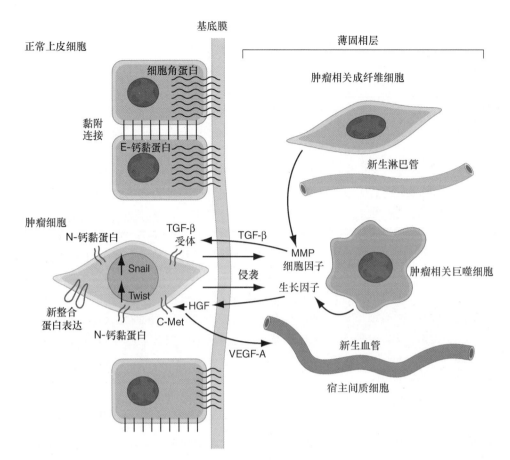

**图 4-6 肿瘤进展过程中致癌信号通路被激活，并促进癌细胞的转移潜能。** 此图显示了在多种环境因素的刺激下，癌细胞发生上皮间质转化（EMT）。重要的因素包括 TGF-β 和 HGF/c-Met 通路，以及介导细胞间及细胞与细胞外基质相互作用的黏附分子表达的变化。基因表达的重要改变是由 Snail 和 Twist 转录抑制家族（该家族的表达是由癌基因诱导的）介导的，这导致上皮细胞间的黏附连接的关键蛋白 E-钙黏蛋白的表达减少。E-钙黏蛋白表达的减少与上调的 N-钙黏蛋白结合、整合素表达模式的改变（整合素介导了细胞-细胞外基质的相互作用，这种相互作用对细胞的移动十分重要）、从细胞角蛋白到波形蛋白表达的变化，这些因素导致细胞从附着度较高的上皮细胞的形态变成运动和侵袭性较强的成纤维细胞或间质细胞的形态。EMT 被认为是导致某些人类癌症转移的重要步骤。宿主间质细胞，包括肿瘤相关成纤维细胞和巨噬细胞，通过分泌生长因子、促血管生成因子和基质金属蛋白酶（MMP）（主要作用是解基底膜），在调节肿瘤细胞行为的过程中起着重要作用。在低氧血症或癌基因的刺激下，肿瘤细胞和间质细胞产生 VEGF-A，VEGF-C 和 VEGF-D，从而通过诱导促使肿瘤细胞转移到淋巴结或远端组织的新生血管和淋巴管生成。

患者死亡的一个主要原因。破骨细胞及其单核细胞来源的前体细胞表达膜受体 RANK（可激活 NF-κB），该蛋白质是终分化和激活破骨细胞所必需的。成骨细胞和其他间质细胞表达 RANK 配体（RANKL），RANKL 既可以与细胞膜结合，也可以是可溶性的细胞因子。骨保护素（OPG）是由基质细胞产生的可溶性的 RANKL 受体，能够抑制 RANK 激活。RANKL 和 OPG 的相对平衡决定了破骨细胞中 RANK 的激活状态。许多肿瘤的破骨细胞活性的增加是通过分泌如甲状旁腺激素（PTH），PTH 相关肽、IL-1，或 Mip1 等因子实现的。这些因子可通过增强 RANK 信号干扰骨重塑的体内平衡。以多发性骨髓瘤为例，肿瘤细胞-基质细胞的相互作用激活破骨细胞、抑制成骨细胞，导致多发性囊性骨性病变。用抗体（denosumab）抑制 RANKL 可以进一步防止骨质破坏。双膦酸盐类药物也有效的抑制破骨细胞功能，是用于治疗癌症患者骨转移的抑制剂。

## 癌症干细胞

肿瘤中只有一小部分的细胞能够在体外实验中可以形成克隆或者在高效免疫缺陷 NOD/SCID 小鼠中形成肿瘤。急性和慢性髓细胞性白血病（AML 和 CML）中只有不到 1% 的细胞群具有干细胞的特性，如无限自我更新的能力、当连续移植入小鼠体内时导致白血病的能力等。这些细胞具有未分化的形态（$Thy1^-$ $CD34^+CD38^-$，并且不表达其他分化标记物），在多个方面像正常干细胞，但不再是稳态控制（图 4-7）。实体肿瘤也包含一个干细胞群。与正常干细胞一样，癌症干细胞也具有无限的增殖能力，但是会以很慢的速度进入细胞周期；癌症的增长主要是由于干细胞池的增大，不受控制的增殖和细胞凋亡途径的失活（图4-7）。细胞周期的延长以及抗凋亡 Bcl-2 家族、MDR 药物外排泵的高水平表达，使癌症干细胞对癌症化疗或放射治疗不敏感。癌症干细胞假说所隐含的观点是，大多数癌症治疗失败的原因是目前的治疗药物不能杀死干细胞。如果癌症干细胞可以被识别和分离，那么用于区分癌症干细胞和正常干细胞的异常信号转导通路就可以被识别，成为靶点。有证据表明，具有干细胞特性的细胞可以通过上皮-间质细胞转化等过程由癌细胞内的其他上皮细胞产生，这意味着为了清除所有的具有自我更新能力的肿瘤细胞群，需要在治疗肿瘤时处理所有的癌细胞，而不仅仅只是那些当前看起来具有干细胞样特性的细胞。癌症干细胞的特性仍需要

很多的研究，其中一个需要回答的问题是在不同的癌种中癌症干细胞的确切来源。

## 可塑性和耐药性

　　肿瘤细胞，特别是干细胞具有显著的可塑性，这使它们可以通过改变多方面的细胞生物学特征来应对细胞外因子（如化疗、炎症、免疫反应）。因此，在肿瘤治疗过程中的主要问题就是恶性肿瘤有一个广谱的机制来抵制初始的和继发性耐药。这些机制主要包括阻止药物递送至肿瘤细胞、阻碍药物吸收和滞留、加快药物代谢，改变靶蛋白的水平，使靶蛋白发生突变，改变细胞代谢和信号通路、启用其他的信号通路、调控细胞的复制进程，包括改变细胞应对 DNA 损伤修复的机制、抑制细胞凋亡、逃逸免疫系统。大多数已转移的肿瘤（除可用化疗治愈肿瘤，如生殖细胞肿瘤）

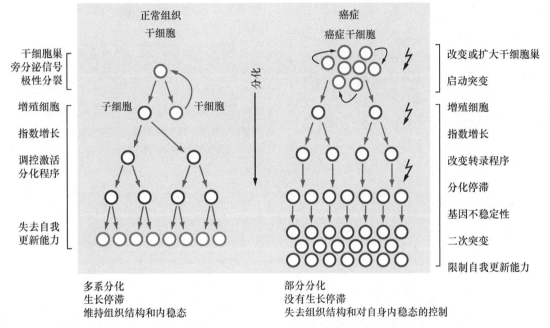

图 4-7　癌症干细胞在恶性肿瘤发生、发展和肿瘤耐药等过程中发挥重要作用。在正常组织中（左），通过干细胞不对称分裂维持的稳态导致一个后代细胞分化，另一个细胞维持干细胞池。每个组织具有特异性紧密并置在骨髓的成骨细胞，或在结肠隐窝基底部的细胞。间质细胞通过旁分泌信号通路，如 sonic hedgehog 或 Notch 配体，以及 β-catenin 和端粒酶的表达上调，有助于保持干细胞无限的自我更新，同时防止细胞分化或死亡。该过程部分是通过上调转录抑制因子 Bmi-1 和抑制 p16$^{Ink4a}$/Arf 和 p53 通路实现的。子细胞离开干细胞微环境，进入增殖阶段（称为短暂扩增），进行一定数量的细胞分裂，在此期间，一个发育程序被激活，最终导致产生完全分化的、失去增殖潜能的细胞。细胞更新等于死亡，由此保持平衡。在这个等级系统中，只有干细胞是长寿的。癌症干细胞的假说认为肿瘤含有干细胞，即癌症干细胞仅是肿瘤细胞的一小部分（如 0.001%～1%）。这些细胞有一些与正常干细胞一样的特性，包括具有未分化的表型、无限的自我更新潜力并具有一定程度的分化能力。但是，由于初始突变的存在（图中突变被表示为闪电状箭头），肿瘤干细胞不再受环境影响。癌症干细胞池因此而扩大，并迅速增殖，通过额外的突变，可能得到干细胞的特性，尽管大多数这样的细胞被认为具有有限的增殖能力。由于致癌信号通路的活化引起的基因转录模式的重新编程导致分化过程的异常。在癌症的短暂扩增群体中，由于基因组不稳定性，产生了非整倍体和克隆异质性细胞，癌细胞获得了具有转移潜能的完全恶性表型。癌症干细胞假说显示，目前的癌症治疗方法可能只有效的杀死大部分的肿瘤细胞，但杀不死癌症干细胞，这导致了肿瘤复发或进展等肿瘤再生长。目前的研究正致力于识别特异的癌症干细胞分子特征，进而研发出可以进行靶向治疗的新型药物

最后都会对所使用的治疗产生耐受。克服耐药性是一个重要的研究领域。

## 肿瘤代谢

与正常细胞相比，肿瘤细胞一个明显的特征是它们可以改变细胞代谢来维持生存和快速增殖。肿瘤细胞必须集中它们绝大部分的能源来合成蛋白质和其他分子，同时保证产生足够的 ATP 来维持生存和生长。虽然正常增殖的细胞也有类似的需求，肿瘤细胞代谢葡萄糖和其他一些包括谷氨酰胺等化合物的方式与正常细胞相比较有很多的不同。很多肿瘤细胞利用糖酵解途径（Warburg effect，瓦伯格效应）（图 4-8）代谢葡萄糖，导致大量的乳酸的生成；正常细胞则是在有氧的条件下，通过线粒体采用一种更为高效的方式——有氧磷酸化。利用癌细胞对葡萄糖摄取增加的特点，可以采用氟代脱氧葡萄糖（FDG）正电子发射断层扫描显像（PET）来检测肿瘤。肿瘤细胞中多个蛋白，包括 CMYC，HIF1，RAS，p53，pRB 和 AKT 都参与调控糖分解和控制瓦伯格效应（Warburg effect）的过程。虽然将这些通路作为治疗靶点仍然存在困难，但是 mTOR 激活的磷脂酰肌醇-3-羟激酶（PI3K）通路和腺苷酸活化蛋白激酶（AMPK）通路可抑制 mTOR 复合物 1（mTORC1，一种包含 mTOR 的蛋白复合物），在控制糖酵解过程中起到非常重要的

作用，因此为抑制这个进程提供了潜在的靶点。葡萄糖的低效利用导致肿瘤细胞需要利用其他化合物进行代谢，例如谷氨酰胺的代谢。与葡萄糖类似，谷氨酰胺代谢不但为结构分子提供原料，而且还产生能量。肿瘤细胞对于谷氨酰胺的代谢也是低效的。

在多种类型的肿瘤中，多个突变基因都参与了代谢过程。迄今为止，突变频繁最高的是异柠檬酸脱氢酶 1（IDH1）和异柠檬酸脱氢酶 2（IDH2）。这些突变在胶质瘤、急性髓细胞性白血病和肝内胆管细胞癌上尤为常见。这些基因突变将产生致癌代谢物 2-羟戊二酸（2HG），而不是正常代谢物 α-酮戊二酸。目前 2-羟戊二酸的确切致癌机制未被阐明，但可以确定的是 α-酮戊二酸是参与控制 DNA 甲基化的多个双加氧酶的一个主要的辅因子。2-羟戊二酸可以作为 α-酮戊二酸的竞争性抑制剂，改变基因的甲基化状态（起初高甲基化），从而对包括细胞分化在内的多个细胞进程产生深远的影响。因此，突变型 IDH1 和 IDH2 的抑制剂正在研发中。

肿瘤细胞和正常细胞之间的特殊性代谢差异还需要更多的探索，不管怎样，代谢调节剂正在进行临床试验。第一个被试验的是抗糖尿病药二甲双胍，既有单一用药试验，也有联合化疗用药试验。二甲双胍抑制糖异生作用，它可以通过激活抑癌基因 LKB1 的下游靶基因 AMPK，从而抑制 mTOR 复合物 1（mTORC1），

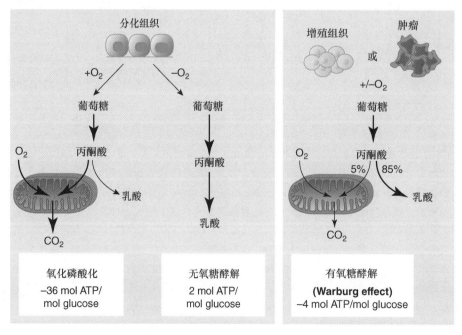

**图 4-8** 瓦伯格效应（Warburg effect）与氧化磷酸化。在大部分正常的组织中，大多数的细胞是已分化的，在它们所属的器官中有特定的功能。代谢需求主要是为了提供能量，而不是为产生新的细胞。在这些组织中，腺苷三磷酸（ATP）主要是以 1 个葡萄糖分子（glucose）通过氧化磷酸化的方式得到 36 个 ATP 的高效形式产生。与此相反，增殖的肿瘤组织，尤其是处于低氧环境下，肿瘤采用糖酵解作用来产生能量以备维持细胞生存和新细胞的产生

第一部分 肿瘤学

导致减少蛋白合成和抑制细胞增殖。第二个正被试验的是二氯乙酸（DCA），一种丙酮酸脱氢酶激酶（PKD）的抑制剂。在肿瘤细胞中，PKD可以抑制丙酮酸脱氢酶活性，从而使葡萄糖的氧化磷酸化作用转变成糖酵解作用（瓦伯格效应）。DCA通过阻断PKD的活性进而抑制糖酵解作用。其他更多作用于肿瘤代谢的途径也将会浮现。

## 肿瘤微环境、血管生成和免疫逃避

肿瘤不仅由恶性肿瘤细胞构成，它还包含着复杂的肿瘤微环境。肿瘤微环境包括多种类型的细胞（例如，炎症细胞）、细胞外基质、分泌因子（例如，生长因子）、活性氧类和活性氮类、机械性因素，以及血管和淋巴管。肿瘤微环境并非静态的，而是一个动态并不断进化的存在。肿瘤微环境的复杂性及动态性增加了肿瘤治疗的难度。肿瘤微环境也可以通过一些机制促进抗肿瘤治疗的耐药性。

肿瘤细胞增殖的关键因素之一是输送对细胞生长和生存非常重要的氧、营养元素和循环因子。组织中氧的扩散范围是约 $100\sim200\mu m$，因此肿瘤生长的关键之一就是生成新的血管，即血管生成。原发性肿瘤和转移性肿瘤生长到几个毫米大小就需要招募血管和血管内皮细胞来维持肿瘤细胞的代谢需求。因此，原发性肿瘤生长和转移性肿瘤位点的形成的一个关键元素就是血管生成开关：肿瘤促进已存在的宿主血管生成新的毛细血管的能力。血管生成开关是肿瘤发展中的一个时期，在这个时期，由于肿瘤对周围环境的即刻影响，促血管生成因素和抗血管生成因素的动态平衡被破坏，从而促进血管的生成。促进肿瘤血管生成的因素包括缺氧、炎症以及癌基因和抑癌基因的基因损伤导致的肿瘤细胞基因表达的改变。血管生成由几个步骤构成，包括生长因子对内皮细胞的刺激、蛋白酶对细胞外基质的降解、内皮细胞的增殖及向肿瘤内部的迁移，最终形成新的毛细血管。

肿瘤血管并不正常，它们的结构和血流是紊乱的。由于血管生成调控因子如VEGF和血管生成素（见下）的失衡，肿瘤血管通常是扭曲的，舒张直径不均，并会过度的分支和分流。肿瘤血流量是可变的，导致一些区域的缺氧和酸中毒，最终会选择出可以抵抗缺氧所诱导的凋亡的肿瘤细胞（通常是由于p53表达的丢失）。肿瘤血管壁有大量的开口、内皮细胞连接间隙变宽、基底膜不连续甚至丢失等现象，这些因素会促进肿瘤血管通透性升高，再加上肿瘤内缺乏有功能的淋巴管，最终会引起肿瘤内部间隙压力升高（这也会

于扰治疗药物向肿瘤的运送；图4-9，4-10和4-11）。肿瘤血管缺乏血管周细胞，比如周细胞和平滑肌细胞，这些细胞在正常情况下可以根据组织的代谢需求调控血流。

与正常血管不同，肿瘤血管的血管内膜并不是由血管内皮细胞构成的均质层，而通常是由血管内皮细胞和肿瘤细胞镶嵌而成，在这些肿瘤细胞中会出现血管内皮细胞相关基因的表达上调。由于肿瘤细胞的可塑性，血管生成可以在缺氧条件下发生。肿瘤细胞形成的血管通道这个概念是指血管拟态，它们可以被肿瘤细胞分泌的细胞外基质所包绕。在肿瘤血管生成的过程中，内皮细胞高度增殖并会表达许多浆膜蛋白质，这些浆膜蛋白质是内皮细胞活化的特征，包括生长因子受体和黏附分子（如整合素）。

## 肿瘤血管形成机制

肿瘤通过一系列机制破坏正常血管生成，而促进病理血管生成（图4-9）。原发或转移性肿瘤细胞偶尔接近人体血管并在其周围生长，通过局部血液供应获得营养。然而，大多数肿瘤血管通过血管出芽生成，肿瘤分泌最有效促血管生成的血管内皮生长因子（VEGF）来诱导内皮细胞增殖，并使其迁移至肿瘤组织。在正常和病理血管生成中，血管出芽是由内皮细胞表达的三大跨膜受体酪氨酸激酶（RTK）家族及其相应配体（VEGF、血管生成素、肝配蛋白；图4-10）调控的，这些配体是由肿瘤微环境中的肿瘤细胞、炎症细胞或间质细胞产生的。

当肿瘤细胞出现或转移到一个无血管区域，它们会由于血氧不足和营养缺乏而生长受限。血氧不足是肿瘤血管生成的重要调节因素，其可诱导编码VEGF的基因转录。VEGF和它的受体对胚胎血管生成（当之前没有血管存在，新血管发育时）和正常血管（伤口愈合、黄体形成过程中）以及病理血管生成（肿瘤血管生成和类风湿性关节炎等炎症状态）是十分必要的。VEGF-A是一个肝素连接糖蛋白，至少有四个亚型（剪切变异体），可与表达于除造血细胞子集外的所有内皮细胞上的RTK VEGFR1和VEGFR2结合，从而调节血管生成（图4-9）。VEGFR2调节内皮细胞增殖、迁移和存活；VEGFR1可能是内皮细胞表达的VEGFR2的拮抗因子，但是在胚胎形成的成血管细胞分化中可能起到重要的作用。与正常内皮细胞相比，肿瘤血管更依赖于VEGFR信号得以生长和存活。虽然VEGF信号是血管生成重要引发因子，但这一复杂过程还受另外的信号通路的调节（图4-10）。由间质细

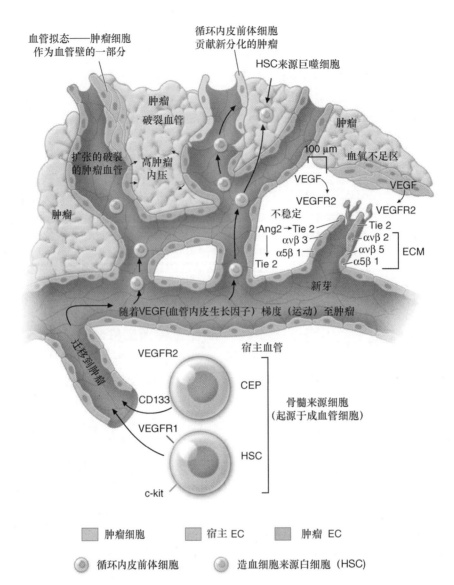

**图 4-9（见书后彩图）** 肿瘤血管生成是个复杂的过程，其涉及多种细胞类型，这些细胞必须响应肿瘤微环境所释放的信号进行增殖、迁移、侵袭和分化。在 VEGF、bFGF、Ang2 以及其他促血管生成刺激因素作用之下，宿主血管会发芽长出内皮细胞（EC）。VEGF/VEGFR2，Ang2/Tie2，以及整合素/细胞外基质之间的相互作用刺激内皮细胞的发芽。在 VEGF 的作用下，骨髓来源的循环内皮祖细胞（CEP）迁移到肿瘤组织并分化为内皮细胞，而造血干细胞分化为白细胞，包括肿瘤相关巨噬细胞，其可以分泌血管生成生长因子、生成能够重塑细胞外基质的基质金属蛋白酶（MMP）并可以释放结合生长因子。肿瘤细胞本身可以直接形成肿瘤内血管通道的一部分。肿瘤血管形成模式是随机的：肿瘤血管是扭曲、膨胀、有漏洞的，并会随机分支。这就导致了肿瘤内部血流的不均衡，部分肿瘤区域会出现酸中毒和缺氧（这会导致血管生成因子的释放），以及肿瘤内部压力的升高，这会抑制抗肿瘤药物的运送

胞产生的血管生成素 Ang1 与内皮细胞的 RTK Tie2 结合，并促进内皮细胞与细胞外基质和血管周围细胞之间相互作用，例如与周细胞和平滑肌细胞一起形成紧致无漏的血管。血小板源性生长因子（PDGF）和碱性成纤维细胞生长因子（bFGF）具有富集血管周细胞的作用。Ang1 是维持成熟血管的静止和稳定所必需的，同时具有阻止由 VEGF 和炎症因子导致的血管渗透的作用。

肿瘤细胞源性的 VEGF 启动宿主血管的出芽必须

要打破 Ang1/Tie2 信号通路的稳定；这是在经历内皮细胞重塑的过程中由内皮细胞分泌的 Ang2 实现的。Ang2 可与 Tie2 结合，且 Ang2 是 Ang1 的竞争抑制因子：在 Ang2 影响下，已存在的血管对重塑信号更为灵敏，内皮细胞对间质和相关血管周细胞的黏附更少、对 VEGF 反应更敏感。因此，Ang2 在肿瘤血管生成早期是必需的，其可使宿主内皮细胞对血管生成信号更敏感，从而导致血管不稳定。因为肿瘤内皮细胞被 Ang2 阻断，Ang1/Tie2 相互作用不再稳定，导致肿

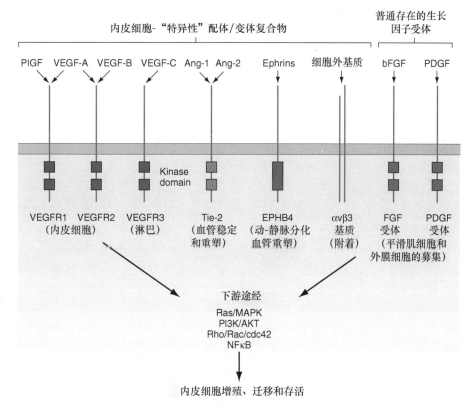

**图 4-10　决定内皮细胞生物学行为的关键分子。**血管增生内皮细胞会表达一组受体，而这些受体在静息内皮细胞不存在。这包括受体酪氨酸激酶（RTK）和整合素。整合素能够与细胞外基质结合，并介导内皮细胞（EC）的黏附、迁移和侵袭。内皮细胞也表达在许多其他细胞类型中的受体酪氨酸激酶（即 FGF 和 PDGF 受体）。活化的酪氨酸激酶所介导的重要功能包括增殖、迁移，增强内皮细胞的生存能力，以及调控血管周细胞、血液循环中的内皮祖细胞和造血干细胞到肿瘤的招募。内皮细胞特异的酪氨酸激酶所介导的细胞内信号通路可以作为未来肿瘤抗血管新生疗法的分子靶点。

瘤血管有漏洞、易出血，内皮细胞与其间质的相互作用也变弱。出芽的血管内皮细胞高表达跨膜蛋白 ephrin-B2 和其受体 RTK EPH，它们可在血管重塑中与血管生成素共同作用。在胚胎生成中，EPH 受体在原始静脉血管的内皮细胞中表达而跨膜配体 ephrin-B2 由原始动脉的细胞表达；这种相互表达可调节脉管系统的分化和模式。

许多广泛表达的机体分子在正常和病理血管生成中起重要作用。间质细胞或炎症细胞分泌的促血管生成因子、趋化因子和生长因子，包括 bFGF、转化生长因子 α（TGF-α）、TNF-α 和 IL-8，在新生血管生成中起重要作用。相对于正常内皮细胞，促血管生成的内皮细胞过表达特异的整合素家族成员，其可介导内皮细胞黏附、迁移和存活。特别是整合素 $\alpha_v\beta_3$、$\alpha_v\beta_5$ 和 $\alpha_5\beta_1$ 的表达可介导内皮细胞的扩散和迁移，并是 VEGF 和 bFGF 诱导的血管生成所必需；而 VEGF 和 bFGF 可上调内皮细胞的整合素表达。$\alpha_v\beta_3$ 整合素与 VEGFR2 在浆膜上相互作用，促进信号从受体到内皮细胞增殖（通过焦点黏附激酶、src、PI3K 和其他信号通路）和存活（通过抑制 p53、增加 Bcl-2/Bax 表达比）的信号转导。此外，$\alpha_v\beta_3$ 与基质金属蛋白酶、可切割细胞外基质蛋白的锌离子依赖蛋白一起形成细胞表面复合体，导致内皮细胞迁移增加和包括 VEGF、bFGF 等肝素连接生长因子的释放。内皮细胞黏附分子可被上调（例如，通过 VEGF、TNF-α）或下调（通过 TGF-β）；这种调控作用与无序的血流一起，可解释肿瘤血管中的白细胞-内皮细胞较弱的相互作用，这有助于肿瘤细胞逃避免疫监督。

肿瘤中也存在淋巴管，肿瘤淋巴管发育与 VEGFR3 和其配体 VEGF-C 和 VEGF-D 的表达相关。这些淋巴管在肿瘤细胞转移到局部淋巴结中的作用仍有待阐明。然而，在肺癌、前列腺癌和结肠癌中，VEGF-C 的表达水平与肿瘤细胞转移到局部淋巴结相关。

## 抗血管生成治疗

血管生成抑制剂通过靶向涉及内皮细胞增殖、迁移和存活的重要分子通路实现其作用，其中很多在肿

**A.** 正常血管壁

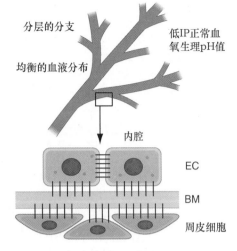

分层的分支

低IP正常血氧生理pH值

均衡的血液分布

内腔

EC

BM

周皮细胞

EC之间的紧密连接结构
BM上周皮细胞的覆盖保
证了正常的渗透性

**B.** 肿瘤血管壁

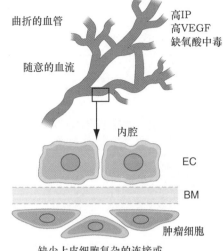

曲折的血管

高IP
高VEGF
缺氧酸中毒

随意的血流

内腔

EC

BM

肿瘤细胞

缺少上皮细胞复杂的连接或
者周皮细胞基膜的缺失增加
了渗透性

**C.** 贝伐单抗治疗（早期）

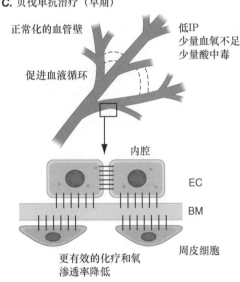

正常化的血管壁

低IP
少量血氧不足
少量酸中毒

促进血液循环

内腔

EC

BM

周皮细胞

更有效的化疗和氧
渗透率降低

**D.** 贝伐单抗治疗（晚期）

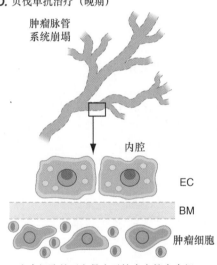

肿瘤脉管
系统崩塌

内腔

EC

BM

肿瘤细胞

上皮细胞的死亡是由于缺少血管内皮细
胞生长因子生存信号（如化疗或放疗）
肿瘤的凋亡是由于饥饿或化疗的影响

**图 4-11** 抑制 VEGF 信号通路可以使肿瘤血管正常化。**A.** 正常组织中的血管呈规则的分层分支模式，以此使运送到组织的血液能够在时间和空间上满足组织的代谢需求（上）。在显微水平，内皮细胞（EC）间维持有紧密连接，内皮细胞黏附在一层厚的均匀分布的基底膜（BM）上。血管周细胞会形成包围层，其为内皮细胞提供营养并有助于维持适当的血管张力。血管渗透性受生理调控，组织液静水压较低，氧分压和 pH 在生理范围内。**B.** 肿瘤血管不正常，其分支扭曲、膨胀并存在相互间不规则连接，这会引起血流的不均衡，造成肿瘤局部的缺氧和酸中毒。这种严酷的环境会选择能够导致肿瘤耐药性的基因变异，如 p53 的缺失。肿瘤细胞分泌的高水平 VEGF 会破坏缝隙连接通讯、紧密连接以及内皮细胞间的黏着连接，这是通过 src 介导的蛋白磷酸化来实现的，这些蛋白质包括连接蛋白-43、紧密连接蛋白-1、血管内皮细胞钙黏蛋白以及 α/β 连环蛋白。肿瘤血管基底膜薄且不规则，血管周细胞稀疏甚至缺失。所有的这些分子异常最终导致肿瘤脉管系统的异常，使其能够透过血清大分子，导致组织间隙液压升高，从而阻止抗癌药物输送到癌细胞。在暴露的基底膜部位，血小板的结合与活化使情况变得更糟，这会释放储存的 VEGF 并导致微血管的形成，从而使血流更加异常、肿瘤局部缺氧更加严重。**C.** 在实验系统中，使用贝伐珠单抗或 VEGFR2 阻断抗体治疗会导致肿瘤脉管系统的改变，称之为血管正常化。在治疗的第一周，异常的血管被消除或修整（点状线），使血管分支模式变得正常。内皮细胞重新获得了部分特征，如细胞间连接、黏附到更加正常的基底膜以及血管周细胞的覆盖。这些改变会导致血管渗透性的降低、组织间隙压力降低以及肿瘤内血流量的暂时增加。注意在小鼠动物模型中，这种正常化的现象仅仅持续 5～6 天。**D.** 在持续的抗 VEGF/VEGFR 治疗（通常联合化、放疗）后，血管内皮细胞死亡，最终导致肿瘤细胞死亡（由化、放疗的直接效应或缺乏血供所致）

瘤活化的内皮组织中具有特异性。生长因子及有关黏附的信号通路的抑制可以诱导内皮细胞的凋亡，同时抑制肿瘤的生长。不同类型的肿瘤可以通过不同分子机制的组合来激活血管生成的开关。因此，利用单一的抗血管生成策略来满足所有肿瘤治疗的方法已被质疑；根据不同癌症血管生成的类型不同，需要很多的抗血管生成的药剂或药剂混合物。尽管如此，实验数据显示，对于某些肿瘤类型，阻滞某种单一的生长因子（例如 VEGF）可以抑制肿瘤诱发的血管生长。

贝伐珠单抗，一种结合 VEGF 的抗体，可以提高很多不同类型肿瘤化疗的效果，可用于治疗结肠癌、肺癌、宫颈癌及肾细胞癌等多种不同类型的癌症。

贝伐珠单抗每隔 2～3 周使用一次（半衰期将近 20 天），耐受性良好。VEGF（或 VEGF 受体）抑制剂最主要的不良反应是高血压，可通过降压药来控制副作用，基本上不需要停止治疗。罕见的严重并发症包括动脉栓塞、卒中、心肌梗死、出血。另一个严重

的并发症是肠穿孔，发生率为 1%～3%（主要发生于结肠癌和子宫癌患者）。此外，伤痕愈合延迟也是常见的并发症之一。

已经通过审核的具有抗肿瘤作用的一些小分子抑制剂（SMI），不仅对 VEGFR 酪氨酸激酶活性有靶向作用，同时也对其他激酶有抑制作用。舒尼替尼（见表 4-2）不但直接作用于突变的 c-Kit 受体（GIST），而且也靶向作用于 VEGFR 和 PDGFR，对于转移性肾细胞癌有明确的抗肿瘤作用，这些都是基于它的抗血管生成活性作用。同理，索拉非尼，最初发现是一种 Raf 激酶抑制剂，随后被证实可有效抑制 VEGFR 和 PDGFR，其对肾细胞癌、甲状腺癌和肝细胞癌也有抑制作用。其他已经获批准治疗肾细胞癌的其他抑制剂还有阿西替尼和帕唑帕尼。

这些抗肿瘤血管生成靶向药物的研究进展促进了对于血管生成过程中其他方面靶向药物的探索，其中一些治疗方法概括如图 4-12 所示。

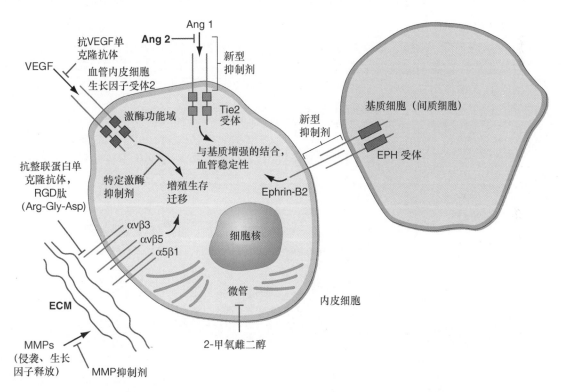

**图 4-12　肿瘤血管生成分子调控机制衍生的一些抗肿瘤血管生成的治疗方法。** 针对 VEGF 的成功靶向治疗在上文中已详细介绍，其他的内皮细胞特异性受体酪氨酸激酶通路［如血管生成素/二磷酸腺苷（Tie2）和酪氨酸蛋白激酶/EPH］都可能成为未来的新靶点。整合蛋白 $\alpha_v\beta_3$ 的连接不仅对于内皮细胞的存活及迁移是必需的，同时也是基质金属蛋白酶（MMP）活性的重要调节物，基质金属蛋白酶可调整内皮细胞穿过细胞外基质（ECM）的运动，释放生长抑制因子。靶向整合蛋白方法包括研发抑制抗体、整合蛋白信号通路中的小分子多肽抑制剂、含有精氨酸-甘氨酸-天冬氨酸序列、抑制整合蛋白细胞外基质结合的多肽。来源于正常蛋白质、经过蛋白酶水解生成的多肽，如内皮抑素和肿瘤抑素，可以通过干扰整合蛋白功能的机制来抑制血管的生成。肿瘤细胞中发生异常信号转导通路调控会直接调控内皮细胞的功能。表皮生长因子家族受体介导的信号通路活性在大多数肿瘤（如乳腺癌、结肠癌和肺癌等）中均出现上调，抑制其则可以下调内皮血管生长因子与白介素-8，同时上调抗血管生成蛋白——血小板反应蛋白-1 的表达。Ras/MAPK，PI3K/Akt 和 Src 激酶通路组成了重要的抗肿瘤靶点，同时也调控肿瘤来源的内皮细胞的增殖及存活。正常组织中的内皮细胞在其细胞表面上表达组织特异性"血管地址素"，这一发现提示靶向特异性内皮细胞将有可能实现

## 肿瘤免疫系统逃逸

肿瘤细胞有很多逃避自身免疫系统发现和消除的机制，其中包括：下调有关免疫识别的细胞表面蛋白（包括主要组织相容性复合体蛋白和肿瘤特异性相关抗原）；表达其他抑制免疫功能的细胞表面蛋白（包括 B7 家族成员蛋白如 PD-L1）的表达；分泌具有免疫抑制功能的蛋白质和其他分子来招募和产生大量免疫抑制细胞如调控性 T 细胞；诱导 T 细胞的耐受性改变。另外，肿瘤微环境中的一些免疫介导细胞所诱发的炎症反应（尤其是组织相关性巨噬细胞和起源于骨髓的抑制细胞），可抑制 T 细胞对于肿瘤细胞的杀伤作用，同时也会通过激发炎症反应来促进肿瘤的生长。

通过使用抗肿瘤的免疫因子（如干扰素、白细胞介素-2 和单克隆抗体）激活免疫反应的肿瘤免疫治疗已经取得了一些研究进展。另一种达到特定临床期望的肿瘤免疫治疗方法是靶向作用于正常内稳态调控的某些蛋白或细胞（如调控 T 细胞），以避免对宿主的自身免疫损伤，但是恶性肿瘤细胞及其细胞基质也可借此逃避免疫反应的直接作用。临床上最广泛应用的方法是靶向作用于 CTLA-4、PD-1 和 PDL-1、表达于肿瘤细胞表面的共抑制分子。免疫系统细胞和（或）基质细胞等也是抗肿瘤免疫应答的靶点（如图 4-13 所示）。直接靶向 CTLA-4 和 PD-1 的单克隆抗体已被应用于抗黑色素瘤的治疗，其他靶向于 PD-1 和 PDL-1 的抗体在抗黑色素瘤、肾细胞癌和肺癌中也已证实具有治疗效果，并在抗其他恶性肿瘤的治疗效果中继续评估。在早期的研究中，联合使用靶向一种或多种蛋白质的多种抗肿瘤方法或其他抗肿瘤方法（靶向药物、化疗、放疗）来进行临床治疗也被探究过，并展现出可观的前景。这些方法重要的一点是能平衡大量释放免疫应答的负调控物，使免疫介导的攻击只针对于肿瘤，而不是让过多的负调控物释放并诱发严重的自身免疫反应（如针对皮肤、甲状腺、垂体、消化道）。

## 总结

对于肿瘤细胞生物学、转移机制和肿瘤-机体的相互作用（包括血管生成和肿瘤细胞免疫逃逸）的深入研究引领了合理应用肿瘤靶向治疗的新纪元。此外，在肿瘤的个体化治疗中结合特异性分子变化的检测（特异的基因突变，基因表达谱，微小 RNA 表达，特异性蛋白的过表达）可使治疗更合理，抗肿瘤效果最优化。

### 致谢

Robert G. Fenton 在该章节的前一版所做出的贡献，前版章节中的重要资料都包含在本章节中。

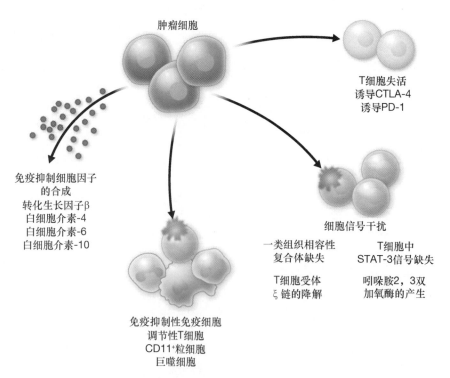

**图 4-13　肿瘤与宿主的相互作用抑制肿瘤的免疫应答**

# 第五章　癌症的治疗原则
## Principles of Cancer Treatment

Edward A. Sausville，Dan L. Longo

（陕飞　王胤奎　张连海　薛侃　苗儒林
李双喜　译　李子禹　审校）

## 概述

　　局部或全身性的癌症是许多主诉常见的鉴别诊断。尽管不是所有癌症在诊断时都是可治愈的，但是通过早期诊断，制订阻止或延缓系统扩散的治疗方案，可以为患者提供最大的治愈可能，从而有效延长患者生命。对于部分瘤种，比如乳腺癌、结肠癌及肺癌，甚至可以通过对特定的无症状人群进行筛查，达到预防癌症的效果。筛查或许是最早的癌症干预手段，也是最可能的治愈手段（表 5-1）。

### 肿瘤的筛查

　　这里的癌症与肿瘤意义相同，最早起源于拉丁文，单指肿胀，而非特指。我们现在知道，肿胀是肿瘤引起的一种常见的体征表现。原因在于，与正常组织相比，肿瘤增加了间质的流体压力和单位体积内的细胞及基质数量。由于肿瘤一词分别源于希腊文的"螃蟹"和"肉"的含义，因此历史上，肿瘤一度曾代表癌症或者螃蟹样浸润生长的肿块、肉瘤或肉样肿瘤。白血

| 表 5-1 | 癌症相关的干预措施 |
|---|---|

对无症状患者进行肿瘤筛查
考虑肿瘤的鉴别诊断
体格检查，影像学检查或内镜检查来明确可疑肿瘤
通过活检来明确诊断
　　常规组织病理
　　特殊病理：免疫组织化学
　　分子研究
　　细胞学研究
肿瘤分期：肿瘤播散到哪些部位？
治疗
　　局部治疗
　　系统治疗
支持治疗
　　治疗期间：肿瘤给患者带来的影响
　　治疗过程中控制治疗带来的副作用
缓解治疗和终止生命
　　当没有可行的有效治疗方式

病是一个特例，它通常是散在分布的，没有确切肿块的造血系统恶性肿瘤。除肿胀外，肿瘤还会改变受侵犯器官的功能。例如，呼吸困难可以是由白血病的肿瘤细胞替代了正常造血细胞而出现的贫血所致，咳嗽由肺癌引起，黄疸由于肿瘤侵犯胆管所致，癫痫及其他神经系统症状则可由脑部肿瘤所致。出血也常常是肿瘤侵犯导致内脏空洞，血小板降低以及异常抗凝的常见症状。因此，虽然就统计学而言，某一症状或体征由肿瘤引起的可能性很低，但仍然需要引起足够的警惕，否则可能错失肿瘤的早期治疗。所以，当有持续存在的症状或体征时，需要考虑可能是某种早期肿瘤所致。

　　细致的体格检查可以发现肿瘤客观存在的证据。例如淋巴瘤肿大的淋巴结或乳腺及软组织中明确的肿物。肿物也可以通过影像学检查的方式明确。例如 X 线平片，CT，超声，PET 或者 MRI。每种影像学技术的敏感性各不相同，成像技术的选择应与对肿瘤的可疑程度相匹配。例如，在肺癌的筛查中，低剂量螺旋 CT 的敏感度要高于 X 射线平片。另外一种首选的明确肿瘤的方法是通过内窥镜技术对受侵器官进行直接成像。

### 肿瘤的诊断

　　一旦怀疑肿瘤，就应该明确患者的要求。进一步要做的就是建立准确无误的诊断。通常通过活检技术取得标本，并将其进行病理学检查以获得准确的诊断。肿瘤诊断的原则是在尽可能安全的前提下尽可能多地获取组织标本。介于肿瘤的异质性，病理医生需要有足够多的组织标本以明确诊断。除了通过光学显微镜判断肿瘤的生长方式、细胞的异型程度、浸润情况，从形态学上对肿瘤进行鉴别诊断以外，基因异常以及蛋白质表达异常也有助于进一步鉴别诊断，提供预后相关信息或预测对治疗的反应，例如乳腺癌中激素受体的表达情况。获取每位肿瘤患者的个体化生物学信息并制订对应的治疗方案在治疗决策中越来越重要。内科医师应该清楚，对肿瘤患者的活检样本进行重要的分子研究有助于提供最佳的治疗方案（表 5-2）。

　　通过基因芯片等技术进行基因表达模式的微阵列分析会发现，微观形态学上类似的肿瘤，其基因表达情况有着很大差异，从而在生物学行为以及对治疗的反应差异很大。而这些检测都需要经过妥善处理的标本组织，例如对于免疫法检测蛋白质而言，新鲜冰冻的组织标本比甲醛（福尔马林）固定的标本更好。因此，外科医师、病理医师以及初诊的内科医师之间需

**表5-2　　活检诊断：分子和特别研究的标准**

乳腺癌：原发和可疑转移
　　激素受体：雌激素、孕激素
　　HER2/neu 肿瘤蛋白
肺癌：原发和可疑转移
　　如果非鳞癌非小细胞肺癌：人表皮生长因子受体突变；alk
　　肿瘤蛋白基因突变
结肠癌：可疑转移
　　Ki-ras 基因突变
胃肠道间质瘤
　　c-kit 肿瘤蛋白基因突变
黑色素瘤
　　B-raf 肿瘤蛋白基因突变
　　c-kit 表达和突变
白血病［外周血单核细胞和（或）骨髓］
　　细胞遗传学
　　流式细胞仪技术
　　治疗相关的染色体异位
　　　　Bcr-Abl 融合蛋白
　　　　t（15，17）
　　　　16 号染色体倒置
　　　　t（8，21）
淋巴瘤
　　免疫组织化疗 CD20，CD30，T 细胞标记
　　治疗相关染色体异位
　　　　t（14，18）
　　　　t（8，14）

要相互沟通协调，以确保从标本中获得的信息最大化。符合这一标准的切除活检应包括完整切除整个肿物，以及肿物周围的部分正常组织。如果无法进行切除活检，切取活检也可以作为备选方案。通过尽量包含肿瘤最大截面的方式进行楔形切除，可降低活检误差。不过，由于活检可能导致肿瘤播散，因此，如果在病理明确诊断后可能进行根治性手术的话，应根据手术入路选择合适的穿刺路径。粗针穿刺通常获取的组织标本较少，但这一操作已可以获取足够的信息来决定外科手术。细针穿刺则通常只能获取少量悬浮细胞，但创伤更小，如果结果提示为恶性肿瘤，可以作为系统性治疗的依据，也可以为进一步更精确的扩大手术提供依据，但是若细针穿刺结果为阴性并不能作为明确证据证实肿瘤不存在或诊断患者没有癌症。

### 肿瘤的分期

对于很多瘤种而言，确定疾病的进展程度是合理治疗的必要条件。因为这些信息将有助于确定是否将局部治疗、联合治疗或系统治疗作为首选治疗方式。放射性检查和其他影像学检查有助于明确临床分期。

然而，病理分期仍需要通过手术切除标本中的组织学浸润程度来明确肿瘤的侵犯程度。乳腺癌的腋窝淋巴结活检，睾丸癌、结肠癌以及其他腹腔内肿瘤的开腹淋巴结活检可以为治疗决策提供重要信息，也将决定原发肿瘤的治疗性质和程度。

对于存在潜在病灶的肿瘤而言，T 分期与肿瘤大小或周围器官的浸润程度相关。N 分期与肿瘤周围被播散的淋巴结的数量及性质有关。M 分期则取决于有无局部或远处转移。根据解剖部位不同，不同的 TNM 分期又被整合成 I 到 III 期或 I 到 IV 期。整合后的数字分期代表着类似的生存期，同时术后治疗方案的选择也要依据这一分期进行调整。总体而言，I 期肿瘤是 T1（肿瘤比较小），N0 或 N1（没有或存在少量淋巴结转移），M0（没有转移）。这些早期肿瘤患者，可以通过局部治疗获得根治。相反，IV 期患者则存在远处（局部）转移，或侵犯周围脏器，无法获得根治性切除。这些患者通常只能进行姑息性治疗，除非该疾病对系统治疗，比如化疗或免疫治疗异常敏感。但是，TNM 分期在某些疾病中并不适用。比如白血病，肿瘤细胞对于骨髓的浸润没有具体的部位；或者中枢神经系统肿瘤，肿瘤的组织学类型和解剖学上的可切除程度对患者预后的影响更大。

## 肿瘤的治疗

肿瘤治疗的目标是根除肿瘤。当这一目标无法完成时，肿瘤治疗的目的变为减轻痛苦、改善症状、保证生活质量，同时争取延长生命。希波克拉底誓言的不伤害原则并不总是肿瘤治疗的指导原则。当存在根治可能时，即使存在严重的甚至危及生命的毒副作用，肿瘤治疗仍要考虑。每种肿瘤治疗都存在潜在的危害，治疗手段都被假定成只有毒性而没有任何获益。很多肿瘤干预手段的治疗范围都非常窄，很容易产生毒副作用。相反，当把缓解症状作为临床目标时，尽量减少潜在毒副作用将成为重要目标。

肿瘤治疗主要分为两大类：局部治疗和系统治疗。局部治疗包括手术治疗、放射治疗（包含光动力治疗）和消融治疗。其中，消融治疗包括射频消融和冷冻治疗。系统治疗包括化疗（包含激素治疗和分子靶向治疗）和生物治疗（包含免疫治疗）。通常联合应用几种治疗方式，而每一类治疗手段又可以通过不同的机制来发挥作用。比如，化疗可以用来诱导分化，抗体（免疫治疗的一种形式）可以用于呈递放疗。肿瘤学是一门研究包括治疗方案在内的肿瘤相关内容的学科，需要外科，放疗科和肿瘤内科等多方面的共同努力。

而恶性血液病的治疗则需要血液病专家与肿瘤内科专家的共同努力。

在许多方面，肿瘤与正常器官类似，试图调节其自身生长。然而，肿瘤没有限定合适的增长速度。肿瘤和正常器官均有以下两个特性：①一些细胞处于细胞周期内，快速增殖分裂，使细胞数量短时间内大量增长，这为肿瘤的生长提供了基础。②一些细胞不在细胞周期。在肿瘤组织中，肿瘤细胞不是单纯的复制，而是存在异质性的。一些细胞的基因存在太多不可修复的损伤，凋亡机制的缺失使其一直存活；一些细胞处于饥饿状态，急需营养素和氧气；一些细胞不在细胞周期，但是如有需要则会回到细胞周期并增殖分裂（比如可逆的生长抑制）。严重损伤的和饥饿的细胞不太可能杀死患者，但问题在于，那些能够返回细胞周期的细胞可以在手术切除或放、化疗破坏掉肿瘤后再次补充肿瘤组织。这些细胞包括肿瘤干细胞，它们能够为肿瘤的启动或肿瘤细胞重回细胞周期提供基础。肿瘤干细胞有助于确定新的靶向治疗，降低肿瘤细胞重回细胞周期的能力。

肿瘤的生长遵循 Gompertzian 生长曲线（图 5-1）。在肿瘤负荷较小时，肿瘤细胞一直以较高的比率生长，直到肿瘤细胞的负荷达到 $1 \times 10^9 \sim 5 \times 10^9$ 时，肿瘤通常才会被确诊，而此时肿瘤细胞的生长速度开始降低。通常，许多实体肿瘤的生长速度在 $1\% \sim 4\%$。在这一

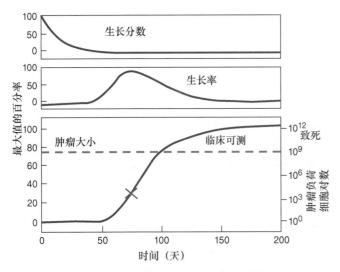

**图 5-1 Gompertzian 生长曲线。**肿瘤的生长速度随着时间呈指数型下降（上）。在肿瘤被发现前的生长速度峰值（中）。肿瘤增长速度缓慢，在经过一个指数期生长后，当肿瘤达到一定大小后再次减慢，主要由于营养物质有限、自身调节或宿主的影响。肿瘤的最快生长速度在 1/e，此时肿瘤达到了最大体积的 37% 左右（标为 X 轴）。在肿瘤细胞达到 $10^9$（$1cm^3$）时肿瘤细胞可以被检测到，肿瘤细胞达到 $10^{12}$（1kg）时肿瘤将导致患者死亡。减小肿瘤大小的治疗方式可以增加肿瘤增长分数和增长速度

观点中，肿瘤的生长速度通常在肿瘤被发现前达到最快。另外一种解释这一生长特性的理论是转移灶从原发灶或其他转移灶招募循环肿瘤细胞。肿瘤的另外一个关键特性是可以通过血管生成及产生蛋白酶来穿透基底膜和正常组织屏障，从而刺激并形成一个新的供养基质。特殊的细胞机制促进肿瘤细胞进入或退出细胞周期。比如，当肿瘤在手术后或化疗后复发时，其生长速度通常会加速。这一机制与器官的再生类似。肝脏部分切除后可以使部分细胞重新回到细胞周期，被切除的肝脏将会被新生肝细胞所替代。与之类似，化疗损伤骨髓后将会刺激产生新的细胞来替代被化疗损伤的细胞。然而，肿瘤细胞的增殖没有限制。无明确意义的单克隆丙种球蛋白病就是纯系肿瘤不断扩增，在达到致命肿瘤负荷前停止扩增的例子，部分患者最后会发展成致命的多发性骨髓瘤，但也可能是由于其他基因缺失不断累积造成的。这一机制说明调节肿瘤"器官样"行为，可以为肿瘤的控制和治疗提供额外线索。

## 肿瘤的局部治疗

### 手术

手术无疑是肿瘤最有效的治疗方式。目前，至少 40% 的肿瘤患者可以通过手术治愈。但不幸的是，大部分实体肿瘤患者（约 60%）存在无法切除的转移病灶。然而，即使无法达到根治性切除，切除肿瘤仍然可以有很多获益。包括肿瘤的局部控制，保护器官功能，保证后续治疗的顺利进行并提供了关于肿瘤浸润程度以及侵犯情况的分期信息。肿瘤根治性切除的目的是完整切除肿瘤并保证足够的切缘距离（切缘距离因不同的肿瘤或解剖位置而异），尽可能减少对肿瘤的触碰，从而降低血行及淋巴转移的风险，同时努力降低手术风险。这样的切除被定义为 R0 切除。相反，R1 和 R2 切除是指切缘存在病理上的镜下转移或肉眼转移。当肿瘤位于重要脏器周围或只有切除肿瘤才能判断浸润程度时，可能迫使我们不得不选择 R1 或 R2 切除。如果可行的话，在 R1 或 R2 切除后可行二次手术以获得理想切缘。扩大清扫引流区域的淋巴结可以获得预后信息，并且对于某些部位的肿瘤，扩大清扫可以改善其生存。

目前腔镜技术越来越多地被应用到腹腔及盆腔原发肿瘤的治疗中。通过前哨淋巴结来评估淋巴结转移情况。前哨淋巴结是指肿瘤最先侵犯的淋巴结，通过在肿瘤原发灶注射染料或放射性核素，然后切除最先被染色或有放射性的淋巴结来获取前哨淋巴结。临床

评估中前哨淋巴结得到越来越多的应用，它可以在规避淋巴结清扫相关风险（淋巴结水肿、淋巴管肉瘤）的同时提供可靠的临床信息。术后辅助化疗（指对手术完整切除肿瘤后而没有明显转移证据的患者进行的系统化疗）或放疗的进步使首次手术切除范围大幅缩小而又不影响手术结果。因此，对于乳腺癌患者，乳腺单纯切除联合放疗可以达到同乳腺癌改良根治术一样的效果；对于儿童横纹肌肉瘤或骨肉瘤，行保肢手术联合术后辅助放化疗可以替代截肢或切除关节的根治性手术。更多的缩小手术被用来保留器官功能，比如喉癌和膀胱癌。达到最佳控制和治愈肿瘤的手术范围也因科技的进步而缩小。例如圆形吻合器的使用使得在不影响局部复发率的前提下，切缘小于 2cm 的结肠吻合成为可能，从而使患者得以避免结肠造瘘。

在一些情况下（比如体积较大的睾丸癌或者 Ⅲ 期乳腺癌），手术并非是首选治疗方案。在穿刺病理明确诊断后，通过化疗和（或）放疗来控制肿瘤大小，以及未被发现的转移灶。经过这些治疗后再通过手术切除残留病灶，这种治疗方式称为新辅助治疗。因为这一治疗顺序与传统的手术优先的治疗方式不同，所以肿瘤外科专家、肿瘤放疗专家和肿瘤内科专家间的沟通协调至关重要。

对于部分转移癌患者，手术是一种有效的治疗方式。骨肉瘤肺转移的患者可以通过手术切除肺部转移灶而获得治愈。结肠癌肝转移患者，如果无肝外转移，且转移灶数目小于 5 个并局限于一叶肝组织，通过手术进行肝段切除，可以使 25% 的患者获得长期生存。手术也可以有系统性抗肿瘤的效果。对于激素反应型肿瘤，卵巢切除和（或）肾上腺切除术可以消除雌激素，睾丸切除术可以降低雄性激素。雌激素驱动某些乳腺癌，而雄激素驱动全部的前列腺癌。这两种手术方式均对控制转移瘤的生长有着很好的作用。在一些存在转移灶的患者中，单纯切除原发灶反而会加速肿瘤的生长。或许，这是由于切除了肿瘤内血管生长抑制剂的以及质量相关生长调节子的源头。

在选择手术医师或者中心进行癌症治疗时一定要考虑该中心每年的肿瘤手术量。多个瘤种的研究表明，较高的手术量与患者的预后相关。此外，需要考虑该中心是否具备广泛的支持体系。比如，如果有必要，胸腹联合手术团队与心肺旁路手术团队共同合作，将使某些无法实施的肿瘤切除手术成为可能。

另一方面，在很多情况下，手术是肿瘤患者的姑息治疗或支持治疗手段，而不是肿瘤的根治手段。这些包括：中心静脉通路的置入和护理，控制胸腔、心包积液以及腹腔积液（腹水），对反复发生肺栓塞患者进行腔静脉阻断，稳定肿瘤所致的承重骨破坏，控制出血等。旁路手术可以缓解胃肠道、尿道及胆道梗阻患者的症状，延长患者生存。手术可以缓解顽固性疼痛或逆转神经功能障碍（脊髓减压）。脾切除手术可以缓解症状，改善脾功能亢进。鞘内或肝内治疗依赖于手术建立合适的输液通路。手术也可以解决其他治疗带来的毒性影响，比如粘连或者狭窄。手术重建在康复和恢复功能方面则发挥了重要作用。整形手术保证功能有所保留。乳房重建术可以让患者感知到治疗的成功。整形和重建手术可以纠正主要治疗带来的损毁。

手术也是高危人群中重要预防手段。预防性乳房切除术、结肠切除术、卵巢切除术和甲状腺切除术是预防遗传性肿瘤综合征的重要手段。切除皮肤、宫颈癌前病变和结肠息肉可以防止发展成为恶性肿瘤。

## 放疗

**放射生物学和医学**　放疗通过电离来破坏其路径上的任何组织。辐射造成的肿瘤细胞选择性死亡可能是由于肿瘤粒细胞缺乏修复亚致死性的 DNA 损伤和其他损伤的能力。电离辐射可以造成 DNA 的损伤，而细胞内水形成的自由基可以造成细胞膜、蛋白质和细胞器的损伤。氧可以增强辐射的损伤作用，缺氧细胞则对辐射损伤不敏感。因此，增加氧含量是提高放疗敏感性的基础。含巯基的化合物干扰自由基生成，可以充当辐射的保护者。X 射线和伽马射线是治疗肿瘤常用的辐射形式。它们都是电磁波而非物理颗粒，当吸收电磁波时将会有电子脱落轨道。轨道电子脱出轨道被称作离子化。X 射线是由直线加速器产生的，而伽马射线是由同位素钴或镭衰变产生。这些电磁波的生物学表现形式是能量包，被称为光子。微粒也可以通过吸收质子进行电离。大多数辐射诱导细胞损伤是由组织中水形成的羟自由基形成的：

$$电离辐射 + H_2O \rightarrow H_2O^+ + e^-$$

$$H_2O^+ + H_2O \rightarrow H_3O^+ + OH\cdot$$

$$OH\cdot \rightarrow 细胞损伤$$

放疗剂量是基于患者肿瘤吸收的辐射量，而不是基于机器产生的辐射量。在国际单位制中采用戈瑞（Gy）作为标准计量单位。1Gy 代表 1 焦耳每千克组织。1Gy 等于 100 厘戈瑞（cGy）。历史上肿瘤学采用拉德（rad）作为辐射的单位。Rad 被定义为每克组织吸收 100 尔格（erg）的能量。1Rad 等于 1cGy。辐射剂量定义为每单位组织吸收的能量。辐射剂量是通过放在体表的探测器，或内含探测器的与患者形状相类似的放疗体模来测量。这些特性使得目前尚无法明确区分一部分细胞对放疗的敏感性。在生理学上，DNA修复蛋白保护DNA免受环境损伤。

**局部放疗** 辐射效应取决于以下三个因素：总吸收剂量、放射次数和治疗时长。一个常见错误是省略了治疗次数和治疗时长。打个比方，就如同一名运动员20秒内跑完比赛，但是却不知道到底跑了多远，那么结果就很难解释。如果是跑完200米，那么成绩是非常优秀的；但是如果是跑完100米，那么成绩就非常糟糕。因此，一个标准的治疗方案应该是予以特定部位（比如，纵隔）4500cGy，每次180cGy，共计5周。大部分根治性放疗的治疗方案是每周5天，每天一次，每次150～200cGy。

很多参数影响辐射对组织（正常组织或肿瘤）的损伤。相对低氧的细胞对放疗不敏感。未分裂细胞比分裂期细胞不敏感，这也是将放疗重复多次的原因，目的是最终尽可能多地让肿瘤细胞进入分裂期。除了这些生物学参数，辐射的物理参数也至关重要。辐射的能量决定了其穿透组织的能力。低能量正电压（150～400kV）产生的射线照射人体时，在空气中传播碰到微粒更容易像空气一样发生散射。这些射线将对肿瘤周围正常组织造成损伤，而减少照射到肿瘤上的射线。而巨电压（>1MeV）辐射的侧向散射很低；这形成了皮肤节约效应，更多的辐射能量是均匀分布的，从而使更多能量分布在肿瘤或者靶病灶处。光束到达肿瘤所穿过的组织被称为传输区。靶区内的最大辐射量通常是引起传输区内并发症的原因，而靶区内的最小辐射量与肿瘤的复发有关。靶区内的辐射量均一是我们的目标。通过计算好的多条路径传输射线，并聚焦于靶病灶是伽马刀的基础，通过相关方法实现了向小肿瘤传输高剂量辐射，从而保护了正常组织。

放射治疗通过以下三种方式进行：①远程放疗。将放射束聚焦于远处患者体内。②近程放疗。将密封的放射源直接植入肿瘤内部或肿瘤附近。③系统治疗。静脉注射放射性核素，通过某些方式使其定向聚集于肿瘤病灶。使用X射线或者伽马射线的远程放疗是最常见的放疗方式。颗粒形式的辐射有时在某些情况下也有应用，比如质子束的使用。光子和质子间的区别在于最大输送能量时的体积不同。与光子相比，质子有更窄的能量吸收范围，理论上可以更精确地传输能量，改善辐射对周围组织的损伤。电子束是颗粒形式的辐射，与光子和质子相比，其组织穿透能力很低，通常只用来治疗皮肤肿瘤。除了保护周围组织以外，目前为止，临床上的大多数报道都认为颗粒形式的辐射不优于X射线或伽马射线，但这一领域仍是研究热点。

一些抗肿瘤药物可以作为放疗的增敏剂。例如，进入DNA改变其立体化学结构（比如，卤代嘧啶，铂类），给肿瘤病灶增加辐射效应，比如：DNA合成抑制剂，羟基脲。这些是头颈部鳞癌、宫颈癌、直肠癌等某些肿瘤的重要的局部治疗手段。

**放疗毒性** 尽管放疗是最常用的局部治疗，但仍会产生一些全身性的毒副作用，包括疲劳、厌食、恶心、呕吐。这与传输区的辐射剂量、剂量分割、放疗区域以及个体差异有一定关系。受损伤组织激活细胞因子而产生了这些全身性的不良反应。骨骼的放疗耐受性最好，其放疗副作用主要表现在儿童的骨骺生长板的讨早融合。相比之下，男性的睾丸、女性卵巢以及骨髓则是对放疗最敏感的器官，放疗野内的骨髓都将被放疗灭活。心脏、骨骼肌和神经等器官细胞相对较少发生更新代谢，因而对辐射的耐受性更好。在放疗耐受的器官中，血管内皮是最敏感的部分。对于造血系统以及消化道黏膜等，这些细胞自我更新较多的器官对于辐射更敏感。急性毒性反应包括黏膜炎、皮肤红斑（严重病例会出现溃疡）和骨髓毒性。通常这些毒性症状在终止治疗后可以缓解。

放疗的慢性毒副反应更严重。头颈部放疗常常造成甲状腺功能减低。白内障和视网膜的损伤可能造成失明。唾液腺分泌减低，造成龋齿和牙列不齐，嗅觉和味觉可能会受到影响。纵隔放疗可将致死性心肌梗死的风险提高3倍。其他迟发的心血管影响包括慢性缩窄性心包炎、肺纤维化、内脏缩窄、脊髓横断和放射性肠炎。另一个严重的迟发毒性是放疗野内或放疗野周围的新发肿瘤。这种肿瘤可以发生在任何组织和器官，并且从放疗后的第二个十年开始，以每年1%的概率发生。一些器官对辐射致癌的敏感性有差异。一位女性在25岁时接受斗篷野放疗治疗霍奇金淋巴瘤，那么在其55岁时罹患乳腺癌的风险是30%。这与遗传性乳腺癌的发病率类似；如果在30岁以后接受放疗，则几乎不增加乳腺癌的患病风险。没有数据表明存在某一阈值，当辐射量低于这一阈值时第二种肿瘤的发病率会明显降低。某些人即使仅接受1000cGy的辐射量，也会有很高的第二种肿瘤的发生风险。

## 其他肿瘤局部治疗方式

内镜技术允许放置支架，通过这种机械性的方式疏通内脏、缓解症状。比如，消化道或胆道梗阻。射频消融是指通过微波聚焦来诱导组织的热损伤。射频消融技术可以用来控制转移病灶，尤其是可能影响胆道引流，影响生活质量的不可切除的肝转移病灶（举个例子）。冷冻技术是指通过极端寒冷来灭活某些部位的肿瘤，比如前列腺癌和肾癌。如果病变较早，则不需要再行手术或放疗治疗。

因为某些未知机制，部分化学物质（卟啉、酞菁）优先被肿瘤细胞所摄取。当激光照射时，含有这些化合物的细胞将会发光并产生自由基因而导致细胞凋亡。血卟啉和光（光疗）正越来越频繁地应用于治疗皮肤癌、卵巢癌、肺癌、结直肠癌和食管癌。延缓局部进展期肿瘤的复发时间达数月之久。

将化疗药、生物制剂或比如镀有同位素的玻璃球等放射源经过导管注入特定血管，使其到达肝脏或某个末梢，从而控制疾病的局部发展。在一些特定的情况下，可能延长对局部疾病的控制时间。

# 肿瘤的系统治疗

历史上，对肿瘤采取系统治疗可能有效的概念主要来源于三个方面的观察。早在 19 世纪时，Paul Ehrlich 观察到，不同的细胞或组织对不同的染料反应不同。他假设化合物普遍与肿瘤有亲和力，就像"魔术子弹"一样与肿瘤结合。第二个发现是，在第一次世界大战期间，特定的芥子气衍生物对于骨髓有毒性作用，从而想到，更小剂量的药剂可治疗骨髓来源的肿瘤。第三个发现是，对激素有反应组织来源的肿瘤，如乳腺癌，可以在卵巢切除术后退缩，这个发现将人们引向了另一个思路，促进肿瘤生长的内源性物质是可以被拮抗的。以上发现奠定了我们目前使用的化疗药物的基本思路基础。

系统的肿瘤治疗分为四个类型。传统的"细胞毒性"药物来源于对这些"小分子"（通常指分子量小于 1500Da）在动物体内导致肿瘤退缩的经验性观察。这些药物主要作用于 DNA 结构本身或染色体有丝分裂时 DNA 的分离过程。靶向药物是一些小分子或"生物制品"（通常是抗体或细胞因子等大分子），它们专门针对于维持肿瘤恶性状态或表达于肿瘤细胞的靶点。恶性肿瘤成功地激活了生化途径，通过原癌基因产物、细胞周期抑制物的丧失、凋亡调节功能的缺失等使肿瘤不受控制地增殖，使其获得无限复制染色体、侵袭、转移以及免疫系统逃避等能力。靶向治疗试图寻找异常细胞行为内在的生物学问题作为其疗效的基础。激素治疗（最早的靶向治疗）利用了雌激素、孕激素等生化途径，以治疗乳腺、前列腺、子宫或卵巢来源的肿瘤。生物治疗一方面通过有特定作用靶点的大分子（如抗生长因子或细胞因子抗体）直接杀伤肿瘤，另一方面可通过调节肿瘤生长、介导免疫应答来杀伤肿瘤。因此，生物治疗不仅包括抗体，还包括细胞因子及基因治疗。

## 癌症化学治疗

**原则** 药物的有效性是指，在一定的药物剂量下，它的药物疗效（如抗癌药的肿瘤细胞毒性）与毒性反应的比值。治疗指数指的就是毒性剂量与治疗剂量的分离程度。真正有效的药物有较大的治疗指数，并且药物靶点较多表达于致病组分而不是正常组分。通常来讲，药物对不同组织或细胞类型的毒性受以下因素影响：药物靶点在"敏感"细胞类型的差异化表达以及药物在组分中的不同积累与消除特性。我们目前所使用的化疗药物并不具备理想的特性，它们的靶点同时表达于正常组织与肿瘤组织中。因此，这些药物的治疗指数较窄。

图 5-2 阐述了肿瘤药物发展的不同阶段。在动物模型中被证明活性后，该抗肿瘤药会被进一步研究，以确定理想的剂型与给药方式。通常会选取两类动物模型进行安全性研究，以确定 I 期研究的初始计量，研究通常在尚无显著疗效的癌种中进行。对药物较为敏感的动物中用药，刚刚发生可逆毒性剂量的 1/10～1/6 通常会被选为药物的起始剂量。随后进行药物的剂量爬坡研究，直到可逆毒性发生。剂量限制毒性（DLT）指的是比日常治疗中可接受毒性更大的毒性，最大耐受剂量（MTD）比此时的剂量要低。毒性反应的发生与药物的血浆浓度相关。MTD 或比 MTD 稍低的剂量通常被选为 II 期研究的合适剂量。II 期研究通常选取或同一肿瘤的相似人群，以确定药物是否可使肿瘤退缩。III 期研究中，我们将新药与现有标准治疗进行对比，以研究是否可延长总生存或无病生存。III 期研究的结果将为新药的上市提供重要依据。

反应，即肿瘤的缩小，是药物疗效最直接的指标。为了达到临床价值，肿瘤的反应要与临床获益相关。Karnofsky 较早地采用通过测量肿瘤大小的方法来判断疗效，以决定下一步治疗。部分缓解（PR）通常指肿瘤在二维平面内缩小至少 50%；完全缓解（CR）意味着肿瘤的消失。疾病进展（PD）指的是与基线相比增大了 25% 或出现新发病灶；若不属于上述任一类，则认为疾病稳定。新的评价体系，如 RECIST 标准，采用了单径线测量，但是通过测量来判断药物作用的意图是相似的。一个有效的化疗药物通常有至少 20%～25% 的 PR 率，同时不良反应不应威胁生命，且具可逆性，这样的药物才可在后续的 III 期研究中与目前的标准方案进行比较。抗肿瘤药物对生活质量的影响也在被量化。肿瘤药物临床研究通常使用毒性分

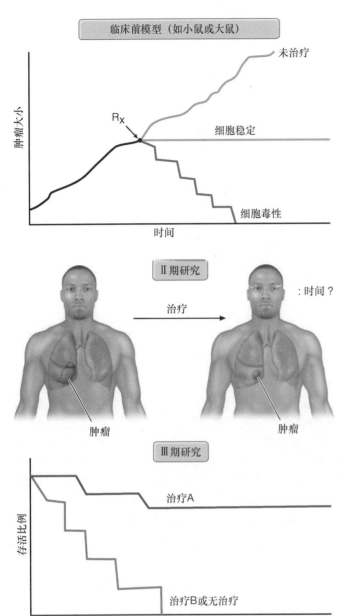

图 5-2 肿瘤药物发现与发展的不同阶段。动物肿瘤模型的临床前研究（上图）可为肿瘤进入Ⅰ期临床研究提供基础，Ⅰ期研究会确定合适的剂量并记录肿瘤治疗的任何反应。随后，药物会进一步进行Ⅱ期研究，针对特定的瘤种，并对药物效果进行严格的量化（中图）。随后的Ⅲ期研究会将药物与标准治疗或不治疗进行对比（下图）。

级量表，1级指不需要治疗的毒性，2级指毒性需要治疗但不会有生命威胁，3级毒性若不治疗会对生命产生潜在威胁，4级毒性通常威胁生命，5级毒性会导致患者死亡。

目前药物的研究可能会朝着另一个方向发展。当Ⅰ期到Ⅲ期研究进行时，对肿瘤分子层面的分析会更准确定义靶点，这样可以将表达药物靶点的患者筛选出来进入临床研究，这些患者将可能获得更好的药物

反应性。临床研究在设计时将包含与药物相关的靶点的评价（药代动力学研究）。理想的情况是，我们知道了影响药物靶点的血浆浓度，这样在不需要达到MTD浓度时即可达到疗效。理想的生物剂量与浓度的关系将会成为Ⅰ期研究与Ⅱ期早期研究的终点。

无论是传统化疗，还是靶向治疗、激素治疗或生物治疗，有效的癌症药物治疗策略应产生以下两种之一的结果：①可以介导肿瘤细胞死亡，导致肿瘤退缩，以延长生存期或无病生存期；②介导肿瘤细胞分化或休眠，以使其丧失复制潜能或再次获取正常细胞的表型特征。阻断正常细胞分化可能是白血病的重要发病机制。

细胞死亡是一个被密切调节的过程。坏死是由细胞水肿或细胞膜破裂等物理变化所导致的。凋亡是细胞对特定刺激所表现的高度程序化的细胞死亡，个体发育中必要的细胞死亡也属于这一类。化疗药物可以同时导致坏死和凋亡。凋亡具有如下特征：染色质凝聚（产生了凋亡小体），细胞收缩，被周围的间质细胞吞噬且无炎症反应。这个过程被促进死亡的信号转导系统所调节，通常发生在一定损害的积累后，或是通过细胞表面的受体发生反应，例如正在发育的生物体以及正常功能的免疫细胞都是这个过程。通过影响信号转导通路来控制凋亡，是我们理解药物作用的基础，很多治疗策略也是因此制订的。自我吞噬是细胞对损伤的反应，细胞并没有立即死亡，而是将自身异化为复制潜能的丧失。总体来说，肿瘤的治疗就是化疗药物与靶点作用，引发了"瀑布式"的多级效应，而信号最终会通过"死刑期"导致细胞死亡，在此期间，死亡信号通路上的蛋白酶、核酸酶以及内源性调节物都会被激活（图5-3）。

靶向药物与化疗药物不同，并不是不加选择地针对大分子靶点，而是调节特定的通路。例如，p210$^{bcr-abl}$融合蛋白酪氨酸激酶会驱动慢性粒细胞白血病（CML），HER2/neu会刺激部分乳腺癌增殖。这些肿瘤被认为依赖于上述分子而存活。通过这个思路，作用于p210$^{bcr-abl}$或HER2/neu的靶向药物改变以这些分子为驱动基因的肿瘤的凋亡"阈值"，而且还不会真正造成如DNA链直接损伤或细胞膜功能改变等分子损伤病变。

尽管研究证实凋亡机制在调节细胞增殖及肿瘤细胞体外行为中起着重要的作用，但是我们不知道化疗药物在体内导致肿瘤死亡是否都可归因为凋亡机制。然而，调节凋亡的分子改变与临床预后密切相关（例如，bcl2在某些淋巴瘤中的过表达有着较差的预后；促凋亡分子bax在化疗后卵巢癌的表达预示着较好的预后）。我们还需要对细胞死亡与细胞生存机制更进一步探索以求更好的理解。

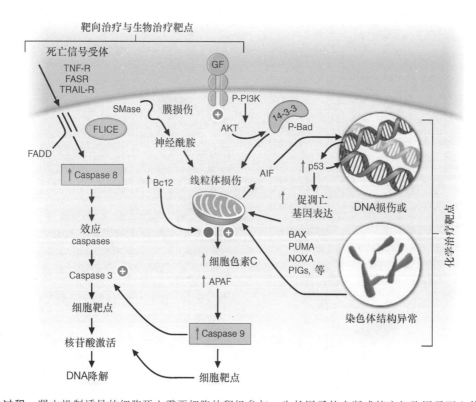

**图 5-3 细胞死亡过程。**凋亡机制诱导的细胞死亡需要细胞的积极参与。生长因子的中断或特定细胞因子死亡信号的传入［例如肿瘤坏死因子受体（TNF-R）］，处于"上游"的半胱氨酸天门冬氨酰蛋白酶（caspases，半胱天冬酶）被激活，随后消化了细胞质蛋白与核蛋白，导致"下游"半胱天冬酶的激活；以上这些导致了核酸酶的激活，致使 DNA 碎片化，后者是凋亡的重要特点。化疗药物对 DNA 造成损伤或改变纺锤体功能是通过将损伤传达到线粒体来实现的，这个过程可能激活了基因的转录，产物可生成自由基并调节毒性。另外，膜的损伤带来的鞘磷脂酶的激活，随后带来的神经酰胺的产物对线粒体有直接作用。抗凋亡蛋白 bcl2 会减弱线粒体的毒性，然而抗凋亡前基因产物如 bax 会拮抗 bcl2 的作用。受损的线粒体会释放细胞色素 C 以及凋亡激活因子（APAF），可直接激活半胱天冬酶-9，并通过蛋白酶的激活导致信号直接传播到下游其他的半胱天冬酶。凋亡诱导因子（AIF）同样由线粒体释放，随后可转到细胞核并与 DNA 结合，产生自由基并进一步损伤 DNA。另一个促凋亡的刺激来源于 Bad 蛋白，可以异二聚化 *bcl2* 基因家族，后者可拮抗凋亡。重要的是，Bad 蛋白可通过 14-3-3 衔接蛋白磷酸化后减弱，该磷酸化由 AKT 激酶介导，生长因子激活该激酶可以减少凋亡并延长细胞生存

化疗药物可以针对临床较为活跃的肿瘤。在一些病例中可以治愈为目标，即消除所有临床与病理上肿瘤存在的证据，患者与正常人的生存无异。表 5-3 A 列举了一些可被传统化疗药物所治愈的播散性或转移性的肿瘤。如果肿瘤局限在单一位置，可考虑手术或放疗，因为这些治疗方式在局部治疗中有治愈的可能性。化疗可以用作局部治疗失败后的选择，或成为局限肿瘤初治的一部分。化疗与放疗合用时，可在治疗的同时保护器官，例如在喉或其他上呼吸道肿瘤的应用，同时可以在肺癌或宫颈癌中使肿瘤对放疗更为敏感（表 5-3，B）。化疗同样可以作为根治性手术或放疗之后的辅助治疗（表 5-3，C），即便临床可见的肿瘤已被清除，例如在乳腺癌及结直肠癌中可以清除那些隐性的可能已经播散的肿瘤。如前述，较小的肿瘤有较大的生长分数，因此内在对抑制增生的药物较为敏感。新辅助治疗指的是手术前的化疗或放疗，以促

进后续局部治疗的效果。

我们通常以"传统"剂量方案进行化疗。大体上说，这些剂量会产生可逆的急性副反应，包括一过性的骨髓抑制及胃肠道毒性（最常见的是恶心），比较容易治疗。"高剂量"化疗方案是基于一些抗癌药物非常陡峭的剂量-反应曲线，提高剂量的同时可显著提高治疗效果，尽管可能产生威胁生命的不良反应，需要重症支持治疗，如骨髓干细胞的自体或异体支持，或采用药物对正常组织进行修复。高剂量化疗在一些肿瘤上有确切的治疗效果（表 5-3，D）。

如果不能治愈，化疗亦可作为姑息治疗的方案。在这个用法中，治疗目的即是减少症状、延长无病生存及总生存，或通过与对照人群对比进行临床研究。这样的临床研究结果是美国食品和药物管理局（FDA）认定治疗方案安全有效的重要依据，也是药物循证的基础。表 5-3，E 列出了在姑息治疗中获益的肿瘤。

| 表5-3 | 应用化疗可治愈的恶性肿瘤 |
|---|---|

**A. 可能治愈的进展期肿瘤**

急性淋巴细胞白血病及急性髓细胞性白血病（儿童/成人）

霍奇金病（儿童/成人）

淋巴瘤——部分类型（儿童/成人）

生殖细胞肿瘤

胚胎癌

畸胎瘤

精原细胞瘤或无性细胞瘤

绒毛膜癌

滋养细胞肿瘤

小儿肿瘤

Wilms瘤

胚胎性横纹肌肉瘤

Ewing肉瘤

外周神经上皮瘤

神经母细胞瘤

小细胞肺癌

卵巢癌

**B. 可能被化疗及放疗治愈的进展期肿瘤**

鳞状细胞癌（头颈部）

鳞状细胞癌（肛管）

乳腺癌

宫颈癌

非小细胞癌（III期）

小细胞肺癌

**C. 化疗辅助手术可治愈的癌症**

乳腺癌

结直肠癌[a]

骨肉瘤

软组织肉瘤

**D. 在有干细胞支持的情况下可能在"高剂量"化疗下治愈的肿瘤**

复发性的淋巴细胞及髓细胞白血病

复发性霍奇金及非霍奇金淋巴瘤

慢性髓细胞性白血病

多发性骨髓瘤

**E. 化疗治疗有效而非治愈的肿瘤**

膀胱癌

慢性髓细胞性白血病

毛细胞白血病

慢性淋巴细胞白血病

淋巴瘤（部分类型）

多发性骨髓瘤

胃癌

宫颈癌

子宫内膜癌

软组织肉瘤

头颈肿瘤

肾上腺皮质肿瘤

胰岛细胞肿瘤

乳腺癌

结直肠癌

肾癌

**F. 对化疗不敏感的进展期肿瘤**

胰腺癌

胆管癌

甲状腺癌

外阴癌

非小细胞肺癌

前列腺癌

黑色素瘤（亚型）

肝细胞癌

涎腺癌

[a] 直肠也可放疗

通常来说，肿瘤相关的症状包括疼痛、体重下降或一些侵袭正常组织后的局部症状。进行姑息治疗的患者应当知道自己的诊断以及治疗的局限性，进行支持治疗，并有不错的"体力状态"评分，后者是根据Karnofsky或由东部合作肿瘤组（ECOG）的评分标准进行评分的。ECOG状态0分（PS0）指的是没有症状的患者；PS1患者的体力活动在一定程度上受限；PS2患者可以生活自理，约有一半的时间无法工作；PS3的患者可以在一定程度上自理，有50%以上的时间卧床或坐轮椅；PS4的患者不能自理，几乎所有的时间卧床或坐轮椅。只有PS0，PS1，PS2的患者被认为适

合进行姑息（非根治性）治疗。如果患者的病情有根治的可能，即便是PS较差的患者也会选择治疗，但是采用同一治疗手段的预后往往低于PS较好的患者。

当我们面对无法治愈的疾病，化疗药物的作用有限时，一个重要的观点就是：基于化疗在多数转移性肿瘤自然病程中的有限价值，姑息治疗或临终关怀，细致、持续地关注症状缓解，依托于家庭心理和精神支持，应是有价值的治疗方案并应得到特别关注。优化生活质量，而不是试图延长生命。患者在面临即将到来、危及生命的肿瘤进展时，常常选择效果极小或几乎没有效果的毒性治疗，与受到毒性反应且治疗效果其微相比，支持治疗及临终关怀可成为明智的选择。

**细胞毒性化疗药物** 表5-4列出了常用的细胞毒性化疗药物，相关的临床应用以及特别要注意的不良反应。这些药物主要可分为两大类：①作用于DNA的药物；②作用于微管的药物。

**直接与DNA作用的药物** DNA复制主要发生在细胞周期的S期，即合成期，染色体分离发生在M期即有丝分裂期。G1和G2期分别位于S期与M期之前。历史上，化疗药物被分为细胞周期非特异性药物与细胞周期特异性药物，前者对处于任一期的细胞均可发挥作用，后者对处于特定期的细胞会发挥较大的作用。当药物起效后，细胞将进入细胞周期中的"检查点"评价药物所导致的损伤，细胞将进行修复或是允许启动凋亡。肿瘤抑制基因如 $p53$ 具备调节检查点的功能。

烷化剂是一类细胞周期非特异性药物。他们自发地或在正常器官及肿瘤细胞代谢后降解成为有活性的中间产物，可共价修饰DNA碱基。这会导致DNA链的交联或破坏，无法完成正常的复制及细胞分裂。此外，它是潜在的细胞周期检查点激活剂，可进一步激活细胞通路，加快细胞凋亡。烷化剂这类药物有着相似的毒性：骨髓抑制、脱发、性腺功能减退、黏膜炎以及肺纤维化。它们在正常组织毒性方面差异较大。烷化剂在使用后多年可能继发肿瘤，尤其是白血病，这种情况多发生在较长时间使用低剂量烷化剂时。

环磷酰胺在经肝脏代谢为4-羟基-环磷酰胺后激活成为烷化剂，这个降解过程同样会产生氯乙醛和丙烯醛。后者会导致化学性膀胱炎。因此，使用环磷酰胺前必须进行充分的水化。如果膀胱炎较为严重，可使用美司钠（2-巯基-乙磺酸酯）预防。肝病会影响环磷酰胺的激活。环磷酰胺的使用可以伴随散发的间质性肺病，而骨髓移植时使用的高剂量环磷酰胺可能伴发心功能不全。异环磷酰胺是环磷酰胺的类似物，同样可在肝脏激活，但过程较慢，需要同时使用美司钠预防膀胱损伤。异环磷酰胺可影响中枢神经系统，如出

| 表 5-4 | 细胞毒性化疗药物 | |
|---|---|---|
| 药物 | 毒性 | 药物相互作用及注意事项 |
| **直接作用于 DNA 的药物** | | |
| **烷化剂** | | |
| 环磷酰胺 | 骨髓（相对性血小板减少）<br>膀胱炎<br>常见的烷基化反应[a]<br>心脏（大剂量） | 经肝脏代谢需要活化为磷酰胺氮芥＋丙烯醛<br>美司钠对"高剂量"膀胱损害有保护作用 |
| 氮芥 | 骨髓<br>疱疹<br>恶心 | 局部用于皮肤组织淋巴瘤 |
| 苯丁酸氮芥 | 骨髓<br>常见的烷基化反应[a] | |
| 美法仑（左旋苯丙氨酸氮芥） | 骨髓（延迟反应）<br>消化道（大剂量） | 肾功能下降，滤过延迟 |
| 卡莫司汀（BCNU） | 骨髓（延迟反应）<br>消化道、肝（大剂量）<br>肾 | |
| 洛莫司汀（CCNU） | 骨髓（延迟反应） | |
| 异环磷酰胺 | 骨髓抑制<br>膀胱<br>神经<br>代谢性酸中毒 | 类似环磷酰胺<br>必须使用美司钠<br>大运动 *vs.* 睾丸肿瘤和肉瘤 |
| 甲基苄肼 | 骨髓<br>恶心<br>神经<br>常见的烷基化反应[a] | 需要经肝和组织代谢<br>与乙醇发生双硫仑样反应<br>可产生单胺氧化酶抑制剂作用<br>进食富含酪氨酸食物后发生高血压 |
| 达卡巴嗪（DTIC） | 骨髓<br>恶心<br>流感样 | 代谢活化 |
| 替莫唑胺 | 恶心/呕吐<br>头痛/乏力<br>便秘 | 骨髓抑制——不常见 |
| 六甲蜜胺（原名六甲基三聚氰胺） | 恶心<br>神经（情绪波动）<br>神经病变<br>骨髓（少见） | 肝脏活化<br>增强巴比妥类药物作用/减弱西咪替丁（甲氰咪胍）作用 |
| 顺铂 | 恶心<br>神经病变<br>听觉<br>骨髓血小板＞白细胞<br>肾脏镁、钙代谢 | 持续性高尿量；渗透性利尿，需要监测钾离子、镁离子的吸收/排泄<br>催吐——预防需要<br>如果肌酐清除率＞60ml/min，并且可以承受液体推注，则给予全剂量 |
| 卡铂 | 骨髓血小板＞白细胞<br>恶心<br>肾（大剂量） | 根据肌酐清除率调整剂量，使 AUC 达到 5～7 [mg/（ml·min)]<br>[AUC＝剂量/（肌酐清除率＋25)] |
| 奥沙利铂 | 恶心<br>贫血 | 急性可逆性神经毒性；剂量累积导致慢性感觉神经毒性；可逆性喉痉挛 |
| **抗肿瘤抗生素和拓扑异构酶毒素** | | |
| 博来霉素 | 肺部<br>皮肤<br>雷诺现象<br>感觉过敏 | 被博来霉素水解酶灭活（肺部/皮肤减少）<br>$O_2$ 增强肺毒性<br>顺铂诱导的肌酐清除率降低可能会增加皮肤/肺毒性<br>若肌酐清除率＜60ml/min 需减量 |

第一部分 肿瘤学

| 表 5-4 | 细胞毒性化疗药物（续） | |
|---|---|---|
| 药物 | 毒性 | 药物相互作用及注意事项 |
| 放线菌素 D | 骨髓<br>恶心<br>黏膜炎<br>疱疹<br>脱发 | 放射治疗回忆反应 |
| 依托泊苷（VP16-213） | 骨髓（白细胞＞血小板）<br>脱发<br>低血压<br>感觉过敏（快速静脉注射）<br>恶心<br>黏膜炎（大剂量） | 肝代谢——肾 30%<br>肾衰竭需减量<br>用药方案依赖性（5 日方案好于 1 日方案）<br>迟发的白血病<br>严重的抗代谢反应 |
| 拓扑替康 | 骨髓<br>黏膜炎<br>恶心<br>轻度脱发 | 肾衰竭需减量<br>无肝脏毒性 |
| 伊立替康 | 腹泻："早发性"伴肠痉挛、水样泻、呕吐；"迟发性"为发生于用药数剂后<br>骨髓<br>脱发<br>恶心<br>呕吐<br>肺部 | 前体药物需要酶的清除，以激活药物"SN38"<br>早期的腹泻可能是由于胆汁排泄所致<br>后期腹泻使用"大剂量"洛哌丁胺（2mg/2～4h） |
| 多柔比星（阿霉素）及柔红霉素 | 骨髓<br>黏膜炎<br>脱发<br>急慢性心血管损伤<br>疱疹 | 肝素累积；合用增加清除率<br>对乙酰氨基酚、卡莫司汀（卡氮芥）增加肝毒性<br>放射治疗回忆反应 |
| 伊达比星 | 骨髓<br>心脏（少于多柔比星） | 未确定 |
| 表柔比星 | 骨髓<br>心脏 | 未确定 |
| 米托蒽醌 | 骨髓<br>心脏（比多柔比星轻）<br>疱疹（轻度）<br>蓝色尿液、巩膜、指甲 | 与肝素相互作用<br>脱发及恶心少于多柔比星<br>放射性物质回收 |
| **不直接与 DNA 作用的药物** | | |
| **代谢拮抗药** | | |
| 脱氧助间型霉素 | 恶心<br>免疫抑制<br>神经<br>肾 | 经尿排泄<br>肾衰竭患者需减量<br>抑制腺苷脱氢酶 |
| 巯基嘌呤（6-MP） | 骨髓<br>肝<br>恶心 | 生物利用度差异大<br>经黄嘌呤氧化酶代谢<br>合用别嘌呤醇需减量<br>巯嘌呤甲基转移酶缺陷者毒性增加 |
| 硫鸟嘌呤 | 骨髓<br>肝<br>恶心 | 生物利用度差异大<br>巯嘌呤甲基转移酶缺陷者毒性增加 |

| 表 5-4 | 细胞毒性化疗药物（续） | |
|---|---|---|
| 药物 | 毒性 | 药物相互作用及注意事项 |
| 硫唑嘌呤 | 骨髓<br>恶心<br>肝 | 代谢为 6-MP，因此，合用别嘌呤醇需减量<br>巯嘌呤甲基转移酶缺陷者毒性增加 |
| 克拉屈滨 | 骨髓<br>肾<br>发热 | 特别用于毛细胞白血病 |
| 羟基脲 | 骨髓<br>恶心<br>黏膜炎<br>皮肤改变<br>少见肾、肝、肺及中枢神经系统<br>　损害 | 肾衰竭患者需减量<br>增强抗代谢药物药效 |
| 甲氨蝶呤 | 骨髓<br>肝/肺<br>肾小管<br>黏膜炎 | 亚叶酸钙"解毒"作用<br>尿中排出<br>肾衰竭患者减量；NSAID 增加肾毒性 |
| 氟尿嘧啶（5-FU） | 骨髓<br>黏膜炎<br>神经<br>皮肤改变 | 亚叶酸通过增加"三元复合物"与胸苷酸合成酶的作用使毒性增<br>强；二氢脱氢酶缺乏增加毒性；经组织代谢 |
| 卡培他滨 | 腹泻<br>手足综合征 | 经肿瘤组织代谢转化为 5-FU |
| 阿糖胞苷 | 骨髓<br>黏膜炎<br>神经（大剂量）<br>结膜炎（大剂量）<br>非心源性肺水肿 | 增强烷基化剂活性<br>在组织中脱氢代谢，但剂量＞500mg 时肾排泄突出；因此，肌酐<br>清除率降低的患者按照"大剂量"方案治疗时需减量 |
| 阿扎胞苷 | 骨髓<br>恶心<br>肝脏<br>神经<br>肌痛 | 仅用于治疗白血病<br>通过改变 DNA 的甲基化来改变基因表达 |
| 吉西他滨 | 骨髓<br>恶心<br>肝<br>发热/"流感综合征" | |
| 氟达拉滨磷酸盐 | 骨髓<br>神经<br>肺 | 肾衰竭患者减量<br>由细胞中的脱氧胞苷激酶代谢为 F-ara 转换为 F-ara ATP |
| 氯法拉滨 | 骨髓抑制<br>黏膜炎<br>罕见心脏损害和炎症 | |
| 奈拉滨 | 骨髓抑制<br>神经 | 所有 T 细胞；T 细胞淋巴母细胞淋巴瘤 |

**表 5-4　细胞毒性化疗药物（续）**

| 药物 | 毒性 | 药物相互作用及注意事项 |
|---|---|---|
| 门冬氨酰酶 | 蛋白质合成；通过降低组蛋白合成间接抑制 DNA 合成<br>凝血因子<br>葡萄糖代谢<br>白蛋白代谢<br>感觉过敏<br>中枢神经系统<br>胰腺炎<br>肝 | 阻断氨甲蝶呤作用 |
| 培美曲赛 | 贫血<br>中性粒细胞减少<br>血小板减少 | 补充叶酸/维生素 $B_{12}$<br>肾衰竭患者慎用 |
| 普拉曲沙 | 骨髓抑制<br>黏膜炎 | 积极用于外周 T 细胞白血病 |
| **抗有丝分裂药物** | | |
| 长春新碱 | 疱疹<br>骨髓<br>神经<br>消化道：肠梗阻/便秘；膀胱弱毒性；SIADH<br>心血管系统 | 经肝清除<br>胆红素＞1.5mg/dl 时需减量<br>预防肠梗阻发生 |
| 长春花碱 | 疱疹<br>骨髓<br>神经（不常见，但与其他长春碱类药物范围类似）<br>高血压<br>雷诺现象 | 经肝清除<br>合用长春新碱需减量 |
| 长春瑞滨 | 疱疹<br>骨髓<br>过敏/支气管痉挛（即刻）<br>呼吸困难/咳嗽（亚急性）<br>神经（不常见，但与其他长春碱类药物范围类似） | 经肝清除 |
| 紫杉醇 | 感觉过敏<br>骨髓<br>黏膜炎<br>脱发<br>感觉神经病变<br>心血管传导异常<br>恶心——不常见 | 前驱用药包括激素，$H_1$、$H_2$ 受体阻滞药<br>经肝清除<br>合用长春碱类药物需减量 |
| 多西他赛 | 感觉过敏<br>液体潴留综合征<br>骨髓<br>皮肤病变<br>感觉神经病变<br>恶心——不常见<br>部分患者口腔炎 | 前驱用药包括激素，$H_1$、$H_2$ 受体阻滞药 |
| 雌氮芥磷酸盐 | 恶心<br>呕吐<br>腹泻<br>充血性心力衰竭<br>血栓形成<br>男性乳房发育 | |

| 表 5-4 | 细胞毒性化疗药物（续） | |
|---|---|---|
| 药物 | 毒性 | 药物相互作用及注意事项 |
| 蛋白结合型紫杉醇 | 神经毒性<br>贫血<br>中性粒细胞减少<br>血小板减少 | 肝功能不全患者慎用 |
| 伊沙匹隆 | 骨髓抑制<br>神经毒性 | |

a 常见烷基化反应：脱发、肺部疾病、不孕、致畸

现嗜睡、意识模糊、精神失常等，不良反应的发生与较低的体表面积或肌酐清除率亦存在相关性。

还有一些不太常用的烷化剂。氮芥就属于这一类的原形药，它能够迅速在水溶液中降解，并产生双官能阳离子。氮芥必须在准备好之后迅速注入流速较快的静脉。这是一个强大的起疱剂，被浸润处可用 1/6mol/L 的硫代硫酸盐来缓解症状。即便没有浸润，无菌性血栓性静脉炎也是经常发生的。氮芥可制成稀溶液或软膏并用于皮肤淋巴瘤，过敏反应发生率较高。它在静脉注射后会导致轻度的恶心。苯达莫司汀是氮芥的衍生物，在慢性淋巴细胞白血病及部分淋巴瘤中有应用。

苯丁酸氮芥可导致可预测的骨髓抑制、精子缺乏、恶心及肺相关的不良反应。白消安可以引起严重的骨髓抑制、脱发及肺毒性，但对淋巴细胞作用并不强。由于伊马替尼（格列卫）及达沙替尼的应用，苯丁酸氮芥在慢性粒细胞白血病中已不常规应用，但仍然被用于移植前的准备。口服美法仑的生物利用度高低不一，并可广泛与白蛋白及 $\alpha_1$ 酸性糖蛋白结合，黏膜炎发生率增高，但药物对多发性骨髓瘤效果较好。

亚硝脲类药物可降解为氨甲酰化类，影响 DNA 碱基配对并共价修饰蛋白。这类药物会导致相对延迟的骨髓毒性，可积累并持续较长时间。甲基苄肼在肝代谢，并可在肿瘤细胞中产生各种自由基及烷化物。除了骨髓抑制，它还会导致催眠及其他中枢神经系统反应，包括噩梦等，还可在摄取酒精时导致双硫仑样反应。六甲蜜胺（原名 hexa-methylmelamine）以及噻替哌可生成烷化物，但药物与 DNA 损伤的关系还没有充分被研究。达卡巴嗪（DTIC）在肝脏被激活可产生高活性重氮甲基阳离子，它在用药后 21～25 天导致轻微的骨髓抑制，但会在第一天导致明显恶心。替莫唑胺与达卡巴嗪结构类似，但具备口服生物利用度，并可经非酶催化水解为活性物。

顺铂因在使用铂类的电解液中细菌无法进行分裂，而被意外发现。只有顺式二胺结构才具备抗肿瘤活性。药物作用可能为，在细胞内环境中，一个氯离子被水分取代，从而带正电荷，与 DNA 形成有效的双官能团交互，形成了以铂为基础的交联。顺铂在注射时需要充分的水化，包括使用甘露醇以预防肾损伤，但即便如此，肾功能不全与贫血也十分常见。低镁血症在顺铂的使用中也很常见，可导致低钙血症与强直。其他毒性包括神经毒性如手套征、袜子征等感觉运动神经病变。在常规剂量输注下，有 50% 的患者可能发生听力降低。顺铂致吐作用较为明显，故需要预防性止吐药。与其他烷化剂相比，顺铂的骨髓抑制并不那么显著。慢性血管毒性（雷诺综合征，冠心病）是少见的不良反应。卡铂与顺铂相比有较低的肾毒性、耳毒性及神经毒性，但是其骨髓抑制发生率更高，因为药物专通过肾代谢，在计算药物使用量时要计算肌酐清除率。奥沙利铂是在结肠癌当中有更显著效果的铂类药物，神经毒性更为突出。

**抗生素类及拓扑异构酶** 抗肿瘤抗生素是细菌防御其他微生物时所产生的物质，这一类抗肿瘤药物通过使电子转移而产生自由基，直接与 DNA 作用，使单链 DNA 破坏或产生交联。拓扑异构酶药物包括天然物质及来自于植物的半合成物质，它们可以修饰那些使 DNA 正常解螺旋并复制及转录的酶类。这些酶包括拓扑异构酶 I，该酶可以导致单链断裂并通过这个断裂将后续部分的 DNA 连接。拓扑异构酶 II 可导致双链断裂并在连接前使 DNA 双链通过。DNA 的损伤可以发生在任何细胞周期，但在 p53 及 Rb 通路受损的肿瘤细胞里，检查点功能缺陷导致细胞较多停留在 S 期及 G2 期。由于拓扑异构酶 I 在复制叉中的作用，拓扑异构酶 I 药物可对 S 期细胞造成致命损伤。

多柔比星可结合 DNA 并改变其结构，可影响 DNA 复制并改变拓扑异构酶 II 的功能。多柔比星还可通过接受电子以进行还原反应，并可再氧化形成活性氧自由基。药物可导致骨髓抑制、脱发、恶心及黏膜炎，另可导致心脏毒性，表现为房性或室性心律失常，但通常没有临床意义。相比之下，当累积剂量大于 $550mg/m^2$ 时，约有 10% 的患者发生慢性心肌病。心

肌病的发生率与化疗方案相关（血清峰浓度），低剂量频繁而连续的治疗要优于间断的大剂量暴露。心脏毒性与铁催化的多柔比星氧化还原相关，与拓扑异构酶无直接关系。心脏毒性与血浆峰药剂量相关，因此，低剂量持续给药少有心脏损害。当与曲妥珠单抗（赫赛汀）合用时，多柔比星的心脏毒性会增加。该药与放疗合用时可导致局部并发症，即放疗回忆反应。该药还是强大的起疱剂，在溢出 4～7 天后造成组织坏死，因此应使药物较快地注入流速较快的静脉。右丙亚胺是多柔比星外渗的解药。多柔比星在肝脏代谢，因此在肝功能不全时，注射剂量应减少 50%～75%。柔红霉素与多柔比星类似，最早应用于白血病的治疗作为可治愈的方案，但比多柔比星的黏膜炎及结肠损伤要小。去甲氧柔红霉素在活性上优于柔红霉素，用于急性髓细胞性白血病的治疗。将柔红霉素包覆在脂质体中会降低心脏毒性，也降低了它对卡波西肉瘤、其他肉瘤、多发性骨髓瘤以及卵巢癌的抗肿瘤活性。

博来霉素是糖肽的混合物，能与 $Fe^{2+}$ 形成的复合物，也可与 DNA 结合，是霍奇金淋巴瘤及生殖细胞肿瘤可治愈方案中的重要药物。$Fe^{2+}$ 氧化产生超氧化物和羟自由基。药物会引起少量的骨髓抑制。药物在体内清除得很快，但是由于肾衰竭会加重皮肤及肺毒性，当肌酐清除率低于 25ml/min 时，建议将剂量减少 50%～75%。博来霉素不是起疱剂，可以静脉、肌肉或皮下注射。主要不良反应包括发热、寒战、面部潮红以及"雷诺现象"，快速静脉注射可导致高血压。由于药物过敏反应，建议在用药前以 0.5～1 个单位进行测试。博来霉素最严重的并发症是肺纤维化，在大于 300 个单位的累积剂量治疗后会增加罹患概率，目前的治疗手段并不理想（如糖皮质激素）。该并发症早期会出现一氧化碳弥散能力下降（$DL_{co}$）或出现咳嗽，即便及时停药也无法阻止肺功能进一步下降。博来霉素由博来霉素水解酶灭活，后者在皮肤及肺中浓度降低。由于博来霉素的电子转运高度依赖 $O_2$，在高浓度氧（$FiO_2$）下，博来霉素的毒性便趋于明显。因此，在外科手术时，若患者之前使用了博来霉素，要保证组织氧合充足的情况下，尽量降低吸氧浓度。

米托蒽醌是依据多柔比星的特性合成的尽管化合物，但与之相比降低了心脏毒性。尽管在治疗剂量下，米托蒽醌所致的心脏毒性比例降低，但在累积剂量高于 150mg/m² 时仍有 10% 的发生率。该药同样可导致脱发。患者在使用米托蒽醌化疗后可能短暂诱发急性早幼粒细胞白血病（APL），尤其是以该药进行乳腺癌辅助化疗的患者。化疗相关的白血病通常是急性髓细胞性的，在米托蒽醌用后发生的 APL 具有典型的 t

（15；17）染色体易位，易位点可能在拓扑异构酶Ⅱ的作用点，也是米托蒽醌的作用点，这能解释药物作用于白血病形成的相互关系。

依托泊苷来源于植物中的足叶草毒素，与拓扑异构酶Ⅱ和 DNA 直接结合，成为可逆的三元复合物。药物在酶与 DNA 共价连接的过程中稳定了共价中间产物。这个"碱不稳定的"DNA 键历史上首次为我们提供了拓扑异构酶等存在的证据。药物因此使细胞停留在 G2 期，DNA 损伤检查点也在此发挥了作用。突出的临床反应包括骨髓抑制、恶心以及由药物输注速度所导致的一过性低血压。依托泊苷是一个温和的起疱剂，对其他较大器官的作用较少。当给药剂量较高且频繁时，药物在 1% 的患者中可导致急性白血病，且与染色体 11q23 的异常相关。

喜树碱由中国树种提取，在临床前期的药物试验中有着较好的抗白血病效果。早期的临床研究中，将水解的喜树碱内酯溶于钠盐中，抗肿瘤效果甚微。研究发现拓扑异构酶Ⅰ是喜树碱的作用靶点，需要保留其内酯结构，使后续进一步研究以发掘该种类中的有效药物。拓扑异构酶Ⅰ通过破坏 DNA 单链来解螺旋，并使一条链缠绕于另一条。在 S 期，拓扑异构酶Ⅰ导致的破坏若不重新连接，会导致复制叉不再向 DNA 尾端进行。DNA 损伤将可能诱导细胞凋亡。喜树碱促进 DNA 与酶连接成为可裂解复合物，类似于依托泊苷与拓扑异构酶Ⅱ的作用。拓扑替康是喜树碱的衍生物，用于妇科肿瘤及小细胞肺癌，毒性较少，通常有骨髓抑制及黏膜炎。CPT-11/伊立替康是喜树碱的一种，用于结肠癌。除了骨髓抑制，它的代谢物 SN-38会导致分泌性腹泻。SN-38 在 Gilbert 病中较高，该病表现为葡萄糖醛酸基转移酶的缺乏及间接胆红素升高，该病在美国白人中发病率约 10%。腹泻可以用洛哌丁胺或奥曲肽治疗。

**间接调节核酸功能：抗代谢药物**　广义的抗代谢药物包括与嘌呤或嘧啶前体结构相似的化合物，或干扰嘌呤或嘧啶合成的化合物。一些抗代谢药物可间接导致 DNA 损伤，包括对 DNA 的错误插入、改变时间与进程以影响 DNA 合成，或影响嘌呤与嘧啶生物合成酶的功能。这些药物往往在 S 期达到最大毒性，并随着作用时间的延长而增大毒性。常见的不良反应包括口腔炎，腹泻以及骨髓抑制。继发的肿瘤通常不用这类药物。

甲氨蝶呤可抑制二氢叶酸还原酶。脱氧尿嘧啶一磷酸在形成胸腺嘧啶一磷酸时，会使叶酸氧化而减少叶酸，而二氢叶酸还原酶可使叶酸还原。在甲氨蝶呤的作用下减少了还原的叶酸，细胞会因"胸腺嘧啶缺乏"而死亡。N-5-四氢叶酸或 N-5-甲酰四氢叶酸（亚叶酸）可以绕过这个过程并从甲氨蝶呤的作用中解救细胞。药物和还原的叶酸通过叶酸载体进入细胞，高浓度的药物可无需载体而直接扩散入细胞。基于上述特点，高剂量甲氨蝶呤与亚叶酸联用可避免一些正常骨髓及黏膜受损，在骨肉瘤及造血系统肿瘤中应用。甲氨蝶呤通过肾小球滤过及肾小管分泌进行代谢，当肾功能不全或使用水杨酸类、丙磺舒及非甾体消炎药时，毒性会加大。当肾功能正常时，$15mg/m^2$ 的亚叶酸在 $3\sim4$ 次给药后可以解救 $10^{-8}$ 到 $10^{-6}$ mol/L 的甲氨蝶呤。然而，当肌酐清除率减低时，浓度需要维持在 $50\sim100mg/m^2$，直到甲氨蝶呤低于 $5\times10^{-8}$ mol/L。除了骨髓抑制及黏膜刺激外，甲氨蝶呤可在肾小管内形成结晶，导致肾衰竭。因此，高剂量甲氨蝶呤在使用时需碱化尿液，增加水化。甲氨蝶呤可存留在第三间隙中并回流入正常循环，导致延迟的骨髓抑制。另有一些发生率不高的不良反应，包括可逆的转氨酶升高及过敏样的肺综合征。慢性小剂量的甲氨蝶呤可以引起肝纤维化。当药物进行椎管内注射时，可导致化学性蛛网膜炎及中枢神经系统功能障碍。

培美曲塞是一种新型的针对叶酸的、"具有多靶点的"抗代谢药，可抑制众多酶类，包括胸苷酸合成酶、二氢叶酸还原酶以及甘氨酰胺核苷酸甲酰转移酶，最终影响嘌呤与嘧啶核酸前体的合成。为了减少对正常组织的毒性，接受培美曲塞治疗的患者应同时服用低剂量叶酸与维生素 $B_{12}$。培美曲塞对肺癌效果较好，当与顺铂联用时，也可治疗间皮瘤。普拉曲沙是被用于 T 细胞淋巴瘤的抗叶酸药，可有效进入肿瘤细胞。

5-氟尿嘧啶（5FU）是早期进行了合理设计的药物代表。人们发现，与正常细胞相比，进行放射性标记的尿嘧啶更多进入肿瘤细胞，尤其在肠道中。5FU 在细胞中代谢为 5′FdUMP，后者会抑制胸苷酸合成酶（TS）。此外，错误结合可导致单链断裂，RNA 可反常结合 FUMP。5FU 通过二氢嘧啶脱氢酶进行代谢，这种酶的缺乏将使 5FU 的毒性大幅提高。5FU 的口服生物利用度变化较大，但是口服它的同类物卡培他滨可达到 5FU 注射药物相当的活性。静脉注射 5FU，短期会导致骨髓抑制，长期可导致口腔炎。亚叶酸可通过促进 5FU、还原叶酸及 TS 的共价化合物形成而提高 5FU 的活性。较少见的毒性反应有中枢神经系统功能障碍，包括显著的小脑体征，以及以血栓形成为表现的内皮毒性，亦可导致肺栓塞及心肌梗死。

阿糖胞苷（ara-C）在形成 ara-CTP 后与 DNA 结合，在 S 期发挥毒性。连续输注可使药物发挥最大疗效，可达到 $5\sim7\mu mol/L$。Ara-C 亦可鞘内注射。不良反应包括恶心、腹泻、口腔炎、化学性结膜炎以及小

脑共济失调。吉西他滨是胞苷衍生物，与 ara-C 类似，合成代谢为三磷酸盐后结合 DNA，使 DNA 对损伤与修复合成较为敏感。与 ara-C 不同的是，吉西他滨造成的损伤并不容易消除。吉西他滨与 ara-C 相比，对一些实体肿瘤有更好的活性，骨髓抑制以外的毒性较少。

6-硫代鸟嘌呤及 6-巯基嘌呤（6MP）被用于治疗急性淋巴细胞性白血病。尽管用于口服，但生物利用度变化较大。6MP 通过黄嘌呤氧化酶代谢，当与别嘌呤醇一同使用时应减少剂量。6MP 也通过巯嘌呤甲基转移酶代谢，当存在巯嘌呤转移酶缺陷时可导致药物毒性增大。

磷酸氟达拉滨是 F-阿糖腺苷（F-ara-A）的前体，可减低阿糖胞苷对腺苷脱氢酶的易感性。F-ara-A 可结合 DNA 并导致迟发的细胞毒性，即便是生长分数较低的细胞，包括慢性淋巴细胞白血病以及滤泡 B 细胞淋巴瘤。除了骨髓抑制外，药物还可引起中枢及周围神经功能障碍、T 细胞消耗导致的机会性感染。克拉屈滨（2-氯脱氧腺苷）是类似的化合物，应用于毛细胞白血病的治疗。2-脱氧助间型霉素抑制腺苷脱氨酶，导致 dATP 水平升高，这将导致核苷酸还原酶受抑制，并增大细胞的凋亡易感性，尤其是 T 细胞。除了免疫抑制外，肾衰竭及中枢神经系统功能不全是较为显著的的不良反应。羟基脲会抑制核苷酸还原酶，导致细胞停留在 S 期，这是个具有口服生物利用度的药物，有效用于骨髓增生状态的急性处理。

门冬酰胺酶是一种可导致细胞外天冬氨酰分解的细菌酶类，而门冬酰胺是在一些白血病细胞中蛋白质合成的必备原料。药物能够有效阻止肿瘤细胞 DNA 合成，因为 DNA 合成需要同步的蛋白质合成。从门冬酰胺酶的作用方式来看，非常类似于小分子的抗代谢药物。由于门冬酰胺酶是外来蛋白，可常常引起过敏反应，可见于胰腺、肝脏等需要持续蛋白质合成的器官。这可能导致胰岛素分泌减少而引起高糖血症，同时也可能伴（或不伴）有高淀粉酶血症及凝血功能异常。当使用门冬酰胺酶时，应密切监测凝血功能。而反常的是，由于凝血因子的快速消耗，可见到血栓形成，尤其影响中枢神经系统。

**有丝分裂纺锤体抑制剂** 在细胞结构中，微管可形成有丝分裂纺锤体，在处于间期的细胞中，它们可以形成细胞的"脚手架"，许多运动及分泌的过程将依托于此进行。α 和 β 微管蛋白形成异二聚体，并通过重复的非共价多聚体组成微管。长春新碱与微管蛋白二聚体结合，并使微管分解，这导致大量细胞停滞在 M 期。然而，G1 期 S 期的毒性反应也是十分明显的，反映了对正常细胞内微管活动的作用。长春新碱由肝

第一部分 肿瘤学

代谢，当肝功能不全时，应注意调整剂量。该药是较强的起疱剂，可以局部热疗或透明质酸酶治疗。以临床剂量进行静脉注射可导致神经毒性，表现为手套征及袜子征。急性的神经影响包括下巴疼痛、麻痹性肠梗阻、尿潴留以及抗利尿激素分泌失调综合征等，骨髓抑制并不经常见到。长春花碱与长春新碱类似，但前者有着更多的血小板降低以及黏膜炎与口腔炎。长春瑞滨是一种长春花生物碱，可以口服，与长春新碱和长春花碱相比有着不同的耐药模式。

紫杉类药物包括紫杉醇及多西紫杉醇。这些药物与长春花生物碱不同，它们使微管稳固以对抗解聚作用。"稳定"的微管无法进行正常活动，不能完成细胞周期所必需的结构和功能变化。紫杉醇是使用最为广泛的抗实体瘤药物，在卵巢癌、乳腺癌、卡波西肉瘤及肺癌中有效。紫杉醇进行静脉注射，药物需要以聚氧乙基代蓖麻油配制，后者可引起过敏反应。为了降低过敏反应的发生，紫杉醇在治疗前应使用地塞米松（在治疗 12h 及 6h 前予 8～16mg 口服或静脉注射），并在治疗 30min 前使用苯海拉明（50mg）及西咪替丁（300mg）。多西紫杉醇使用聚山梨酯 80 配制，除了过敏反应外还可导致液体潴留，经常在治疗前单独使用地塞米松或联用抗组胺药。白蛋白结合的紫杉醇有着等效的抗肿瘤活性，但降低了过敏反应的发生率。紫杉醇也可以导致过敏反应、骨髓抑制、感觉异常及手套征、袜子征等。心律失常可在 I 期及 II 期研究中观察到，多数为无症状的心动过缓，也有不同程度的传导阻滞。以上不良反应仅在少数患者中观察到。多西紫杉醇可引起相似程度的骨髓抑制及神经病变。过敏反应，包括支气管痉挛、呼吸困难及低血压等，发生在大约 25% 的患者中。液体潴留可能源于血管渗漏综合征，会加重之前存在的胸腔积液。多西紫杉醇在使用后会加重皮疹，表现为累及前臂伴有瘙痒的斑状丘疹，也可伴发指甲破坏与皮肤色素减退。与紫杉醇相比，多西紫杉醇可引起较多的口腔炎。卡巴他赛在前列腺癌当中有更好的效果，可能是因为药物可较好到达患处。

紫杉类药物耐药被认为与 p170 糖蛋白（*mdr* 基因产物）导致的药物流出相关，也与微管的突变相关。埃博霉素代表了一类微管稳定的药物，针对紫杉醇的耐药性所作出的优化。对紫杉类与蒽环类药物耐药的乳腺癌，伊沙匹隆被证明有效，它的副反应可以接受，包括骨髓抑制以及外周感觉神经病变。艾日布林是作用于微管的药物，用于紫杉类药物治疗后进展的患者，药物在作用类似于长春花生物碱，副反应方面类似于长春花生物碱及紫杉类药物。

雌莫司汀是合成的芥衍生物，可在具有雌激素受体的肿瘤中发挥作用。然而，没有证据表明其与 DNA 存在相互作用。但是，药物可导致细胞停留在中期，后续的研究发现，药物可与微管相关蛋白结合，导致微管功能异常。雌莫司汀与雌莫司汀结合蛋白（EM-BP）相结合，后者在前列腺癌组织中分布较多。与雌激素相关的胃肠道及心血管不良反应发生在约 10% 的患者中，包括心力衰竭及血栓栓塞现象。男性乳房发育症及乳头压痛也可出现。

**靶向化疗·激素受体靶向治疗** 类固醇激素受体相关分子是癌症治疗中重要的小分子药物靶点。在特定的组织中，这些受体和同源配体的结合可以改变基因转录过程并诱导凋亡。因此针对该靶点的药理效应与自身配体作用于非转录正常组织的效应相似，然而对于某些肿瘤，药理效应则是由间接效应介导的。在乳腺癌等瘤种中，靶激素受体的表达是使用该类药物所必需的，而在前列腺癌（雄激素受体表达）、淋巴样肿瘤（糖皮质激素受体表达）等瘤种中，相关受体则总是通常表达的。

在白血病和淋巴瘤中，糖皮质激素多以"脉冲式"高剂量给药，用以介导肿瘤细胞凋亡。高剂量糖皮质激素停药后引起的库欣综合征和肾上腺功能减退可能会成为严重的并发症，在免疫抑制的患者中还常常伴随感染，尤其是卡氏肺包虫肺炎，典型患者多在糖皮质激素冲击治疗疗程结束后几天发病。

他莫昔芬是一种雌激素受体部分拮抗剂，其抗瘤活性在乳腺癌雌激素受体阳性患者中比阴性或低表达患者高 10 倍。他莫昔芬被认为是分子靶向药物的范本。由于该药物在血管和子宫组织中的竞争活性，其副作用包括轻微增高的心血管合并症（血栓栓塞等）风险以及子宫内膜癌风险（长期使用，通常 >5 年）。促孕药物［包括醋酸甲羟孕酮、雄激素（如氟羟甲睾酮），甚至包括雌激素］在雌激素受体蛋白高表达的乳腺癌内分泌治疗中都有相似的活性，但雌激素因其显著的心血管和子宫组织活性并不常应用。

芳香化酶是指一类存在于不同组织（如卵巢、外周脂肪等）及肿瘤细胞中促进雌激素合成的酶家族。芳香化酶抑制剂可分为两类：一类是不可逆转的类固醇类似物，如依西美坦；另一类是可逆转抑制剂，如阿那曲唑和来曲唑。其中在绝经后雌激素受体阳性乳腺癌患者的辅助治疗中，阿那曲唑优于他莫昔芬；来曲唑则可在他莫昔芬治疗后继续给患者带来生存获益。芳香化酶抑制剂的副作用主要是可能增加的骨质疏松风险。

化学去势是前列腺癌的经典治疗方式。己烯雌酚（DES）可在下丘脑水平起到雌激素的作用，下调下丘脑促黄体素（LH）的产生，进而降低睾丸中睾酮的产生。睾丸切除术的疗效和中等剂量的 DES 相同，在初治的前列腺癌患者中有效率约为 80%，但前者不会引起 DES 的显著心血管副作用（包括血栓形成、冠状动脉性心脏病恶化等）。如果患者不接受睾丸切除术，抑制睾丸雄激素则可使用亮丙瑞林、戈舍瑞林等促黄体素释放素（LHRH）激动剂。这些药物引起 LHRH 受体的持续激活，使其丧失正常的脉冲式激活作用，进而引起垂体前叶 LH 释放减少。因此，作为前列腺癌的初始内分泌治疗，患者可以选择睾丸切除术或应用亮丙瑞林，但不能同时采用这两种方式。加用雄激素受体阻滞药（如氟他米特或比卡鲁胺等）能否延长总体治疗反应时间仍不明确。睾丸切除术或亮丙瑞林联合氟他米特应用被称为"全雄激素阻断"。恩杂鲁胺也可结合雄激素受体，并以独特的机制拮抗雄激素的作用。与芳香化酶抑制剂类似，该类药物及其衍生物可抑制睾丸、肾上腺和前列腺组织中睾酮和其他雄激素的合成。如阿比特龙可抑制 17α-羟化酶/C17，20 裂解酶（CYP17A1），在雄激素阻断治疗后疾病进展的前列腺癌患者中可发挥作用。

对初始内分泌治疗有效的肿瘤一般对二次或三次的内分泌治疗也会有所反应。因此他莫昔芬初始治疗有效的乳腺癌复发时，停用他莫昔芬或序贯应用芳香化酶抑制剂或孕酮均有显著的反应率。同样，氟他米特停药后进展的前列腺癌也可应用亮丙瑞林联合氟他米特。这种效应可能是由于突变的类固醇激素受体开始依赖拮抗剂作为生长因子，撤除拮抗剂反而可以抑制受体的功能。

对于表达类固醇激素受体的难治性乳腺癌和前列腺癌患者，治疗策略中还应分别考虑睾丸切除术和卵巢切除术后肾上腺合成雄激素和雌激素的能力。氨鲁米特或酮康唑可通过干扰类固醇激素代谢过程中的酶阻断肾上腺类固醇激素的合成。应用这些药物时需要联合皮质醇替代治疗以及在生理应激状态下糖皮质激素的补充。

对于潜在可分泌激素的肿瘤，激素调控机制也可以造成相关合并症。肾上腺皮质癌可以引起库欣综合征和性激素或雌激素过量的相关综合征。米托坦可通过减少类固醇激素合成减轻这些病症。胰岛细胞瘤可以引起致人衰弱的腹泻，其可通过生长抑素类似物奥曲肽进行治疗。分泌催乳素的肿瘤可通过多巴胺能激动剂溴麦角环肽进行有效控制。

**基于分型诊断的治疗** 开发这类药物的基础是首先明确该类药物的分子靶点在肿瘤诊断中的意义，该分子靶点可作为肿瘤分型依据，可将肿瘤分为不同特征的亚型。图 5-4 总结了 FDA 批准的靶向药物的作用

机制。在基于分型诊断的靶向药物治疗中，首先证明特异靶点的存在是药物合理选择的前提条件；而在针对致癌通路的靶向治疗中，尽管目前已有临床研究正在进行，但证实通路激活的特异性诊断并不是必须的，在某些情况下甚至是不可行的。表 5-5 列出了目前已获批的靶向化疗药物和它们的应用特点。

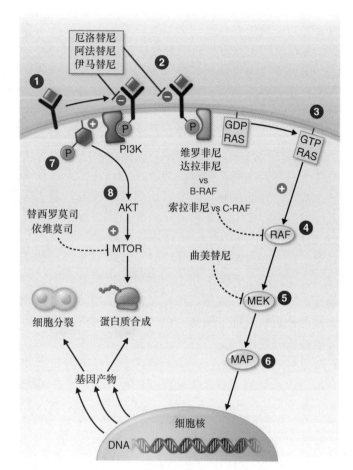

图 5-4　靶向化疗药物对细胞生长因子介导的信号通路转导的干扰示意图。生长因子结合到同源受体（1）后，在很多瘤种中可激活酪氨酸激酶活性，尤其是在受体二聚化（2）后。这导致受体自身磷酸化，适配蛋白质锚定。一条重要的通路激活发生在 RAS 家族原癌基因产物（3）GDP 替换为 GTP 后。GTP-RAS 激活 RAF 原癌基因激酶（4），导致激酶磷酸化级联反应（5，6），最终将信号传递调控基因功能，产生激活细胞周期进程的转录子，增加蛋白合成。与此同时，酪氨酸磷酸化受体可以激活磷脂酰肌醇-3-激酶产生磷酸化磷脂酰肌醇-3-磷酸脂（7）。这可以造成 AKT 激酶（8）活化，反过来刺激哺乳动物雷帕霉素靶蛋白激酶（mTOR），直接增加负责调节细胞生长的基因产物关键 mRNA 的翻译。厄洛替尼和阿法替尼是表皮生长因子受体酪氨酸激酶抑制剂的代表；伊马替尼可作用于非受体酪氨酸激酶 bcr-abl 或 c-KIT 膜结合酪氨酸激酶。维罗非尼和达拉非尼作用于黑色素瘤中独特的 RAFB 异构体，索拉非尼可抑制 c-RAF。曲美替尼作用于 MEK。替西罗莫司和依维莫司抑制 mTOR 激酶以下调癌基因 mRNA 的翻译

第一部分

肿瘤学

| 表 5-5 | 分子靶向药物 | | |
|--------|-------------|--|--|
| 药物 | 靶点 | 副作用 | 注意事项 |
| **基于分型诊断的蛋白激酶拮抗剂** | | | |
| 伊马替尼 | Bcr-Abl 融合蛋白（CML/ALL）；c-kit 突变，PDGFR 变异（消化道间质瘤、嗜酸性粒细胞综合征） | 恶心<br>眶周水肿<br>罕见充血性心力衰竭<br>QTc 延长 | 用于实体瘤患者时骨髓抑制不常见 |
| 尼洛替尼 | Bcr-Abl 融合蛋白（CML）及某些伊马替尼耐药变异型 | 与 CYP3A4 代谢药物互相干扰<br>充血性心力衰竭<br>肝毒性<br>甲状腺功能减退 | 慢性期和伊马替尼耐药 |
| 达沙替尼 | Bcr-Abl 融合蛋白（CML/ALL）；野生型及伊马替尼耐药变异型 | 骨髓抑制（出血、感染）<br>肺动脉高压<br>充血性心力衰竭<br>液体潴留<br>QTc 延长 | 慢性期及伊马替尼或尼洛替尼耐约 |
| 伯舒替尼 | Bcr-Abl 融合蛋白（CML）；野生型及伊马替尼耐药变异型 | 骨髓抑制<br>肝毒性<br>QTc 延长 | 慢性期及伊马替尼或尼洛替尼耐药 |
| 帕纳替尼 | Bcr-Abl 融合蛋白（CML）的 T315I 变异 | 高凝<br>肝毒性<br>充血性心力衰竭<br>胰腺炎<br>神经毒性<br>皮疹 | |
| 吉非替尼 | 作为表皮生长因子受体 ATP 位点突变的非小细胞肺癌的一线治疗 | 腹泻<br>间质性肺炎 | 在美国，仅有用于二线治疗非小细胞肺癌时的有利结果记载 |
| 埃罗替尼 | 作为表皮生长因子受体 ATP 位点突变的非小细胞肺癌的一线治疗；作为野生型表皮生长因子受体非小细胞肺癌的二线治疗 | 皮疹<br>腹泻<br>罕见间质性肺炎 | 餐前 1h，餐后 2h |
| 阿法替尼 | 作为表皮生长因子受体 ATP 位点突变的非小细胞肺癌的一线治疗 | 腹泻<br>皮损 | 与 Pgp 抑制剂相互作用 |
| 克唑替尼 | EML4-Alk 融合蛋白 | 间质性肺炎<br>肝毒性<br>QTc 延长<br>心动过缓 | |
| 维罗非尼 | 黑色素瘤 BRAF 蛋白 V600E 突变 | 恶心<br>皮疹<br>皮损<br>继发皮肤肿瘤 | |
| 达拉非尼 | 黑色素瘤 BRAF 蛋白 V600E 突变 | 皮损<br>继发皮肤肿瘤 | |
| 曲美替尼 | 黑色素瘤 BRAF 蛋白 V600E 突变（既可作为单药也可与达拉非尼合用） | 皮疹<br>恶心<br>淋巴水肿 | 与达拉非尼合用，继发肿瘤、出血、静脉血栓、充血性心力衰竭、视觉异常、高血糖 |
| **基于分型诊断的维甲酸** | | | |
| 维甲酸 | APL t（15，17） | 致畸<br>皮损 | 急性早幼粒细胞白血病分化综合征；肺通气功能障碍/浸润，胸腔/心包积液，发热 |

| 表 5-5 | 分子靶向药物（续） | | |
|---|---|---|---|
| 药物 | 靶点 | 副作用 | 注意事项 |
| **非基于分型诊断的药物** | | | |
| **类维甲酸** | | | |
| 贝沙罗汀 | 侵犯皮肤的淋巴瘤 | 高胆固醇血症<br>高甘油三酯（三酰甘油）<br>血症<br>皮损<br>致畸 | 中枢性甲状腺功能减退 |
| **多重激酶抑制剂** | | | |
| 索拉非尼 | 肾细胞，肝细胞，分化型甲状腺癌 | 腹泻<br>手足综合征<br>其他皮疹<br>高血压<br>充血性心力衰竭 | 靶点 c-raf、VEGFR |
| 帕唑帕尼 | 肾细胞癌，软组织肉瘤 | 乏力<br>腹泻/消化道表现<br>高血压<br>血栓形成<br>QTc 改变 | 靶点 VEGFR、c-kit、PDGFR |
| 瑞戈非尼 | 二线治疗结直肠癌；消化道间质瘤 | 高血压<br>手足综合征<br>血栓形成<br>穿孔 | VEGFR/TIE2 |
| 舒尼替尼 | 肾细胞癌，胰腺神经内分泌肿瘤，消化道间质瘤<br>乏力<br>腹泻<br>中性粒细胞减少 | 靶点 VEGFR | |
| 凡德他尼 | 甲状腺髓样癌 | 腹泻<br>皮疹<br>高血压<br>QTc 延长<br>血栓形成 | 靶点 VEGFR、ret、EFGR |
| 卡博替尼 | 甲状腺髓样癌 | 高血压<br>影响伤口愈合<br>瘘<br>股骨头坏死<br>蛋白尿 | 靶点 VEGFR、c-met |
| 阿西替尼 | 肾细胞癌，二线治疗 | 腹泻/其他消化道症状<br>乏力<br>手足综合征 | 靶点 VEGFR、PDGFR、c-kit |
| **蛋白酶体抑制剂** | | | |
| 硼替佐米 | 多发性骨髓瘤、套细胞淋巴瘤 | 神经毒性<br>血小板减少<br>消化道症状 | |
| 卡非佐米 | 多发性骨髓瘤、二线治疗 | 输液反应<br>充血性心力衰竭<br>血小板减少<br>肺损伤<br>肿瘤细胞溶解 | |

| 表 5-5 | 分子靶向药物（续） | | |
|---|---|---|---|
| 药物 | 靶点 | 副作用 | 注意事项 |
| **组蛋白去乙酰化酶抑制剂** | | | |
| 伏立诺他 | 侵犯皮肤的 T 细胞淋巴瘤、二线治疗 | 乏力<br>腹泻<br>血小板减少<br>栓塞 | |
| 罗米地辛 | 侵犯皮肤的 T 细胞淋巴瘤、二线治疗 | 恶心<br>呕吐<br>血细胞减少<br>心脏传导异常 | |
| **mTOR 抑制剂** | | | |
| 替西罗莫司 | 肾细胞癌、二线治疗或不良预后 | 口腔炎<br>血小板减少<br>二线<br>厌食，乏力<br>代谢紊乱（糖、脂） | |
| 依维莫司 | 肾细胞癌晚期，室管膜下巨细胞星形细胞瘤，乳腺癌（激素受体阳性、雌激素抵抗），胰腺神经内分泌肿瘤 | 口腔炎<br>乏力 | |
| **其他** | | | |
| 三氧化二砷 | 急性早幼粒细胞白血病 | QTc 延长 | 急性早幼粒细胞白血病分化综合征（见维甲酸） |
| 维莫德吉 | 转移性基底细胞癌 | 消化道反应<br>脱发<br>乏力<br>肌痉挛<br>味觉障碍 | 靶点 hedgehog（Hh）信号通路平滑受体 |

第五章 癌症的治疗原则

在血液系统肿瘤中，伊马替尼是这类药物的典型代表。伊马替尼的靶点是 $p210^{bcr-abl}$ 蛋白酪氨酸激酶的 ATP 结合位点，$p210^{bcr-abl}$ 蛋白酪氨酸激酶是慢性粒细胞白血病（CML）中 9；22 染色体易位形成的费城染色体的产物。在 CML 慢性期的初始治疗中，伊马替尼的疗效优于干扰素联合化疗。而在急性期，该药物活性偏低，因细胞可能出现 $p210^{bcr-abl}$ 自身的额外突变或是其他遗传损伤。该药物的副作用在多数患者中是相对可耐受的，主要包括肝功能损害、腹泻和液体潴留等。另外，极少数患者还会出现心功能减低，在停药后仍可能持续存在。伊马替尼的疗效成为决定 CML 患者接受移植治疗时机的一部分。尼洛替尼也是一种酪氨酸蛋白激酶抑制剂，活性谱和伊马替尼类似，但对特定的患者来说效价更高，耐受性也可能更好。达沙替尼是另一种 $p210^{bcr-abl}$ 癌基因蛋白的抑制剂，对某些特定的突变类型有效。而这类突变对伊马替尼耐药，可以表现为原发耐药，也可在伊马替尼使用过程中诱导产生。达沙替尼还对 src 酪氨酸蛋白激酶家族具有抑制作用，这种抑制作用使其在造血系统肿瘤和部分 src

激酶活化的实体瘤治疗中发挥了一定作用。$p210^{bcr-abl}$ 的 T315I 突变对伊马替尼、尼洛替尼、伯舒替尼和达沙替尼均具有抵抗性，而帕纳替尼则对此类突变有效，后者需要注意其血栓栓塞毒性。这类药物的应用不单针对 $p210^{bcr-abl}$ 酪氨酸激酶靶点，还对 ATP 结合位点的不同突变有效。

全反式维甲酸（ATRA）的靶点是早幼粒细胞白血病维甲酸受体（RAR）α 融合蛋白，这种蛋白是多数急性早幼粒细胞白血病中 15；17 染色体易位产生的致病蛋白。通过口服给药，ATRA 可以使肿瘤性早幼粒细胞分化为成熟粒细胞并降低出血并发症发生率。该药物的主要副作用包括伴或不伴大脑假瘤的头痛、消化道毒性和皮肤毒性。

在上皮实体瘤中，小分子的表皮生长因子（EGF）拮抗剂通过结合 EGF 受体酪氨酸激酶 ATP 结合位点发挥作用。在早期临床研究中，吉非替尼在小部分非小细胞肺癌（NSCLC）中被证明有效。该药物的副作用一般可接受，主要为皮疹和腹泻。对治疗有效患者的后续分析显示这些患者 EGF 受体突变活化率较高。

吉非替尼初治有效但随后进展的情况，可能是由酶的获得性额外突变导致的，这与 CML 中伊马替尼抵抗的发生类似。厄洛替尼是另一种 EGF 受体酪氨酸激酶抑制剂，在 NSCLC 临床研究中提示疗效更好，此外在 EGF 受体初始为野生型并且在疾病进展后才开始治疗的这部分亚组患者中也观察到了总生存获益。尽管 EGF 受体野生型患者可能从厄洛替尼治疗中获益，但在进展期 NSCLC 中，EGF 受体酪氨酸激酶的突变情况仍被认为是厄洛替尼和阿法替尼一线治疗的基础。同样，在 alk 阳性 NSCLC 的初始治疗中，针对 alk 原癌基因融合蛋白的克唑替尼具有一定价值。拉帕替尼是一种同时对 EGF 受体和 HER2/neu 具有拮抗活性的酪氨酸激酶抑制剂，在 HER2/neu 癌蛋白表达的乳腺癌治疗中具有重要意义。

除了对 p210$^{bcr-abl}$ 激酶外，伊马替尼还对 c-kit 酪氨酸激酶（steel 生长因子受体，也被称作干细胞因子）、血小板源性生长因子受体（PDGFR）具有活性，这两种受体都表达于胃肠间质瘤（GIST）。伊马替尼在 GIST 治疗中具有临床意义，而此前 GIST 以对化学治疗抵抗而著称。伊马替尼的活性程度根据肿瘤中 kit 或 PDGFR 的突变亚型而有所不同。

BRAF V600E 突变见于相当比例的黑色素瘤、甲状腺肿瘤和毛细胞白血病中，临床前研究模型提示 BRAF V600E 突变在这些肿瘤中会驱动致癌信号转导。维罗非尼和达拉非尼对 BRAF V600E 丝氨酸激酶活性具有选择性抑制作用，二者在 BRAF V600E 突变的黑色素瘤中均有良好的治疗反应，但许多患者将其作为单药治疗时会出现早期复发。曲美替尼通过非 ATP 结合位点机制直接抑制 MEK 丝氨酸激酶，作用于 BRAF V600E 下游，在 BRAF V600E 突变黑素瘤中同样具有显著的治疗反应。曲美替尼和达拉非尼联合应用可作用于 BRAF V600E 通路中 2 个基因激活位点，具有更好的抗癌活性。

**致癌活化通路** 此类药物作用于促进肿瘤细胞生存的特异性调节分子，但目前不需要在治疗前证实这些特定靶点或其变异的存在。

"多靶点"激酶拮抗剂是一类小分子 ATP 位点拮抗剂，可抑制多种蛋白激酶，在多种实体瘤治疗中具有重要意义。这类药物中对血管内皮生长因子受体（VEGFR）酪氨酸激酶具有突出活性的药物在肾细胞癌的治疗中可发挥作用。索拉非尼是一种 VEGFR 拮抗剂，对 raf 丝氨酸-苏氨酸蛋白激酶具有活性，瑞戈非尼是一种高度相关的药物，在复发的进展期结肠癌中具有一定价值。帕唑帕尼也在 VEGFR 位点有显著作用，在肾癌和软组织肉瘤中具有抗癌活性。舒尼替

尼具有抗 VEGFR、抗 PDGFR 和抗 c-kit 活性，在肾细胞癌和 GIST 中具有显著疗效并可稳定疾病。抗 VEGFR 药物的主要副作用是高血压和蛋白尿，更罕见的副作用包括出血凝血障碍及消化道病变瘢痕处穿孔。其他副作用还有乏力、腹泻、手足综合征等。手足综合征表现为四肢远端红斑、脱皮，在部分病例中需要调整药物剂量，在应用索拉非尼时要尤其注意。

替西罗莫司和依维莫司是哺乳动物雷帕霉素（mTOR）的靶向抑制剂，在肾癌中具有活性。这些药物可引起口腔炎、乏力、部分高脂血症（10%）、骨髓抑制（10%）和罕见的肺毒性。依维莫司还应用于表现出对内分泌治疗抵抗的激素受体阳性的乳腺癌患者以及特定的神经内分泌肿瘤和脑肿瘤中。这些神经内分泌肿瘤和脑肿瘤患者具有 mTOR 活化通路的散发或遗传性突变。

在血液系肿瘤中，硼替佐米是一种蛋白酶体抑制剂。蛋白酶体是一种多亚基组合物，其负责选择性蛋白降解，这些蛋白在调节转录因子活化过程中起重要作用，包括核因子-κB（NF-κB）和细胞周期调控蛋白。硼替佐米在多发性骨髓瘤和特定的淋巴瘤中具有活性，副作用包括神经病变、伴或不伴低钠血症的直立性低血压和可逆的血小板减少等。卡非佐米是一种化学成分上和硼替佐米无关的蛋白酶体抑制剂，没有显著的神经病变副作用，但可引起细胞因子释放综合征，并进一步产生心肺应激。其他在多发性骨髓瘤和血液系肿瘤中具有活性的药物还包括沙利度胺相关的免疫调节药物，包括来那度胺和泊马度胺。这些药物都可抑制骨髓微环境中的异常血管生成，影响间质细胞免疫功能以改变利于骨髓瘤细胞生长的细胞因子环境。沙利度胺虽然具有临床活性，但其具有显著的血细胞减少、神经病变、促凝血、中枢神经系统毒性等副作用，这些副作用在其他同类药物中较弱，但在这些药物应用过程中长需要同时应用预防性抗凝治疗。

依鲁替尼是一类新的作用于布鲁顿酪氨酸激酶的抑制剂的典型代表，后者对 B 细胞的功能具有重要作用。依鲁替尼最早核准用于套细胞淋巴瘤，后发现在一部分依赖于 B 细胞抗原受体信号的 B 细胞肿瘤中具有潜在应用价值。雅努斯（Janus）激酶同样作用于一系列细胞因子受体下游，可放大细胞因子信号。鲁索利替尼等雅努斯激酶抑制剂已被核准用于骨髓纤维化以改善脾大和其他全身症状。

伏立诺他是一种组蛋白去乙酰化酶抑制剂。组蛋白去乙酰化酶的功能是负责维持 DNA 中组蛋白的正确定位，并使之具有转录启动的功能。乙酰化的组蛋白可使转录因子接近靶基因，进而增加在肿瘤中被选

择性抑制的基因表达。这种结果可使细胞分化成为一种更接近正常的细胞表型，或是通过内源性细胞周期进程调节因子表达使细胞周期停滞。伏立诺他被临床核准用于皮肤 T 细胞淋巴瘤的治疗，可显著改善皮肤病变且副作用极少。罗米地辛是一类不同的组蛋白去乙酰化酶抑制剂分子类型，在皮肤 T 细胞淋巴瘤中同样具有活性。贝沙罗汀是一种合成的维甲酸类 X 受体配体，也可应用于皮肤 T 细胞淋巴瘤的治疗。

DNA 甲基转移酶抑制剂，包括 5-氮杂胞苷和 2′-脱氧-5-氮杂胞苷（地西他宾），同样可增加肿瘤发病过程中沉默的基因的转录，在上述过程中，药物通过对甲基化胞嘧啶发挥去甲基化作用，而甲基化胞嘧啶的产生被认为是一种 DNA 的表观遗传修饰（例如，在 DNA 复制后）。这些药物最早被认为是抗代谢药物，但在骨髓异常增生综合征和特定的白血病患者中低剂量应用具有一定的临床价值。

## 癌症生物治疗

**原则**　生物治疗的目标是操控宿主-肿瘤的相互作用使其利于宿主，这个目标的达成需要在某个最优生物剂量下，因此不同于最大耐受剂量。作为一种新的治疗门类，生物治疗应和分子靶向药物进行区分，区别点在于很多生物治疗需要部分肿瘤细胞（如沉默基因的再表达或抗原表达）或部分宿主（如免疫效应）的主动反应来达到治疗效果。这可能和定义更窄的抗增殖或凋亡反应形成了对比，而抗增殖和凋亡反应是上文讨论的分子靶向药物的最终目标。尽管如此，分子靶向药物和生物治疗的评估和应用策略还是存在很多共性的。

**免疫细胞介导治疗**　肿瘤具有多种逃避免疫系统的方法：①肿瘤常和其来源的正常组织仅有微小的差异；②肿瘤可以下调其主要组织相容性复合体抗原，可有效逃避 T 细胞识别；③肿瘤向免疫系统的抗原呈递低效；④肿瘤可将自身隐蔽于纤维蛋白保护层内以尽量减少和免疫监视机制的接触；⑤肿瘤可产生一系列可溶性分子，这些分子包含潜在的免疫靶点，从而干扰免疫系统识别肿瘤细胞，还可杀灭或灭活免疫效应细胞。有些细胞产物初始可使免疫反应分化偏离细胞免疫（从 Th1 应答转变为 Th2 应答），最终导致具备抑制肿瘤及细胞毒功能的 T 细胞缺失。癌症的治疗会进一步抑制患者的免疫功能。一些新的治疗策略仍处于验证中，以克服这些障碍。

**细胞介导免疫**　免疫系统可在临床发挥有效的抗肿瘤作用的最确切证据来源于同种异体骨髓移植。来

自供体的过继输入的 T 细胞在患有肿瘤的宿主体内增殖，将肿瘤识别为异体来源，可以介导显著的抗肿瘤效应（移植物抗肿瘤效应）。目前有 3 种试验性手段来充分利用 T 细胞的肿瘤细胞杀伤能力。

1. 同种异体 T 细胞输注：该方法有 3 种形式，即同种异体骨髓移植、同种异体骨髓移植骨髓恢复后纯化淋巴细胞输注、免疫抑制治疗（非清髓性）后纯化淋巴细胞输注（也被称为微移植）。在每一种形式中，效应细胞都是供体的 T 细胞，将肿瘤识别为异体来源，这可能是通过次要组织相同性的差异进行识别的。这种治疗的主要风险是发生移植物抗宿主反应，这是由于癌细胞和正常宿主细胞之间差异微小导致的。这种方法在特定的血液系肿瘤中非常有效。

2. 自体 T 细胞输注：在这种方法中，肿瘤患者自身的 T 细胞被提取，在体外经过一系列处理后重新回输到患者体内。自体 T 细胞的处理方法主要有 3 种。第一，肿瘤抗原特异性 T 细胞可在输注前几周时间内在体外扩增至较大数量。第二，患者的 T 细胞可在体外短期内通过暴露于抗 CD3 和抗 CD28 等多克隆刺激物而激活，然后在回输后通过 IL-2 等刺激后在宿主体内扩增。这些细胞短期离体可使其克服肿瘤介导的 T 细胞缺失，这些细胞输送并归巢于疾病部位的能力要优于在体外培养数周的细胞。第三，将下述两种编码基因导入患者部分 T 细胞中，即同时包含针对肿瘤特异性抗原的 T 细胞受体和 T 细胞易化基因，在回输后，使细胞毒性 T 细胞归巢于表达这种抗原的肿瘤细胞。

3. 刺激 T 细胞免疫的肿瘤疫苗：仅表达于肿瘤内的突变癌基因可作为 T 细胞杀伤的识别靶点，这一发现极大地扩展了开发肿瘤疫苗的可能性。发现肿瘤细胞的不同点不再困难。但是，目前主要难点在于让肿瘤特异性多肽以一种形式呈递给 T 细胞。肿瘤本身在其抗原首次暴露于 T 细胞（预激）时抗原呈递能力很弱。预激最好通过专职的抗原呈递细胞（树突细胞）完成。因此，一系列试验性策略的目的就在于用肿瘤相关多肽预激宿主 T 细胞。粒细胞巨噬细胞集落刺激因子（GM-CSF）等疫苗佐剂可诱导抗原呈递细胞到含有肿瘤抗原的皮肤部位。这种方法已证实可根除滤泡性淋巴瘤的镜下残余病灶并可产生肿瘤特异性 T 细胞。纯化的抗原呈递细胞脉冲式接触肿瘤、肿瘤细胞膜或特定的肿瘤抗原后可成为肿瘤疫苗。Sipuleucel-T 就是这种类型的疫苗，其已被核准用于激素非依赖型前列腺癌的治疗。在这种方法中，患者接受白细胞清除术，从血液中移除单核细胞（其中包括抗原呈递细胞）。这些细胞在实验室中脉冲式接触含有一种前列腺

癌常表达的蛋白（前列腺酸性磷酸酶）的抗原融合蛋白，和 GM-CSF 混合，在细胞成熟后具有更强的将抗原呈递给免疫效应细胞的能力。这些细胞之后回输到患者体内，治疗过程耐受性良好。尽管在临床研究中没有记录到客观的肿瘤缓解证据，但是患者的中位生存期增加了 4 个月。肿瘤细胞还可以转染吸引抗原呈递细胞的基因。

另一种重要的疫苗策略是针对可最终导致人类癌症发生发展的致病传染源。乙型肝炎疫苗在流行病学层面来讲预防了肝细胞癌，一种四价人乳头瘤病毒疫苗预防了 70％的宫颈癌相关病毒感染。但是，这些疫苗对已经发生的病毒介导的癌症患者没有治疗效果。

**抗体介导的治疗方式**　一般来讲，抗体杀灭癌细胞的效果欠佳。由于肿瘤对宿主免疫系统的影响更多是使宿主产生抗体，而非产生细胞免疫，因此一般推断肿瘤更易逃避抗体。很多患者都被证实血清中含有针对其体内肿瘤的抗体，但这些抗体并没有影响其疾病进展。但是，通过杂交瘤细胞技术产生的极大量针对肿瘤的高亲和力抗体使得抗体在癌症治疗中得到应用。在这种方法中，抗体的制备是将抗原结合区嫁接

到人免疫球蛋白基因产物（嵌合体或人源化）上或是由含有人免疫球蛋白基因位点的小鼠重新合成获取。现在一般有三种方法来应用这些抗体：①肿瘤调节抗体，直接或间接以肿瘤细胞为靶点，调节肿瘤细胞内功能或是吸引免疫或间质细胞。②免疫调节抗体，以肿瘤细胞或宿主免疫细胞表达的抗原为靶点，主要调节宿主对肿瘤的免疫效应。③抗体复合物，可将抗体和药物、毒素或放射性同位素相关联，将这些"弹头"传送于肿瘤部位。表 5-6 列出了目前在应用或是具有前景的癌症治疗抗体的特点。

**肿瘤调节抗体**　针对 B 细胞淋巴瘤表达的 CD20 分子的人源化抗体（利妥昔单抗和奥法木单抗）是可以同时影响淋巴瘤生成驱动信号并激活针对 B 细胞肿瘤的免疫反应抗体的典型代表。在 B 细胞肿瘤治疗中，这些药物可以单药应用或是和化疗、放疗联合应用。Obinutuzumab 是一种改变了糖基化的抗体，增强了其结合补体的能力。该药物也直接针对 CD20 位点，在慢性淋巴细胞白血病的治疗中具有意义，可能在这种疾病中疗效优于利妥昔单抗。

曲妥珠单抗是最早发现的针对乳腺癌等上皮性肿

| 表 5-6 | 癌症治疗中应用的抗体 | |
| --- | --- | --- |
| **药物** | **靶点** | **适应证和应用特点** |
| 肿瘤调节抗体 | | |
| 利妥昔单抗 | CD20 | 用于 B 细胞肿瘤（也在自身免疫疾病中应用）；常见鼠源序列嵌合抗体；在初始治疗时，常见输液反应；感染再发，尤其是肝炎；进行性多灶性白质脑病；肿瘤溶解综合征 |
| 奥法木单抗 | CD20 | 用于慢性淋巴细胞性白血病；和利妥昔单抗相比，特点是有不同结合位点的全人源化抗体；融合反应强度减低 |
| 曲妥珠单抗 | HER2/neu | 用于 HER2/neu 表达的乳腺癌及消化道肿瘤；心脏毒性，尤其在既往应用蒽环类药物后，需要监测；输液反应 |
| 帕妥珠单抗 | HER2/neu | 用于乳腺癌；靶点是和曲妥珠单抗不同的结合位点，抑制 HER2 家族成员二聚化；输液反应；心脏毒性 |
| 西妥昔单抗 | EGFR | 用于 Ki-ras 癌基因野生型结直肠癌；头颈肿瘤和放疗联用；皮疹、腹泻、输液反应 |
| 帕尼单抗 | EGFR | 用于 Ki-ras 癌基因野生型结直肠癌；全人源化；输液反应减少；和西妥昔单抗相比，特点是为不同的 IgG 亚型 |
| 贝伐单抗 | VEGF | 转移性结直肠癌和非小细胞肺癌（非鳞癌）中和化疗联用；肾癌和恶性胶质瘤中单药应用；显著的高血压、蛋白尿、消化道穿孔、出血、血栓形成（动脉、静脉） |
| 免疫调节抗体 | | |
| 阿仑单抗 | CD52 | 用于慢性淋巴细胞白血病、T 细胞淋巴瘤；结合到细胞表面后激活补体；输液反应、过敏、肿瘤溶解、激活感染、血细胞减少 |
| Ipilimumab | CTLA4 | 用于黑色素瘤；抑制 CTLA4 对 T 细胞活化的阴性增殖信号，导致 T 细胞显著活化；副作用包括免疫介导的肝、皮肤、垂体、消化道毒性，严重时需类固醇激素治疗，但可抑制抗肿瘤效果 |
| Pembrolizumab | PD-1 | 用于不可切除或转移性的黑色素瘤以及 BRAFV600 突变但对 BRAF 抑制剂难治的病例；也可引起免疫相关性结肠炎、肝炎、下垂体炎，影响甲状腺功能；副作用严重时需要考虑类固醇治疗 |

缩写：EGFR，表皮生长因子受体，VEGF，血管内皮生长因子

第一部分　肿瘤学

瘤中 HER2/neu 受体过表达的抗体，在乳腺癌中可显著增强化疗的活性，同时也有部分单药应用的证据。曲妥珠单抗还能阻断 HER2/neu 来源的细胞内信号，并刺激免疫机制。抗 HER2/neu 抗体帕妥珠单抗主要针对 HER2/neu 负责和其他 HER2 家族成员二聚化的区域，更特异性地针对 HER2 信号功能，增加曲妥珠单抗的活性。

针对表皮生长因子（EGF）受体（EGFR）的抗体（如西妥昔单抗和帕尼单抗）在化疗难治性的结直肠癌中具有活性，和化疗联合应用可增加化疗疗效，在头颈部肿瘤中联合放疗作为初治方案。目前该类药物的具体机制还不明确。其对肿瘤的直接作用可能介导产生抗肿瘤增殖效应，同时刺激宿主免疫细胞或补体介导的反应机制参与到肿瘤细胞结合抗体的过程中来。另外，这些抗体可能改变促进肿瘤细胞生存的旁分泌因子的释放。

抗 VEGF 抗体贝伐单抗在单药应用时抗肿瘤疗效证据极少，但是和化疗药物联合应用时，可使结直肠癌和非鳞状细胞肺癌的细胞缩小，疾病进展时间延长。这种效应的机制目前仍不明确，可能和抗体改变药物传送和肿瘤摄取活性化疗药物的能力有关。阿帕西普并不是一种抗体，而是一种可溶的 VEGF 受体的 VEGF 结合域，可能以另一种不同的机制发挥作用，副作用也相当。

任何抗体应用过程中都可能出现意料之外的输注相关过敏反应，多局限于第一次输注时出现，可由糖皮质激素和（或）抗组胺药物进行预防。另外，不同抗体还会出现特异的综合征。抗 EGFR 抗体可产生痤疮样皮疹，对糖皮质激素软膏治疗效果欠佳。曲妥珠单抗（抗HER2）可以抑制心功能，尤其是当患者之前接受过蒽环类药物治疗时。贝伐单抗可引起一系列需引起临床注意的副作用，包括高血压、血栓形成、蛋白尿、出血、伴或不伴手术史的消化道穿孔等，这些副作用也可出现在调节 VEGFR 功能的小分子药物的应用过程中。

**免疫调节抗体**　单纯的免疫调节抗体可刺激免疫反应介导针对肿瘤的细胞毒性作用。第一代方法旨在激活补体，其代表是 CD52 抗体，用于慢性淋巴细胞性白血病和 T 细胞恶性肿瘤。基于对肿瘤-宿主相互作用更深入的理解，业已明确了针对肿瘤的细胞毒 T 细胞常被肿瘤细胞内上调的配体所抑制。程序性死亡配体 1（PD-L1，也被称作 B7-同系物 1）最早被认为是可以通过 T 细胞表达的受体（PD 受体）（图 5-5）诱导 T 细胞凋亡，而 PD 受体生理情况下可调节免疫反应的强度。存在于肿瘤间质中的 PD 家族的配体和受体还可调节巨噬细胞的功能。上述作用的发现促成

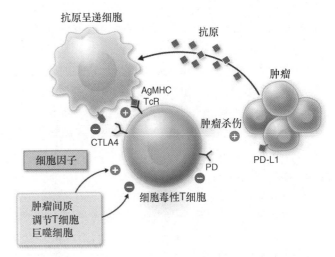

图 5-5　肿瘤微环境（肿瘤间质）示意图，包含辅助性 T 细胞、抑制性 T 细胞（调节其他免疫细胞功能）、巨噬细胞和细胞毒性 T 细胞。细胞间质中来自巨噬细胞和调节性 T 细胞的细胞因子调节细胞毒性 T 细胞的活性，可潜在杀灭肿瘤细胞。肿瘤细胞将抗原释放到间质中，并由抗原呈递细胞（APC）摄取。抗原呈递细胞将抗原加工成为多肽，由主要组织相容性复合物呈递给 T 细胞抗原受体，给细胞毒性 T 细胞杀灭含有该抗原的肿瘤细胞提供（＋）激活信号。阴性（－）信号抑制细胞毒性 T 细胞的活性，该信号包含两条途径，即来源于 APC 的 B7 家族阴性调节信号作用于 CTLA4 受体（位于 T 细胞）以及来源于肿瘤细胞表达的 PD-1 配体（PD-L1）信号作用于 PD 受体（位于 T 细胞）。由于上述信号通路都会减低 T 细胞的抗肿瘤效应，因此同时抑制 CTLA4 和 PD1 的功能就成为了一种刺激细胞毒性 T 细胞抗肿瘤活性的方法。来自免疫细胞和巨噬细胞的细胞因子可以为 T 细胞活性提供（＋）和（－）信号，目前作为新的免疫调节治疗方法已经在研究中

了如下假设的产生，即针对 PD 信号轴（包括抗 PD-L1 和抗 PD）的抗体可能通过重新激活针对肿瘤的免疫反应应用于癌症治疗。抗 PD 抗体 Nivolumab 和 Lambrolizumab 在黑色素瘤和肺癌等特定实体瘤中被证实可产生重要的免疫介导反应。

目前在黑色素瘤中已批准临床应用的 Ipilimumab 是针对表达于 T 细胞（而非肿瘤细胞）的抗 CTLA4（细胞毒性 T 淋巴细胞抗原 4）的抗体，抗 CTLA4 可接受抗原呈递细胞的信号并响应（图 5-5），还可以下调 T 细胞受肿瘤细胞抗原反应引起的增殖反应强度。实际上，对 CTLA4 轴的调控是最早证明针对 T 细胞生理功能的纯免疫调节抗体治疗在癌症治疗中是安全有效的，尽管这种作用发生在 T 细胞激活的极早期，并被认为在刺激 T 细胞的过程中有些非特异。Pembrolizumab 是一种被批准用于黑色素瘤的抗 PD 配体阻断剂，潜在不良事件的范围类似，但作用于肿瘤的微环境。实际上，Ipilimumab 应用中不良事件的基础是其显著的自身

免疫性肝、内分泌、皮肤、神经和消化道反应。糖皮质激素的及时应用可能减少严重的毒性，但可引起药物抗肿瘤作用的潜在减弱。对普通内科医生很重要的一点是这些事件可能发生于 Ipilimumab 应用后较晚的时间，而此时患者可能正获益于 Ipilimumab 的抗瘤疗效中。

另一类免疫调节抗体是"双特异性"抗体 blinatumomab，其由抗 CD19 抗原结合位点和抗 CD3 结合位点共同组成。由此，该抗体将使含有抗 CD3 活性的 T 细胞接近含有 CD19 抗原决定簇的 B 细胞。Blinatumomab 在急性淋巴细胞白血病等 B 细胞肿瘤中具有活性，而这些肿瘤可能没有显著表达利妥昔单抗的靶点 CD20。

**抗体复合物** 抗体和药物、同位素组成的复合物已在癌症治疗中发挥作用，通过将药物或同位素等毒性"弹头"直接运送到肿瘤细胞或其微环境中，增加这些药物的治疗指数。Ado-trastuzumab 是一种由 HER2/neu 靶向的曲妥珠单抗和一种高度毒性的抗微管药物（emtansine）组成的复合物，emtansine 这种药物直接应用于人体毒性过强。这种抗体-药物复合物在对单纯抗体耐药的乳腺癌患者中显示了显著活性。Brentuximab vedotin 是一种抗 CD30 抗体和另一种不同的微管毒性药物组成的抗体复合物，在富表达 CD30 的霍奇金淋巴瘤中具有活性。针对淋巴瘤 CD20 靶点的放射性复合物也已经核准应用［替伊莫单抗-tiuxetan（商品名：Zevalin），由钇-90 组成；或 $^{131}$I-托西莫单抗］。但对这些药物的毒性顾虑限制了其应用。

**细胞因子** 人体中有超过 70 种不同的蛋白和糖蛋白具有生物学效应，包括干扰素（IFN）α、β 和 γ、白细胞介素（IL）1～29（截至目前）、肿瘤坏死因子（TNF）家族［包括淋巴毒素、TNF 相关凋亡诱导配体（TRAIL）、CD40 配体等］、趋化因子家族等。其中只有一部分在癌症治疗中进行了检验，仅有 IFN-α 和 IL-2 现在常规应用于临床。

IFN-α 由大约 20 个不同基因编码，它们的生物学效应难以区分。IFN 诱导多种基因的表达，抑制蛋白质合成，在许多不同的细胞进程中发挥不同的作用。目前可商业获得的两种重组药物有 IFN-α2a 和 IFN-α2b。干扰素不能治愈任何肿瘤，但是可以诱导滤泡性淋巴瘤、毛细胞淋巴瘤、慢性粒细胞性白血病、黑色素瘤、卡波西肉瘤等产生部分反应。该药物已经在 II 期黑色素瘤、多发性骨髓瘤、滤泡性淋巴瘤中辅助应用，但对生存的影响还不明确。该药物可引起发热、乏力、流感样综合征、全身不适、骨髓抑制和抑郁，可诱导产生需临床注意的自身免疫病。IFN-α 一般不作为任何癌症的治疗选择。

IL-2 通过增强免疫功能间接产生抗肿瘤效应。IL-2 的生物活性是促进 T 细胞和自然杀伤（NK）细胞的增殖和活性。大剂量 IL-2 可以在转移性黑色素瘤、肾细胞癌的特定患者中引起肿瘤退缩。和这些肿瘤的其他治疗不同，2%～5% 的患者可出现持久的完全缓解。IL-2 和多种临床副作用相关，包括血管内容量损耗、毛细血管渗漏综合征、成人呼吸窘迫综合征、低血压、发热、寒战、皮疹、肝肾功能损害等。患者可能需要接受血压维持治疗或重症监护治疗来应对这些毒性。但是，一旦药物停用，大多数毒性可在 3～6 天内完全缓解。

**配体受体导向合成物** 细胞因子的高亲和力受体引出了细胞因子-毒素重复融合蛋白的构想，例如 IL-2 在含有白喉毒素片段的框架下同时表达。一种可商业获得的该类合成物在特定 T 细胞淋巴瘤中具有活性。同样，高亲和叶酸受体是叶酸-化疗药物共轭体的靶点。在这两个例子里，药物的效用来源于靶受体内吞并和药物或毒素成分解离的作用。

## 系统放射治疗

尽管全身照射在患者接受同种异体干细胞移植的准备中具有一定作用，上文提到的抗体也可以特异地以放射性同位素为靶点。系统应用碘盐同位素在甲状腺肿瘤的治疗中具有重要的地位，这是由于肿瘤细胞组分中碘转运的选择性上调。相似地，钐和镭同位素已经在前列腺癌严重骨转移的姑息治疗中发挥作用，这是由于其会选择性沉积在肿瘤-骨基质界面，从而潜在影响转移灶中肿瘤和间质细胞的进行性生长。

## 肿瘤治疗的耐药性

在 20 世纪末，肿瘤细胞对传统的细胞毒性药物的耐药机制被描述为肿瘤细胞对药物的吸收代谢和排出的缺陷。多基因耐药被定义为暴露在浓度逐渐增高的化疗药中的离体细胞系，因其载体蛋白家族的过表达，可以迅速将疏水性药物排出到细胞外的肿瘤细胞。尽管各国学者一直在努力希望通过操控载体蛋白达到促进化疗药物停留在肿瘤细胞的目的，但是截至目前仍然没有一项研究应用于临床。在耐药肿瘤细胞中，药物代谢酶（比如胞苷脱氨酶）的表达上调，这是所谓的"大剂量阿糖胞苷"治疗白血病的基础。另外一种耐药机制涉及药物靶点的增加。以二氢叶酸还原酶基因的扩增为例，在甲氨蝶呤耐药的患者和拓扑异构酶 II 调节物治疗后复发的拓扑异构酶 II 突变患者中存在二氢叶酸还原酶基因的扩增。

第二类耐药机制是药物和靶点结合后缺乏细胞调亡机制的激活。这种发生机制主要受特定类型肿瘤的生物学行为影响。比如，烷基鸟嘌呤烷基转移酶降低的患者是恶性胶质瘤中最容易从替莫唑胺治疗中获益的人群，但对于恶性上皮肿瘤来说，对替莫唑胺的治疗效果却没有任何预测价值。同样，卵巢癌对铂类的抵抗降低了凋亡基因 bax 的表达。这些发现提示对化疗敏感的肿瘤细胞位于表达药物相关细胞死亡调控基因的细胞中，从而形成了药物和敏感肿瘤细胞内的基因表达形成"合成杀伤"状态（第四章）。类似于酵母菌的突变，在无生理压力的情况下耐受良好，但有生理压力的情况下则会是致死性缺陷。而对于肿瘤而言，化疗诱导的细胞死亡反应类似于这种生理压力。

第三类耐药机制是针对致癌激酶的药物靶点的测序。因此，在一些伊马替尼耐药的慢性粒细胞白血病患者的 ATP 结合蛋白 p210[bcr-abl] 存在突变，这也促进了对抗突变蛋白药物的筛查和研发。这一耐药机制与肺癌表皮生长因子受体拮抗剂易瑞沙和特罗凯的耐药机制完全类似。

最后一类肿瘤耐药机制包括上调替代物从而激活旁路途径。因此，最初对 BRAF V600E 拮抗剂类（如维罗非尼）药物敏感的黑色素瘤可以通过上调绕过被药物阻断通路的亚型而实现再活化。同样，抑制乳腺癌细胞中的 HER2/neu 信号通路可以出现明显的肿瘤信号通路，类如 PI3 激酶。与非小细胞肺癌类似，表皮生长因子受体抑制剂的治疗会导致在耐药肿瘤细胞内出现明显的 c-met 原癌基因依赖的信号通路。

肿瘤对不同治疗的敏感性是肿瘤内潜在药物靶点的表达或突变的结果，这推动了基因技术包括全外显子测序技术来确定肿瘤的主要通路。将基因检测的结果应用于临床的最大的问题在于在肿瘤的自然病程中，其信号通路会发生改变，并且肿瘤在不同部位可能存在不同的基因突变类型。

# 肿瘤治疗过程中的支持治疗

## 骨髓抑制的治疗

常见的细胞毒性药物，几乎均影响骨髓功能，其影响的程度将决定某一治疗方案的最大耐受剂量。正常的血流动力学将影响每一种有形成分的敏感性和次序。在使用细胞毒性药物时，多形核白细胞（$t_{1/2}=6\sim8h$），血小板（$t_{1/2}=5\sim7d$），红细胞（$t_{1/2}=120d$）受到的影响由重到轻。每一类细胞因化疗反应而导致数目降至最低是有各自特点的。中性粒细胞减少至最低通常发生在使用蒽环类、抗叶酸类和抗代谢类药物后的 $6\sim14$ 天。烷化类的各种药物所致细胞减少的时间则各不相同。亚硝基脲、三嗪咪唑胺、甲苄肼通常会导致延迟性骨髓毒性，首次发生多在用药后 6 周左右。

骨髓抑制的并发症主要来自于可预测的血细胞功能缺失。发热伴粒细胞缺乏是指罹患骨髓肿瘤或应用细胞毒药物造成中性粒细胞的不可控的减少伴发热（指 24h 内 1 次体温 $\geq38.5$℃，或 3 次体温 $\geq38$℃而 $<38.5$℃）。不可控感染造成的死亡率同中性粒细胞数目成反比。如果中性粒细胞的最低值大于 $1000/\mu l$，那么死亡率很低；如果小于 $500/\mu l$，那么死亡率会显著增加。中性粒细胞缺乏伴发热的主要处理方式为传统的经验性抗生素覆盖治疗（第六章）。抗生素的选择主要取决于感染与特定肿瘤的预期相关性，准确的体格检查（包括详细检查导管置入区域，牙齿、黏膜表面以及直肠和生殖器的轻触诊），胸部 X 线，细菌涂片革兰氏染色以及血、尿、唾液培养，从而确定感染灶部位。在缺乏明确感染灶时，可以将广谱的 β 内酰胺类联合抗假单胞菌类药物治疗作为经验性治疗，比如头孢他啶。根据患者的具体情况添加万古霉素控制潜在的皮肤源性感染（直至被排除或证明是甲氧西林敏感的），或增加甲硝唑或亚胺培南来对抗腹腔或其他厌氧菌感染。当并存肺部损伤时，将增加潜在病原体感染的风险，包括军团杆菌、肺孢子虫和真菌感染的可能，需要进一步检查评估，比如支气管镜检查或肺泡灌洗。发热伴粒细胞缺乏可以分为两个预后组。第一组是中性粒细胞短时间降低，并且没有低血压、腹痛或其他局部症状，可能单纯通过口服药物治疗，比如环丙沙星、莫西沙星或阿莫西林联合克拉维酸。一个预后不佳的征象是患者出现长时间白细胞减少，伴有败血症、器官衰竭，尤其是肺炎。这些患者需要根据其临床表现调整抗生素，如果患者持续存在发热伴中性粒细胞减低 7 天以上而未确定明确感染灶时，需增加经验性抗真菌药物的使用。

输血对于中性粒细胞减少并无治疗作用，这主要是由于粒细胞半衰期极短、机械脆性，以及输血后白细胞淤滞造成的肺损伤。相反，通过使用集落刺激因子（CSF）来刺激骨髓，可以增加粒细胞造血。早期作用因子，如白细胞介素-1，白细胞介素-3 和干细胞因子的作用效果不如晚期作用因子（比如粒细胞集落刺激因子、粒细胞巨噬细胞刺激因子、促红细胞生成素、促血小板生成素、白细胞介素-6 和白细胞介素-11）。在临床实践中，集落刺激因子很容易被过度使用。已被证明有效的集落刺激因子是有限的。粒细胞集落刺激因子、粒细胞巨噬细胞刺激因子、促红细胞生成素和白细胞介素-11 目前批准应用于临床。美国临床肿瘤学会已制定了关于粒细胞集落刺激因子以及粒细胞巨噬细胞刺激因子的使用指南（表5-7）。

| 表 5-7 | 临床应用粒细胞或粒细胞巨噬细胞集落刺激因子的适应证 |
|---|---|
| **预防性使用** | |
| 在化疗的第一周期（所谓集落刺激因子一级应用） | |
|   不常规使用 | |
|   如符合以下条件，则需要使用： | |
|     发热伴中性粒细胞缺乏的概率≥20% | |
|     有已存在的中性粒缺乏或活动性感染 | |
|     年龄>65 岁患者根治性治疗淋巴瘤或采用类似方案治疗其他肿瘤 | |
|     一般状态较差 | |
|     大剂量化疗 | |
|     在临床研究或有获益证据的剂量密集型化疗 | |
| 序贯化疗，之前的化疗周期中出现中性粒细胞缺乏伴发热（所谓集落刺激因子的二级应用） | |
|   短期的中性粒细胞缺乏不伴发热不需要使用 | |
|   如符合以下条件，则需要使用： | |
|     患者在之前的化疗周期存在发热伴粒细胞缺乏 | |
|     粒细胞缺乏（即使不伴发热）造成了化疗延迟 | |
| **治疗性应用** | |
| 中性粒细胞缺乏不伴发热的患者 | |
|   无获益证据 | |
| 中性粒细胞缺乏伴发热的患者 | |
|   无获益证据 | |
|   迫于临床病情恶化而选择使用，如败血症、肺炎、真菌感染，但获益证据不明确 | |
| 在骨髓或外周血干细胞移植的患者 | |
|   使用调动骨髓造血干细胞 | |
|   使用加速骨髓恢复 | |
| 在急性髓性白血病患者 | |
|   粒细胞集落刺激因子具有很少获益或不获益 | |
|   粒细胞巨噬细胞集落刺激因子不获益或有害 | |
| 在骨髓增生异常综合征患者 | |
|   没有常规获益 | |
|   在中性粒细胞缺乏和反复感染患者中间歇使用 | |
| **药物如何使用** | |
| 粒细胞集落刺激因子：每日 5mg/kg，皮下注射 | |
| 粒细胞巨噬细胞集落刺激因子：每日 250mg/m²，皮下注射 | |
| 培非格司亭：化疗后 24h 予以一剂 6mg | |
| **治疗的开始和结束** | |
| 如有使用指征，化疗后 24～72h 开始 | |
| 持续应用，直到中性粒细胞计数达 10 000/ul | |
| 不要同时使用化疗或放疗 | |

来源：From the American Society of Clinical Oncology：J Clin Oncol 24：3187，2006.

患者化疗后接受预防性集落刺激因子治疗（即在完成化疗后短时间内予以集落刺激因子从而减少白细胞下降），仍有 20% 患者出现发热伴粒细胞缺乏。剂量密集型方案，即在化疗后即刻予以集落刺激因子也可能获益，但仍需进行相关临床研究。在一些研究报道中，使用集落刺激因子可使发热伴粒细胞缺乏发生率减少 50%。然而，大部分患者没有如此高的中性粒细胞缺乏伴发热的风险，因此，多数患者最初不需要接受粒细胞集落刺激因子或粒细胞巨噬细胞集落刺激因子。在一些特殊情况下，比如既往有粒细胞缺乏伴发热的病史，或有一些高危因素，如：年龄>65 岁患者行淋巴瘤根治性化疗、之前的放疗或化疗造成广泛的骨髓损伤、开放伤口或深部感染时，需要予以粒细胞集落刺激因子或粒细胞巨噬细胞集落刺激因子治疗。对于中性粒细胞缺乏但不伴发热的患者，或者发热伴粒细胞缺乏的风险很低的患者，不推荐使用粒细胞集落刺激因子或粒细胞巨噬细胞集落刺激因子。对于接受同步放化疗的患者，尤其是胸部肿瘤的患者，也不推荐常规使用粒细胞集落刺激因子或粒细胞巨噬细胞集落刺激因子。相反，对于发热伴粒细胞缺乏的高危患者以及有器官损害证据的，包括败血症、真菌感染、住院期间发热、肺炎、重度粒细胞减少（<0.1×10⁹/L）或年龄>65 岁者，使用粒细胞集落刺激因子是合理的。

二级预防是指患者在上一周期化疗过程中出现了粒细胞缺乏并发症并使用过集落刺激因子，减低化疗剂量或延迟化疗是一个合理的替代选择。除了长效的粒细胞集落刺激因子（如培非格司亭）以外，需在下次化疗开始前 14 天以上开始使用，其余粒细胞集落刺激因子或粒细胞巨噬细胞集落刺激因子通常在化疗结束后 24～72h 开始使用，直到中性粒细胞数达到 10 000/μl。同时，粒细胞性白血病在诱导化疗期间会有轻度的中性粒细胞减低，对于老年人而言，在化疗后予以粒细胞集落刺激因子可能会有获益，但长期结果仍无定论。尽管缺乏"一对一"的比较，但粒细胞巨噬细胞集落刺激因子的应用可能比粒细胞集落刺激因子更受限制，通常用于自体骨髓移植的患者。粒细胞巨噬细胞集落刺激因子通常容易出现更多的全身副反应。

在实体肿瘤患者接受细胞毒药物化疗时，严重的血小板减少症并不常见（含卡铂的化疗方案除外），但经常在血液系统肿瘤，肿瘤侵犯骨髓的患者中出现。在血小板数小于 20 000/μl 时，严重的血小板减少伴出血的风险增加，当血小板计数小于 5000/μl 时，出血非常普遍。

在没有出血合并症时，输注血小板的指征是血小板计数≤10 000/μl。这不仅是考虑到频繁输血的经济花费，不必要的血小板输注也会增加患者同种致敏作用的风险，同时血小板的快速清除、感染和较高的输血相关感染风险也会降低输注血小板的价值。当患者存在并发症或白血病伴发热时，即使血小板大于20 000/$\mu l$ 也可以考虑预防性输注血小板（对于实体肿瘤，无其他出血倾向或发热、低血压等应激状态时，输注血小板的治疗指征是 10 000/$\mu l$。对于血小板减低但不严重或无出血倾向的白血病患者，其输注血小板的指标也是 10 000/$\mu l$）。相反，患者骨髓及髓外存在增殖状态时，尽管血小板计数正常，但其功能可能发生改变，因此当存在出血症状时可以考虑输注正常血小板。仔细检查药物使用，防止患者使用非甾体消炎药，维持凝血因子水平，使凝血酶原时间和部分凝血酶原时间达到接近正常水平，从而降低血小板减少带来的出血风险。

临床研究表明，某些细胞因子（如白细胞介素-6，白细胞介素-1，促血小板生成素）可以增加血小板数量，但其临床价值及其安全性仍有待于证实。白细胞介素-11（奥普瑞白介素）已批准用于可预期的血小板减少患者，但其临床效果非常微弱，并且可能会导致头痛、发热、心神不安、晕厥、心律异常和液体潴留等并发症的出现。艾曲波帕和罗米司亭等促血小板生成素受体激动剂在某些情况的血小板减少患者中证实有效，但在化疗诱导的血小板减少症患者中仍无系统性研究。

化疗所致的贫血可以通过输注红细胞予以纠正。输血指征是，血红蛋白低于 80g/L 并存在末梢器官功能损害，或血红蛋白低于 90g/L 并存在基础疾病（如冠状动脉粥样硬化性心脏病）。对于接受较缓和的化疗方案大于 2 个月的患者和需要持续输血的患者可以考虑使用促红细胞生成素。某些肿瘤的随机对照研究指出促红细胞生成素可能会增加肿瘤相关副作用的发生。在患者的护理过程中需要充分考虑这些因素。在使用促红细胞生成素时，目标是血色素维持在 90～100g/L。当患者体内铁储备充足，并且促红细胞生成素水平低于 100ng/ml 时，可以每周 3 次、每次给予 150IU 的促红细胞生成素，2 个月的治疗周期内可使血红蛋白缓慢持续增长。应用长效剂型可以降低使用频率。是否能够达到 110～120g/L 的较高血红蛋白水平与改善生活质量相关。这从某种程度上证明了促红细胞生成素的使用价值。但目前也证实，血红蛋白超过 120g/L 会增加血栓形成及死亡的风险。促红细胞生成素可能使低氧的细胞免于死亡，同时也会增加肿瘤的放疗耐受性。

## 恶心呕吐的治疗

化疗最常见的副作用是恶心伴或不伴呕吐。恶心可以是急性的（化疗 24h 内），延迟性的（化疗结束 24h 以后）或者于化疗前出现。根据患者的恶心呕吐的敏感性可以进行分层，年轻、女性、无饮酒及药物使用史但存在晕动病史或晨吐病史时，化疗所致恶心的风险增加。抗肿瘤药物的致吐作用因药而异。强致吐药物（风险＞90%）包括氮芥、链唑霉素、三嗪咪唑胺、的环磷酰胺（大于 1500mg/$m^2$）、顺铂。中致吐药物（30%～90% 风险）包括卡铂的阿糖胞苷（＞1mg/$m^2$）、异坏磷酰胺、常规剂量的环磷酰胺和蒽环类药物；低致吐风险（＜10%）药物包括抗体、博来霉素、二甲磺酸丁酯、氟达拉滨和长春新碱。呕吐是刺激延髓呕吐中枢而出现的反应。呕吐信号由消化道、大脑皮层和心脏的化学感受器传入呕吐中枢。不同的呕吐综合征需要不同的处理方式。此外，重复化疗周期时，条件反射有助于导致呕吐风险增加。因此，止吐剂因作用靶点及作用时间不同而异。联合使用不同级别的止吐药或序贯使用不同级别的止吐药是处理化疗诱导恶心呕吐的最主要方式。止吐药物联合心理疏导，包括环境支持、心理咨询和放松，可增强止吐作用。

5-羟色胺 3（5-HT₃）拮抗剂和神经激肽 1（NK1）受体拮抗剂在"高致吐风险"化疗方案中有有效应用。二者联合作用在肠道和中枢神经来控制恶心呕吐。比如，5-HT₃ 拮抗剂多拉司琼 100mg 静脉输注或口服，地塞米松 12mg，NK1 拮抗剂阿瑞匹坦 125mg 口服于高致吐类化疗药方案的第 1 天开始使用，于第 2 天和第 3 天重复予以地塞米松（8mg）和阿瑞匹坦（80mg）抑制延迟呕吐。5-HT₃ 拮抗剂的替代物包括昂丹司琼，0.15mg/kg 于化疗前、化疗后 4h 和 8h 静脉输注；帕洛诺司琼 0.25mg 于化疗前 30min 给药，给药时长超过 30s；格拉司琼 0.01mg/kg 于化疗前单次给药。对于接受除多柔比星与环磷酰胺联合方案外的中度致吐风险的化疗药物可以通过单独使用 5-HT₃ 拮抗剂和地塞米松来进行止吐治疗。对于多柔比星联合环磷酰胺的化疗方案而言，需要在第 1 天联合使用 5-HT3 拮抗剂、地塞米松和阿瑞匹坦，在第 2 天和第 3 天单独使用阿瑞匹坦。对于低致吐风险的方案，可以通过单独使用地塞米松 8mg 或联合以下非 5-HT3、非 NK1 拮抗剂的致吐药。

抗多巴胺类吩噻嗪类药物，直接作用于呕吐中枢。包括普鲁氯嗪（甲哌氯丙嗪）10mg 静脉注射或肌内注射，10～25mg 口服或 25mg 直肠用药，4～6h 一次，共给药 4 次。硫乙拉嗪 10mg，给药方式同普鲁氯嗪，每 6h 一次。氟哌啶醇是丁酰苯类多巴胺拮抗剂。肌内注射或口服给药每次 1mg，每 8h 一次。抗组胺药物，如苯海拉明，其本身的止吐效果很弱。但预防性予以抗组胺药物可预防或治疗肌张力增高，从而避免使抗多巴胺药物的应用复杂化。劳拉西泮是一种短效苯二氮䓬类药物，肌内注射、静脉注射或口服每次 1～2mg，每 4～6h 一次，可以起到抗焦虑的作用，从而增强其他药物作用。甲氧氯普胺作用于外周多巴胺受体，从而增加胃排空速度，对于高致吐方案，需要大剂量使用（于化疗前 30min，予以静脉输注，1～2mg/kg，如果需要，以后每 2h 重复一次）；对于中度致吐方案，静脉输注 10～20mg，根据需要，每 4～6h 一次，或于化疗前 4h，化疗后 8h 和 12h 每次口服 50mg。与其他药物相比，5-9-四氢大麻酚（屈大麻酚）是一个相当弱的止吐剂，但它可能对顽固性呕吐有效，根据需要，每次口服 10mg，每 3～4h 一次。

## 腹泻的治疗

静脉输注 5-FU 和（或）伊立替康会导致严重的腹泻。与呕吐综合征相类似，化疗导致的腹泻可以是即刻发生的，也可以是用药后 48～72h 后出现的迟发反应。注意维持水电解质平衡，如有必要，予以静脉输液治疗，同时予以抗动力药物，例如高剂量的洛哌丁胺，首次腹泻时予以 4mg，以后每 2h 一次，每次 2mg，直到 12h 内不再腹泻为止，但每日总用量不超过 16mg。对于洛哌丁胺无效的患者，可以考虑使用生长抑素类似物奥曲肽（100～150μg）或者阿片类药物。

## 黏膜炎的治疗

在细胞毒性药物治疗的过程中，可能伴随黏膜（尤其是口腔和肛周黏膜）的刺激和炎症，并且可能影响消化道。黏膜炎是由于黏膜鳞状细胞基底或肠道隐窝内的增生细胞的损伤造成的。对于较轻的患者，可以通过局部治疗，比如麻醉药或屏障性药物来缓解症状。双磷酸或纤维母细胞生长因子家族中的角化细胞生长因子对因干细胞移植或恶性血液疾病而进行高剂量化疗造成的严重黏膜炎有很好的治疗效果，它也可以预防或改善放疗所致的黏膜炎。

## 脱发的治疗

化疗药物对于脱发的影响各不相同。蒽环类、烷化类和拓扑异构酶抑制剂几乎可以使所有患者脱发。

抗代谢类药物与脱发的关系各不相同。鼓励进行相应的心理支持并采用美容产品，但不推荐使用通过降低头部温度以减轻脱发的化疗帽，尤其是白血病、淋巴瘤的根治性化疗，或乳腺癌辅助治疗。头皮血液供应丰富，可以成为微转移灶或浸润性疾病的滋生空间。

## 性功能障碍和怀孕的治疗

有可靠证据表明，含有烷化剂和拓扑异构酶的化疗方案会造成停止排卵和无精症。而该影响的持续时间因性别和年龄而异。男性患者采用氮芥和甲苄肼治疗霍奇金淋巴瘤造成的不育是持久的，然而顺铂、长春新碱或依托泊苷以及博来霉素治疗睾丸癌造成的不育通常在停药后可以恢复。对于治疗可能造成的无精症可以考虑提前储存精子。对于烷化剂造成的女性闭经及停止排卵，如果 30 岁前可以结束相关化疗，那么月经可以恢复正常，如果 35 岁后才结束化疗，那么通常是无法恢复正常月经的。即使那些恢复月经的患者也面临提前绝经的风险。由于生育能力的降低程度很难估计，应该劝告患者在化疗期间和化疗后进行有效避孕，推荐采用屏障法避孕。肿瘤患者怀孕需要考虑其疾病的可能预后。对于非激素反应型肿瘤患者，可以考虑激素替代治疗。对于激素反应型肿瘤患者而言，在局部治疗后，传统治疗认为不应该进行激素替代治疗，但这个问题目前仍有待于进一步探讨。

化疗有时候会提高怀孕概率。在怀孕早期，所有化疗药都有增加不良事件的风险。如果仍要继续怀孕，推迟化疗直至度过怀孕早期。患者在中晚孕期的时候可以使用几乎所有的化疗药，除了抗代谢药物，尤其是抗叶酸药物，因为其有很明确的致畸性和胎儿毒性。尽管每一种治疗策略都需要根据患者的个人需求进行调整，但抗肿瘤治疗本身并不是终止妊娠的指征。

## 靶向治疗的相关问题

目前已明确，使用人表皮生长因子相关的小分子（如埃罗替尼、阿法替尼、拉帕替尼），抗体（如西妥昔单抗、帕尼单抗）以及 mTOR 拮抗剂（如依维莫司、特西罗莫司）可以导致痤疮样皮损，从而困扰部分患者。这些皮损可以通过局部使用克林霉素凝胶以及低效力的皮质醇类乳霜改善症状。酪氨酸激酶抑制剂经常伴随腹泻，使用抗动力药，如洛哌丁胺或粪便填充类药物有效。

使用抗血管内皮生长因子的相关治疗，包括特殊抗体贝伐单抗，以及多重激酶抑制剂联合抗血管内皮生长因子，如索拉菲尼、舒尼替尼和帕唑帕尼，在部分人群中明确可以导致高血压。这种高血压一般可以通过单药或联合应用赖诺普利、氨氯地平或可乐定而得到有效控制。最难控制的副作用是蛋白尿合并氮质血症，这是临床上停止用药的指征。长期接触多重激酶抑制剂，包括索拉菲尼、帕唑帕尼，会显著影响甲状腺功能，因此有必要定期检测促甲状腺激素及甲状腺激素（$T_4$）水平。胃肠道穿孔、动脉血栓和出血同样没有特殊治疗手段，可能也是停止用药的指征。掌-趾综合征（手-足综合征）会在使用这些药物，以及一些如吉西他滨、脂质体多柔比星等细胞毒性药物后出现，如果不考虑使用局部润肤剂和止痛药的话，也是药物减量的依据。

蛋白激酶拮抗剂（伊马替尼、达沙替尼、索拉菲尼、帕唑帕尼）有明确的肝和心脏毒性，或对心脏功能产生影响，如 QT 间期延长（帕唑帕尼）。在接受这些药物治疗的过程中，出现新发心脏及肝功能异常时，需要充分考虑和权衡并发症风险及潜在获益，同时也需要考虑这些异常与药物直接的相关性。尽管每位患者的需求是相对个体化的，但是既往合并心功能障碍是靶向治疗药物（如曲妥珠单抗）的一个相对禁忌证。肿瘤治疗的长期作用将于第二十七章进行简述。

# 第六章　肿瘤患者感染

## Infections in Patients with Cancer

Robert W. Finberg

（张霁　译）

感染是很多肿瘤患者常见的死亡原因，也是常见的发病原因。尸检研究结果揭示，大部分急性白血病和一半的淋巴瘤患者的直接死因是感染。随着化疗的强化，实体瘤患者死于感染的可能性也越来越大。所幸，随着癌症感染并发症防治的不断进展，与感染相关的死亡率有所降低，且可能呈持续改善之势。目前所取得的治疗成就取决于 3 个过程：

1. "早期经验性"抗生素的使用使白血病伴发菌血症患者的死亡率由 1965 年的 84% 降至 1972 年的 44%。截止到 2013 年，中性粒细胞缺乏伴发热患者的感染死亡率已降至 10% 以下。死亡率的显著性降低归

功于恰当抗菌疗法的早期介入。

2. "经验性"抗真菌治疗也降低了播散性真菌感染的发病率，使患者死亡率显著降低。中性粒细胞减少的患者，基于存在真菌感染风险，当抗生素治疗后的 4～7 天发热不缓解且微生物培养结果阴性时，可给予抗真菌治疗。

3. 中性粒细胞减少无发热症状的患者接受感染预防性广谱抗生素治疗进一步降低了感染的发病率和死亡率。严重中性粒细胞减少的患者（例如，那些接受高剂量化疗药物治疗的白血病患者或重症恶性淋巴瘤患者）目前的治疗基于以下原则：发生粒细胞减少时首先预防性使用抗生素，然后根据患者出现的症状体征（通常只有发热）进行"经验性"抗菌治疗，经过 4～7 天的广谱抗生素治疗后，为了避免真菌感染导致的严重后果，采取"经验性"抗真菌治疗。

肿物对皮肤的破坏可使肿瘤患者易患感染（表 6-1）。例如，鳞状细胞癌会引发上皮局部感染，导致细菌侵入皮下组织引起蜂窝织炎。正常腔道被阻塞也易引起感染；例如，尿道肿瘤引起的梗阻可引起尿路感染；胆管阻塞可引起胆管炎。人体抗感染防御机制部分依赖于内脏的持续性排空状态；如果内脏没有排空，因菌血症或局部播散带来的少数细菌就会增殖进而引发疾病。

类似的问题也会发生在接受根治性手术导致淋巴结群完整性被破坏的患者身上，尤其是接受根治性淋巴结清扫的患者。接受乳腺癌根治术的患者常因淋巴水肿和（或）淋巴引流不充分发生蜂窝组织炎（多是链球菌或葡萄球菌感染）。多数情况下可通过切开引流防止积液和皮肤损伤进行治疗，但在难治性病例中需预防性使用抗生素。

毛细胞白血病、慢性淋巴细胞白血病（CLL）、慢性髓细胞性白血病（CML）和霍奇金病患者可能会接受脾切除术。切除脾的肿瘤患者由于网状内皮组织减少，导致自身清除微生物能力降低，往往面临生命危险。即使对潜在疾患进行积极治疗，脾缺失仍会增加此类患者急性感染的风险。外伤导致的脾缺失同样让宿主终生面临爆发性感染的风险。脾切除后，患者应被告知被特定微生物，如原生动物巴贝斯虫和二氧化碳嗜纤维菌属细菌（一种寄生在动物口中的细菌）感染的危险。带荚膜细菌（肺炎链球菌、流感嗜血杆菌和脑膜炎奈瑟球菌）是脾切除术后败血症的主要致病菌。脾切除术患者应接受针对这些病原菌的疫苗接种（以及再接种；表 6-2）。许多医生建议给脾切除患者备少量足以有效对抗肺炎链球菌、脑膜炎双球菌和流感嗜血杆菌的抗生素，以便他们在出现发热或其他细菌感

**表 6-1  使肿瘤患者易患感染的正常防御机制受损**

| 防御类型 | 受损类型 | 受累细胞 | 病原微生物 | 肿瘤类型 | 引起的疾病 |
|---|---|---|---|---|---|
| 物理屏障 | 皮肤受损 | 皮肤上皮细胞 | 葡萄球菌、链球菌 | 头颈部鳞状细胞癌 | 蜂窝组织炎、弥漫性皮肤感染 |
| 液体排空 | 腔道堵塞：输尿管、胆管、结肠 | 腔道上皮细胞 | 革兰氏阴性细菌 | 肾癌、卵巢癌、胆管癌、转移性肿瘤 | 急性败血症、泌尿系统感染 |
| 淋巴功能 | 淋巴结清除 | 淋巴结 | 葡萄球菌、链球菌 | 乳腺癌手术 | 蜂窝组织炎 |
| 脾清除微生物功能 | 脾切除术 | 脾网状内皮细胞 | 肺炎链球菌、流感嗜血杆菌、脑膜炎奈瑟氏球菌、巴贝斯虫、二氧化碳嗜纤维菌属 | 霍奇金病、白血病 | 急性败血症 |
| 吞噬功能 | 粒细胞缺乏 | 粒细胞（中性粒细胞） | 葡萄球菌、链球菌、肠道微生物、真菌 | 急性髓细胞性和淋巴细胞性白血病、毛细胞白血病 | 菌血症 |
| 体液免疫 | 缺乏抗体 | B 细胞 | 肺炎链球菌、流感嗜血菌、脑膜炎奈瑟菌 | 慢性淋巴细胞性白血病、多发性骨髓瘤 | 带荚膜微生物引起的感染、鼻窦炎、肺炎 |
| 细胞免疫 | 缺乏 T 细胞 | T 细胞和巨噬细胞 | 结核分枝杆菌、李斯特菌、疱疹病毒、真菌、胞内寄生虫 | 霍奇金病、白血病、T 细胞淋巴瘤 | 胞内细菌、真菌、寄生虫引起的感染；潜伏性病毒感染复发 |

染的症状或体征但又不能立即就医时使用，以防发生急性重症败血症。小剂量阿莫西林/克拉维酸（或左氧氟沙星，如果当地流行耐药性肺炎链球菌）是合理的选择。

被微生物感染的程度取决于所患癌症的类型（表 6-3）。临床医生应警惕多发性骨髓瘤或 CLL 患者发生低丙球蛋白血症。虽然免疫球蛋白替代疗法对于低丙球蛋白血症 CLL 患者有效，但在大多数情况下更经济方便的消除细菌感染的方法是预防性使用抗生素。急性淋巴细胞性白血病（ALL）、非霍奇金淋巴瘤以及所有接受高剂量糖皮质激素治疗（或化疗方案中含有糖皮质激素）的癌症患者在化疗期间都应该预防性使用抗生素以防止肺孢子菌感染（表 6-3）。除了对病原微生物易感性，癌症患者发生可能出现独特的感染后表现。例如，发热是常见的正常人体感染后反应，也是中性粒细胞减少患者可靠的感染指标。但接受糖皮质激素及其制剂治疗的患者，T 细胞和细胞因子免疫功能受限，在出现严重感染时可能并不发热。同样，中性粒细胞减少患者经常出现非化脓性蜂窝组织炎和痰标本阴性甚至 X 射线检查阴性肺炎（见下文）。

针对 B 细胞和 T 细胞的单克隆抗体以及干扰淋巴细胞信号转导功能药物的使用可再次激活体内潜伏的感染。作为 CD20（一种 B 细胞表面蛋白）的抗体，利妥昔单抗的使用可再次激活结核及其他病毒感染，包括乙型肝炎和巨细胞病毒（CMV）潜伏性感染。同器官移植受者一样，潜伏性细菌感染（如肺结核）和潜伏性病毒感染（如单纯疱疹或带状疱疹感染）的患者应受到密切的观察，防止潜伏感染复发。

# 系统-特异性综合征

## 皮肤-特异性综合征

皮肤病变在癌症患者中很常见，这些病变的出现有助于全身性细菌或真菌感染的诊断。由皮肤上的微生物引起（例如链球菌或葡萄球菌）的蜂窝组织炎比较常见，中性粒细胞减少的患者［即那些功能性多形核白细胞（PMN）低于 $500/\mu l$ 的患者］和血液循环或淋巴引流障碍的患者可能发生不常见病原菌的感染。在免疫功能低下的患者中，看起来无害的斑疹或丘疹可能就是细菌或真菌脓毒血症的最初体征（图 6-1）。在中性粒细胞减少的患者中，斑疹可快速进展为坏死性臁疮，通常为无痛、圆形，以坏死病灶为中心的黑色或灰黑色的焦痂，周围伴有红疹。坏死性臁疮位于非受压的区域（与缺乏血液循环引起的坏死病灶不同），常与铜绿假单胞菌血症有关，但也可能由其他细菌引起。

念珠菌血症也与不同的皮肤状况有关，且常常表现为斑丘疹。皮肤穿刺活检可能是诊断的最好方法。

蜂窝组织炎是一种急性传播性皮肤炎症，常由 A 群链球菌或金黄色葡萄球菌感染引起，它们是正常存在于皮肤上的病原微生物。尽管蜂窝组织炎在正常人中

| 疫苗名称 | 推荐接种的患者 | | |
|---|---|---|---|
| | 强化化疗患者 | 霍奇金病患者 | 造血干细胞移植患者 |
| 白喉破伤风疫苗ᵇ | 基础接种，如有需要可进行增强接种 | 无特别推荐 | 在移植后6～12个月内分3次接种 |
| 脊髓灰质炎疫苗ᶜ | 完整的基础接种和增强接种 | 无特别推荐 | 在移植后6～12个月内分3次接种 |
| 乙型流感嗜血杆菌结合疫苗 | 基础接种，儿童需进行增强接种 | 成年人单次接种 | 在移植后6～12个月内分3次接种（间隔1个月） |
| 人乳头瘤状病毒（HPV）疫苗 | 四价HPV疫苗已获批用于9～26岁的男性和女性。可登录疾病预防控制中心（CDC）网站（www.cdc.gov/vaccines）获取最新接种建议 | 四价HPV疫苗已获批用于9～26岁的男性和女性。可登录疾病预防控制中心（CDC）网站（www.cdc.gov/vaccines）获取最新接种建议 | 四价HPV疫苗已获批用于9～26岁的男性和女性。可登录疾病预防控制中心（CDC）网站（www.cdc.gov/vaccines）获取最新接种建议 |
| 甲型肝炎病毒疫苗 | 同健康者一样根据职业和生活方式选择 | 同健康者一样根据职业和生活方式选择 | 同健康者一样根据职业和生活方式选择 |
| 乙型肝炎病毒疫苗 | 同健康者一样 | 同健康者一样根据职业和生活方式选择 | 在移植后6～12个月内分3次接种 |
| 肺炎球菌结合疫苗（PCV13） | 尽可能在化疗前完成接种 | 脾切除患者需接种PPSV23 | 在移植术后3～6个月内接种3次PCV13，至少8周后接种PPSV23，第二次PPSV23接种可在5年以后 |
| 肺炎球菌多糖疫苗（PPSV23）ᵈ | | | |
| 四价脑膜炎球菌疫苗ᵉ | 脾切除患者、生活在地方病流行地区的居民包括学生公寓的大学生都应当接种 | 脾切除患者、生活在流行地区的居民包括学生公寓的大学生都应当接种。5年后可以再接种一次 | 脾切除患者、生活在流行地区的居民包括学生公寓的大学生都应当接种。5年后可以再接种一次 |
| 流感疫苗 | 季节性接种 | 季节性接种 | 季节性接种（早至造血干细胞移植术4个月推荐接种，如果在移植术后半年内接种，推荐增加一次接种） |
| 麻疹/流行性腮腺炎/风疹疫苗 | 禁用 | 化疗期间禁用 | 未出现移植排斥反应患者术后24个月后 |
| 水痘-带状疱疹病毒疫苗ᶠ | 禁用ᵍ | 禁用 | 禁用（CDC建议根据个例疗效评价使用） |

ª 获取免疫接种咨询委员会和CDC最新指导建议可登录http://www.cdc.gov/vaccines查阅。ᵇ对于成人，推荐注射破伤风-白喉-百日咳疫苗，之后每10年注射一次白喉破伤风疫苗加强。ᶜ疫苗禁止使用，应该用灭活疫苗。ᵈ这两种疫苗用于预防肺炎球菌感染。结合疫苗能有效抵抗13种血清型肺炎球菌（13价肺炎球菌结合疫苗，或PCV13），目前用于儿童有三种不同的剂量。多糖疫苗能有效抵抗23种血清型肺炎球菌（23价肺炎球菌多糖疫苗，或PPSV23）引起抗体的滴度比结合疫苗更低，免疫衰退更为迅速。由于造血干细胞（HSCTs）移植患者经过强化化疗后出现免疫记忆丧失，推荐所有患者再次进行疫苗接种。免疫重建后，接种疫苗会有效得多；然而，为了防止严重疾病的发生，大多数情况下肺炎球菌疫苗应在移植后6～12个月接种。因为PPSV23包含PCV13不存在的血清型，因此在HSCT移植受者最后一次接种PCV13后，至少应该间隔8周，才能接种PPSV23。虽然PPSV23疫苗接种后抗体衰减十分迅速，但出于实验安全性、药物毒性和有效性的考虑，大剂量接种PPSV23的经验十分有限。因此，目前CDC建议对于免疫功能低下的患者，包括接受器官移植、霍奇金病、多发性骨髓瘤、淋巴瘤或一般的恶性肿瘤患者，距离其最后一次接种至少5年后，可以再次接种PPSV23疫苗。并不建议超出这个剂量进一步接种。ᵉ脑膜炎球菌结合疫苗MenACWY建议不超过55岁的成年人接种，脑膜炎球菌多糖疫苗（MPSV4）建议大于56岁的成年人接种。ᶠ包括儿童用的水痘疫苗和成年人用的带状疱疹疫苗。ᵍ急性淋巴细胞白血病儿童使用，可咨询疫苗生产厂家

不易发生，但是在中性粒细胞减少的患者中可能播散快速。皮肤上一个小伤口可能会导致播散性蜂窝组织炎，伴随疼痛和红斑；在这些感染患者中，通常没有感染的征象（如化脓）。正常人身上的一个疖子，在白血症患者中可能需要切除，因为它可能会引起不可控的感染。对正常人可能很轻的感染在白血病患者的最初表现中可能反应强烈。值得庆幸的是，粒细胞减少患者常常发生某些特定类型的病原菌感染（表6-4）；这样抗生素的选择就相对容易一些（见下文的"抗菌治疗"）。早期发现蜂窝组织炎并积极地进行治疗是非常重要的。中性粒细胞减少患者或曾因其他原因接受过抗菌药物治疗的患者可能发生非常见病原菌感染（例如大肠埃希菌、假单胞菌或真菌）引起的蜂窝组织炎。即使是看起来无害的病灶，早期治疗对防止组织

| 表 6-3 | 特定类型肿瘤的感染 | |
|---|---|---|
| 肿瘤 | 免疫异常 | 致病菌 |
| 多发性骨髓瘤 | 低丙种球蛋白血症 | 肺炎链球菌 流感嗜血杆菌 脑膜炎奈瑟菌 |
| 慢性淋巴细胞性白血病 | 低丙种球蛋白血症 | 肺炎链球菌 流感嗜血杆菌 脑膜炎奈瑟菌 |
| 急性髓细胞性或淋巴细胞白血病 | 粒细胞减少症，皮肤和黏膜病灶 | 细胞外革兰氏阳性和革兰氏阴性菌，真菌 |
| 霍奇金病 | T 细胞功能异常 | 细胞内病原菌（分枝杆菌，肺结核，李斯特菌，沙门氏菌，隐球菌，鸟型分枝杆菌）；疱疹病毒 |
| 非霍奇金淋巴瘤和急性淋巴细胞白血病 | 糖皮质激素，化疗，T 和 B 细胞功能障碍 | 肺孢子虫 |
| 结肠和直肠肿瘤 | 局部异常[a] | 1 型 bovis 链球菌（菌血症） |
| 毛细胞白血病 | T 细胞功能异常 | 细胞内病原菌结核分枝杆菌、李斯特菌、隐球菌、鸟型分枝杆菌 |

[a] 这种关联的原因尚未明确

| 表 6-4 | 粒细胞减少患者中易引起感染的病原菌 |
|---|---|
| 革兰氏阳性球菌 | |
| 表皮葡萄球菌 | 金黄色葡萄球菌 |
| 草绿色链球菌 | 粪肠球菌 |
| 肺炎链球菌 | |
| 革兰氏阴性杆菌 | |
| 大肠埃希菌 | 沙雷菌属 |
| 克雷伯菌属 | 不动杆菌属[a] |
| 铜绿假单胞菌 | 嗜麦芽菌属 |
| 肠杆菌属 | 柠檬酸杆菌属 |
| 非铜绿假单胞菌属[a] | |
| 革兰氏阳性杆菌 | |
| 类白喉菌 | 芽胞杆菌[a] |
| 真菌 | |
| 念珠菌 | 毛霉菌/根霉菌 |
| 曲霉菌 | |

[a] 常与静脉内插管有关

的坏死和损伤都非常重要。在疾病进展的早期，有时清创术对防止播散是必要的。但清创术通常是在化疗后，等 PMN 数量回升后方可进行。

Sweet 综合征，或称发热嗜中性粒细胞皮肤病，最初是在白细胞计数增多的女性患者中发现的。这种疾病的特点是真皮下白细胞增多、真皮乳头水肿。然而，目前此类疾病多见于中性粒细胞减少的肿瘤患者，最常见于急性髓细胞性白血病患者，但是在其他恶性肿瘤患者中也可发生。Sweet 综合征通常表现为红色或蓝-红色丘疹或结节，可融合成边界清楚的斑块。水肿为囊性，但触诊时病灶是坚硬的，囊泡极少发生。病灶常位于脸上、颈部和上肢。发生在下肢时，病灶可能与结节性红斑相混淆。病变的发展常伴随着高热和红细胞沉降率的升高。糖皮质激素可有效控制皮肤病变和高热。治疗从大剂量糖皮质激素开始（泼尼松，60mg/d），2～3 周后逐渐减量。

资料表明黏膜的多形性红斑与单纯疱疹病毒感染有关，与药物引起的重症多形红斑（Stevens-Johnson 综合征）不同。Stevens-Johnson 综合征多与药物相

A

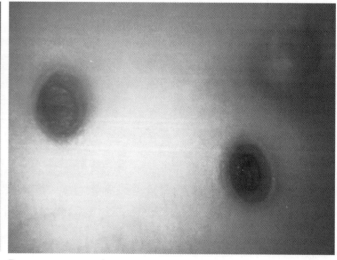

B

图 6-1（见书后彩图）　A. 一位急性淋巴细胞白血病患者发生菌血症（大肠埃希菌感染）后出现的丘疹。B. 同一个病灶第二天的表现

关，且分布更广泛。由于肿瘤患者免疫功能低下（因此容易感染疱疹病毒），并且接受大量的药物治疗（因此易患 Stevens-Johnson 综合征），这些患者中这两种疾病都很常见。

细胞因子可用于肿瘤患者的辅助或主要治疗。其自身可引起特征性皮疹，使鉴别诊断更加复杂。这是骨髓移植患者的一个突出的问题。除了困扰于通常的化疗、抗生素和细胞因子引起的皮疹外，骨髓移植患者还可能受到移植物抗宿主反应的干扰。

## 导管相关性感染

静脉插管常用于肿瘤化疗，且易发生感染。这已经成为肿瘤患者护理中的一个主要问题。部分导管相关性感染可使用抗生素治疗，但某些必须拔除导管（表 6-5）。如果患者留置了"隧道式"导管（由入口、皮下隧道和出口组成）。导管皮下部分的表面出现一条红线时，需立即拔除导管。否则这种情况下可能会导致广泛的蜂窝组织炎和组织坏死。

导管出口处感染较隧道式导管感染更常见，经常表现为导管穿刺处周围皮肤有红斑。很多专家建议对凝固酶阴性葡萄球菌引起的导管出口处感染进行治疗（常用万古霉素）。凝固酶阳性葡萄球菌引起的感染的治疗效果较差，建议尽可能拔除导管。同样，当导管相关性感染与铜绿假单胞菌和念珠菌相关时，多数医生也主张将导管拔除，因为这些感染很难治疗，并且这些病原菌引起的血流感染可能是致命的。由洋葱伯克霍尔德菌、嗜麦芽窄食单胞菌属、脓杆菌属、鲍曼不动杆菌、除铜绿假单胞菌以外的其他假单胞菌属和耐碳青霉烯的肠杆菌引起的导管相关性感染很难单纯靠抗生素根除。同样，一旦培养出芽胞杆菌、棒状杆菌和分枝杆菌属，应立即拔除导管。

## 上消化道特异性综合征
### 上消化道疾病

**口腔感染** 正常人口腔中有很多共生的需氧菌和厌氧菌。化疗的抗代谢作用破坏了宿主的黏膜防御系统，导致口腔溃疡和肠道常驻菌的侵入。口腔溃疡使很多接受细胞毒性药物化疗的患者深受折磨。这与草绿色链球菌血症相关。口腔念珠菌感染非常常见。氟康唑治疗白念珠菌引起的局部感染（鹅口疮）和系统感染（食管炎）疗效确切。其他唑类药物（例如伏立康唑）和棘白菌素在治疗因长期使用氟康唑治疗引起的耐药菌感染中可实现同样满意的疗效。

坏疽性口炎（"走马疳"），常见于营养不良的儿童，是口腔软、硬组织以及周围部位的穿透性病变，常导致坏死和坏疽。在免疫缺陷患者中也有类似表现，考虑与多形杆菌、梭形杆菌属和其他口腔常驻菌群的侵入有关。坏疽性口炎与身体虚弱、口腔不卫生和免疫抑制有关。

| 表6-5 | 免疫功能低下患者导管引起感染的处理方法 | | | |
|---|---|---|---|---|
| **临床表现或分离出病原菌** | **拔除导管** | **抗生素** | **说明** | |
| **感染症状，血培养阴性** | | | | |
| 出口处红斑 | 如果治疗有效，可以不拔除 | 常使用，首先选用治疗革兰氏阳性球菌的药物 | 凝固酶阴性葡萄球菌最常见 | |
| 导管处红斑 | 需要拔除 | 在等培养结果期间，选用治疗革兰氏阳性球菌的药物 | 不拔除导管可能会导致导管部位的坏死，将来可能需要植皮 | |
| **血培养阳性感染** | | | | |
| 凝固酶阴性葡萄球菌 | 最好拔除导管，但是如果患者临床体征正常，并且抗菌药物治疗有效，也可以不拔 | 常用，首选万古霉素，也可以选利奈唑烷、奎奴普丁/达福普丁和达托霉素 | 如果没有禁忌证，最好拔除导管。如果拔除了导管，可以不用抗生素治疗 | |
| 其他革兰氏阳性球菌（例如金黄色葡萄球菌，肠球菌）；革兰氏阳性杆菌（芽胞杆菌，棒状杆菌属） | 推荐拔除 | 选择对病原菌敏感的药物进行治疗，根据临床情况决定疗程 | 金黄色葡萄球菌感染后会导致转移性感染的发生，肠球菌感染很难治疗，故推荐拔除导管。此外，单独使用抗菌药物治疗革兰氏阳性杆菌的疗效并不好 | |
| 革兰氏阴性菌 | 推荐拔除 | 使用对病原菌敏感的药物治疗 | 嗜麦芽窄食单胞菌、假单胞菌和洋葱伯克霍尔德菌，以及耐碳青霉烯类病原菌是众所周知的难治 | |
| 真菌 | 推荐拔除 | — | 导管相关性真菌感染极难治疗 | |

病毒，特别是单纯疱疹病毒，是免疫功能减退患者发病的一个主要原因，患者常伴有严重的黏膜炎。使用无环鸟苷对预防或治疗口炎是有效的。

**食管感染性疾病**　食管炎的鉴别诊断（通常表现为吞咽时胸骨后胸痛）包括：单纯疱疹和念珠菌病，而这二者都是容易治疗的。

**下消化道疾病**　中性粒细胞减少患者的肝念珠菌病起源于肝脏感染病灶的播散（通常来自胃肠道）。此病最常见于急性髓细胞性白血病（AML）治疗期间的患者，并常在中性粒细胞减少恢复期出现症状。临床特征表现为持续发热且对抗生素无效，腹部疼痛和压痛或恶心。患有恶性血液疾病且近期粒细胞减少恢复的患者可表现为血清碱性磷酸酶升高。本病症状可隐匿数月，诊断依据为在肉芽肿性病变中发现酵母或假菌丝。肝脏超声或 CT 可显示"牛眼"型病变。磁共振可显示其他影像学检查不可见的微小病灶。病理（肉芽肿反应）和病程时机（中性粒细胞减少症的缓解和粒细胞计数的增长）表明宿主对念珠菌的反应是该病临床表现的重要组成部分。在许多情况下，尽管微生物是可见的，活检培养可能是阴性结果。用肝脾念珠菌病或肝念珠菌病来命名此疾病并不恰当，因为这种疾病往往涉及肾和其他组织。因此我们称其为"慢性播散性念珠菌病"可能会更贴切。由于肝活检的出血风险，肝念珠菌病的诊断常依赖于影像学（如 MRI，CT）。该病的治疗应直接针对病原体（通常是白念珠菌，但有时热带念珠菌或其他不常见的念珠菌）。

**盲肠炎**　盲肠炎（也称为坏死性肠炎、中性粒细胞减少性结肠炎、坏死性肠病、回盲部综合征和盲肠炎）是一种以发热和右下腹（或弥漫全腹）压痛为表现的临床综合征，常见于免疫抑制患者。这种综合征常见于细胞毒类药物化疗后的中性粒细胞减少症患者。患者中儿童比成年人更常见，急性髓细胞性白血病（AML）患者或急性淋巴细胞白血病（ALL）患者比其他类肿瘤患者更常见。体格检查常表现为右下腹压痛，伴或不伴反跳痛。疾病相关性腹泻（通常带血）很常见的。诊断可以通过 CT，MRI 或超声提示的盲肠壁增厚的发现证实。腹部平片可提示右下腹肿物，但增强 CT 或 MRI 是灵敏度更高的诊断手段。虽然手术治疗有时可避免因缺血而引起的肠穿孔，但多数情况下该病仅单纯药物治疗即可。本病有时会出现血培养阳性（培养结果通常为需氧革兰氏阴性杆菌）。治疗推荐针对大多数细菌（特别是针对肠道菌群中的革兰氏阴性杆菌）。若出现肠穿孔建议手术。

**难辨梭菌性腹泻**　化疗会使肿瘤患者易患难辨梭菌性腹泻。患者即使未接受抗生素治疗，也可呈艰难

梭菌试验阳性。当然，抗生素治疗也易诱发难辨梭菌性腹泻。接受化疗或抗生素治疗的肿瘤患者，应随时警惕难辨梭菌导致的腹泻。

## 中枢神经系统的特定综合征

**脑膜炎**　淋巴瘤或慢性淋巴细胞白血病（CLL）患者和因实体瘤接受化疗的患者（特别是联合糖皮质激素）出现脑膜炎时表明可能存在隐球菌或李斯特菌感染。如前所述，脾切除患者发生急性重症包膜细菌感染（包括肺炎链球菌、流感嗜血杆菌和脑膜炎奈瑟球菌）。同样，对于抗体缺陷（例如 CLL 或接受密集化疗或接受骨髓移植的）患者极易被上述细菌感染。由于细胞免疫缺陷，其他肿瘤患者也很可能被其他病原微生物感染（见表 6-3）。其中应考虑中枢神经系统（CNS）结核，尤其是在结核常见的国家和人群。

**脑炎**　在免疫功能减退的患者中病毒性脑炎可引起一系列疾病。与艾滋病患者（AIDS）相似，可导致肿瘤患者易感细胞内微生物感染（类似于艾滋病患者易感的菌谱）的情况包括：①大剂量细胞毒性化疗；②化疗影响 T 细胞的功能（例如氟达拉滨）；③清除 T 细胞（例如，抗 CD3，阿仑单抗，抗 CD52）或细胞因子活性（抗肿瘤坏死因子制剂或白细胞介素 1 受体拮抗剂）的抗体。水痘-带状疱疹病毒（VZV）的感染与可能的 VZV 相关性血管炎引起的脑炎有关。慢性病毒感染或许也与痴呆和脑炎相关。若接受化疗（尤其是利妥昔单抗）的患者出现痴呆（表 6-6）时应考虑进行性多灶性白质脑病的诊断。可能与感染相混淆的中枢神经系统其他异常包括正常压力脑积水和中枢神经系统放疗引起的脉管炎。磁共振检查可能有助于区分上述疾病。

**脑占位**　脑占位性病变最常见表现为头痛，伴或不伴有发热或神经系统的异常。与占位性病变相关的

| 表 6-6 | 肿瘤患者中枢神经系统感染性疾病的鉴别诊断 | |
| --- | --- | --- |
| CT 或 MRI 发现 | 潜在易感 | |
| | 长期中性粒细胞减少 | 细胞免疫缺陷[a] |
| 占位性病变 | 曲霉菌、诺卡氏菌或隐球菌脑脓肿 | 弓形体病、Epstein-Barr 病毒（EBV）淋巴瘤（罕见） |
| 弥漫性脑膜炎 | 进行性多灶性脑白质病（JC 病毒） | varicellazoster 病毒、巨细胞病毒、单纯疱疹病毒、人类疱疹病毒 6 型、JC 病毒、李斯特菌等引起的感染 |

[a] 高剂量糖皮质激素治疗，细胞毒性药物治疗

第一部分 肿瘤学

感染可能由细菌（特别是诺卡氏菌）、真菌（特别是隐或曲霉属）或寄生虫（弓形虫）引起。EBV 相关的淋巴瘤可表现为单个，或多个脑部病灶。明确的诊断需病理活检证据。

## 肺部感染

由于常规的诊断方法依赖中性粒细胞，肺炎在免疫功能减退的患者身上可能很难诊断。中性粒细胞减少患者患细菌性肺炎时无脓痰，或实际上无痰，而不产生体格检查中的胸部实变（如啰音或哮鸣音）。

粒细胞减少患者持续或反复发热时，胸部 X 射线可帮助感染定位，从而明确感染源，指导治疗选择（表 6-7）。在这一背景下，一个简单的胸部 X 光片是筛选工具；因为患者免疫反应受损，导致肺部实变或浸润的证据较少，因此高分辨率 CT 被推荐用于诊断肺部感染。肺部浸润病变处理中遇到的困难在一定程度上与患者的诊断流程上遇到的困难有关。输注适量的血小板以提升血小板计数，此时内镜下支气管灌洗液的微生物学检查往往具有诊断意义。肺泡灌洗液应进行支原体、衣原体、军团菌、诺卡氏菌和更常见的细菌性病原体、真菌和病毒的培养。此外，特别是急性淋巴细胞白血病（ALL）患者或淋巴瘤未接受复方新诺明（TMP-SMX）治疗患者应考虑肺孢子虫性肺炎。浸润性病变的的特征对进一步的诊断和治疗计划有重要意义。浸润性结节提示真菌性肺炎（例如，由曲霉属或毛霉引起）。可视化活检手术是明确该病变最佳手段。值得一提的是，细菌性肺炎在普通患者身上的经典表现为大叶性肺炎渗入，而在粒细胞减少患者身上，细菌性肺炎在体征、症状或影像学检查缺乏特征改变，因而诊断困难。

曲霉菌属可定植于皮肤和呼吸道，引起致命的全身性疾病。在既往存在肺部空腔或可能产生过敏性支气管肺疾病的患者中，这种真菌可以引起曲霉菌病，但对于中性粒细胞减少患者，此真菌引起的主要是侵

袭性病变，主要病原为烟曲霉和黄曲霉菌。这些霉菌生物体通过呼吸道的定植进入体内，随后侵入血管。由于真菌侵袭血管，该病可能呈现为血栓形成或栓塞。黄曲霉感染风险直接与中性粒细胞减少的持续时间相关。对于长期中性粒细胞减少患者，积极监测和培养鼻咽腔定植曲霉菌可预测疾病的发生和发展。

曲霉菌感染患者常表现为胸口疼痛和发热，有时也伴有咳嗽。咯血可能是预后不良的征兆。胸部 X 光检查提示新的浸润病灶或结节。胸部 CT 可表现为特征性光环征，即低衰减区域包围的团块样浸润。胸部 X 线或胸部 CT 的"新月征"——肿块进展为中央空洞，是侵入性曲霉菌感染的特点，但此特征改变可随着病灶的消退而变化。

除了引起肺部疾病，曲霉可能通过鼻子或腭裂侵入，渗透鼻窦。鼻道或硬腭中脱色表现提示应及时寻找侵袭性曲霉菌。这种情况很可能需手术清创。导管曲霉菌感染通常需要同时拔除导管和抗真菌治疗。

弥漫性间质浸润提示病毒、寄生虫或卡氏肺囊虫性炎。如果患者胸部平片显示弥漫性间质病变，可考虑到有创性诊断操作实施经验性治疗，如针对肺孢子虫病应用 TMP-SMX，针对衣原体、支原体和军团菌应用喹诺酮或阿奇霉素。一些非侵入性操作，例如痰涂片找卡氏肺孢子虫、血清隐球菌抗原检测和尿液检测军团菌抗原都可能对诊断有所帮助。血清半乳甘露聚糖和 β-D-葡聚糖试验对曲霉菌感染诊断可能有价值，但这些方法由于缺乏敏感性和特异性应用受到限制。未接受肺孢子虫预防的肿瘤患者血清 β-D-葡聚糖含量升高提示应进行肺孢子虫病的诊断。在免疫正常的患者身上仅引起上呼吸道症状感染的病毒［如：呼吸道合胞病毒（RSV）、流感病毒、副流感病毒］在免疫抑制患者身上可引起致命性肺炎。肿瘤患者接受化疗过程中激活巨细胞病毒（CMV），但巨细胞病毒性肺炎在造血干细胞移植患者中最常见。现在聚合酶链式反应测试可快速诊断病毒性肺炎（例如，流感），即可指导治疗。现有的复合试剂盒可检测一系列肺和上呼吸道病毒，现已用于病毒性肺炎的具体诊断。

博来霉素是最常见的化疗引起肺部疾病的诱因。其他原因包括烷化剂（如环磷酰胺、苯丁酸氮芥、美法仑），亚硝基脲［卡莫司汀（BCNU），洛莫司汀（CCNU）和甲基 CCNU］、白消安、丙卡巴肼、氨甲蝶呤和羟基脲。无论传染病和非感染性［毒品和（或）辐射诱导的］肺炎均可以引起发热和胸片异常；因而患者在接受化疗期间出现肺部浸润的鉴别诊断包含一系列情况（表 6-7）。放射性肺炎（对糖皮质激素显著效果）的治疗或药物引起的肺炎因传染源不同各异，

| 表 6-7 | 免疫抑制患者肺部浸润性病变的鉴别诊断 | |
|---|---|---|
| 浸润类别 | 肺炎的原因 | |
| | 感染性 | 非感染性 |
| 局限型 | 细菌（包括军团菌、肿瘤分枝杆菌） | 局部出血或栓塞，肿瘤 |
| 结节型 | 真菌（例如，曲霉属或毛霉），诺卡氏菌 | 复发肿瘤 |
| 弥漫型 | 病毒（尤其是巨细胞病毒）、衣原体、肺弓形虫、分枝杆菌 | 充血性心力衰竭、放射性肺炎、药物性肺损伤、癌性淋巴管炎蔓延 |

而活检对诊断尤为重要。然而，即使使用支气管镜检查，目前约 30％的病例尚未得到明确诊断。

开胸肺活检是诊断的金标准。在很多情况下，通过可视化胸腔穿刺活检可以取代开放性手术。如果不能活检，可尝试经验性治疗；对于肺部弥漫浸润病变应用喹诺酮或红霉素衍生物（阿奇霉素）治疗；对于肺部弥漫性浸润，应用 TMP-SMX 治疗，对于肺部结节状病变，应用抗真菌剂治疗。针对不同情况的风险，应仔细权衡。如果药物服用不合理，经验性治疗可能无效或带来毒性，而此时经验性治疗的结果比活检风险更大。

## 心血管感染性疾病

霍奇金病患者容易发生沙门菌持续感染，病灶有时（尤其经常在老年患者）影响血管部位。应用右心房静脉置管与细菌性心内膜炎的发病率高相关，据推测此现象与菌血症引起的瓣膜损害有关。据报道非细菌性血栓性心内膜炎（消耗性心内膜炎）与一系列恶性肿瘤相关（最常见为实体瘤），在接受骨髓移植患者发生率很高。新发现的心脏杂音和血栓栓塞事件提示此诊断。对于不明致病源，血培养常为阴性。

## 内分泌综合征

内分泌系统的感染在免疫抑制患者中亦有报道。甲状腺念珠菌感染在中性粒细胞减少期间难以诊断。它可以应用铟标记的白细胞扫描或镓扫描提示中性粒细胞计数增加得以定义。巨细胞病毒感染可引起肾上腺炎，伴或不伴肾上腺皮质功能不全。免疫功能减退患者突发内分泌异常表现，常作为终末器官感染的征象。

## 骨骼肌肉感染

感染是血管受累的结果，通常会引起坏疽，当肿瘤限制供给肌肉、骨骼或关节的血液时就会出现感染。此类感染的诊断和治疗与正常的患者类似，有以下注意事项：

1. 在诊断方面，粒细胞减少患者因粒细胞缺乏导致体检证据不充分。因此临床医师更愿意积极获取组织标本，而不能仅依靠体征作为诊断依据。

2. 谈到治疗，积极清除被感染的组织是非常必要的。然而，为近期接受过化疗的患者手术常常是困难的。一是因为血小板降低，导致出血性并发症。二是因为白细胞降低可导致继发感染。血培养发现产气荚膜杆菌（一种通常与气性坏疽相关的微生物）常导致

诸多不良后果。败血梭状芽胞杆菌引起的菌血症常提示已有恶性肿瘤潜在。肠源微生物（例如牛链球菌和产气荚膜杆菌）引起的血源性感染可伴随下消化道侵袭性疾病（肿瘤或息肉）的发生而发生。与之对应，此类感染也可能先于侵袭性疾病发生。临床诊治应因地制宜。

## 肾和输尿管感染

尿路感染在输尿管的排泄功能障碍的患者比较常见（表 6-1）。念珠菌易感染肾脏。对于免疫功能减弱的患者，念珠菌既可以从血源也可以通过尿路逆行（输尿管或膀胱）感染肾脏。当出现"真菌球"或持续出现念珠菌尿时，患者有可能已经有泌尿系统恶性疾病。持续出现霉尿（曲霉菌或念珠菌）时，应检查肾有没有病灶感染。

某些病毒感染仅见于免疫功能抑制的患者。曾有报道在骨髓移植患者的尿中发现 BK 病毒（多瘤病毒虫 1）。像腺病毒一样，BK 病毒可引起出血性膀胱炎。

# 感染前病变

见表 6-1。

## 淋巴系统

本章节并不探讨因肿瘤或化疗造成的免疫功能异常引发感染的机制。书中另有章节介绍免疫系统的疾病。众所周知，抗体缺陷的患者易发生因包膜性细菌（包括肺炎链球菌、流感嗜血杆菌和脑膜炎双球菌）引起的严重感染。值得一提的是，因恶性疾病接受大剂量化疗的患者不仅会出现粒细胞减少，还会出现严重的淋巴细胞功能异常。所以，此类患者，尤其是治疗方案中包含肾上腺糖皮质激素或含有抑制 T 淋巴细胞功能（钙调神经磷酸酶抑制剂或像氟达拉滨类药物一样抑制淋巴细胞功能的药物）或细胞因子诱导药物的患者，应该预防性应用抗菌药物以防肺孢子虫肺炎的发生。

治疗方案中包含清除 B 细胞类药物（例如含抗-CD20 抗体或利妥昔单抗）的患者特别容易发生间发的病毒性发热。此类患者发生进行性多灶性脑白质病（由 JC 病毒引起）的概率也明显增高。

## 造血系统

1960 年代的初步研究结果就曾揭示，肿瘤患者的粒细胞水平低至＜500/$\mu$l 时，患者被感染的机会就会急剧上升。预防性应用抗生素能减少细菌感

染的发生。但血液系统恶性肿瘤的患者中仍有 35% ~ 78% 的粒细胞缺乏发热者在接受化疗过程中会出现感染。此类感染的病原菌主要为需氧菌（革兰氏阳性或阴性）。但各中心实际培养出的微生物存在很大差异。厌氧菌引发感染则不常见。实际培养出的真菌存在地域差异。结核和疟疾是发展中国家发热性疾病常见的病原微生物。它们在此类感染中同样较为常见。

粒细胞缺乏的患者极易受很多细菌感染。所以，一旦怀疑有感染，应立即给予抗菌药物治疗，并保证覆盖所有可能的致病菌。实际上，为了避免患者死亡，需早期强制应用抗菌药物。和其他免疫功能不足的患者一样，粒细胞缺乏患者也受到自身常驻菌的威胁，无论是革兰氏阳性或阴性菌。这些常驻菌常见于皮肤，黏膜和肠道（表 6-4）。早期应使用广谱抗生素，并尽量覆盖可能导致粒细胞缺乏患者感染的所有病原菌。如果应用窄谱抗生素，未被覆盖的病原菌可能会导致新的感染。如图 6-2 所示，应常规持续应用抗菌药物，直至粒细胞缺乏情况得到改善，即粒细胞计数保持在 $500\mu l$ 以上，并保持至少两天。有时，即便粒细胞缺乏缓解，部分患者仍然会发热。此时，因严重菌血症导致猝死的风险已经显著下降，应认真考虑以下诊断的可能：①真菌感染，②细菌性脓肿或存在尚未引流的感染病灶，③药物热（包括对抗菌药物、化疗或细胞因子的反应）。某种情况下，应考虑病毒性感染，或移植物与宿主间的反应。临床上，在粒细胞缺乏得到缓解，且所有细菌感染的证据都已经消失的前提下，应该停止使用抗菌药。如果真菌感染的证据已经不复存在，抗真菌药也应停用。如果患者仍然发热，在排除了治疗方案中不必要的细胞因子或其他药物的影响后，应寻找病毒或其他病原微生物感染的证据。

## 治疗　肿瘤患者感染

### 抗菌药物治疗

在感染治疗方面，已有上百种抗菌治疗方案在肿瘤患者中被测试。感染的风险主要取决于粒细胞缺乏的严重程度，无论粒细胞缺乏是源于疾病本身还是治疗。很多相关研究都是在小样本人群中检验的，研究结果大多数较好。但这些结果缺少足够的统计学效能，无法比较不同方案的优劣。每一个粒细胞缺乏发热的患者都应该被当做一个独立病例来看待，同时应关注既往感染病史和曾经接受的抗生素治疗。对粒细胞缺乏发热患者的初始治疗可以参照相关指南（见图 6-2）：

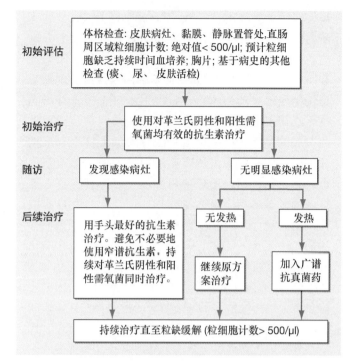

图 6-2　粒细胞缺乏发热的诊治流程

1. 初始治疗方案所包含的抗菌药物应该兼顾革兰氏阳性和阴性菌（见表 6-4）。

2. 氨基糖苷类或对革兰氏阳性菌缺乏足够杀伤力的抗生素单药疗法（例如环丙沙星或氨曲南）不足以控制局面。

3. 治疗方案应考虑流行病学特点和所在医院的抗菌药耐药情况。

4. 通常情况，在许多医院三代头孢菌素适合用于初始治疗，前提是不存在耐药情况。

5. 多数标准治疗方案针对的是之前未接受过预防性抗生素治疗的患者。曾经的抗生素治疗会影响发热患者后续治疗方案的选择。新的方案应该兼顾在原有抗生素治疗期间导致感染的病原菌和耐药菌。

6. 随机对照临床研究结果提示，"低风险组"中性粒细胞减少的发热患者，口服抗生素治疗是安全的。预计粒细胞缺乏状态可能会持续 10 天以内以及未伴发其他临床问题（例如低血压、肺功能减低或腹痛）的门诊患者被归入低风险组。可以口服广谱抗生素治疗。

7. 很多大型临床研究结果提示，预防性应用氟喹诺酮类抗生素（环丙沙星或左氧氟沙星）可降低预计粒细胞缺乏状态持续时间较长患者的发病率和死亡率。

针对预计粒细胞缺乏状态持续较长（大于 7 天）的粒细胞缺乏发热患者，常用的抗生素治疗方案包括：①头孢他啶或头孢吡肟，②哌拉西林/他唑巴坦，或③亚胺培南/西司他丁或美罗培南。大型临床研究结果揭示，上述所有方案是等效的。以上方案均适用于铜绿假单胞菌和绝大多需氧的革兰氏阳性和阴性菌。亚胺培南/西司他丁的应用可能会增加艰难梭菌导致腹泻的风险。很多中心仅将碳青霉烯类抗生素用于治疗产生广谱β-内酰胺酶的革兰氏阴性菌造成的感染。这一决策使碳青霉烯类抗生素不太适用于初始治疗。虽然凝固酶阴性的葡萄球菌感染也较为常见，初始治疗使用或包含万古霉素并不能更好的改善预后，且有副作用。因此，万古霉素应该慎用，例如，用于有足够理由怀疑存在凝固酶阴性的葡萄球菌感染（比方说患者在置管处出现红斑或培养出耐甲氧西林的金黄色葡萄球菌或凝固酶阴性的葡萄球菌）。细菌的敏感性存在医院间差异。临床医生应参考本院药敏谱，了解细菌耐药性的易变性，及时调整粒细胞缺乏发热患者的治疗方案。与之对应，感染控制部门应监控抗生素的耐药情况及真菌感染的发生。大量曲霉菌感染的发生应特别引起重视。这一情况表明感染可能来自于环境，需深入调查和处理。

初始治疗方案应该依据细菌培养结果进行调整（图6-2）。血培养结果对治疗方案选择参考价值最大；皮肤和黏膜表面取样培养得出的结果可靠性差。如存在革兰氏阳性菌血症或另一革兰氏阳性菌感染，对所培养出的细菌作用理想的抗生素最重要。广谱抗生素治疗一旦开始，不应随意停药，以防潜在的致命菌得不到彻底有效的控制；治疗中随意增加抗菌药物也是不利的，除非有临床或微生物学证据支持。渐进性的治疗计划（序贯、经验性地无培养结果支持地增加抗生素）多数情况是无效的，并可能产生不良后果。因为害怕同时存在革兰氏阴性菌感染而简单增加抗菌药物是不明智的。β-内酰胺类和氨基糖苷类抗生素对部分革兰氏阴性菌（尤其是铜绿假单胞菌）的协同效应为联用两种抗生素提供了依据。但近日的研究结果指出，添加氨基糖苷类抗生素并不增加抗菌效力，却可能会增加毒性。通过加入喹诺酮或另一个抗菌药物实现简单的"双覆盖"并不会产生协同效应，也未显示有效性，却可能增加毒性和副作用。头孢菌素类抗生素可造成骨髓抑制。万古霉素可引起部分健康人出现粒细胞减少。此外，多种头孢菌素联合使用可诱导部分微生物产生β-内酰胺酶。肠杆菌属造成的感染应避免头孢菌素联合β-内酰胺类抗生素的治疗方案。

## 抗真菌治疗

肿瘤患者出现真菌感染往往与粒细胞缺乏有关。

粒细胞缺乏患者易患侵袭性真菌感染，常见的包括念珠菌和曲霉菌，偶尔会有毛菌、根霉菌、镰刀菌、丝孢酵母属、平脐蠕孢属和隐球菌感染。应用免疫抑制剂的患者真菌感染较为常见，而因急性髓细胞性白血病（AML）接受化疗出现粒细胞减少的患者较少见。常见的侵袭性念珠菌感染的元凶多为白念珠菌或热带假丝酵母，也见于克柔氏念珠菌，近平滑假丝酵母菌和光滑念珠菌。

数十年来，如果粒细胞缺乏患者在接受了4～7天抗菌药物治疗后仍然发热，临床上会在治疗方案中加入两性霉素B。这种经验性用药理由是，在出现真菌播散之前很难培养出真菌；且粒细胞减少的患者一旦出现真菌播散，死亡率非常高。在新的唑类出现之前，两性霉素B是治疗真菌感染的主要用药。两性霉素B水溶性差。这一特质启发了药品市场推出脂溶性制剂，其毒性低于两性霉素B的去氧胆酸盐。在治疗对唑类耐药的念珠菌感染或治疗曲霉菌感染方面，棘白菌素类（例如卡泊芬净）显现了优势。在经验性治疗粒细胞缺乏发热持续时间较长的患者方面，该类药物被证明与两性霉素B脂溶剂等效。新型唑类药物同样对此类患者的感染有效。虽然氟康唑在治疗诸多念珠菌造成的感染方面疗效明显，但由于其相对的窄谱，它在免疫抑制患者发生的严重真菌感染疗效有限：对曲霉菌无效，对若干白念珠菌感染的疗效也较差。广谱唑类（例如伏立康唑和泊沙康唑）为曲霉菌感染的治疗提供了新的选择，包括中枢神经系统感染。临床医生应该注意的是，不同的唑类药物抗菌谱存在差异。没有任何一种药物对所有真菌有效。土曲霉对两性霉素B耐药。伏立康唑对波氏假阿利什霉有效，但两性霉素B无效。伏立康唑对毛霉感染则无能为力。预防性口服泊沙康唑可保护粒细胞缺乏持续时间较长患者。已有研究在评估联合用药的价值。

## 抗病毒治疗

抗疱疹类病毒药物的日渐丰富，以及新的广谱抗病毒药物的涌现让抗病毒治疗成为热点。这也给肿瘤患者的治疗带来新的问题。疱疹类病毒是病毒性疾病主要的致病菌。接受化疗的患者因生殖器单纯疱疹病毒（HSV）和水痘-带状疱疹病毒（VZV）引起严重感染者（有时是致命的）已有大量报道。巨细胞病毒（CMV）同样可以导致严重感染。但CMV感染的致命性主要集中在接受造血干细胞移植的患者。人类疱疹病毒属（HHV）-6，HHV-7，和 HHV-8 (Kaposi 肉瘤相关的疱疹病毒) 对肿瘤患者的威胁还在研究中。EBV 病毒引起的淋巴增殖性疾病 (LPD) 可见于接受化疗的肿瘤患者，但在接受移植的患者中更为常见。阿昔洛韦治疗此类疾病的临床经验最为成熟，可用于预防和治疗。而更多的衍生类药物显现了超越阿昔洛韦的优势。

除疱疹类病毒外，一些呼吸系统病毒［尤其是呼吸道合胞病毒 (RSV)］也可能会为肿瘤患者带来严重感染。虽然流感疫苗的接种已被列入推荐的处理措施（见下文），但其在上述患者中的疗效可能较差。抗流感病毒类药物为临床医生在预防和治疗此类患者的感染上带来新的选择。

## 其他治疗方式

解决粒细胞缺乏发热患者面临问题的另一个思路是补足中性粒细胞。虽然输注粒细胞在难治性革兰氏阴性菌血症的治疗上疗效明显，其预防作用尚不明确。目前粒细胞输注仅推荐用于抗菌治疗无效的患者。除了价格，限制其推广的其他因素还包括发生白细胞凝集素反应（随着细胞分离技术的改善，该风险已下降），以及被未经严格筛查的捐献者传染上 CMV（过滤技术已经降低了这一风险）。这一治疗手段对于抗生素控制不满意的革兰氏阴性菌血症患者是有效的，尤其适用于粒细胞缺乏时间较短的患者。粒细胞集落刺激因子在调动中性粒细胞方面的明确作用，以及粒细胞保存技术的进步让这一治疗越来越有价值。

包括粒细胞集落刺激因子，或粒细胞巨噬细胞集落刺激因子在内的很多细胞因子促进了化疗后粒细胞缺乏的缓解，进而缩短了罹患致命性感染的风险期。但此类细胞因子是否适合在临床工作中常规使用还有争议。很多机构仅推荐患者在粒细胞缺乏较为严重，且持续时间较长的情况下使用。细胞因子自身也会产生副作用，包括发热、低氧血症、和胸腔积液或其他部位的浆膜炎。

一旦中性粒细胞减少得到缓解，感染的风险就会急剧下降，但继续接受化疗的患者仍有较高风险再次出现类似情况，这取决于其服用药物。接受维持剂量糖皮质激素的患者（例如，很多治疗弥漫性淋巴瘤的方案）同样需要预防性接受 TMP-SMX 治疗以预防肺孢子虫感染。ALL 患者在化疗全程均应进行预防。

# 肿瘤患者的感染预防

## 环境的影响

一些医院因为施工或建材因素导致曲霉菌感染暴发。孢子计数和感染风险是直接相关的。对于常年接诊大量中性粒细胞减少的肿瘤患者的医院，一套高效的空气处理系统是非常必要的。层流病房和预防性应用抗生素可减少严重粒细胞缺乏患者感染的机会。但很多中心并不常对粒细胞缺乏患者采取这一措施。一方面是经济上的考虑，另一方面也缺乏这一手段能有效降低死亡率的证据。一些医疗机构实施"逆向隔离"保护粒细胞缺乏患者，也就是让照顾粒细胞缺乏患者的医务人员和访客穿隔离衣戴手套。其实此类患者的感染源往往是定植在患者皮肤或肠道的细菌，这一措施是否可行值得商榷。有限的临床数据也不支持这一做法。接触粒细胞缺乏患者的医护人员需严格洗手，以防传播耐药菌。

某些食物中会有大量细菌（特别是铜绿假单胞菌），尤其是新鲜蔬菜。部分医疗机构推荐"低菌饮食"。烹熟和罐头食品对绝大多数粒细胞缺乏患者是适用的，且无需精心的消毒灭菌程序。然而，并无相应研究结果支持这一形式的餐饮限制。应指导患者避免食用剩饭菜、熟食、烹调不完全的肉类和未灭菌的奶制品。

## 躯体措施

虽然相关研究较少，但肿瘤患者因解剖上的损害更容易被感染（例如乳癌根治术清扫淋巴结后导致的淋巴水肿）。专注于肿瘤手术的外科医生能为此类患者提供专业的指导。患者也能通过这种常识性建议防止易感部位感染。

## 免疫球蛋白替代

许多多发性骨髓瘤或 CLL 患者因为疾病原因出现免疫球蛋白缺乏。所有同种异体骨髓移植的接受者在移植成功后的一段时间内会出现低球蛋白血症。而目前静脉输注免疫球蛋白替代治疗仅推荐严重（总 IgG $<400\text{mg/dl}$），低球蛋白血症持续时间长，且反复发生感染的患者。对于绝大多数低球蛋白血症的 CLL 患者，预防使用性抗生素可有效预防感染发生，且价格便宜。不推荐日常使用免疫球蛋白替代治疗。

## 性行为

建议严重免疫抑制的患者在性行为时使用安全套。

不建议任何可导致口腔与排泄物接触的性行为。应建议中性粒细胞减少的患者避免可造成外伤的性行为。因为即便微小的破损都可能导致细菌入侵引起致命的脓毒症。

## 预防性应用抗生素

多个研究结果提示口服氟喹诺酮类抗生素可预防感染，降低严重中性粒细胞减少患者的死亡率。对于ALL 和所有接受含糖皮质激素化疗方案的肿瘤患者，对肺孢子虫的预防是必须进行的。

## 肿瘤患者的疫苗治疗

总体而言，接受化疗的患者对疫苗的反应不如正常宿主好。此类患者对疫苗的需求造成了治疗的困境。纯化的蛋白以及灭火的疫苗适用于所有患者，即便是患者接受化疗期间也可以应用。例如，所有成人均应在适当的时候接受白喉-破伤风疫苗类毒素增强剂，如同接种季节性流感疫苗一样。然而，如果可能，疫苗接种不适合与细胞毒类化疗药同时进行。如果患者预计接受数月化疗，同时有疫苗接种的适应证（例如秋季接种流感疫苗），最好在化疗周期的中间时段接种疫苗，尽量远离有可能破坏免疫反应的抗代谢类化疗药物。如有可能，准备接受脾切除的患者最好在术前接种脑膜炎和肺链球菌的多糖疫苗。Z 型流感嗜血杆菌结合疫苗适用于所有已经接受脾切除的患者。

总而言之，活病毒（或活菌）疫苗不适用于正在接受大剂量化疗的患者，因为有可能会造成感染播散。有关疫苗接种的相关建议详见表 6-2（见 *www.cdc.gov/vaccine* for updated recom-mendations）。

# 第七章　皮肤癌
## Cancer of the Skin

Walter J. Urba，Brendan D. Curti
（刘佳勇　高天　译
樊征夫　方志伟　审校）

## 黑色素瘤

色素沉着病变是皮肤检查中最常见的病变。将致死率极高的皮肤黑色素瘤与其他通常是良性的皮肤病

变进行鉴别非常重要。黑色素瘤可以发生于任何肤色的人种，可以发生于任何年龄的成年人，甚至是年轻人。因为发生于皮肤，而且临床表现比较典型，所以早期发现时大多可以通过外科手术完整切除。典型的黑色素瘤和其他皮肤良性色素性病变见图 7-1。

## 流行病学

黑色素瘤是一类来源于黑色素细胞的恶性肿瘤。黑色素细胞起源于神经嵴，逐渐迁移至皮肤、脑膜、黏膜、食管上部和眼睛，所有这些部位的黑色素细胞都具有恶性转化的潜能。皮肤黑色素瘤主要发生于白

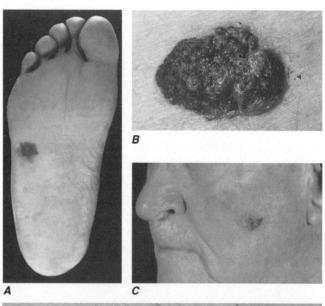
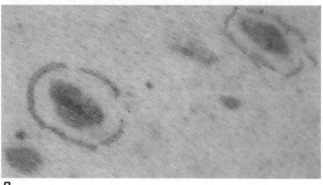

**图 7-1（见书后彩图）　非典型和恶性色素性病变。**最常见的黑色素瘤为表浅扩散性黑色素瘤（图片未显示）。**A.** 肢端雀斑样黑色素瘤在黑人、亚裔和西班牙裔中最常见，多表现为手掌或足底进行性增大的色素性斑块，向两侧扩散。**B.** 结节性黑色素瘤多表现为迅速增大的黑色结节，常伴有溃疡或结痂。**C.** 恶性雀斑样黑色素瘤好发于阳光暴露的皮肤，多表现为大片、边界不规则、颜色不一的色素性结节或斑块。**D.** 非典型性痣可能与家族性黑色素瘤有关，多表现为形状不规则、程度不一的黑色素性病变

人（约占98％），而且发病率与纬度相关，提示阳光照射在黑色素瘤的发生中起着重要作用。男性发病率略高于女性（1.3∶1），中位发病年龄接近60岁。深色皮肤人群（如印度、波多黎各）、黑人和东亚人也可以发生黑色素瘤，但是发病率比白人低10～20倍。在这些人群中，诊断黑色素瘤时的分期往往更晚，预后也更差；而且更常见发生于肢端（甲下、足底、手掌）和黏膜。2014年，美国的黑色素瘤预计新发病例约76000人，预计死亡人数约9700人；每年全球有近50000人死于黑色素瘤。康涅狄格肿瘤登记处的数据提示，黑色素瘤的发病率和致死率都呈现逐渐增加的趋势。在过去的60年里，男性和女性的发病率分别增加了17倍和9倍；而死亡率则分别增加了3倍和2倍。55岁以后死亡率开始上升，65岁以上的男性增幅最明显。值得注意的是，40岁以下女性的增幅也比较高，可能与更注重古铜色皮肤为美、室内日光浴床的应用以及童年强烈的紫外线暴露等原因有关。这些数据也提示了加强预防和早期发现的重要性。

## 风险因素

**痣**　黑色素瘤的患病风险与遗传、环境和宿主因素有关（表7-1）。最重要的风险因素是存在多个良性或不典型痣和黑色素瘤家族史或个人史。不管是皮内痣还是混合痣，黑色素细胞痣的存在都是患病风险增加的标志。因为痣能够转变成黑色素瘤，所以也有人将其称为癌前病变；但是痣发生恶变的风险非常低。1/4的黑色素瘤在组织学上与痣有关，其他的大多数都为新出现的。临床上非典型痣的数量可以从一个到数百个不等；而且外观上也通常不同，边界往往模糊不清，色素模式比普通痣要明显多样。同时具有非典型痣和黑色素瘤家族史者的终身患病风险大于50％，因此需要皮找肤科医生密切随访。90％的黑色素瘤为散发（即无黑色素瘤家族史），其中40％有临床非典型痣；但是在普通人群中，5％～10％都有非典型痣。

| 表7-1　黑色素瘤的风险因素 |
| --- |
| 全身痣的数目（数目多＝高风险） |
| 非典型痣（风险增加10倍） |
| 家族史或个人史 |
| 紫外线暴露/日光灼伤/日光浴 |
| 皮肤/毛发/眼睛颜色浅 |
| 日光承受能力低下 |
| 雀斑 |
| *CDKN2A*、*CDK4*、*MITF* 突变 |
| *MC1R* 变异 |

根据病灶大小，先天性黑色素细胞痣可以分为小（≤1.5cm）、中（1.5～20cm）和大（＞20cm）三类，每1类都可能是黑色素瘤的癌前病变。大的黑色素瘤细胞痣恶变风险最高，也被称为先天性巨痣，发病率约为1/30 000～1/100 000。因为终身患黑色素瘤的风险高达6％，所以建议尽早预防性切除。因为范围太大，通常需要分期切除和断层皮片植皮。但是手术很难彻底切除高风险的痣细胞，因为部分痣细胞可能穿透至深层的肌肉或中枢神经系统中。小到中等大小的先天性黑色素瘤细胞痣的发病率约1％，其恶变的风险相对较低，目前还没有具体的统计学数据。对于这部分患者的治疗也存在争议。

**个人史和家族史**　黑色素瘤患者一旦确诊，就需要终身观察，因为他们再患黑色素瘤的风险是普通人群的10倍。直系家属的患病风险明显增加，但是只有5％～10％的患者有明确家族史。在家族性黑色素瘤中，患者的起病年龄往往更小，病变更薄，预后更好，而且常见多个原发病灶。

**遗传易感性**　20％～40％的遗传性黑色素瘤患者（占黑色素瘤的0.2％～2％）具有细胞周期调节基因-细胞周期依赖性激酶抑制因子2A（*CDKN2A*）基因的突变。70％的皮肤黑色素瘤存在9p21染色体上*CDKN2A*基因的突变或缺失，这个染色体区域编码两种不同的肿瘤抑制蛋白质：p16和ARF（p14$^{ARF}$）。蛋白p16能抑制CDK4/6介导的磷酸化，并导致视网膜母细胞瘤（RB）蛋白的失活；而ARF能抑制MDM2泛素介导的p53降解。*CDKN2A*丢失的最终结果是导致RB和p53细胞通路的失活，而这两个通路是控制细胞进入细胞周期的两个关键肿瘤抑制通路。有研究表明，在伴有CDKN2A突变的黑色素瘤家族中，胰腺癌的患病风险明显增加。CDK4是黑色素瘤的第二个高风险基因，位于12q13染色体，能编码可被p16抑制的激酶。同样能使RB通路失活的CDK4突变，发生率却比*CDKN2A*突变低很多。黑色素瘤特异性原癌基因——小眼球相关转录因子（MITF）基因的突变既能导致家族性黑色素瘤，也能导致散发性黑色素瘤。

黑色皮质素1受体（MC1R）基因是黑色素瘤的一个中度遗传易感性基因。太阳辐射能刺激黑色皮质素α-MSH（α-黑素细胞刺激因子）的产生，而-MSH属于MC1R的配体，是一种G蛋白偶联受体，能够通过环腺苷酸信号调节色素产生的数量和类型。MC1R具有高度多态性，有80余种变异，其中有的部分信号缺失，能够导致红色/黄色嗜黑素的产生，形成红/黄色头发，不具备阳光保护作用；而正常的毛发内含有棕色/黑色真黑素，能保护皮肤免受紫外线伤害。这种红发色（RHC）的表型与皮肤白皙、红色毛发、雀斑以及阳光敏感性增加有关，能增加黑色素瘤的患病风险。除了相对于真黑素较弱的紫外线保护能力之外，对于 *MC1R* 多态性失活患者，褐黑素的增加还能够提高非紫外线依赖性过氧化损伤导致的黑色素瘤形成风险。

还有一些其他更常见的低外显率多态性可能对黑色素瘤的易感性产生影响，这些包括：色素沉着有关的基因、痣计数、免疫反应、DNA 修复、代谢和维生素 D 受体。

## 预防与早期诊断

黑色素瘤和非黑色素瘤性皮肤癌的初级预防主要是避免日光损害。在澳大利亚开展、在欧洲和美国正在施行的公共卫生倡议如 SunSmart，证明生活习惯的改变能降低黑色素瘤和非黑色素瘤性皮肤癌的发生率。紫外线引起的损伤可以发生于任何年龄阶段，由此癌症的引发则需要数年，因此预防措施应该尽早开展。对生物因素的研究也越来越深入，例如嗜晒成瘾，可能与大脑的多巴胺反馈机制有关，皮肤接受紫外线（UV）照射后能够促进 β-内啡肽的分泌，通过反馈性刺激干预保护性的反射。广谱防晒霜能够很好地阻挡 UVA 和 UVB，将防日光系数降至 30 以下，因此推荐长期使用防晒霜和防晒服。另外，应当尽量避免使用日光浴或午间（10:00A.M. 至 2:00P.M.）阳光照射。

黑色素瘤的二级预防包括教育、筛查和早期诊断。患者必须了解黑色素瘤的临床表现（ABCDE，详见"诊断"章节），而且要学会观察色素性病变的大小、颜色等变化。相关的宣传册可以从美国癌症协会、美国皮肤病学会、美国国家癌症研究所、皮肤癌基金会等组织领取。每隔 6～8 周进行一次自我检查能够尽早发现可疑的改变。尽管美国预防服务工作组指出，目前的证据还不足以推荐或反对皮肤癌筛查，全身皮肤检查仍然是降低皮肤癌死亡率最简单实用的方法。根据危险因素的存在与否，早期检测策略可以个体化，尤其是针对具有临床非典型痣（发育不良痣）和黑色素瘤个人史的患者。检测应该由皮肤科医生进行，检查项目包括全身拍照和皮肤镜检查。对于有 3 个以上黑色素瘤和直系家属中有至少 1 个患有侵袭性黑色素瘤和 2 个或 2 个以上黑色素瘤或胰腺癌患者的人群，还建议做相关的基因检测。如果发现癌前病变或原位癌，应当尽早治疗。早期发现不但可以使治疗变得更加简单，而且能够提高治愈率，降低死亡率。

## 诊断

主要目标是早期诊断，即在肿瘤发生浸润和转移前诊断。对于可疑皮损可采用 ABCDE 标准进行判断：A 代表不对称，良性皮损多呈对称性；B 代表边界不规则，大部分良性痣边缘锐利；C 代表色彩多样化，良性皮损大多颜色单一；D 代表直径大于 6mm，约铅笔橡皮擦的大小；E 代表皮损的进展，即皮损大小、形状、颜色、厚度、出血、瘙痒、结痂等症状的变化。良性痣通常出现在腰部以上的皮肤，很少涉及头皮、乳房或臀部；非典型痣通常出现在背部，但也能涉及头皮、胸部或臀部。85% 的成年人有良性痣，10～40 枚不等，分布在全身各处；非典型痣则有数百枚。

全部的皮肤表面都应该接受检查，包括头皮、黏膜和指甲。检查应该在明亮的房间内进行，使用放大镜有助于评估色素的变化模式。任何可疑的病变都应该活检，或者画图记录和（或）拍照，以便于随访。皮肤镜检查可以低级放大地观察表皮，能够更精确地判断色素沉着的模式，肉眼也可能观察到。除了皮肤检查，对于可疑黑色素瘤患者的初步评估还包括区域淋巴结检查。一旦发现黑色素瘤或临床非典型痣（结构不良痣），其家庭成员也应该接受筛查。高危人群应当按照指示每月进行自我体检。

**活检** 任何色素皮肤病变，如果其大小、形状或其他特征发生改变，都应该进行活检。切除活检要求 1～3mm 的切缘，这有利于从病理上精确地判断黑色素瘤的厚度。如果明确是良性病变，切除活检还是有效的治疗方式。对于一些较大的或位于特殊部位的病变，如面部、手掌或足底，可能很难做到完整的切除活检，可以选择在结节最厚或颜色最深的区域进行切取活检，这样有利于更准确地反映病变厚度。切取活检一般也不会导致黑色素瘤的扩散。对于可疑病变，活检应尽量保证能够判断肿瘤厚度、切缘以及进行免疫组化检查。对于恶性可能性较低的病变，可以选择刮除活检，但是也应当保证足够的深度，必须到达皮下脂肪层。另外，应尽量避免腐蚀性治疗。活检标本的病理阅片应该由经验丰富的病理学专家进行，完整的病理报告必须包括 Breslow 厚度、核分裂象、是否溃疡和四周及底切缘状态。Breslow 厚度是指从肿瘤或溃疡表面到肿瘤底部的最大厚度。对于组织学鉴别困难的病例，可以考虑做多探针的荧光免疫原位杂交（FISH）或比较基因组杂交（CGH）。

## 临床分类

皮肤黑色素瘤大体可分为四个主要类型（表 7-2）。其中的三个类型分别是表浅扩散型、恶性雀斑样和肢端雀斑样黑色素瘤，早期一般都呈表浅性生长，即所

第一部分

肿瘤学

**表 7-2　黑色素瘤的病理亚型**

| 类型 | 部位 | 平均年龄 | 发现持续时间 | 颜色 |
|---|---|---|---|---|
| 恶性雀斑样黑色素瘤 | 日光暴露的部位，尤其是脸颊部和颧骨表明 | 70 岁 | 5～20 年或更长[a] | 平坦的部分多呈棕褐色、偶尔灰白色；结节的部分多呈红棕色、蓝灰色或蓝黑色 |
| 表浅扩散型黑色素瘤 | 任何部位（更常见于后背，女性常见于小腿） | 40～50 岁 | 1～7 年 | 棕色混合蓝红色（紫罗兰色）、蓝黑色、红棕色或白粉色，部分边界清晰和（或）明显隆起 |
| 结节性黑色素瘤 | 任何部位 | 40～50 岁 | 数月～<5 年 | 红蓝色（紫色）或蓝黑色；颜色单一或混合棕色或黑色 |
| 肢端雀斑样黑色素瘤 | 手掌、足底、甲床、黏膜 | 60 岁 | 1～10 年 | 平坦的部分多呈深棕色；隆起性部分（斑块）多呈棕黑色或蓝黑色 |

[a]在这段时间内，在前兆阶段，恶性雀斑样痣仅限于表皮。

**来源**：Adapted from AJ Sober, in NA Soter, HP Baden (eds)：Pathophysiology of Dermatologic Diseases. New York，McGraw-Hill，1984.

谓的径向生长，肿瘤的面积增加，但不往深层渗透。这个阶段的黑色素瘤大多可以通过外科切除而治愈。第四类结节性黑色素瘤没有明显的径向生长期，通常浸润较深，而且容易发生早期转移。如果肿瘤向皮肤的深层浸润，就进入了所谓的垂直生长期。径向生长期的黑色素瘤通常边界不规则或边缘呈结节状，表面的颜色不一。70％的早期病变都有面积增大和颜色改变的临床表现，而出血、溃疡和疼痛都是局部晚期的体征，对早期诊断没有帮助。在白人中最常见类型是表浅扩散性黑色素瘤。男性最常见的部位是背部，女性最常见的部位是背部和小腿。结节性黑色素瘤多表现为深棕黑色或蓝黑色结节，恶性雀斑样黑色素瘤多发生于老年人长期阳光晒伤的部位。肢端雀斑样黑色素瘤一般发生于手掌、足底、甲床和黏膜，在白人中会出现，但更常见于黑人和东亚人。还有一类称为结缔组织增生黑色素瘤，通常与纤维反应和神经侵犯有关，更容易发生局部复发。黑色素瘤偶尔表现为无黑色素性，这种情况需要通过新出现的皮肤结节的病理活检来明确诊断。黑色素瘤也可以发生于头颈部的黏膜（鼻腔、鼻窦和口腔）、胃肠道、中枢神经系统、女性生殖道（外阴和阴道）和眼球的葡萄膜。

虽然不同类型的黑素瘤在临床和组织病理学截然不同，但是这种分类并不具有独立的预后价值。组织学亚型不属于美国癌症联合委员会（AJCC）的分期因素，但是美国病理学家协会（CAP）还是建议将其写入病理报告。新分类将越来越多地强调黑色素瘤的分子特性（见下文）。分子分析可以为区分良性痣和黑色素瘤提供依据，而且，肿瘤突变位点的确定不仅有助于阐明肿瘤发生的分子机制，还可以指导进一步的靶向治疗。

## 发病机制和分子分类

大量流行病学和分子研究的证据表明，皮肤黑色素瘤的发生过程中存在多个致病通路。既有环境因素，也有遗传因素。紫外线辐射导致皮肤细胞的基因改变，破坏皮肤的免疫功能，增加生长因子的产生，引发形成能够损伤角质细胞和黑色素细胞 DNA 的活性氧。一项关于人类黑色素瘤的体细胞突变分析显示，与同一个患者的正常细胞相比，黑色素瘤细胞中存在超过 33 000 的突变，能够导致接近 300 个蛋白质编码片段的损伤。而且，主要的突变特征提示 DNA 损伤来源于紫外线照射。黑色素瘤中也存在一些驱动突变，即促进选择性克隆性生长和参与肿瘤形成的突变。这些驱动突变能够影响促进细胞增殖的路径，抑制应答 DNA 修复的细胞凋亡路径（见下文）。黑色素瘤细胞发生改变积累导致 DNA 损伤，形成了不同的恶性表型：侵袭、转移和血管生成。

在正常的黑色素细胞转变为恶性黑色素瘤的过程中，了解黑色素瘤形成的分子变化不但能够指导患者的分类，而且有助于病因分析和开发新的治疗手段。一项全基因组分析证实，在黑色素瘤的发展过程中存在完全不同的基因通路。根据发生部位和阳光暴露的程度，大致可以分为四类：慢性日光损伤性皮肤黑色素瘤、非慢性日光损伤性皮肤黑色素瘤、黏膜黑色素瘤和肢端黑色素瘤。不同部位和组织学亚型黑色素瘤的 DNA 损伤模式截然不同。虽然基因学改变多种多样，但是突变、扩增和癌基因缺失的整体模式表明，它们在细胞增殖、衰老和凋亡的关键生化途径上发挥着类似的作用。能够影响细胞周期阻滞的 p16 突变和导致对基因毒性损害应答缺陷性凋亡的 ARF 突变如上所述。增殖通路的改变主要是通过影响增殖作用（MAP）激酶和磷脂酰肌醇 3，激酶/AKT（PI3K/AKT）通路来实现的（图 7-2）。

RAS 和 BRAF 是 MAP 通路的成员，介导与细胞增殖和生存相关的基因转录。在黑色素瘤患者中存在

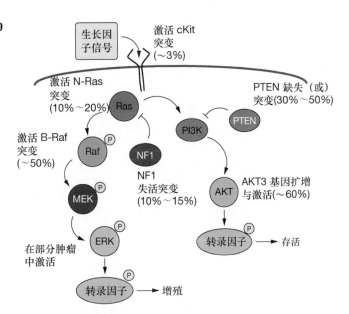

**图 7-2　黑色素瘤的主要信号通路。** MAP 激酶和 PI3K/AKT 通路能分别促进细胞增殖和抑制细胞凋亡，易发生黑色素瘤突变。ERK，细胞外信号调节激酶；MEK，增殖蛋白激活激酶；NF-1，神经纤维瘤病 1 型基因；PTEN，磷酸激酶和张力蛋白同族体

第一部分　肿瘤学

这 2 个基因的体细胞突变，这就提供了潜在的治疗靶点。约有 20% 的黑色素瘤发生了 N-RAS 突变，而在大部分良性痣和 40%～60% 的黑色素瘤中都存在体细胞 BRAF 突变。这 2 个基因突变本身并不足以引起黑色素瘤，而是同时伴随着其他突变。BRAF 突变通常是点突变（T→A 核苷酸改变），导致缬氨酸谷氨酸替换（V600E）。BRAF-V600E 突变不会引起特征性的紫外线突变（嘧啶二聚体），他们在年轻患者较常见，而且更常见于间歇性日光暴露的部位，而不是慢性阳光晒伤的皮肤。

黑色素瘤也存在 AKT（主要在 AKT3）和 PTEN 基因（磷酸酶和张力蛋白同族体）突变。AKT 扩增、PTEN 缺失或表观遗传沉默能够激活 PI3K/AKT 通路，对抗细胞凋亡，增强细胞的生存能力。能够解除对 AKT 调控的 PTEN 缺失和 AKT3 突变都能延长细胞的生存时间，主要是通过灭活细胞死亡 Bcl2 抑制剂 BAD 和激活促成活基因转录因子 FOXO1 来实现的。10%～15% 的黑色素瘤存在能够同时影响 MAP 激酶通路和 PI3K/AKT 通路的 NF1 突变失活。在黑色素瘤中，这两个信号通路（MAP 激酶和 PI3K/AKT）能促进肿瘤发生、化疗耐药、细胞迁移和细胞周期失调。目前已经开发出很多抑制这些通路的靶向药物，而且部分已经开始用于临床（见下文）。黑色素瘤患者的最佳治疗可能需要同时抑制

MAPK 和 PI3K 通路，以及促进恶性肿瘤的免疫清除。

## 预后因素

对于新诊断的患者最重要的预后因素都体现在分期系统中（表 7-3）。病变的 Breslow 厚度是预测转移风险的最佳指标。Clark 分级能够反应黑色素瘤侵犯的皮肤层次，但是并不能增加预后信息，所以很少影响治疗决策。解剖部位也是重要的预后因素：前臂和下肢（不包括足）者预后较好，头皮、手、足和黏膜者预后较差。一般来说，Ⅰ期或Ⅱ期的女性患者比男性预后更好，部分原因在于早期诊断；女性黑色素瘤经常在小腿上，更容易自我识别，所以预后较好。年龄的影响并不是线性的。60 岁以上老年人预后较差，尤其是男性；可能是因为诊断延迟、肿瘤较厚，也可能是因为肢端黑色素瘤在男性患者中的比例更高。尽管如此，年轻患者存在更高的淋巴结转移风险。其他经分期系统确认的预后不良因素还包括有丝分裂率高、溃疡、微卫星病灶和（或）跳跃转移、淋巴结转移、血清乳酸脱氢酶（LDH）升高和远处转移及其出现位置。

## 分期

黑色素瘤的诊断确立后，必须进行分期以指导治疗和预后，分期决定预后并帮助治疗选择。当前黑色素瘤的分期标准和 15 年预计生存率见表 7-3。患者的临床分期主要由原发病灶的病理评价和转移部位的临床/影像学评估决定。病理分期应该还包括通过前哨淋巴结活检或完整的淋巴结清除后得到的区域性淋巴结的镜下检查。全部患者需要彻底询问病史，应该关注转移相关的症状，如乏力、体重下降、头痛、视觉改变和疼痛；体格检查时除了观察原发病灶，还应该注意有无可疑的卫星灶或跳跃灶，以及是否发生淋巴结、中枢神经系统、肝和肺转移。实验室检查应该包括血常规、生化全项和乳酸脱氢酶的检测。尽管它们不易发现隐匿性转移，小细胞低色素性贫血提示可能存在肠转移，特别是小肠；如果发现不明原因 LDH 升高，则需要进一步的全身检查，包括计算机断层扫描（CT）、正电子发射断层扫描（PET）或 PET-CT。如果有转移的症状或体征，应该进行针对性的影像学检查。超过 80% 的患者在初次诊断时，疾病仅局限于皮肤，无转移的症状和体征，在这种情况下，不需要影像学检查。

| 表 7-3 | 黑色素瘤的分期标准 |
| --- | --- |

| 病理和 TNM 分期 | 病灶厚度，mm | 溃疡 | 淋巴结受累数目 | 淋巴结转移 | 15 年预计生存率（%） |
| --- | --- | --- | --- | --- | --- |
| 0 | | | | | 98 |
| Tis | 原位癌 | 无 | 0 | 无 | |
| Ⅰ A | | | | | 92 |
| T1a | <1 | 无，有丝分裂数<1/mm | 0 | 无 | |
| Ⅰ B | | | | | 80 |
| T1b | <1 | 有或有丝分裂数>1/mm | 0 | 无 | |
| T2a | 1.01～2 | 无 | 0 | 无 | |
| Ⅱ A | | | | | 62 |
| T2b | 1.01～2 | 有 | 0 | 无 | |
| T3a | 2.01～4 | 无 | 0 | 无 | |
| Ⅱ B | | | | | 51 |
| T3b | 2.01～4 | 有 | 0 | 无 | |
| T4a | >4 | 无 | 0 | 无 | |
| Ⅱ C | | | | | 37 |
| T4b | >4 | 有 | 0 | 无 | |
| Ⅲ A | | | | | 68 |
| N1a | T1～4a | 无 | 1 | 镜下转移 | |
| N2a | T1～4a | 无 | 2 或 3 | 镜下转移 | |
| Ⅲ B | | | | | 38 |
| N1a | 任何 | 有 | 1 | 镜下转移 | |
| N2a | 任何 | 有 | 2 或 3 | 镜下转移 | |
| N1b | 任何 | 有或无 | 1 | 肉眼转移 | |
| N2b | 任何 | 有或无 | 2 或 3 | 肉眼转移 | |
| N2c | 任何 | 有或无 | 跳跃转移/卫星灶，无淋巴结转移 | | |
| Ⅲ C | | | | | 22 |
| N1b | 任何 | 有或无 | 1 | 肉眼转移 | |
| N2b | 任何 | 有或无 | 2 或 3 | 肉眼转移 | |
| N2c | 任何 | 有或无 | 跳跃转移/卫星灶，无淋巴结转移 | | |
| N3 | 任何 | 有或无 | 4 个以上或成群淋巴结转移，跳跃灶或卫星灶伴淋巴结转移 | | |
| Ⅳ | | 远处转移 | <10 | | |
| M1a | | 皮肤、皮下 | | | |
| M1b | | 肺 | | | |
| M1c | | 其他脏器，乳酸脱氢酶升高 | | | |

## 治疗　黑色素瘤

### 临床局限性黑色素瘤的处理（Ⅰ期和Ⅱ期）

　　黑色素瘤诊断后应尽早进行外科手术治疗，对于原发病灶，手术还要同时切除病变周围一定距离内的正常皮肤，以便彻底切除肿瘤细胞，降低局部复发率。推荐的切缘与病灶厚度有关：原位癌，0.5～1.0cm；厚度 0～1mm，切缘 1cm；厚度 1.01～2mm，切缘 1～2cm；病灶厚度>2mm，切缘 2cm。对于面部、手、足等特殊部位的黑色素瘤，还应该考虑手术的具体限制因素，最大限度地降低病残。至于切除深度，应该切除一定厚度的皮下脂肪，以便于病理科医生评估肿瘤厚度和切缘状态。在一些特殊情况下，还可以考虑外用咪喹莫特，尤其是对一些美容要求较高的恶性雀斑样痣。

前哨淋巴结活检（SLNB）是一项很有价值的分期手段，已经逐渐取代选择性局部淋巴结清扫，用于评估局部淋巴结的转移状态。SLNB能提供一定的预后信息，帮助判断高复发风险的患者，指导辅助治疗。在原发病灶周围注射蓝色染料和放射性核素后，能在区域淋巴范围内识别蓝染的淋巴结或探测到高信号的淋巴结，即前哨淋巴结。切除前哨淋巴结后，必须进行仔细的病理检查，以便发现微小的转移病灶。需要进行连续切片，并进行HE染色和S100、HMB45和MelanA等免疫组化染色。

并不是所有的患者都需要做SLNB。如果肿瘤厚度≤0.75mm，前哨淋巴结（SLN）的转移率＜5%，不需要进行SLNB；肿瘤厚度＞1mm，通常需要做SLNB；肿瘤厚度0.76～1.0mm，如果不合并溃疡、核分裂象比例高或脉管侵犯等高危因素，一般只需要局部扩大切除，不需要做SLNB；其他情况，如果没有临床淋巴结转移的征象，也大多需要进行SLNB。SLNB阴性的患者可以免于区域淋巴结清扫及其并发症，可以选择观察，或者根据原发病灶的特征采取适当的辅助治疗或临床试验。目前针对SLNB阳性患者的标准治疗仍然是全部淋巴结清扫，但是已经有研究在探讨微小前哨淋巴结转移能否安全地避免进一步清扫。淋巴结阳性微转移的患者应该考虑干扰素辅助治疗或参加临床试验。

## 局部转移性黑色素瘤的处理 （Ⅲ期）

黑色素瘤可以在瘢痕或植皮的边缘复发，离开瘢痕但在周围2cm内，即卫星灶；或出现局部淋巴区域内、瘢痕周围2cm外的转移灶，即跳跃转移；或者是发生区域淋巴结转移。这些情况都应当尽量手术切除，手术后患者可能获得较长时间的无病生存。如果发生单侧肢体散在多发转移，则适合做肢体隔离灌注治疗或美法仑热灌注化疗，能够获得很好的完全缓解率和症状改善，但是并不能提高总生存时间。

Ⅲ期患者手术后存在较高的局部复发和远处转移风险，应接受术后辅助治疗。放疗能降低淋巴结清扫后局部复发风险，但是不能改善总生存时间。如果淋巴结＞3～4cm、4个以上淋巴结转移或者有淋巴结外侵犯，都应该考虑术后放疗。系统辅助治疗主要适用于Ⅲ期的患者，但是对于伴有高危因素（厚度＞4mm或伴有溃疡）的淋巴结阴性患者和能手术切除的Ⅳ期患者，也可能从系统治疗受益。推荐的辅助治疗方式包括干扰素α2b（IFN-α2b）和聚乙二醇干扰素α2b。干扰素α2b的推荐用量为2000万U/m²，静脉注射，每周5次，连用4周后改为1000万U/m²，静脉注射，每周3次，连用11个月（共持续1年）；聚乙二醇干扰素α2b的推荐剂量为每周6μg/kg，皮下注射，8周后改为每周3μg/kg，持续5年。干扰素治疗有明显的毒副作用，主要包括流感样症状、精神萎靡和抑郁。大部分患者的副作用都可以通过对症治疗、药剂减量或中断得到缓解。但有时因为无法耐受的副作用，干扰素在注射完全部剂量之前，不得不永久终止。大剂量干扰素治疗的副作用要明显比聚乙二醇干扰素严重，但是后者的治疗时间多出4倍。干扰素治疗能改善无病生存时间，但是改善总生存时间的作用还存在争议。有些患者或医生认为干扰素治疗的获益可能不能平衡其副作用，所以也可以考虑入组临床试验。当前通过批准的前正在进行关于免疫治疗和靶向治疗的正在接受辅助临床试验评估。

## 治疗 转移性黑色素瘤

大多数患者在初次诊断时都属于早期黑色素瘤，其中的一部分在治疗后逐步出现转移，其他患者在初次诊断时就可以伴有转移。如果有黑色素瘤病史的患者出现了复发或转移的症状或体征，就需要重新进行分期检查，包括详细的查体、血常规、生化全项、乳酸脱氢酶和影像学检查（脑核磁、胸/腹/盆腔CT或全身PET-CT检查）。远处转移（Ⅳ期）可以累及任何器官，常见转移至皮肤、淋巴结、内脏、骨骼和大脑。以往经验表明，黑色素瘤一旦发生转移，通常无法治愈，中位生存时间6～15个月，主要取决于转移的器官。皮肤和皮下转移（M1a）患者的预后要好于肺（M1b）转移的患者，而转移到肝脏、骨骼和大脑（M1c）的患者预后最差。转移患者血清LDH升高是一个预后不良因素，使患者归入M1c期而与转移部位无关（表7-3）。尽管既往数据显示，M1a、M1b和M1c期患者的15年生存率小于10%，但是新疗法的出现给黑色素瘤患者带来了希望，可能增加长期生存率，尤其是M1a和M1b期患者。

近2年来，Ⅳ期黑色素瘤患者的治疗发生了巨大的变化。美国食品和药物管理局（FDA）通过了两类针对黑色素瘤的新药物：免疫T细胞抑制剂伊匹单抗和作用于MAP激酶通路的口服靶向药物，包括BRAF抑制剂维罗非尼和达拉非尼，以及MEK抑制剂曲美替尼。因此Ⅳ期黑色素瘤患者目前也有多种治疗选择（表7-4）。

| 表 7-4 | 转移性黑色素瘤的治疗选择 |
| --- | --- |

手术：病灶较少时的转移灶切除术
免疫治疗：
　白介素-2
　免疫节点阻断
　-已获 FDA 批准
　　● 抗 CTLA-4：ipilimumab
　-试验性用药
　　● 抗 PD-1：nivolumab，lambrolizumab
　　● 抗 PD-L1
分子靶向治疗：
　BRAF 抑制剂：vemurafenib，dabrafenib
　MEK 抑制剂：trametinib
化疗：达卡巴嗪、替莫唑胺、紫杉醇、白蛋白结合型紫杉醇、卡铂

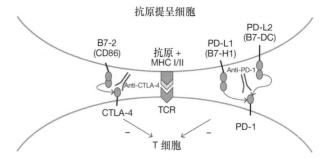

图 7-3　影响 T 细胞功能、记忆和寿命的抑制调节通路。CTLA-4 和 PD-1 是 CD28 家族的成员，具有免疫抑制作用，其拮抗性抗体能减轻这种抑制作用，增强 T 细胞的功能，发挥抗肿瘤的效果。CTLA-4，细胞毒性 T 淋巴细胞抗原-4；MHC，主要组织相容性复合体；PD 1，程序性死亡受体 1，PD-L1，程序性死亡受体配体-1；PD-L2，程序性死亡受体配体-2；TCR，T 细胞受体

如果是少发转移，是否行转移灶切除应该咨询肿瘤外科的医生，因为手术后仍然可能获得较长的无病生存时间。单一转移灶最适合手术，非单一转移的患者手术治疗也在增多。手术后患者出现新发转移的风险非常高，因此推荐接受干扰素治疗或参加临床试验。如果免疫治疗后少数病灶效果不佳，也可以考虑辅助的手术切除。

## 免疫治疗

细胞因子白介素 2（IL-2 或阿地白介素）自 1995 年以来就被批准用于治疗黑色素瘤。IL-2 适用于一般情况比较好的Ⅳ期患者，而且必须在有 IL-2 毒性处理经验的治疗中心进行。因为大剂量白介素有明显的副作用，所以接受治疗的患者必须住到一个类似重症监护室的病房。一般每次接受高剂量的 IL-2，60 万 IU 或 72 万 IU，8h 一次，14 次为一个周期；应该持续治疗至肿瘤最大程度缓解，通常需要 4～6 周期。5% 的患者可能获得长期的无病生存，甚至可能治愈。IL-2 抑制肿瘤的机制尚不明确，推测可能与 IL-2 能诱导黑色素瘤特异性 T 细胞有关，这种 T 细胞能够识别特异性的抗原，从而清除肿瘤细胞。美国国家癌症研究所（NCI）的罗森博格和同事联合大剂量 IL-2 和过继转移体外培养的肿瘤浸润淋巴细胞治疗接受过非清髓化疗（有时联合全身照射）的患者，结果显示 50% 的耐 IL-2 转移性黑色素瘤患者出现了肿瘤缩小。

用免疫抑制受体 CTLA-4 和 PD-1 的单克隆抗体进行免疫阻滞也取得了显著的治疗效果。在肿瘤免疫反应中，可能出现抑制性受体的上调。在慢性感染（如乙肝和艾滋病）和肿瘤患者中，这种持续的抑制性受体上调能够导致 T 细胞的耗竭，干扰 T 细胞的增殖、细胞因子分泌和细胞毒性（图 7-3）。

在临床前期的动物实验中，抑制性受体的单克隆抗体的免疫阻滞能增强 T 细胞的功能，促进肿瘤细胞的清除。伊匹单抗是一种完整的人 IgG 抗体，能与 CTLA-4 结合，阻断免疫抑制信号，是第 1 个能够改善转移性黑色素瘤患者生存的治疗手段。伊匹单抗的治疗疗程为：3mg/kg，门诊输液，每 3 周重复一次，共 4 次。虽然在随机临床试验中的反应率较低（约 10%），但是无论之前是否接受过治疗，患者确实有明显生存改善。FDA 已经于 2011 年 3 月批准伊匹单抗用于黑色素瘤的治疗。

除了抗肿瘤效果，伊匹单抗干扰免疫调节的机制也能引起自身免疫相关的副作用。最常见的免疫相关副作用是皮疹和腹泻（有时腹泻很严重，甚至出现危及生命的结肠炎），毒性可能累及任何的器官，如下垂体炎、肝炎、肾炎、肺炎、心肌炎、神经炎。早期应用类固醇激素不会干扰药物的抗肿瘤效果，可以用来预防严重的并发症。因为客观缓解率较低、毒性显著，而且费用昂贵（2013 年一个疗程的费用大约 12 万美元），伊匹单抗还没有得到肿瘤医生的广泛认可。尽管受这些问题的限制，因为伊匹单抗能够改善总生存，7 年的总生存率为 17%，对于符合条件的患者，还是强烈推荐治疗。

慢性体细胞活化也能够诱导 T 细胞表面 PD-1 受体的表达。肿瘤细胞表面的 PD-1 配体之一 PD-L1 的表达能保护其不受免疫破坏（图 7-3）。临床试验表明，静脉注射 PD-1 或 PD-L1 拮抗剂以阻断 PD-1/PD-L1 通道，在进展期黑色素瘤和肺癌患者中能够获得显著的客观效果，而且副作用明显低于伊匹单抗。抗 PD-1 治疗的前景非常广阔，但是目

前还仅仅用于临床试验。有意思的是，临床试验的初步结果表明，联合应用伊匹单抗和PD-1抗体的效果要优于其中任何一种单药。IL-2、伊匹单抗和PD-1抗体等免疫治疗主要好处是所获得的效果可以维持很长时间。虽然接受免疫治疗后肿瘤缩小的比例低于接受靶向治疗（见下文）者，但是这种免疫诱导效果的持续时间要明显优于靶向治疗，有些患者可以达到10年以上，提示甚至可以治愈。

## 靶向治疗

对于存在 *BRAF* 突变的黑色素瘤患者来说，MAP 激酶通路的 RAF 和 MEK 抑制剂是一个令人兴奋的新方法。黑色素瘤中存在 RAS-RAF-MEK-ERK 通路上致癌基因的高频率突变导致了 BRAF 和 MEK 抑制剂的发展，AS-RAF-MEK-ERK 通路负责由细胞表面向细胞质及细胞核传递增值与存活信号。维罗非尼和达拉非尼都属于 BRAF 抑制剂，已经被批准用于伴有 *BRAF* 基因 600 号位点突变的Ⅳ期黑色素瘤患者。口服 BRAF 抑制剂能够使 50% 的患者出现肿瘤缩小，总生存时间也较化疗有显著提高。而且副作用也比免疫治疗或化疗要小，并且易于控制。BRAF 抑制剂的一个特异性副作用是造成多发性皮肤病变进展，其中部分是高分化的皮肤鳞状细胞癌（可能有多达 1/4 的患者）。这些皮肤癌需要手术切除因此需要咨询皮肤科医生共同应对，但是还没有发现转移的报道。BRAF 抑制剂治疗的长期效果尚未公布，但是当前的问题是，随着时间的推移，绝大多数的患者会复发，最终死于疾病耐药。耐药发生的机制有多种，通常都与 MAP 激酶通路有关，不一样的是 *BRAF* 基因突变影响与抑制剂的结合。MEK 抑制剂曲美替尼单药也具有一定的效果，但是作用不及 BRAF 抑制剂。联合应用 BRAF 和 MEK 抑制剂较 BRAF 单药显示能显著改善无进展生存时间，而且不会出现 BRAF 单药所引起的皮肤癌。虽然耐药时间还有待确定，联合用药已经被 FDA 批准用于转移性黑色素瘤治疗。在黏膜、肢端雀斑样和少数慢性皮肤晒伤所致的黑色素瘤中还存在 c-kit 受体酪氨酸激酶的激活突变。整体来讲，c-kit 突变的发生率很低，但是如果存在，同 GIST 的情况一样，伊马替尼靶向治疗对于激活 c-kit 突变的黑色素瘤具有临床意义。

## 化疗

目前还没有化疗药物能改善晚期黑色素瘤患者

的生存。随着免疫治疗和靶向治疗的发展，化疗仅仅用来缓解症状。具有抗肿瘤活性的药物包括：达卡巴嗪（DTIC）或其口服类似物替莫唑胺（TMZ）、顺铂和卡铂、紫杉烷类（紫杉醇或白蛋白紫杉醇和多西他赛）和卡莫司汀（BCNU），报道的反应率为 12%～20%。

### 转移性黑色素瘤的最初治疗选择

无论是通过活检还是影像检查，确定Ⅳ期诊断后，都应该对患者的肿瘤标本进行相关的分子检测，了解有无可进行药物治疗的突变（如 *BRAF*）。首选转移部位的组织，原发病灶的检测也能满足要求，因为两者间没有明显的不同。肿瘤治疗的选择首先取决于 *BRAF* 的突变状态。如果肿瘤属于 *BRAF* 野生型，建议免疫治疗。如果存在 *BRAF* 基因突变，可以首选 *BRAF* 抑制剂或免疫治疗。在需要时基因检测还应该包括 N-RAS 和 c-kit 的分子检测。

虽然治疗手段有明显改善，但是大部分患者仍然会死于黑色素瘤。因此，始终积极推荐患者参加临床试验，甚至是既往未接受过治疗的患者。尽管治疗在进步，多数Ⅳ期患者会最终疾病进展，而且因为肿瘤负荷、身体状态或伴随疾病的关系，很多患者可能不适合抗肿瘤治疗，此时的治疗重心应该是及时的姑息治疗和临终关怀。

### 随访

对于所有黑色素瘤患者，建议每年至少进行一次皮肤检查和监测。美国国家综合癌症网络（NCCN）建议，对于ⅠA～ⅡA期的黑色素瘤患者，5年内要求每6～12个月进行全面的病史和体检，然后每年进行临床复查。针对Ⅰ～Ⅲ期的患者，应当特别注意区域淋巴结的检查，因为淋巴结转移仍然可能通过手术治愈。血常规、碱性磷酸酶和胸部 X 线片并不能有效发现隐匿的转移病灶，建议在医生的指导下检查。不推荐对早期患者进行转移部位的常规影像学检查。对于分期较晚（ⅡB-Ⅳ）的患者，可以考虑每 4～12 个月检查胸部 X 线片、CT 和（或）PET/CT。因为常规监测并不能获得明显的生存受益，所以只有在具有临床指征的时候才建议做特殊部位的检查。

## 非黑色素瘤性皮肤癌

非黑色素瘤性皮肤癌（NMSC）是美国最常见的

肿瘤。尽管肿瘤登记不常规收集基底细胞癌和鳞状细胞癌的发病数据，但估计在美国每年的发病例数为150万～200万。其中，基底细胞癌（BCC）占NMSC的70%～80%。鳞状细胞癌（SCC）虽只占NMSC的约20%，但因其可出现转移以及每年导致的2400例患者死亡而更值得关注。非上皮细胞来源的皮肤癌发病率一直在处于增加趋势，尤其是默克尔细胞癌，每年有近5000例确诊和3000人死于该病。

## 病因学和病理生理学

基底细胞癌（BCC）和鳞状细胞癌（SCC）最重要的病因是紫外线照射，不论是暴露于自然光还是人工紫外光源（如日晒机器床）。UVA和UVB均可引起DNA的损伤，其中，UVA可诱导自由基的形成，UVB可引起嘧啶二聚体。日光通过紫外线光谱来传递能量，而日晒机器床一般释放的能量包含97%的UVA和3%的UVB。紫外线照射引起的DNA损伤可导致细胞凋亡或受损DNA的核苷酸切除修复（NER）。遗传性核苷酸切除修复的紊乱，如着色性干皮病常伴随着皮肤肿瘤发病率的升高，这也提示皮肤肿瘤的发病与紫外线照射引起的DNA损伤和DNA修复能力的不足有关。BCC中紫外线照射常引起基因Hedgehog通路（Hh）的损伤，而SCC中常累及 p53 和 N-RAS 基因。日晒机器床的使用与皮肤肿瘤的发病呈剂量反应关系。日晒机器床每年使用4次即可使BCC的发病率上升15%，SCC和黑素瘤上升11%。与老年人相比，少年或青年人使用日晒机器床后罹患皮肤肿瘤的风险更高。其他相关因素还包括：金发或赤发，蓝或绿的眼睛，易晒伤和户外工作。纬度越低，NMSC发病率越高。肿瘤大多数发生于面、颈等曝光部位。而唇部和口腔鳞癌则与吸烟相关。人乳头瘤病毒和紫外线照射可能扮演着致癌物的角色。

器官移植患者因处于慢性免疫抑制状态而罹患SCC的风险升高65倍，BCC的风险升高10倍。皮肤肿瘤的发生与免疫抑制的程度和持续时间以及移植前后的曝光程度是成正比的。在这些人群中，鳞癌的局部复发、转移和致死率也更高。在炎性肠病和类风湿关节炎、关节病型银屑病等自身免疫紊乱性疾病的治疗中，肿瘤坏死因子（TNF）拮抗剂的应用也越来越多。TNF拮抗剂也可能引起NMSC发病率的升高。BRAF靶向治疗也可能引起角质形成细胞形成包括角化棘皮瘤样鳞癌等鳞癌，这些人群中接近60%存在着H-RAS的过度表达。

其他危险因素还包括HIV感染、离子辐射、烫伤及烧伤后瘢痕和慢性溃疡。白化病、着色性干皮病、米尔-多里综合征、Rombo综合征、Bazex-Dupré-Christol综合征、先天性角化不良以及基底细胞痣样综合征（Gorlin综合征）同样也伴随着较高的NMSC发病率。BCC中常出现 PTCH1 和 SMO 这2种肿瘤抑制Hh基因的突变。PTCH1 基因的异常信号通过核转录因子Gli1和Gli2放大。正是因为这些因子在BCC中的活跃，FDA批准了维莫德吉（vismodegib）这种口服的SMO抑制剂用于治疗不宜手术或扩散的进展期BCC（图7-4）。维莫德吉也可以减少伴 PTCH1 突变的基底细胞痣样综合征患者中出现BCC的风险，这也进一步证实了Hh在基癌发病中的重要性。

## 临床表现

**基底细胞癌** 基底细胞癌（BCC）起源于表皮基底细胞。表浅的BCC是侵袭性最小的BCC亚型，通常是轻微的红斑鳞屑性斑块，逐渐增大，最常见位于躯干和四肢近端（图7-5）。这种BCC亚型可能与良性炎症性皮肤疾病混淆，尤其是钱币状湿疹和银屑病。BCC也可以表现为缓慢增长的珍珠样结节，表明可见有迂曲的扩张血管，边界隆起、中央结痂（结节型

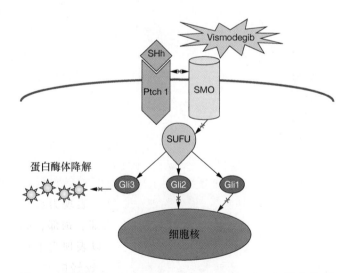

**图7-4 维莫德吉（vismodegib）对hedgehog（Hh）通路的影响。** 通常三种Hh配体（sonic，indian或desert）中任意一种均可与PTCH1结合，并导致其降解，释放SMO。SMO释放后通过转录调节因子SUFU进一步引起下游Gli1，Gli2和Gli3的活化。而后Gli1和Gli2转移至细胞核内并引起基因的转录。Vismodegib是一种SMO拮抗剂，它可以减少SMO和PTCH1的相互联系，进而导致Hh信号通路转导、基因转录和细胞分裂的障碍。图中红色符号即代表了vismodegib对hedgehog（Hh）下游通路的抑制作用

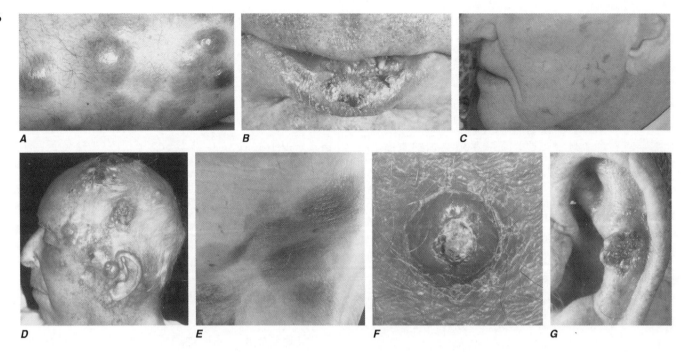

**图 7-5（见书后彩图）　皮肤肿瘤。A.** 非霍奇金淋巴瘤侵犯皮肤的典型紫罗兰、"李子色"结节。**B.** 下唇的鳞状细胞癌可见过度角化、结痂并有些侵蚀的斑块。其他典型发病部位是暴露于日光的头、颈、手、臂等区域的皮肤。**C.** 日光性角化病由日光暴露皮肤的角化过度红斑性丘疹或斑片组成。好发于中老年患者且具有某种恶变潜能。**D.** 皮肤转移癌的特点是炎性并常伴溃疡的皮肤结节。**E.** 蕈样真菌病是一种皮肤的 T 细胞淋巴瘤，图示为斑块期病变。**F.** 角化棘皮瘤是一种低度恶性鳞状细胞癌，表现为外生性结节带有中央角质性鳞片。**G.** 图示基底细胞癌表现为中央溃疡和珍珠样毛细血管扩张性肿瘤边界

BCC）。结节样 BCC 中的变异型偶然出现黑素时（色素型 BCC），容易与黑素瘤相混淆。硬斑病样 BCC、浸润型 BCC 和微结节型 BCC 是侵袭性较强的亚型，表现为单发结节，平坦或者略微凹陷，伴有白色、黄色或粉色结痂。边界通常模糊不清，病变不易被察觉，因此在临床上发现晚，通常容易延误治疗，病变范围可能比临床所评估的更为广泛。

**鳞状细胞癌**　原发的皮肤鳞状细胞癌（SCC）是一种起源角质细胞的恶性肿瘤。鳞状细胞癌临床表现多样，可以生长缓慢也可以快速增长，可能转移局部也可以出现远隔转移。通常情况下，SCC 表现为红斑溃疡型结节或浅表糜烂，常见部位是头部、颈部、躯干和四肢等曝光部位（图 7-5）。它也可以表现为生长缓慢，圆顶的丘疹或斑块。当炎症程度较轻的时候，通常被误认为是疣或胼胝。尽管皮肤镜下点状或者迂曲状血管是鳞癌的特点，但临床肉眼常常不易发觉，肿瘤边缘常界限不清，并可基底固定。

临床当中有一种生长迅速但恶性程度并不高的 SCC 类型，称为角化棘皮瘤（KA），它常常表现为一个较大的圆形丘疹，中央伴有火山口样溃疡。部分角化棘皮瘤不经治疗可以自愈，但也有报道可以进展为转移性鳞癌，因此治疗方案应该同其他类型皮肤鳞癌。

KA 还与使用针对 *BRAF* 突变的靶向药物有关，在这类患者中 KA 发生率为 15%～25%。

光化性角化病和唇炎（唇部的光化性角化病），都是鳞癌的癌前病变，表现为曝光部位的角化过度的丘疹，未治疗情况下，0.25%～20% 的皮损可进展为恶性。原位癌，也称为 Bowen 氏病，是局限于表皮内的 SCC，表现为红斑鳞屑样斑块。类似于侵袭性的鳞癌，原位鳞癌也常常发生于曝光部位，但是也可以发生其他任何部位。继发于人类乳头瘤病毒感染 Bowen 氏病，可发生在轻微或无日光暴露处，如臀部和股后。及时治疗癌前和原位皮损，可以降低癌症浸润风险。

## 自然病史

**基底细胞癌**　BCC 的自然病史是缓慢增大、局部浸润的病变。局部侵犯的程度和复发风险因肿瘤的大小、发病时间、位置和组织学亚型而异。中轴部位的面部、耳部和头皮的肿瘤预后更差。小结节性、色素型、囊性或浅表型 BCC 对大部分治疗显示良好效果。病灶较大、微结节性、浸润性和硬斑病样亚型更具侵袭性。BCC 的转移潜能很低（在具有免疫能力的患者中仅占 0.0028%～0.1%），但 5 年内肿瘤复发或新生原发 NMSC 的风险约为 40%。

**鳞状细胞癌** SCC 的自然病史取决于肿瘤和患者的特点。在日光暴露部位的肿瘤比非日光暴露部位者具有更低的转移潜能。0.3%～5.2% 皮肤 SCC 患者会发生转移，主要为局部淋巴结转移。发生于下唇和耳部的 SCC 转移分别占 13% 和 11%，而瘢痕、慢性溃疡、生殖器或黏膜表面的 SCC 具有更高的转移潜能。复发性 SCC 的转移风险甚至达到 30%。病灶大的、分化差的肿瘤、侵犯神经或淋巴结的深部肿瘤、多灶肿瘤和发生于免疫力低下患者的肿瘤生物学行为常常更具侵袭性。

| 治疗 | 基底细胞癌 |
|---|---|

　　BCC 的治疗包括电干燥法和刮除（ED&C）、切除、外科冷冻、放射治疗（RT）、激光治疗、Mohs 微创手术（MMS），表面 5-氟尿嘧啶，光动力（PDT），外用免疫调节剂，如咪喹莫特。治疗方案的选择取决于肿瘤深度、位置、患者年龄、身体状况，患者意愿。对于表浅、轻微浸润的结节型 BCC 和低危险肿瘤（例如位于预后较好位置的、小的、低侵袭性亚型的肿瘤），电干燥和刮除是最常用的治疗方式。而对于肿瘤浸润、边界不清、侵袭性较强亚型的肿瘤和一些美容要求高的情况，通常采用具有标准切缘的局部广泛切除治疗。MMS 是手术的一种特殊类型，既能保证肿瘤切除，又能最大限度保留正常组织，它的治愈率可达 98%。MMS 适合于肿瘤复发、位于预后不良位置与美容要求较高位置（包括上述部位的复发肿瘤），以及肿瘤位于必须尽可能保留正常组织的部位（例如，眼睑、嘴唇、耳朵、鼻和手指/足趾）。放疗应用在那些不适合手术，或者作为高危险肿瘤手术之后的补充治疗。年轻患者不适合放疗，因为他们的预期生存长而放疗产生较高的致癌风险以及放射性皮炎。尽管 FDA 尚未批准用于结节型 BCC，外用咪喹莫特用于表浅型、小结界型 BCC。光动力治疗是用可视光选择性激发光敏感药物进行治疗，用于肿瘤数量较多的患者。20 世纪中叶已经出现的 NMSC 的瘤内化疗（5-氟尿嘧啶和干扰素）较少应用于临床，已被排除在近期的 BCC 和 SCC 的治疗指南外。和放射治疗（简称放疗）一样，仅严格限于无法或者不愿意进行手术治疗的患者。

## 鳞状细胞癌

　　SCC 的治疗根据肿瘤的大小、位置、组织学分化、患者年龄、功能状态决定。外科切除和 MMS 手术是标准治疗方法。冷冻治疗和电干燥刮除用于癌前病变及那些较小、表浅原发肿瘤与原位癌。对于淋巴结转移患者，需行手术切除或放疗，或者两者结合。全身化疗采用顺铂在内的联合化疗方案，可缓解进展期疾病。BRAF 靶向治疗患者发生的鳞癌和角化棘皮瘤可采用手术切除，但不应该停止 BRAF 靶向治疗的继续使用。虽然尚无前瞻性研究的结果，BRAF 靶向治疗患者也可预防性应用维甲酸。

## 预防

　　预防的一般原则与先前在黑色素瘤中论述的一样。NMSC 特有的预防策略包括积极监测使用免疫抑制药物的患者和 BRAF 靶向治疗。使用合成维甲酸和免疫抑制拮抗剂的化学预防可能预防新发肿瘤或者多发肿瘤。

### 其他非黑色素瘤性皮肤癌

　　皮肤附属器肿瘤与纤维、脂肪、血管组织等间叶来源的肉瘤，占 NMSC 剩下的 1%～2%。

　　Merkel 细胞癌（MCC）是神经嵴起源的高度侵袭性的恶性肿瘤，3 年死亡率接近 33%，80% 肿瘤存在致瘤的 Merkel 细胞多瘤病毒。许多患者体内可检测到针对多瘤蛋白的细胞或体液免疫反应，尽管这种免疫反应通常不足以清除恶性肿瘤。生存情况取决于肿瘤累及范围，3 年生存率，局灶者为 90%，淋巴结转移者为 52%，远处转移者仅有 10%。MCC 发病率在过去 20 年中增长了 3 倍，目前美国每年约有 1600 例新发患者。免疫抑制可以增加发病、恶化预后。MCC 病变通常表现为一个无症状、快速增长的蓝红色/紫罗兰色肿瘤，位于老年白人患者的曝光部位。治疗方面，肿瘤局限者通常是手术切除＋前哨淋巴结活检，术后辅助放疗。晚期患者一般需要系统化疗，但并无确证的生存获益。对于这种少见但高度侵袭性的 NMSC，只要可能，就应该考虑进行临床试验，尤其是探索可能的针对导致这种癌症的致瘤病毒的新疗法。

　　乳外 Paget 病是一类少见的顶泌汗腺恶性肿瘤，起源于表皮干细胞，以存在 Paget 细胞为组织学特点。肿瘤常表现样为潮湿样斑片，常位于老年人的肛门、生殖器、腋窝部位。局灶型病变采用定点切除后预后尚好，5 年疾病特异性生存率可达 95%。年龄大，病变广泛提示预后差。病变广泛需进一步放射治疗或外用咪喹莫特。局灶治疗中存在的问题是肿瘤真正边界远大于临床皮损边界；MMS 微创手术可以获得最高治愈率。MMS 手术同样是其他亚临床病变广泛的少见皮肤肿瘤（比如隆突性皮肤纤维肉瘤）的推荐治疗方法。

Kaposi 肉瘤（KS）是人类疱疹病毒-8 诱发所致的血管来源的软组织肉瘤，随着 AIDS 的流行，KS 发病率曾大幅升高，由于高效抗逆转录病毒治疗的建立，目前发病率已下降近 10 倍。

### 致谢

Carl V. Washington 医生和 Hari Naddiminti 医生曾经为第 18 版的相关章节做出贡献、相关内容也为本章节所采纳。Claudia Taylor 医生和 Steven Kolker 医生提供了有价值的资料反馈，使本章节改进良多。

# 第八章　头颈部肿瘤
## Head and Neck Cancer

Everett E. Vokes

（张玉洁　冯冬冬　译　刘宝国　审校）

头颈部上皮癌主要起源于黏膜表面的鳞状上皮细胞，包括鼻窦、口腔、鼻咽、口咽、下咽和喉部肿瘤。涎腺肿瘤不同于其他头颈部肿瘤，主要表现在病因学、组织病理学、临床症状以及治疗方案上。此外，涎腺肿瘤的发病率比较低，并且具有高度的肿瘤异质性。

## 发病率和流行病学特点

根据美国 2013 年的统计资料，头颈部肿瘤新发病例达 53 640 例，占成人恶性肿瘤的 3%；11 520 例死于该病。全世界每年新发病例超过了 50 万例。在北美和欧洲，头颈部肿瘤主要起源于口腔，口咽及喉部。近年，口咽癌的发病率逐年增加。在地中海沿岸及远东地区，鼻咽癌更为常见，甚至成为一些地区的地方病。

## 病因学和遗传学

对于头颈部肿瘤来说，酒精和烟草都是非常重要的致癌危险因素，二者常有协同作用。即使无烟烟草制品也是口腔癌的一个病因学危险因素。其他潜在的致癌因素还包括吸食大麻和职业暴露，如从事炼镍业、纺织业、木材加工业等行业。

一些头颈部肿瘤的发生还与病毒感染有关。如 Epstein-Barr 病毒（EBV）感染与鼻咽癌的发生有紧密联系，在地中海沿岸及远东地区尤其是那些以鼻咽癌

为地方病的地区，这种关系显得尤为密切。对于高危人群可通过检测抗 EBV 抗体的滴度进行鼻咽癌的筛查。此外，鼻咽癌也与食用腌鱼及室内污染有关。

在西方国家，人乳头状瘤病毒（HPV）感染与口咽癌的逐年增多有关，如扁桃体和舌根部肿瘤的发生。在美国，超过 50% 的口咽癌由 HPV 感染引起。其中，HPV16 型是最主要的致瘤亚型，其次是 HPV18 型和其他的致瘤亚型。另一方面，与酒精和烟草有关的口咽癌在减少。在年轻患者中 HPV 相关的口咽癌与多个性伴侣及口交都有关系。一般而言，口咽癌的预后较好，对于不吸烟者来说更是如此。

头颈部肿瘤的发生也与饮食有关。在摄入水果和蔬菜较少的人群中，头颈部肿瘤的发病率较高。在平衡饮食中，某些维生素可能是一种保护因素，如类胡萝卜素。但补充维生素 A，例如顺式维甲酸，尚未发现对头颈部肿瘤（或肺部肿瘤）有保护性作用，甚至有可能增加吸烟人群的患癌风险。到目前为止，尚未发现与涎腺肿瘤有关的危险因素。

## 病理学及分子生物学特点

在头颈部肿瘤中，鳞状细胞癌可分为三类：高分化鳞状细胞癌、中分化鳞状细胞癌和低分化鳞状细胞癌。低分化鳞状细胞癌较高分化鳞状细胞癌预后差。在鼻咽癌中，高分化鳞癌较少见，且与未分化癌（淋巴上皮癌）区别明显，后者常有淋巴细胞浸润，并与 EB 病毒关系密切。

涎腺肿瘤可以起源于大涎腺（腮腺、颌下腺、舌下腺），也可以起源于小涎腺（位于上呼吸消化道）。大部分腮腺肿瘤是良性的，但约一半的颌下腺和舌下腺肿瘤以及大多数的小涎腺肿瘤都是恶性的。恶性肿瘤类型包括黏液表皮样癌、腺样囊性癌和腺癌等。

整个咽部的黏膜暴露于酒精及烟草相关的致癌物，很容易发生癌前病变或癌变。常见的癌前病变有黏膜红斑病和黏膜白斑病，根据组织病理学特点分为典型增生、异型增生、原位癌。然而，大部分头颈部肿瘤没有癌前病变史。在临床中也能观察到同时或先后发生的多发性头颈部肿瘤。事实上，随着时间的推移，早期的头颈部肿瘤患者死于第二原发肿瘤的风险远远大于死于原发肿瘤复发的风险。

头颈部的第二原发肿瘤常常不是肿瘤治疗导致的；它们反映了上呼吸消化道黏膜暴露于引起原发肿瘤的致癌物。第二原发肿瘤可以发生在头颈部、肺或食管等部位。因此，对于那些严重吸烟的肺癌患者，尤其是已经患有头颈部肿瘤的，更应该重视 CT 筛查。很

第一部分　肿瘤学

少有患者因为头颈部肿瘤放射治疗诱发了放射相关的肉瘤。

在分子层面上，头颈部肿瘤的研究取得了许多进展。这些成就使得研究者们能够描述肿瘤的遗传学和表观遗传学的改变。最初的研究者报道了表皮生长因子受体（EGFR）的过表达，而且这种过表达与预后不良有关。然而，目前尚没有能反映 EGFR 抑制剂疗效的指标，EGFR 抑制剂也仅对 $10\%\sim15\%$ 的患者有效。在几种主要的致癌信号通路中常常可以发现 $p53$ 突变，例如有丝分裂信号通路，Notch 信号通路以及细胞周期调控信号通路。PI3K 信号通路也是如此，尤其是在 HPV 阳性的肿瘤中，$p53$ 是该信号通路中发现的唯一突变癌基因。总而言之，这些改变影响了有丝分裂信号的传递，从而导致遗传不稳定，使得细胞增殖和分化发生变化。现已知 HPV 通过抑制 $p53$ 和 $RB$ 抑癌基因而导致癌发生，这种原因引起的突变谱与酒精和烟草导致的突变谱截然不同。

## 临床表现和鉴别诊断

大多数烟草相关的头颈部肿瘤发生在 60 岁以上的人群中。HPV 相关的头颈部恶性肿瘤患者相对较年轻，大多在 40 多岁或 50 多岁，然而 EBV 相关的鼻咽癌可以发生在各个年龄段，也包括青少年。头颈部肿瘤的临床表现不一，往往因为临床分期和肿瘤生长部位的不同而有不同的临床表现。症状不典型而又持续了 2～4 周以上时，必须经过彻底的耳鼻喉头颈外科检查才能明确诊断。在头颈部肿瘤（包括 HPV 阳性的肿瘤）中，男性比女性高发。

鼻咽癌早期通常无症状。但是，它有时可引起咽鼓管堵塞，进而导致患侧浆液性中耳炎，还可以导致单侧或双侧的鼻塞、鼻出血。晚期鼻咽癌可侵犯颅底，从而引起脑神经受累。

口腔癌常表现为难愈性溃疡，在义齿修复或有其他疼痛性损伤时发生进展。舌根或口咽部的肿瘤可能会影响舌的运动，从而影响语言功能。但是口咽部和喉咽部的肿瘤很少引起早期的症状，有时仅仅是喉痛或耳痛。HPV 相关的肿瘤通常以颈部淋巴结肿大为首发症状。

声嘶是喉癌的早期症状之一，尤其是持续声嘶时需要去咨询专家，并行支气管镜或影像学检查。如果因为头颈部病变而服用抗生素，短期内又没有效果，就要引起注意，因为有研究表明，单纯进行抗生素治疗可能会失去及时发现恶性病变的机会。

晚期头颈部肿瘤无论发生在哪个部位，通常会引起剧烈的疼痛（比如耳痛），甚至呼吸道堵塞、脑神经侵犯、牙关紧闭、吞咽痛、吞咽困难、舌运动障碍、瘘管形成、皮肤侵犯、单侧或双侧的颈部淋巴结肿大。有些头颈部肿瘤患者尽管通过内镜或活检没有发现原发病灶，但也会有不断增大的淋巴结，我们通常认为这些患者可能患有原发灶不明的肿瘤（图 8-1）。如果增大的淋巴结位于颈部的上半部分，而且活检发现肿瘤的组织学分型是鳞状细胞癌，那么这可能是原发于头颈部黏膜的肿瘤。如果在锁骨上淋巴结发现了癌细胞，那么原发灶可能位于胸部或腹部。

体格检查应该包括所有能够观察到的黏膜表面以及可以触诊到的口底、舌及颈部等部位。除了肿瘤本身，还可能发现黏膜白斑或者黏膜红斑等癌前病变，这些病变说明已经发生了典型增生或者异型增生，甚至原位癌，但这需要在肿瘤学专家的指导下通过活检来诊断。此外还需要通过头颈部 CT 观察病变范围，然后进行临床分期。有淋巴结肿大的患者还应进行胸部和上腹部 CT 检查以了解是否有远处转移。对于嗜烟患者，胸部的 CT 检查还可以作为排除肺部原发肿瘤的手段。也可以用 PET 扫描来确定或排除远处癌灶。最精确的检查是在麻醉的情况下进行喉镜，食管镜及支气管镜的检查，在此过程中，可以多点取材进行活检，不但可以对原发疾病做出诊断，同时还可以了解病变程度。

头颈部肿瘤根据美国癌症联合会制定的 TNM 标准（肿瘤大小–淋巴结转移情况–是否远处转移）进行分类（图 8-2）。这种分类因不同部位的解剖学特点而有所差别。总体上来说，头颈部原发肿瘤根据体积大

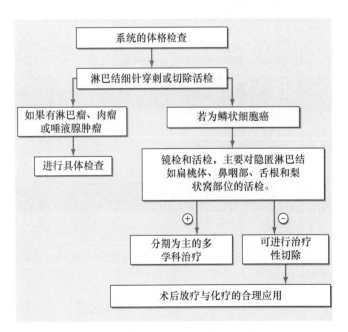

**图 8-1 颈部淋巴结肿大患者的诊疗步骤**

第一部分 肿瘤学

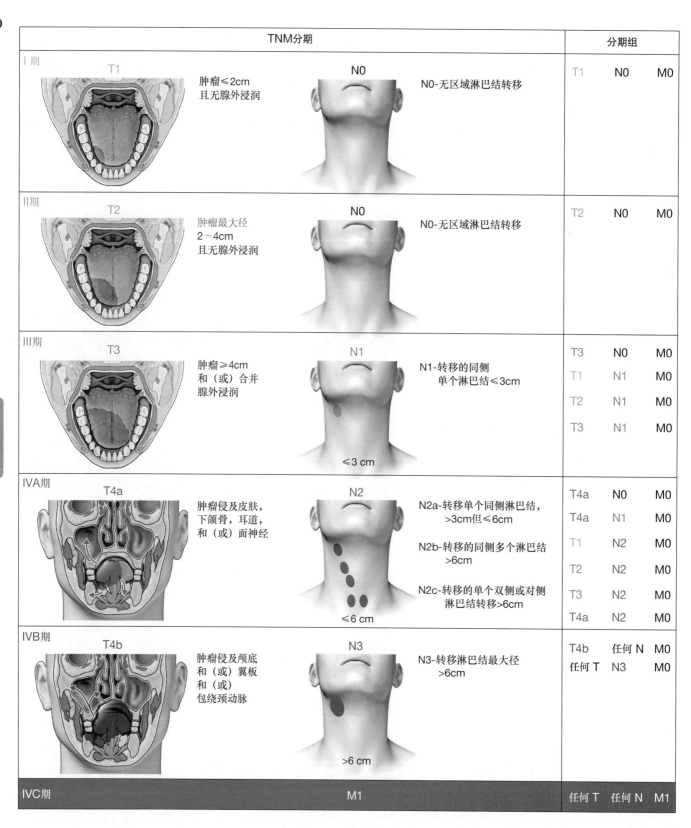

| TNM分期 | | | 分期组 | | |
|---|---|---|---|---|---|
| **I期** T1<br>肿瘤≤2cm<br>且无腺外浸润 | N0<br>N0-无区域淋巴结转移 | | T1 | N0 | M0 |
| **II期** T2<br>肿瘤最大径<br>2～4cm<br>且无腺外浸润 | N0<br>N0-无区域淋巴结转移 | | T2 | N0 | M0 |
| **III期** T3<br>肿瘤≥4cm<br>和（或）合并<br>腺外浸润 | N1<br>N1-转移的同侧<br>单个淋巴结≤3cm<br>≤3 cm | | T3<br>T1<br>T2<br>T3 | N0<br>N1<br>N1<br>N1 | M0<br>M0<br>M0<br>M0 |
| **IVA期** T4a<br>肿瘤侵及皮肤，<br>下颌骨，耳道，<br>和（或）面神经 | N2<br>N2a-转移单个同侧淋巴结，<br>>3cm但≤6cm<br><br>N2b-转移的同侧多个淋巴结<br>>6cm<br><br>N2c-转移的单个双侧或对侧<br>淋巴结转移>6cm<br>≤6 cm | | T4a<br>T4a<br>T1<br>T2<br>T3<br>T4a | N0<br>N1<br>N2<br>N2<br>N2<br>N2 | M0<br>M0<br>M0<br>M0<br>M0<br>M0 |
| **IVB期** T4b<br>肿瘤侵及颅底<br>和（或）翼板<br>和（或）<br>包绕颈动脉 | N3<br>N3-转移淋巴结最大径<br>>6cm<br>>6 cm | | T4b<br>任何 T | 任何 N<br>N3 | M0<br>M0 |
| **IVC期** | M1 | | 任何 T | 任何 N | M1 |

**图 8-2 头颈部肿瘤 TNM 分期**

小通常属于 T1～T3，而 T4 则表示肿瘤侵犯了其他器官，如骨、肌肉或舌根。对于淋巴结，则根据其大小、受累的数量及分布情况（原发灶的对侧或同侧）进行分期。在初诊时，不到 10% 的患者可发现远处转移，但对于淋巴结分期较晚，尤其是晚期颈部淋巴转移的患者，其远处转移率也较高；远处转移多见于肺、骨、肝，且多为微小转移灶。未来，随着影像技术的进步，临床发现患者发生远处转移的概率会增大。

对于淋巴结肿大却没有原发病灶的患者，应该行淋巴结切除活检术（图 8-1）。如果病理结果提示鳞状细胞癌，就应该行内镜检查，对所有怀疑病变的部位以及常见原发肿瘤的部位进行活检，如鼻咽部、扁桃体、舌根、梨状窝等处。HPV 阳性的肿瘤患者原发灶可能比较小，但发生局部转移也比较早。

## 治疗 头颈癌

临床上，头颈部肿瘤患者大致可分为三类：一是只有原发灶，二是原发灶伴邻近组织侵犯（或有淋巴结转移），三是复发或有远处转移的。若同时伴发嗜烟、酗酒所致的疾病会影响治疗效果，而且从长期来讲，这也将是一个持续性的危险因素。

### 局部病变

近 1/3 的患者只有局部病变，肿瘤一般介于 T1～T2（Ⅰ期或Ⅱ期），并且未见淋巴结侵犯或远处转移。这些患者可以根据局部解剖特点及所在医疗机构的医疗水平，选择具体的治疗方案如手术或放疗等。例如喉癌，我们倾向选择放疗以保留发音功能。而对于口腔比较小的癌灶，通常选择外科手术治疗以避免放疗带来的长期口腔干燥、牙齿脱落等并发症。总体上，头颈部肿瘤患者的 5 年生存率在 60%～90%。肿瘤的复发多发生在确诊后的 2 年内而且往往比较局限。

### 局部病变晚期

局部病变晚期［原发灶肿瘤比较大和（或）伴有淋巴结远处转移］的患者大于 50%。这些患者尚有治疗的机会，但并不是单纯的手术或放疗，而是手术、放疗和化疗的综合治疗。综合治疗时可以先进行诱导化疗（即在手术或放疗前的化疗）或者术前同时进行诱导放、化疗。但后者是最常采用的方法，并且有明确的证据证明其有效性。综合治疗使得临床上很多头颈部肿瘤患者的 5 年生存率超过了 50%，这在某种程度上可能是因为入组病例中 HPV 相关的肿瘤患者预后较好，并且这部分患者的比例也增加了很多。大部分患者在诊断时可以用最新的方法对 HPV 进行检测，而且现在 HPV 相关肿瘤的临床试验多集中在探索如何减小治疗剂量，尤其是放射剂量，这主要是为了减轻长期的毒性作用（如纤维化、吞咽困难）。

局部病变中期的肿瘤患者（Ⅲ期和Ⅳ期早期），可采用放化疗的联合治疗可用于原发瘤难以切除的部位，以保留器官功能，或者用于肿瘤可切除患者的术后治疗。

**诱导化疗** 该方案指患者在术前或放疗前接受化疗（目前的标准是三药联合化疗，多西他赛、顺铂、5-氟尿嘧啶）。在接受 3 个周期的化疗后，临床上多达一半的患者会有肿瘤缩小。这种有序的综合治疗使得错过手术时机的喉癌和下咽癌患者器官功能得以保留，并且这种综合治疗比单纯放疗的有效率要高很多。

**放化疗联合治疗** 在该方案中，化疗和放疗是同时进行的。头颈部肿瘤的复发大多为局部表现（头颈部原发病灶和引流区域的淋巴结）。联合治疗的目的是用化疗强化放疗的肿瘤细胞杀伤作用（放疗增强作用），这种治疗理念特别适用于较大体积肿瘤的治疗。不过放化疗联合治疗的毒性作用（尤其是口腔黏膜炎，其中 3 级～4 级的占 70%～80%）也会相应增加。但是，随机实验的 Meta 分析表明联合放化疗的 5 年生存率可提高 8%。在最近的实验中，由于采用了更有效的药物或更敏感的放疗策略，观察到的治疗效果也更理想。此外，对于不能手术切除的晚期喉癌患者，放化疗联合治疗也比单纯的放疗有更高的生存率。例如顺铂联合放疗治疗晚期鼻咽癌就取得了较好的生存率。此外，HPV 相关的肿瘤采用基于顺铂的放化疗联合治疗可使生存率明显提高。

采用放化疗联合方案，治疗那些手术无法切除的肿瘤取得了较好的效果，临床上也把这种方法用于那些可以手术切除的中期患者的术后治疗。对于有淋巴结包膜外侵，尤其是有多组淋巴结侵犯，手术切缘肿瘤阳性等高风险特征时，术后放化疗联合治疗较单纯放疗效果好。

放疗的同时应用 EGFR 的单克隆抗体可以提高生存率。阻断 EGFR 促进了放疗的敏感性，并且与传统化疗药相比，除了常见的痤疮样皮疹外，全身的副作用较小。然而，如果在现有的标准放化疗联合治疗的同时，使用西妥昔单抗并没有收到额外的生存率的提高，所以目前也不推荐这样使用。

### 复发和（或）远处转移

5%～10% 的头颈部肿瘤患者有远处转移，局部病变晚期的患者 30%～50% 会复发，并且常常会超出头颈部的范围。复发和（或）远处转移时，除了极少数患者，均会采用姑息疗法。一些患者可能采用局部放疗来控制疼痛，但是大多数患者会采用化疗。化疗的平均有效率仅仅 30%～50%；有效时间持续短，中位生存时间为 8～10 个月。因此，化疗仅能够短暂缓解症状。常用的化疗药物有甲氨蝶呤、5-氟尿嘧啶、顺铂、紫杉醇、多西他赛等。顺铂与5-氟尿嘧啶联用，或卡铂和 5-氟尿嘧啶联用，或顺铂、卡铂与紫杉醇或多西他赛联用的化疗方案都很常用。

直接作用于 EGFR 的治疗，包括 EGFR 的单克隆抗体（例如西妥昔单抗）和可阻滞 EGFR 信号通路的酪氨酸激酶阻滞药（例如埃罗替尼、吉非替尼），单药有效率约 10%。副作用常常局限于痤疮样皮疹和腹泻（酪氨酸激酶阻滞药）。在标准的顺铂或卡铂与 5-氟尿嘧啶联用的化疗方案中加用西妥昔单抗有助于提高中位生存期。针对突变的特异性靶向治疗正在研制过程中，但是尚未有足够的研究表明该策略在头颈部肿瘤治疗中是否可行。

## 并发症

头颈部肿瘤治疗的并发症通常与手术范围和放疗时正常组织被照射的范围有关。目前，手术的范围被限制或彻底被化疗和放疗取代而不作为治疗首选。放疗引起的急性并发症包括口腔黏膜炎和吞咽困难。长期的并发症包括口腔干燥、味觉缺失、舌运动障碍、继发肿瘤、吞咽困难、颈部纤维化。化疗的并发症与化疗方案有关，最常见的有骨髓抑制、黏膜炎、恶心、呕吐和肾毒性（使用顺铂常见）。

黏膜相关的副作用可能会导致营养不良和脱水。许多医疗中心在开始治疗前就对这些问题进行了针对性预防，还有一些医疗中心会留置管道以控制水化和营养摄入。此外，大约 50% 的患者会出现甲状腺功能减退；因此，应该监测甲状腺功能。

### 涎腺肿瘤

大多数良性涎腺瘤可通过外科手术治疗，侵袭性涎腺瘤则通过手术和放疗联合治疗。这些肿瘤可以在局部复发；腺样囊性癌的复发特点之一是沿着神经转移。其远处转移甚至可以发生在初次确诊 10～20 年之后。对于远处转移的患者，通常采用姑息治疗，比如单用阿霉素或顺铂，或者两者联合化疗。目前，对于治疗涎腺瘤有效的新药都是优先进行审批的。

# 第九章  肺肿瘤
## Neoplasms of the Lung

Leora Horn，Christine M. Lovly，David H. Johnson
（卓明磊  郑庆锋  李永恒  马媛媛  译
杨跃  朱广迎  方健  审校）

肺癌被人们认为是一种现代人的疾病，因为早于 1900 年的医学文献中鲜有记载，仅有不到 400 例。到了 20 世纪中叶，肺癌逐渐成为流行病，同时在北美洲与欧洲被确立为癌症相关死亡的主要原因之一，其造成的死亡人数是前列腺癌男性死亡人数的 3 倍以及乳腺癌女性死亡人数的近 2 倍。这一事实尤其令人不安，因为肺癌在所有恶性疾病中是最可预防的。烟草消费是肺癌的首要致病因素，这一事实在 20 世纪中叶确立，编纂入美国卫生总署 1964 年关于吸烟对身体健康影响的报告中。报告后，香烟的使用在北美洲和欧洲开始减少，与之相伴的是肺癌发病率的降低。如今，男性肺癌发病率降低最明显，直到最近才在美国女性中明显下降。不幸的是，在世界的许多地区，尤其是发展中国家，烟草的使用持续增加，同时升高的还有肺癌的发病率。虽然吸烟在全球范围仍然是肺癌的主要致病因素，但美国大约 60% 的肺癌新发病例是前吸烟者（一生吸烟≥100 支香烟，戒烟≥1 年），其中许多是几十年前已戒烟，或者从未吸烟者（一生吸烟<100 支）。并且，在被诊断为肺癌的 5 名女性中有 1 名，12 名男性中有 1 名从未曾吸烟。鉴于问题的严重性，每一个内科医生有责任需掌握肺癌及其管理的知识。

## 流行病学

肺癌是美国男性及女性癌症死亡的常见原因。2013 年美国将有超过 225 000 人被诊断为肺癌，超过 150 000 人将死于这种疾病。男性肺癌的发病率在 1980 年代达到顶峰，女性的发病率已趋于平稳。肺癌在 40 岁以下的人群中较罕见，发病率随着年龄增加而上升，直到 80 岁，之后发病率逐渐降低。预计一生罹患肺癌的概率在男性约是 8%，在女性约是 6%。肺癌的发病率因种族和民族而异，在非洲裔美国人中年龄校正发病率最高。非洲裔美国人中高出的年龄校正发病率仅来源于男性患者，但特定年龄死亡率的检验显示，在 50 岁以下的患者中，非洲裔美国女性肺癌死亡率较白人女性高出 25% 以上。拉美裔、本地以及亚裔美国人肺癌发病率与死亡率是白人的 40%～50%。

## 危险因素

吸烟者患肺癌的概率比不吸烟者高 10 倍，甚至更多。一项基因深度测序研究表明，每吸 15 支烟可以诱导机体产生一种基因突变。已戒烟患肺癌的概率要明显低于长期吸烟者。有吸烟史者比没有吸烟史者患肺癌率高 9 倍，而长期吸烟者患癌概率高 20 倍。尽管研究表明有吸烟史人比没有吸烟史的有较高的患肺癌风险，但是随着戒烟时间的增长患肺癌的风险明显降低。吸烟已经被证实可以增加所有主要肺癌类型的患病风险。吸烟不仅危害吸烟者本人健康，还会对周围的非吸烟者产生更大的危害。烟草燃烧时产生的烟草烟雾（ETS）或者二手烟是已确定为另一个肺癌发病原因。研究表明，非吸烟妻子因为丈夫吸烟而患癌的危险性增加 20%～30%，而且长期吸烟者的妻子因被动吸烟引起肺癌的相对危险增加到 2000%。

吸烟是肺癌的一个重要致病因素，但是还有一些其他的高危因素，如职业致癌因素（石棉、砷、二氯甲醚、铬化合物、芥子气、含镍的杂质、多环芳烃等）。职业调查开始深入研究职业暴露诱发肺癌机制。比如，石棉暴露明显增加患肺癌的风险，特别是有潜在石棉肺的工人，长期的炎症与瘢痕刺激导致肺纤维化是引起肺癌的主要原因。一些其他的职业暴露因素也与肺癌高发有关，但是致癌的机制尚不清楚。

大量研究表明，在成年时期，摄入蔬菜水果不足者患肺癌的风险增高。这项调查引起的猜想是某种营养素，特别是维生素 A、胡萝卜素，可以降低化学致癌物的致肺癌作用。但是，随机对照试验并没有证实这一猜想。事实上，有大量研究发现，吸烟者食用水果蔬菜反而增加了肺癌的发生率。电离辐射是另一个确定的致癌因素，大量研究证实，日本长岛长崎原子弹爆炸幸存者及暴露于放射性铀矿的矿工中患肺癌者显著增加。在家里长期暴露于低剂量氡环境中，患肺癌的风险大于或者等于 ETS。既往慢性肺疾病如慢性支气管炎、肺气肿、肺结核在慢性感染过程中也可能癌变。

**戒烟**　吸烟与肺癌的关系已经毋庸置疑（这里没有提及与吸烟相关的其他疾病），内科医生必须倡导禁烟运动。内科医生也应该帮助患者戒烟。即使到了中年，戒烟仍然可以减小患癌的风险。只要停止吸烟，90% 的肺癌将得以预防。但是，如果只是吸烟减少，几乎没有益处。重要的是，对于已经确诊的肺癌患者也能从戒烟中获益，戒烟可以改善预后，减轻化疗反应，并且从整体上提高生活质量。此外，吸烟能改变许多化疗药物代谢途径，可能增加药物的毒副作用降低药物的治疗效果。因此，即使对于确诊的肺癌患者戒烟刻不容缓。

内科医生也应该了解戒烟治疗的必要性。患者必须想戒烟而且有愿意并努力实现戒烟的目标。仅仅靠自觉戒烟，效果甚微。如果配合药物治疗及咨询可显著提高戒烟效率。抗抑郁药物（安非他酮）和尼古丁替代疗法（伐尼克兰，乙酰胆碱受体部分激动剂）已经获得美国 FDA 批准用于尼古丁依赖一线治疗。但是，有报道说这两种药增加了自杀概率，用药需要谨慎。在一项随机试验中，伐尼克兰组比安非他酮组及安慰剂组更有效。延长伐尼克兰的使用时间在戒烟的维持治疗中意义大。可乐亭和去甲替林是推荐的二线治疗方案。值得注意的是，逐渐减少吸烟量的戒烟方式和突然戒烟方式，戒烟率相当。因此，患者可以任意选择这两种戒烟方式。

**肺癌的遗传易感性**　暴露于环境致癌物，如烟草烟雾，可以诱发或促进正常支气管上皮细胞向恶性肿瘤细胞转化，其转化受影响致癌物代谢基因多态性的调控。细胞色素 P450 酶系统（尤其是 CYP1A1）的一些基因多态性和染色体脆性与肺癌的发生密切相关。虽然人群中基因的遗传多态性发生频率较高，但其对个体的肺癌患病风险影响较小。但是，正是由于其高人群发生率，可能会对总肺癌患病风险产生很大影响。此外，环境致癌物经过体内遗传因素的作用可以通过解除对重要信号通路的调节影响某些基因的表达，促进癌症的发生。

肺癌患者的直系亲属患肺癌和其他癌症（多数与吸烟无关）的概率比一般人高 2～3 倍。这些数据显示某些基因和（或）遗传多态性可能会增加肺癌的遗传易感性。但是，目前只能确定少数这样的基因。例如：携带 RB（成年时患视网膜母细胞瘤）和 p53（李-佛美尼综合征）遗传突变的人会发生肺癌。最近，通过大型协作的全基因组相关研究发现了几个常见的与肺癌相关的基因突变；其发现了 3 个独立的与肺癌相关（5p15，6p21 和 15q25）以及调控烟碱型乙酰胆碱受体和编码端粒酶的基因位点。一种少见的上皮生长因子受体（EGFR）的胚系突变（T790M）可能与不吸烟者的肺癌易感性有关。同样，在染色体 6q 上的易感基因极大地增加了轻度吸烟者和不吸烟者的肺癌易感性。虽然我们在探究肺癌的遗传易感因素上已经取得了很大的进步，但是仍然还有很多工作需要去做。目前，还没有适用于患者的深度筛查或具体化学干预的分子标准。

## 病理分型

世界卫生组织（WHO）将肺癌定义为起源于呼吸道上皮（气管、支气管和肺泡）的肿瘤。WHO将肺癌分为小细胞肺癌（SCLC）、腺癌、鳞状细胞癌和大细胞癌这4种主要类型，后3种统称为非小细胞肺癌（NSCLC）（图9-1）。小细胞肺癌是一种由小细胞组成的恶性上皮肿瘤，肿瘤细胞细胞质稀少，细胞边界不清，核染色质细颗粒状，无核仁或不明显，核分裂计数高；可以通过神经内分泌标志物CD56、神经细胞黏附分子（NCAM）、突触素和嗜铬粒蛋白将SCLC与NSCLC鉴别开。肺腺癌是北美地区最常见的肺癌类型，其形态学特征为有腺管形成和黏液分泌，可以分为腺泡型、乳头型、鳞屑型和实性细胞为主型以及混合型。肺鳞状细胞癌与肺外的鳞状细胞癌在形态学上非常相似，且仅通过免疫组化法不能将二者区分；其癌细胞有细胞内角化和（或）支气管上皮细胞形成的细胞间桥，呈片状排列而不是腺癌细胞的三维团状排列。大细胞癌的发生率不到肺癌总数的10%，其癌组织没有小细胞肺癌的细胞和结构特点以及腺管形成或鳞状分化。这4种组织类型约占所有上皮性肺癌的90%左右。

吸烟与肺癌，尤其是鳞状细胞癌和小细胞癌的发生密切相关。在20世纪上半叶，鳞癌是美国最常见的NSCLC类型；但随着过去40年烟草消费量的减少，鳞癌和小细胞癌的发生率也逐渐降低，促使腺癌成为美国最常见的肺癌类型。在不吸烟或曾轻度吸烟者（<10包年）、女性和成年人（<60岁）中，腺癌已逐步成为最常见的肺癌类型。

从历史观点来看，由于SCLC与NSCLC的自然史和治疗方法差异很大（见下表），所以SCLC和NSCLC在病理上的区别很简单。而且，由于NSCLC的不同病理类型之间没有因组织类型不同而选择不同的治疗方案，所以，直到最近也没有进一步区分各种各样的NSCLC的病理亚型。但是，随着一部分有

EGFR突变的肺腺癌患者对EGFR-酪氨酸激酶抑制剂（如：吉非替尼和厄洛替尼）非常敏感这一现象的发现，之前的看法在2004年被彻底改变了。再加上随后一系列"可操控的"分子改变的发现（表9-1）以及在鳞癌患者和腺癌患者中一些活性化疗药物疗效的不同，使得重新修订已有的2004年WHO公布的肺癌分类标准成为必需。因此，国际肺癌研究学会、美国胸科学会与欧洲呼吸学会联合，于2011年公布了包括临床、分子学、放射学和病理信息的肺癌国际多学科分类新标准。此外，人们也发现大多数肺癌发现时就已经是晚期了，而且肺癌常由小的穿刺活检标本或细胞学标本确诊，这样就使得确定其组织类型变得非常困难甚至不可能。

此前，在2004年的肺癌分类标准中，在小的穿刺标本或细胞学标本中，如果肿瘤没有明显的腺体结构或者鳞癌形态，就归类为非小细胞肺癌，而不是另有分类。但是，目前由于肺腺癌和鳞癌的确定是选择最佳治疗方案的关键因素，所以，已修改的分类标准建议把这些标本做进一步的特殊染色检查以明确组织类型。肺腺癌和鳞癌用一个腺癌标志物（甲状腺转录因子-1或天冬氨酸蛋白酶A）和一个鳞癌标志物（p40或p63）和（或）黏蛋白染色就可以鉴别。已修改的分类标准还建议要保留足够的标本以确保能进行指导治疗的分子检测（见表9-1）。

WHO分类标准的另一重大修改是不再使用支气管肺泡癌和混合型腺癌的名称。之所以废除支气管肺泡癌这个名称是由于它至少可以代表5种有不同临床特征和分子特征的肺癌亚型，因而会导致使用时的前后不一致，进而造成常规临床治疗和基础研究的混乱。原位腺癌和微浸润腺癌被定义为小的孤立性腺癌（≤3cm）、癌细胞呈单纯鳞屑样生长（覆盖肺泡壁的非典型立方形单

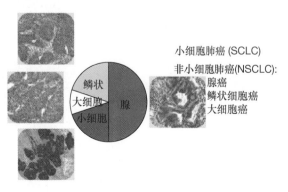

图9-1（见书后彩图）　肺癌传统的组织学视野

小细胞肺癌（SCLC）
非小细胞肺癌（NSCLC）：
腺癌
鳞状细胞癌
大细胞癌

鳞状　大细胞　小细胞　腺

| 表 9-1 | 非小细胞肺癌（NSCLC）的驱动突变 | | |
|---|---|---|---|
| 基因 | 改变类型 | 在 NSCLC 中的频率 | 组织类型 |
| AKT1 | 突变 | 1% | 腺癌，鳞癌 |
| ALK | 重排 | 3%～7% | 腺癌 |
| BRAF | 突变 | 1%～3% | 腺癌 |
| DDR2 | 突变 | ~4% | 鳞癌 |
| EGFR | 突变 | 10%～35% | 腺癌 |
| FGFR1 | 放大 | ~20% | 鳞癌 |
| HER2 | 突变 | 2%～4% | 腺癌 |
| KRAS | 突变 | 15%～25% | 腺癌 |
| MEK1 | 突变 | 1% | 腺癌 |
| MET | 重排 | 2%～4% | 腺癌 |
| BNRAS | 突变 | 1% | 腺癌 |
| PIK3CA | 突变 | 1%～3% | 鳞癌 |
| PTEN | 突变 | 4%～8% | 鳞癌 |

第一部分　肿瘤学

层细胞），或以鳞屑样生长方式为主且浸润灶≤5mm的小腺癌，其完全性手术切除术后的 5 年总生存率可以达到 100％ 或几乎为 100％。占可切除肺腺癌的 70％～90％ 以上的浸润性腺癌被分为以鳞屑样、腺泡样、乳头状和实性生长方式为主的四个亚型。以鳞屑样生长方式为主的亚型预后最好，腺泡样和乳头样次之，实性生长方式为主的亚型预后最差。浸润性腺癌中废除了印戒细胞腺癌和透明细胞腺癌的名称，增加了以微乳头状生长方式为主的亚型，其预后极差。虽然 EGFR 在以鳞屑样或乳头样生长方式为主的非黏液型腺癌中的突变频率较高，但大部分肺腺癌患者均有 EGFR 或 KRAS 突变，ALK、RET 和 ROS1 基因重排，也是如此。此外，之前的黏液型支气管肺泡癌更名为浸润型黏液型腺癌。这些肿瘤一般没有 EGFR 突变，但与 KRAS 突变有很大关系。总而言之，WHO 修订版肺癌分类标准在肺癌的诊断和治疗方面取得了重大进展，尤其是更好地阐明了启动和维持肺癌发生的特定基因和分子信号通路，从而有助于人们找到新的特异性更高、疗效更好的"靶向"治疗。

## 免疫组织化学

诊断肺癌最常用的方法是参考临床及影像学提供的癌症的形态学与细胞学特征。免疫组化可通过一些标记物来判定肺部肿瘤的神经内分泌分化，这些标记物包括神经元特异性烯醇化酶（NSE）、CD56 或神经细胞黏附分子（NCAM）、突触素、嗜铬粒蛋白和 Leu7 等。免疫组化对于区分原发性和转移性肺部腺癌亦有帮助；甲状腺转录因子-1（TTF-1）表达于甲状腺肿瘤和肺源性肿瘤，在肺腺癌中，TTF-1 的阳性表达率高于 70％，故排除原发性甲状腺癌后，TTF-1 阳性是诊断肺癌原发的一个可靠指标。然而，TTF-1 阴性，不排除肺癌原发的可能性。TTF-1 在肺源性和肺外源性神经内分泌肿瘤中也呈阳性表达。Napsin-A（Nap-A）是一种天冬氨酸蛋白酶，表达于肺泡 II 型上皮细胞的胞质中，对表面活性剂 B7 的成熟起到重要作用。一些研究报道，Nap-A 表达于 90％ 以上的原发性肺腺癌。值得注意的是，结合 Nap-A 和 TTF-1 的表达情况，可以鉴别原发性肺腺癌（Nap-A 阳性，TTF-1 阳性）与原发性肺鳞状细胞癌（Nap-A 阴性，TTF-1 阴性）以及原发性小细胞肺癌（Nap-A 阴性，TTF-1 阳性）。结合细胞角蛋白 7 和细胞角蛋白 20 的表达情况，可以帮助缩小鉴别诊断的范围；非鳞状的非小细胞肺癌、小细胞肺癌和间皮瘤呈 CK7 染色阳性、CK20 染色阴性，而鳞状细胞肺癌常呈 CK7 染色

和 CK20 染色双阴性。对肺癌标本进行细胞学检测时，p63 是识别伴有鳞状分化的非小细胞肺癌的有效标志物。间皮瘤在超微结构上可以被很容易地识别，但以往通过形态学和免疫组织化学染色来区分间皮瘤和腺癌是很困难的。最近几年一些标志物能够更加有效地区分间皮瘤，如 CK5/6，钙结合蛋白和肾母细胞瘤基因（WT-1），它们在间皮瘤中都呈阳性表达。

## 分子发病机制

癌症是一种涉及基因组动态变化的疾病。根据哈纳汉和温伯格提出的观点，几乎所有的癌细胞都具备以下 6 种特征：能够不断自发产生生长信号；对抑制生长的信号不敏感；逃避凋亡；无限复制的潜力；持续的血管生成能力以及侵袭和转移的能力。不同肿瘤的癌细胞获得这 6 种特征的顺序大不相同。导致癌细胞出现这种变化的诱因有很多，不过最终癌症的发生都是由于不断累积的原癌基因激活和抑癌基因失活。进一步分析肺癌相关的研究，可以发现不同的事件会导致肺癌出现不同的组织病理学分型。

肺癌确切的细胞来源尚无明确定论。整个肺癌组织是否能够经由一个起始细胞演变而来亦尚不清楚。然而有证据表明，II 型上皮细胞（或肺泡上皮细胞）能够引起肺腺癌肿瘤的发生。神经内分泌源性细胞被认为是小细胞肺癌的癌前期。

对于所有的肿瘤而言，有一种学说认为，通常肿瘤内有一小部分细胞（即"干细胞"）负责肿瘤所有的恶性行为。根据这一学说，肿瘤中其他的细胞都是这些癌症干细胞的"后代"。虽然肿瘤中所有的细胞都是由肿瘤干细胞克隆而来的，但其中绝大多数都不会演变成恶性表型。干细胞的概念可以解释，为什么即便标准治疗能够使肿瘤患者得到临床完全缓解，其肺癌仍旧无法根除。肺癌的复发是因为标准治疗不能消除肺癌干细胞，反而可能使其对化疗产生更大耐药性。精确的肺癌干细胞还有待确认。

肺癌细胞存在多种染色体异常，包括基因突变、扩增、插入、缺失和易位。最早被发现存在异常的一系列原癌基因是转录因子的 MYC 家族（MYC，MYCN 和 MYCL）。在小细胞肺癌和非小细胞肺癌中，MYC 被激活最常见的原因都是基因扩增或转录失调。目前，尚无针对 MYC 的特异性的药物。

在不同组织学类型的肺癌中，因为腺癌重复发生的基因组增加或缺失以及发生的体细胞突变，关于腺癌的记录最为详尽（图 9-2）。尽管已经发现了大量不同类型的突变，其中推动着肿瘤细胞的起始和持续的

是一群名为"驱动突变"的主要突变,这些突变常出现在编码信号蛋白的基因中,当这些基因出现异常时便会产生肿瘤。更重要的是,如果这些"驱动突变"的基因产物能够得到适当的靶向治疗,肿瘤的治疗就能够获得极其有效的效果。EGFR突变型肿瘤的治疗就是一个典型的例子。EGFR属于原癌基因的ERBB(HER)家族,这个家族包括 EGFR(ERBB1),HER2/neu(ERBB2)、HER3(ERBB3)和 HER4(ERBB4)。这些基因可编码细胞表面受体,受体的结构为一个细胞外配体结合域、一段跨膜结构以及一个细胞内酪氨酸激酶(TK)结构域。EGFR的配体与之结合后会激活受体发生二聚化以及胞内酪氨酸激酶的磷酸化,从而启动细胞内一连串的事件,这将导致细胞增殖、血管生成、细胞转移的增加,并减少细胞的凋亡。当肺部肿瘤表达变异的 EGFR 时,其将会很有可能演变为肺腺癌。发生 EGFR 突变的肿瘤对小分子 EGFR 酪氨酸激酶抑制剂(TKI)的治疗非常敏感。其他一些可进行靶向治疗的驱动突变包括 GTP 酶 KRAS,丝氨酸-苏氨酸激酶 BRAF 以及脂质激酶 PIK3CA。最近,随着特异性染色体重排导致的 TKs,ALK,ROS1 和 RET 的异常活化,更多的肺腺癌亚群得以确认。值得注意的是,肺癌中大多数的驱动突变似乎都是单独出现的,这表明一个驱动突变就足以导致肿瘤的发生。虽然驱动突变大多是在肺腺癌中发现的,但是最近人们在肺鳞状细胞癌中也找到了 3 个潜在的分子靶点:FGFR1 扩增,DDR2 突变和 PIK3CA 基因突变/PTEN 缺失(表 9-1)。共有高达 50% 的鳞状细胞癌会出现这些潜在的"可利用"的缺陷。

大量抑癌基因的失活也参与了肺癌的发病机制。这些抑癌基因包括 TP53,RB1,RASSF1A,CDKN2A/B,LKB1(STK11)和 FHIT。近 90% 的小细胞肺癌存在 TP53 和 RB1 突变。染色体 3p 端的一些抑癌基因几乎与所有肺癌的发生都相关。这一区域等位基因的缺失出现在肺发病机制中的很早期,甚至包括在组织学上正常的由于吸烟而受损的肺上皮细胞中。

## 早期检测和筛选

在肺癌中,临床预后与诊断分期有关,因此,一般认为,早期发现隐匿性肿瘤可以提高生存率。早期检查包括筛检、监测、诊断和早期治疗。筛检是指在健康人群中采用简便的检查手段,找到无临床症状的患病者。筛检要获得意义,就必须有高危的目标人群,筛检手段必须满足敏感、特异、可行和成本低廉的特点,并且有效治疗可以有效降低死亡率。任何的筛检都需要考虑到领先时间偏倚(早期可检测出但对生存期无影响的恶性肿瘤)、长期时间偏倚(对生存期无影响的惰性肿瘤、早期出现症状但不易被检查出的侵袭性肿瘤)和过度诊断偏倚(所筛检的肿瘤生长缓慢,并不是导致患者死亡的原因)的影响。

由于多数肺癌患者在确诊时已属晚期,错失手术切除良机,这种情况下,对于筛检效果的怀疑也是可以理解的。事实上,在 1960—1980 年的随机对照试验报道,使用胸部 X 线片筛检(伴或不伴有痰脱落细胞学检查)肺癌高风险患者(男性,年龄≥45 岁,有吸烟史)并没有降低肺癌的死亡率。这些研究因其设计、统计分析和过时的成像方式而受到质疑。最近进行的前列腺癌、肺癌、结直肠癌和卵巢癌筛检实验(PLCO 实验)是与之前的报告结果相一致的。PLCO 实验中的肺癌筛检试验开始于 1993 年,受试者连续 4 年每年接受一次胸部 X 线片筛检,而另一组不接受胸片检查的受试者作为阴性对照,对受试者进行跟踪随访,阳性检测结果的诊断性随访由受试者和医生决定。此次实验因纳入了女性和没有吸烟史的受试者而有别于以往的筛检实验。这项研究的目的是降低干预组 10% 的肺癌死亡率。实验共招募年龄在 55 岁至 74 岁之间 154 901 名受试者(77 445 名受试者加入干预组,77 456 名加入对照组)。根据人口和肿瘤特征平分为两组,通过 13 年的跟踪随访,肺癌累积发生率 [20.11 万人年 vs. 19.21 万人年;比值比(RR):1.05;95% 置信区间(CI)0.98~1.12] 和肺癌的死亡率(n=1213 vs. n=1230)在两组之间是完全相同的。两组的肿瘤分期和组织学检查也相似。这些数据证实了先前对于使用胸部 X 线片进行肺癌筛检的建议。

相比于胸部 X 线片,低剂量胸部薄层 CT 已成为肺癌筛检的有效工具。在 20 世纪 90 年代进行的非随机研究显示,在高危人群中(例如,年龄≥60 岁,并且吸烟史≥10 年)低剂量薄层 CT 扫描比胸部 X 线片

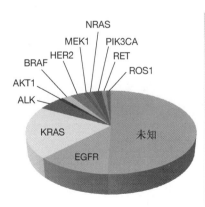

| NSCLC驱动突变频率 | |
| --- | --- |
| AKT1 | 1% |
| ALK | 3%~7% |
| BRAF | 1%~3% |
| EGFR | 10%~35% |
| HER2 | 2%~4% |
| KRAS | 15%~25% |
| MEK1 | 1% |
| NRAS | 1% |
| PIK3CA | 1%~3% |
| RET | 1%~2% |
| ROS1 | 1%~2% |

图 9-2(见书后彩图)　腺癌的驱动突变

第一部分　肿瘤学

检测出更多的肺结节和癌症。值得注意的是，在这些试验中发现的 85% 的肺癌被列为 I 期，因此被认为可能通过手术切除治愈。

这些数据促使国家癌症研究所（NCI）着手进行国家肺癌筛检实验（NLST），此随机对照实验目的是与胸部 X 光线片相比，低剂量薄层 CT 筛检是否可以减少高危人群的肺癌死亡率。高危人群被定义为年龄在 55～74 岁之间，超过 30 包年的吸烟史；既往吸烟者必须在此前 15 年之内戒烟。排除既往肺癌病史、咯血史，一年内无明显原因体重下降超过 15lb（6.8kg），18 个月内行胸部 CT 检查的受试者。共有 53 454 人入选，随机分配入组，每年一次共 3 年的检查（低剂量薄层 CT 筛检组，n=26 722；胸部 X 线片筛检组，n=26 732）。在低剂量薄层 CT 下任何长径≥4mm 的非钙化结节与胸部 X 光片下发现的任何非钙化结节与肿块都被定义为"阳性"。如果非钙化结节在三次筛检实验非常稳定，放射科医师不能最终定义为阳性结节。总体而言，39.1% 的低剂量薄层 CT 组和 16% 的胸部 X 线片组受试者至少有一个阳性筛检结果。在这些阳性结果中，低剂量薄层 CT 组的假阳性率为 96.4%，胸部 X 线片组的假阳性率为 94.5%。这在 3 次筛检结果相一致。在 CT 组中确诊 1060 例肺癌，在胸部 X 线片组确诊 941 例肺癌（645/10 万人年 vs. 572/10 万人年；RR，1.13；95% CI，1.03～1.23）。CT 组筛检的早期 IA 期肺癌几乎是 X 线片组 2 倍（40% vs. 21%）。肺癌的总体死亡率在 CT 组和胸部 X 光片组中分别为 247/10 万和 309/10 万，CT 减少了 20% 的肺癌死亡率（95% CI，6.8～26.7；P=0.004）。与胸部 X 光片组相比，CT 组死亡率降低了 6.7%（95% CI，1.2～13.6；P=0.02）（表 9-2）。经计算需要进行肺癌筛检以减少肺癌死亡的人数为 320 人。

肺癌低剂量螺旋薄层 CT 筛检伴随的已知风险包括较高的假阳性结果、假阴性结果、不必要的后续随访、辐射暴露、过度焦虑和生活质量的变化，以及大量的花费。到目前为止，CT 筛查最大挑战是较高的假阳性率。假阳性结果对于患者有很大影响，这些患者通常会持续做 CT 检查以观察肿瘤大小，进行细针穿刺或外科手术切除病变。每次 CT 检查将花费 300 美元（美国癌症研究所估计成本），首次单独筛检 CT 会增加每年数十亿美元的费用，当检查结果为阳性后，还需要投入更多的资金进行进一步检查。NLST 筛检实验的一项成本效果分析被寄望于解决这一难题。

尽管有上述问题存在，对符合肺癌风险筛查 NLST 标准（或在某些情况下，这些标准的修订版本）的个体进行筛查仍是必要的，与 NLST 实验参与者相类似的综合多学科的照护和随访也是合理的。在使用 CT 筛检时，使用绝对的风险术语比相对风险术语是有帮助的，研究表明公众更能接收绝对的风险术语。NCI 制定了一个指南来帮助患者和医师去评估 CT 筛检肺癌的利与弊（表 9-3）。最后，即使在吸烟行为上的一个小的负面影响（戒烟率较低或者复吸率较高）便可抵消掉潜在的获益。幸运的是还没有这样的报道。尽管如此，戒烟必须是任何筛检程序中不可或缺的一部分。

## 临床表现

超过一半的肺癌患者在诊断时已经处于局部进展期或已经发生转移。大部分患者表现出的体征、症状或实验室检查异常归因于原发病灶如局部肿瘤生长、浸润或阻塞临近结构，远处转移灶的生长或者副肿瘤综合征（表 9-4 和表 9-5）。典型的肺癌患者通常为 60 岁以上有吸烟史的男性或女性。40 岁及以上有吸烟史的慢性阻塞性肺疾病（COPD）患者或者有慢性咳嗽病史无论是否有咯血症状，即使胸片正常也应该立即进行全面的肺癌检查。持续的肺炎不合并全身中毒症状并且对重复疗程的抗生素无效也应该立即评估基础病因。终生不吸烟的人罹患肺癌多见于女性和东亚人。这部分患者发病年龄相比吸烟人群更为年轻。无吸烟史肺癌患者的临床表现与吸烟患者类似。

中央型或支气管腔内生长的肿瘤常导致咳嗽、咯血、喘息、哮鸣、呼吸困难或阻塞性肺炎。周围型肺癌侵犯胸膜或胸壁可导致疼痛、限制性呼吸困难或癌性空洞产生的肺脓肿症状。肿瘤在胸腔内局部播散

| 表 9-2 | 全国肺癌筛查试验的结果 | | | | | |
|---|---|---|---|---|---|---|
| | | 例数 | | 事件发生率（每十万人每年） | | 相对风险（95%CI） | P 值 |
| | LDCT（n=26 772） | CXR（n=26 732） | LDCT | X 线 | RR | |
| 肺癌死亡 | 356 | 443 | 247 | 309 | 0.80（0.73～0.93） | 0.004 |
| 所有原因死亡 | 1877 | 2000 | 1303 | 1395 | 0.93（0.86～0.99） | 0.02 |
| 非肺癌死亡 | 1521 | 1557 | 1056 | 1086 | 0.99（0.95～1.02） | 0.51 |

缩写：CI，置信区间；CXR，胸部 X 线片；LDCT，低剂量计算机断层扫描；RR，比值比
来源：Modified from PB Bach et al；JAMA 307：2418，2012.

| 表 9-3 | 基于 NLST 数据的低剂量薄层 LDCT 筛检肺癌的优缺点 | | |
|---|---|---|---|
| | | LDCT | CXR |
| **优点：相比于胸部 X 线低剂量薄层 CT 的优势？** | | | |
| 低于 4/1000 的肺癌死亡率 | | 13/1000 | 17/1000 |
| 低于 5/1000 的总死亡率 | | 70/1000 | 75/1000 |
| **缺点：相比胸部 X 线低剂量薄层 CT 的问题？** | | | |
| 223/1000 有一例假阳性 | | 365/1000 | 142/1000 |
| 18/1000 有一例导致侵入性检查 | | 25/1000 | 7/1000 |
| 2/1000 有一例因侵入性检查导致的并发症 | | 3/1000 | 1/1000 |

缩写：CXR，胸部 X 线片；LDCT，低剂量计算机断层扫描；NLST，国家肺癌筛查试验

来源：Modified from S Woloshin et al: N Engl J Med 367: 1677，2012.

| 表 9-4 | 肺癌的主要症状和体征 |
|---|---|
| 症状和体征 | 频率范围 |
| 咳嗽 | 8%～75% |
| 体重下降 | 0%～68% |
| 呼吸困难 | 3%～60% |
| 胸痛 | 20%～49% |
| 咯血 | 6%～35% |
| 骨痛 | 6%～25% |
| 杵状指 | 0%～20% |
| 发热 | 0%～20% |
| 虚弱 | 0%～10% |
| 上腔静脉梗阻 | 0%～4% |
| 吞咽困难 | 0%～2% |
| 喘息和哮鸣 | 0%～2% |

| 表 9-5 | 提示转移性的疾病的临床发现 |
|---|---|
| 病史提供的症状 | • 消耗症状：体重减轻>10kg<br>• 肌肉骨骼：局部骨痛<br>• 神经系统：头痛、晕厥、痉挛发作、肢端无力、近期精神状态改变 |
| 查体发现的体征 | • 淋巴结大（>1cm）<br>• 声音嘶哑、上腔静脉综合征<br>• 骨压痛<br>• 肝大（跨度>13cm）<br>• 神经系统体征、视盘水肿<br>• 软组织肿块 |
| 常规实验室检查 | • 血细胞比容，男性<40%；女性<35%<br>• 碱性磷酸酶、GGT、SGOT 及钙离子浓度升高 |

缩写：GGT，谷酰转肽酶；SGOT，谷草转氨酶

（连续生长或转移至区域淋巴结）可导致气管阻塞、食管受压引起吞咽困难、膈神经麻痹引起一侧膈肌抬高及呼吸困难以及交感神经麻痹引起的霍纳综合征（眼

球内陷、上睑下垂、瞳孔缩小及额面无汗）。恶性胸腔积液可导致疼痛、呼吸困难或咳嗽。Pancoast（肺上沟瘤）综合征，由肺尖部生长的肿瘤局部延伸侵犯第8颈神经和第1、2胸神经引起，表现为肩痛伴特征性放射至上臂尺侧区域，常伴有影像学上第1、2肋骨的破坏。霍纳综合征和肺上沟瘤综合征经常同时发生。其他区域性扩散导致的问题还包括：阻塞血管引起的上腔静脉综合征；侵犯心包和心脏引起的心包压塞、心律失常及心力衰竭；淋巴梗阻引起的胸腔积液；通过肺内淋巴管道播散引起低氧血症和呼吸困难。另外，肺癌可经气道传播，引起肿瘤沿多个肺泡表面生长，导致换气功能障碍、呼吸功能不全、呼吸困难、低氧血症及痰液产生。全身症状包括厌食、体重减轻、虚弱、发热和盗汗。除了症状持续时间较短以外，这些参数无法清楚地区分小细胞和非小细胞肺癌甚至肺转移癌。

50%以上的鳞状细胞癌、80%的腺癌和大细胞癌以及95%以上的小细胞肺癌患者在尸检时能够发现胸腔外转移。将近1/3的患者会出现由于远处转移产生的症状。肺癌的转移事实上可以发生在每个器官系统，转移的部位决定了相应的症状。脑转移的患者可表现为头痛、恶心呕吐、惊厥及神经功能缺损。骨转移的患者可表现为骨痛、病理性骨折或脊髓压迫。后者亦可引起硬膜外转移。骨髓受侵的患者可出现血细胞减少症或成白红细胞增多症。肝转移的患者可表现为肝大、右上腹痛、发热、厌食、体重减轻。肝功能异常及胆道梗阻少见。肾上腺转移较常见但很少引起疼痛或肾上腺功能异常，除非转移灶很大。

副肿瘤综合征在肺癌患者中常见，特别是小细胞肺癌，而且可能是首发症状或复发时的第一征兆。另外，副肿瘤综合征除非及时发现，否则其类似转移性疾病的特点会导致不恰当的姑息治疗而非根治性治疗。通常副肿瘤综合征会伴随着肿瘤治疗的成功而缓解。在一些病例中，副肿瘤综合征的病理生理是明确的，特别是当肿瘤分泌一种具有生物学活性的激素时。然而，在很多病例中，副肿瘤综合征的病理生理是未知的。病因不明或至少未明确定义的副肿瘤综合征常表现为系统性症状，如厌食、恶病质、体重减轻（见于30%的患者）、发热及免疫力低下。体重下降超过自身体重10%通常意味着不良的预后。内分泌综合征见于12%的患者，甲状旁腺激素（PTH）或者更多情况下甲状旁腺激素相关肽的异位分泌导致的高钙血症，是最常见的危及生命的恶性肿瘤代谢并发症，而且主要发生在肺鳞状细胞癌患者。临床症状包括恶心、呕吐、腹痛、便秘、多尿、口渴以及意识改变。

低钠血症可能由抗利尿激素分泌失调综合征（SI-

ADH）或者心房钠尿肽（ANP）的异常分泌引起。绝大多数 SIADH 患者可在初始化疗的 1～4 周之内缓解。在这段期间，经过限制液体通常可将血钠控制并维持在 128mmol/L 以上。对于单纯的限液治疗不佳者，地美环素可以成为一个有用的辅助措施。像托伐普坦这样的血管加压素受体抑制剂也可用于治疗 SIADH。但是，应用托伐普坦的明显的局限性包括肝损伤和过度快速纠正的低钠血症，从而引起不可逆的神经系统损伤。同时，托伐普坦的过高费用（在一些地区一片药高达 300 美元）令人望而生畏。需要注意的是，异位 ANP 的患者如果钠摄入量未伴随升高的话可发生更加严重的低钠血症。因此，经过 3～4 天的严格限液治疗后低钠血症未缓解或继续加重的话，须测量血浆中的 ANP 水平以确定病因。

小细胞肺癌和类癌引起的 ACTH 异常分泌经常引起额外的电解质紊乱，特别是低钾血症，而不像由于垂体瘤导致的库欣综合征主要引起身体习性的改变。由于皮质醇浓度太高，标准的药物治疗例如美替拉酮和酮康唑通常无效。治疗库欣综合征最有效的策略在于基础小细胞肺癌的有效治疗。在极端情况下，双侧肾上腺切除亦可考虑。

骨骼-结缔组织综合征包括杵状指（见于 30% 的患者，通常为非小细胞肺癌）和原发性肥大性骨关节病（见于 1%～10% 的患者，通常为腺癌）。患者可出现骨膜炎，引起疼痛、压痛、受累骨周围肿胀以及骨扫描阳性。神经-肌肉病综合征只见于 1% 的患者但十分严重，包括与小细胞肺癌相关的肌无力综合征（Eaton-Lambert）和视网膜失明，而周围神经病、亚急性小脑变性、脑皮质变性以及多发性肌炎可见于所有类型肺癌。这些多数是由自身免疫反应引起，比如肌无力综合征中出现的抗压力门控钙离子通道抗体。患有这种疾病的患者表现为近端肌无力，常出现在下肢，偶尔会有自主神经功能障碍，极少数会出现脑神经以及延髓或呼吸肌的受累。深部腱反射消失是常见表现。与重症肌无力患者相反，连续活动会引起肌力改善。一些对化疗敏感患者的神经系统症状会得到缓解。因此，应选择化疗作为初始治疗。出现在小细胞肺癌中的副肿瘤脑脊髓炎和感觉性神经病、小脑变性、边缘性脑炎以及脑干脑炎与很多抗神经元抗体（比如抗 Hu 抗体、抗 CRMP5 抗体和 ANNA-3）相关。副肿瘤小脑变性可能与抗 Hu 抗体、抗 Yo 抗体或 P/Q 钙离子通道自身抗体相关。凝血或血栓性疾病以及其他血液系统表现见于 1%～8% 的患者，包括游走性血栓性静脉炎（Trousseau 综合征）、非细菌性血栓性（消耗性）心内膜炎合并动脉栓子、弥散性血管内凝血合并出血、贫血、粒细胞增多、成白红细胞增多。癌症合并血栓性疾病通常是预后不良的指征。例如皮肌炎和黑棘皮症等皮肤表现（1%）和如肾病综合征和肾小球肾炎等肾脏表现（≤1%）均不太常见。

## 肺癌诊断

所有可疑肺癌的患者都要求进行组织活检以明确诊断。对于可疑的患转移性疾病的患者，优先对最远处病灶进行组织活检证实。鉴于对非小细胞肺癌的分子检查更加重视，推荐针吸活检以确保获得足够的组织以供分析。可通过经气管镜或纤维支气管镜活检、影像学引导下细针穿刺或经皮穿刺以及经超声支气管镜（EUBS）下穿刺活检等微创技术获得肿瘤组织。淋巴结的活检根据位置可通过经食管超声内镜引导下穿刺、EBUS 或盲穿。对于临床可触及的病灶如淋巴结或皮肤转移灶，应实施组织活检。对于可疑的转移性疾病，可通过经皮穿刺软组织肿块、溶骨性病变、骨髓、胸腔或肝转移灶以及从恶性胸腔积液中获取足够的细胞进行确诊。对于可疑恶性胸腔积液的患者，若初次胸腔穿刺阴性，须重复胸腔穿刺以证实。尽管大多数胸腔积液是由于恶性疾病，特别是当胸水为渗出液或血性的时候，然而有些可能是类肺炎性胸腔积液。若没有远处转移，这类患者应考虑可能的治愈性治疗。

任何活检的诊断阳性率取决于几个因素，包括肿瘤位置（可达性）、肿瘤大小、肿瘤类型以及诊断步骤中的技术层面（包括支气管镜医生及病理学医生的经验）。一般来说，中央型肿物比如鳞状细胞癌、小细胞癌或气管内肿瘤（如类癌）更容易经支气管镜检查得到诊断，而周围性病灶（比如腺癌或大细胞癌）更容易通过穿刺活检诊断。对于大多数标本来说小细胞肺癌和非小细胞肺癌的诊断准确性较高，对于非小细胞肺癌的亚型而言，准确性稍差一些。

支气管镜标本包括支气管镜刷检、支气管镜冲洗液、支气管肺泡灌洗液、经支气管镜针吸活检（FNA）及针芯活检。为了进行更准确的组织学分类、突变检测或达到临床试验目的，应该做出合理的尝试（比如针芯活检），从而获得比通过常规 FNA 取得的细胞学标本更多的组织。结合支气管镜各种方法进行诊断的总体敏感度约为 80%，与组织活检共同进行的话，诊断率可提高到 85%～90%。与经支气管镜针芯活检一样，经胸壁穿刺针芯活检亦被推荐。较大的病灶及外周型肿物具有最高的敏感度。一般来说，针芯活检标本，无论是经支气管镜、经胸壁或超声内镜引导下，都比其他标本类型更好。这主要是因为更高比例的肿瘤细胞以及更少的混杂因素（比如阻塞性肺炎或反应性非肿瘤细胞）。

痰液细胞学检查经济、无创但是阳性率相比其他标本类型更低，因为细胞保存较差及获得优质标本的变异性较大。痰液细胞学检查阳性率在大的中心型肿瘤（例如鳞状细胞癌和小细胞癌）中最高。痰液细胞学检查的平均特异性接近100％，尽管敏感性一般＜70％。痰液细胞学的准确性随着检查标本次数的增加而升高。因此，一般推荐至少进行3次痰液标本的检查。

# 肺癌分期

肺癌分期包括两部分：首先，确定肿瘤的部位以及可能转移部位（解剖学分期），其次，是对患者耐受多种抗肿瘤治疗能力的评估（生理学分期）。所有肺癌患者应当进行全面的病史采集和体格检查，评估任何其他疾病，确定患者体能状态以及体重减轻情况。最重要需要分辨的是这些患者当中，哪些适合进行手术切除，而哪些是不可手术，但可能从放疗、化疗等治疗中获益的。因此对于非小细胞肺癌最原则性的分期应当是评估是否存在手术的可能性。

## 肺癌患者的解剖学分期

非小细胞肺癌患者的准确分期对于筛选可手术患者，以及避免对进展期患者进行不必要的手术操作都是十分关键的（图9-3）。所有非小细胞肺癌患者应当首先进行CT扫描、PET或者联合PET和CT扫描（PET-CT），目的是根据测试[18]F-FDG的糖代谢来判断恶性病变的部位。分裂旺盛的细胞，例如肺癌细胞，会更易吸收[18]F-FDG从而表现为"热点"。目前为止，PET已经成为广泛使用的肺癌转移分期与检测以及探测直径大于1.5cm结节的手段。与PET和CT或其中任何一种的视觉相关性比较，（PET-CT）已经被证实可以提高肺癌分期的准确度。研究表明PET-CT对于鉴别肿大淋巴结是否转移，以及肺外转移部分有一定优势。PET扫描SUV大于2.5的病变是高度可疑恶性的。而糖尿病患者，小于8mm的病变以及缓慢增长的肿瘤（如类癌或者高分化腺癌等）中，可能出现假阴性的情况。假阳性常见于特定的感染和肉芽肿性疾病（如结核等）。于是，不应当独立使用PET来诊断肺癌，淋巴结侵犯以及转移，也需要进行组织活检的病理验证。对于脑转移，磁共振是最有效的方法。MRI也能用于一些特定的情况，如肺上沟瘤等，来排除臂丛神经侵犯，但是总体来说，MRI对于非小细胞肺癌分期并没有那么关键。

在非小细胞肺癌患者中，以下这些是根治性手术切除的禁忌证：肺外转移，上腔静脉综合征，声带以

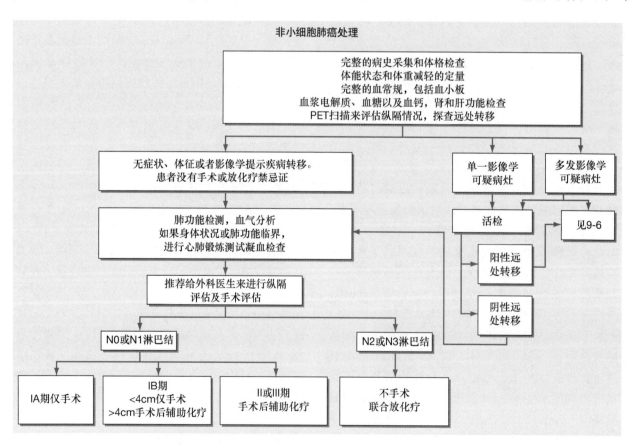

**图9-3 非小细胞肺癌的处理流程图。**MRI，磁共振成像；PET，正电子发射计算机断层显像

及膈神经麻痹，恶性胸腔积液，心包压塞，肿瘤距隆突小于 2cm（通过同步放化疗可能治愈），转移到对侧肺，转移至锁骨上淋巴结以及主肺动脉受累等。假设治疗决策可能存在差别，对于异常影像学结果需要进行病理的证实，使患者避免接受不必要的手术操作。

转移性疾病最好的预测指标仍然是仔细的病史采集和体格检查。如果症状、体检提示存在恶性疾病的可能，那么应当开始进行一系列影像学的检查。如果临床评估是阴性的，那么 CT-PET 以外的影像学检查不是必需的，因为对于转移的排查已经很充足了。有更多争议的问题还是如何评估已知的Ⅲ期患者的情况。

因为这些患者更可能存在无症状的隐形转移疾病，目前的指南推荐进行更广泛的影像学评估，包括头颅 CT 或 MRI。在除外了远处转移的患者之后，淋巴结的状态也应当通过影像学或者微创相结合的技术来评估，例如上面所提到的技术，或者如纵隔镜等有创操作。1/4～1/2 诊断为非小细胞肺癌的患者可能存在淋巴结的转移。推荐对所有 CT 或 CT-PET 扫描提示淋巴结肿大、肿瘤较大以及肿瘤位于内 1/3 带的患者进行淋巴结的活检。淋巴结侵犯的程度对于确定最终的治疗决策是至关重要的：手术治疗后进行辅助化疗或同步放化疗等（如下）。参照肺癌相关的淋巴结位置的

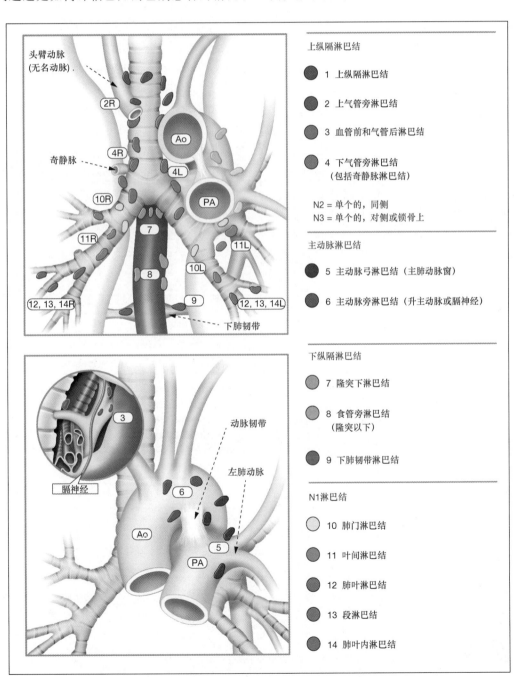

图 9-4（见书后彩图）　非小细胞肺癌的淋巴结站分期　IASLC 淋巴结图谱，包括将淋巴结站建议分为"区域"来进行生存分析

标准命名法已经形成（图 9-4）。

对于小细胞肺癌患者，目前的分期推荐包括胸部 CT 扫描，腹部 CT 扫描（由于肝转移和肾上腺转移多发），头颅核磁（10％无症状患者为阳性）以及全身骨扫描，如症状提示相应区域转移（图 9-5）。尽管对于小细胞肺癌是否应用 CT-PET 仍无明显证据，最近的 ACCP 指南推荐对于临床 Ⅰ 期的小细胞肺癌患者，即对可考虑进行根治性手术切除的患者进行 PET-CT。除此之外，对于 Ⅰ 期小细胞肺癌患者，如果可考虑进行手术切除，也推荐进行有创的纵隔评估以及胸腔外评估（头颅 MRI/CT，PET 以及腹部 CT 加骨扫描）。有些指南也推荐对于那些化疗时加用放疗的患者进行 PET 扫描。由于骨髓穿刺及活检较少，因此目前很少证据提示小细胞肺癌骨髓转移的情况如何。确定疾病转移的情况，如同侧肺或对侧肺转移结节，或纵隔外转移等也可以用上面讲述非小细胞肺癌的方法来实现。

如果患者有脊髓压迫症状或体征（疼痛，乏力，瘫痪，尿潴留），脊髓 CT 或 MRI 扫描是必需的，并且需要进行脑脊液细胞学检查。如果影像学存在转移证据，应当进行神经科医生会诊进行可能的姑息手术治疗，或者请放疗科肿瘤医生会诊来进行病灶的姑息放疗。如果在肺癌患者任何时刻发生脑膜炎体征，应

进行脑 MRI 和脊髓 MRI 检查，同时进行脊髓抽液，来检测恶性细胞。如果脊髓抽液阴性，应考虑重复抽取。目前对于脑膜炎疾病的治疗没有明确的方法。

## 非小细胞肺癌分期系统

肿瘤-淋巴结-转移（TNM）国际分期系统可提供十分有用的预后信息，目前应用于所有非小细胞肺癌患者的分期。不同的 T（肿瘤大小），N（区域淋巴结受累）和 M（存在远处转移）相关联可形成不同的分期组（表 9-6 和表 9-7）。前一版的 TNM 肺癌分期系统是根据一个从单中心采集的相对较小患者数据库进行的。近期的第 7 版 TNM 分期系统在 2010 年开始采用，是从一个更大的数据库中获得的，这个数据库包含超过 1990—2000 年的 10 万多来自多中心肺癌患者。最终从 67 725 个肺癌患者获得的数据对 TNM 预测因子的预测价值进行重新评估（表 9-8）。第 6 版和第 7 版 TNM 分期指南最大的区别是 T 分类；T1 肿瘤分出了一类肿瘤直径≤2cm 的患者，发现这部分患者发现预后相对于＞2cm、≤3cm 的患者更好。T2 肿瘤也分成了＞3cm 但≤5cm，以及＞5cm 但≤7cm 的。肿瘤直径＞7cm 被认为属于 T3 肿瘤。T3 肿瘤仍然包括出

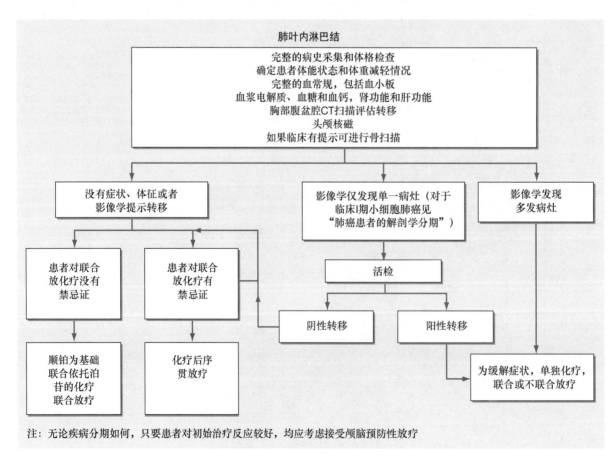

注：无论疾病分期如何，只要患者对初始治疗反应较好，均应考虑接受颅脑预防性放疗

**图 9-5 小细胞肺癌处理流程图**

| 表 9-6 | 第七版非小细胞肺癌 TNM 分期 |
|---|---|

**肺癌 TNM 分期系统（第 7 版）**

**原发肿瘤（T）**

| T1 | 肿瘤最大径≤3cm，周围被肺组织或脏层胸膜包绕，支气管镜见肿瘤侵及叶支气管但未侵及主支气管 |
|---|---|
| T1a | 肿瘤最大径≤2cm |
| T1b | 肿瘤最大径>2cm 且≤3cm |
| T2 | 肿瘤最大径>3cm 但≤7cm，或具有以下任一特征：肿瘤累及主支气管但距隆突至少 2cm；侵及脏层胸膜；累及肺门区伴肺不张或阻塞性肺炎，但其范围小于一侧全肺 |
| T2a | 肿瘤最大径>3cm 且≤5cm |
| T2b | 肿瘤最大径>5cm 且≤7cm |
| T3 | 肿瘤>7cm 或具有以下任一特征：侵犯胸壁、膈肌、膈神经、纵隔胸膜、心包壁层，肿瘤累及主支气管距隆突<2cm，但未侵及隆突；有累及全肺的肺不张或阻塞性肺炎；或原发肿瘤同一肺叶内出现单个或多个孤立性癌结节 |
| T4 | 肿瘤侵犯纵隔、心脏、大血管、气管、喉返神经、食管、椎体、隆突，或同侧其他肺叶内出现单个或多个孤立性癌结节 |

**区域淋巴结（N）**

| N0 | 无区域淋巴结转移 |
|---|---|
| N1 | 同侧支气管周围、肺门或肺内淋巴结转移，包括直接受侵 |
| N2 | 同侧纵隔或隆突下淋巴结转移 |
| N3 | 对侧纵隔或肺门淋巴，同侧或对侧斜角肌或锁骨上淋巴转移 |

**远处转移（M）**

| M0 | 无远处转移 |
|---|---|
| M1 | 有远处转移 |
| M1a | 对侧肺内出现转移结节，胸膜结节，恶性胸腔积液或心包积液 |
| M1b | 远处转移（胸腔外器官） |

缩写：TNM，原发肿瘤-区域淋巴结-远处转移
来源：Reproduced with permission from P Goldstraw et al：J Thorac Oncol 2：706，2007.

| 表 9-7 | 第七版非小细胞肺癌 TNM 分期 |
|---|---|

**综合分期**

| Ⅰ A 期 | T1a-T1b | N0 | M0 |
|---|---|---|---|
| Ⅰ B 期 | T2a | N0 | M0 |
| Ⅱ A 期 | T1a, T1b, T2a | N1 | M0 |
| | T2b | N0 | M0 |
| Ⅱ B 期 | T2b | N1 | M0 |
| | T3 | N0 | M0 |
| Ⅲ A 期 | T1a, T1b, T2a, T2b | N2 | M0 |
| | T3 | N1, N2 | M0 |
| | T4 | N0, N1 | M0 |
| Ⅲ B 期 | T4 | N2 | M0 |
| | 任何 T | N3 | M0 |
| Ⅳ 期 | 任何 T | 任何 N | M1a 或 M1b |

缩写：TNM，原发肿瘤-区域淋巴结-远处转移
来源：Reproduced with permission from P Goldstraw et al：J Thorac Oncol 2：706，2007.

| 表 9-8 | 非小细胞肺癌各期 5 年生存率 |
|---|---|

| 分期 | 7 版 TNM 分期 | 5 年生存率（%） |
|---|---|---|
| Ⅰ A 期 | T1a-T1bN0M0 | 73% |
| Ⅰ B 期 | T2aN0M0 | 58% |
| Ⅱ A 期 | T1a-T2aN1M0 | 46% |
| | T2bN0M0 | |
| Ⅱ B 期 | T2bN1M0 | 36% |
| | T3N0M0 | |
| Ⅲ A 期 | T1a-T3N2M0 | 24% |
| | T3N1M0 | |
| | T4N0-1M0 | |
| Ⅲ B 期 | T4N2M0 | 9% |
| | T1a-T4N3M0 | |
| Ⅳ 期 | 任意 T 任意 N 和 M1a 或 M1b | 13% |

缩写：TNM，原发肿瘤-区域淋巴结-远处转移

现局部结构侵犯的患者，如胸壁侵犯、隔膜侵犯以及同肺叶结节等。T4 肿瘤包括侵犯纵隔、心脏、大血管、气管、食管以及同侧肺多发结节的各种直径的肿瘤。对于目前的淋巴结系统分期（N 分期）没有改变。存在远处转移的可分为 M1a（恶性胸腔或心包积液，胸膜结节或者对侧肺结节播散转移）或 M1b（远处转移，如骨、肝、肾上腺或脑转移）。在这些数据的基础上，大约 1/3 患者为局限性疾病，并且可进行根治性治疗（手术或放疗），另外 1/3 的患者存在局部或区域转移，可能但不都适合进行根治，最后 1/3 患者在诊断时已存在远处转移。

## 小细胞肺癌的分期系统

在小细胞肺癌的患者中，目前推荐采用退伍军人管理系统以及 AJCC/IUAC 的第 7 版系统（TNM）来定义肿瘤分期。退伍军人管理系统是一个二分法的分期系统，将患者分为局限期及广泛期疾病。局限期疾病的患者定义为只有同侧胸腔受累，可通过一个可耐受的放射野来完成。因此对侧锁骨上淋巴结，喉返神经受累以及上腔静脉阻塞均可纳入这个放射野。广泛期疾病的患者在影像学或体格检查上可见到明显的转移性病灶。心脏压塞、恶性胸腔积液以及双侧肺实质受累大体上定义为广泛期疾病，因为受累的器官无法被纳入到一个放射野当中，或者通过一个放射野来安全有效地完成。60%～70%的患者在发现的时候就是广泛期。TNM 分期系统仅在少见的诊断为临床 Ⅰ 期的小细胞肺癌当中应用（见上）。

第九章 肺肿瘤

第一部分 肿瘤学

## 生理学分期

肺癌患者经常合并与吸烟相关的疾病，包括心血管疾病及慢性阻塞性肺疾病等。为了改进他们的术前状态，相关的疾病（贫血，电解质和液体失调，感染，心脏疾病以及心律失常）都应当进行处理，同时应当开始进行合理的肺功能锻炼，并且鼓励患者戒烟。因为往往很难预测手术中应当进行的是肺叶切除术还是全肺切除术，因此比较保守的方法是在患者具备全肺切除术的条件时进行手术。$FEV_1 > 2L$ 或者 $> 80\%$ 预计值的患者可以耐受全肺切除术，那些 $FEV_1 > 1.5L$ 的患者可进行肺叶切除术。在患者肺功能位于临界值，但是肿瘤可切除的情况下，心肺功能活动耐量将作为生理性评估的一部分。这项检查可评估最大氧摄取量（$VO_{2max}$）。$VO_{2max}$ 小于 $15ml/(kg \cdot min)$ 提示患者术后并发症的风险较高。从肺功能角度判断患者无法耐受肺叶切除术或全肺切除术的患者，可能更适合局限性切除治疗，如楔形切除术或解剖性肺段切除术，尽管这些操作可能与更高的局部复发率及生存期降低相关。所有患者应当采用 ACC/AHA 指南来评估心血管风险。在过去 3 个月刚发生过心肌梗死是胸部手术的禁忌证，因为 $20\%$ 的患者会因再梗死而去世。6 个月前发生的心肌梗死是相对禁忌证。其他的主要的并发症包括不可控的心律失常，$FEV_1 < 1L$，二氧化碳潴留（静息状态 $Pco_2 > 45mmHg$），$DLco < 40\%$ 以及严重的肺动脉高压。

## 治疗　非小细胞肺癌

非小细胞肺癌患者的总体治疗方法如图 9-3 所示。

## 隐匿性与 0 期癌

在痰细胞学检查上，重度不典型增生与无异型性的患者相比，其患肺癌的风险增加。罕见的情况下，如痰或支气管灌洗标本中找到恶性细胞，但胸部影像学表现正常（肿瘤分期 TX），病变一定是局限的。在全身麻醉下使用纤维支气管镜对支气管树做精细检查，收集一系列单独的灌洗和活检标本，可以对 $90\%$ 以上的肿瘤定位。相比不治疗，经支气管镜定位的切除手术已被证明能提高生存率。因为这些患者有较高的二次原发性肺癌发病率（每位患者每年 $5\%$），需要对他们进行密切随访。

## 孤立性肺结节和"磨玻璃"阴影

孤立性肺结节是在 X 线影像上有一定密度，完全被充气肺组织包围，边界清楚的病变，其可能是任何形状，通常最大直径为 $1 \sim 6cm$。对患者孤立性肺结节的良恶性判断，需根据患者的吸烟史、年龄和影像学特点综合考虑（表 9-9）。如果有既往的胸片和 CT 扫描，最好进行前后比较。若病变直径超过 $7 \sim 8mm$，PET 扫描或许有助于判断。梅奥的研究人员报道，如果诊断结果不明确，临床特征（年龄、吸烟状况、既往肿瘤史）和 3 个影像学特征（结节直径、毛刺征、位于肺上叶）是恶性肿瘤的独立预测因子。目前，只有 2 个影像学标准能预测孤立肺结节是良性的：超过 2 年未增大以及有特征性的钙化。然而仅仅有钙化，并不能排除恶性肿瘤；密集的中心病灶，多个点状病灶，"牛眼"（肉芽肿）和"爆米花球"（错构瘤）钙化都高度提示是良性病变。相反，一个比较大的病变，没有钙化或不对称钙化，有胸部症状，合并肺不张、肺炎，或与既往的 X 线和 CT 比较病变增大，PET 提示阳性，可能预示了恶性进程，应尝试进行组织学诊断。评估这些病变的方法见图 9-6。

由于 CT 筛查的出现，常常发现小的"磨玻璃"影（GGO），尤其是 CT 敏感性的增加使得更小的病变能被检测到。在活检时，许多 GGO 被发现是非典型腺瘤样增生（AAH），原位腺癌（AIS），或微浸润腺癌（MIA）。AAH 是通常小于 5mm 的极低密度模糊影，又称非实性或磨玻璃影（即模糊影稍增加了衰减，无实性成分，并保护了支气管和血管边缘）。在薄层 CT 上，AIS 通常是非实性结节，但比 AAH 稍微实一些。MIA 主要是实性成分，通常中央会有一个小的（$< 5mm$）固体成分。然而，在肺腺癌谱中浸润前病变与微浸润病变的影像学特征

| 表 9-9 | 孤立性肺结节患者的恶性风险评估 |  |  |
|--------|------|------|------|
| **变量** | **风险分层** |  |  |
|  | **低** | **中** | **高** |
| 直径（cm） | $< 1.5$ | $1.5 \sim 2.2$ | $\geqslant 2.3$ |
| 年龄 | $< 45$ | $45 \sim 60$ | $> 60$ |
| 吸烟状态 | 从不 | 吸烟（$< 20$ 支/天） | 吸烟（$> 20$ 支/天） |
| 戒烟 | $\geqslant 7$ 年 | $< 7$ 年 | 从不 |
| 结节边缘特点 | 光滑 | 分叶 | 放射状或毛刺 |

来源：Reproduced with permission from D Ost et al：N Engl J Med 348：2535，2003.

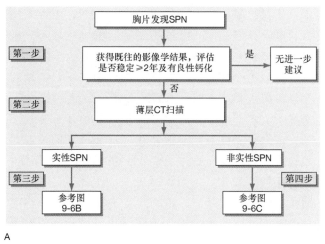

A

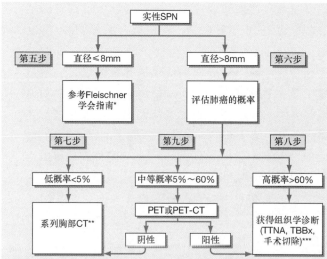

\*Fleischner Society guidelines; modified from H. MacMahon, et al: Radiology 2005; 237;395–400

| 结节直径 (a) | 低风险患者 (b) | 高风险患者 (c) |
|---|---|---|
| ≤4 mm | 无需随访 (d) | 12个月复查CT，如无变化无需随访 |
| >4～6 mm | 12个月复查CT，如无变化无需随访 | 6～12个月复查CT，如无变化18～24个月再次复查 |
| >6～8 mm | 6～12个月复查CT，如无变化18～24个月再次复查 | 3～6个月复查CT，如无变化9～12个月和24个月再次复查 |
| >8 mm | 3、9、24个月复查CT；动态增强CT、PET和（或）活检 | 同低风险患者 |

(a) 结节最大和最小经线的平均值
(b) 无吸烟及其他危险因素
(c) 既往或现在吸烟，或其他危险因素
(d) 恶性概率（<0.1%）低于无症状吸烟者

\*\*ACCP指南：MK Gould et al: Chest 2007;132(suppl 3):108s-130S.
\*\*\*充分考虑患者的意愿，合并症的严重程度，以及组织学诊断前的中心专业能力

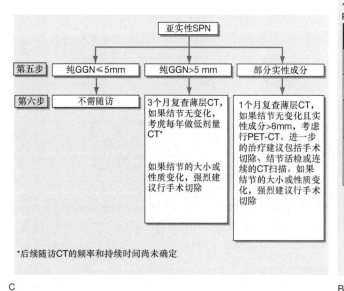

\*后续随访CT的频率和持续时间尚未确定

C

B

图 9-6　**A.** 孤立性肺结节的评估方法；**B.** 实性孤立性肺结节的评估方法；**C.** 亚实性孤立性肺结节的评估方法。
缩写：CT，计算机断层扫描；CXR，胸片；GGN，磨玻璃结节；PET，正电子发射计算机体层显像；TTBx，经支气管镜活检；TTNA，经胸针吸活检（Adapted from VK Patel et al：Chest 143：840，2013.）

之间存在重叠。腺鳞癌通常是实性的，但也可能为非实性。同样，小的浸润性腺癌通常也是实性的，但可能含有少量的非实性成分。

## Ⅰ、Ⅱ期非小细胞肺癌的治疗

　　**Ⅰ期和Ⅱ期非小细胞肺癌的手术切除**　外科手术切除（最好由经验丰富的胸外科医生施行），是临床Ⅰ期和Ⅱ期可手术非小细胞肺癌患者的首选治疗方法。与普外科医生相比，由胸外科或心胸外科医生主刀的手术死亡率较低。此外，与那些每年少于70台手术的中心相比，在手术量较多的中心里接受手术切除的患者生存率较高，即使这些中心往往服务于老年和经济条件较差的人群。术后早期生存率

的改善最为明显。手术切除程度是根据调查结果判断的。在ⅠA期非小细胞肺癌患者中，肺叶切除术在局部复发率方面优于楔形切除术，总生存期也有改善趋势。在有合并症、尚有足够的肺功能，外周型小病变的患者中，局限性切除术、楔形切除术和肺段切除术（可能通过胸腔镜手术）可成为合理的手术方式。全肺切除适用于中央型病变，且仅用于有足够储备肺功能的患者。Ⅰ期非小细胞肺癌患者的5年生存率为60%～80%，Ⅱ期为40%～50%。

　　准确的病理分期需要充分的肺段、肺门和纵隔淋巴结取样。理想情况下，这包括了纵隔淋巴结的清扫。右侧应清扫2R，4R、7、8R和9R组淋巴结，左侧应清扫5，6，7，8L和9L组淋巴结。肺

第一部分

肿瘤学

门淋巴结往往被切取并送病理活检，尽管它有助于解剖性标记 10 组淋巴结。在左侧，通常 2L 组淋巴结，有时 4L 组淋巴结，会被主动脉掩盖。虽然淋巴结切除与淋巴结取样孰优孰劣存在争议，一项包含了 3 个临床试验的 Meta 分析表明，Ⅰ 期到 ⅢA 期接受手术切除的非小细胞肺癌患者，同时进行完整纵隔淋巴结清扫的 4 年生存率优于淋巴结取样者。此外，在肺切除术进行时，由经验丰富的胸外科医生主刀的完整纵隔淋巴结清扫几乎不增加并发症概率。

**Ⅰ、Ⅱ期非小细胞肺癌的放疗**　Ⅰ 期或 Ⅱ 期非小细胞肺癌患者不需要术后放疗。然而，Ⅰ 期或 Ⅱ 期拒绝或不适合手术的患者，可以考虑根治性放疗。立体定向体部放疗（SBRT）是一个相对新的治疗方式，适用于拒绝或不宜手术的单发肺结节患者（直径≤5cm）。治疗通常采用 3～5 次分割，1～2 周内完成。在非对照研究的报道中，经 SBRT 治疗的疾病控制率超过 90%，5 年生存率高达 60%。相比之下，行常规外照射治疗的 Ⅰ 或 Ⅱ 期非小细胞肺癌患者的生存率仅为 13%～39%。冷冻消融技术有时也被用于治疗小的单发病灶（直径≤3cm），但缺乏长期生存的相关数据。

**Ⅰ、Ⅱ期非小细胞肺癌的化疗**　一个里程碑意义的 Meta 分析包含了多项 Ⅰ 期到 ⅢA 期经手术切除的非小细胞癌患者行以顺铂为基础的辅助化疗的临床研究［肺癌术后顺铂辅助化疗评估（LACE）研究］，结果表明与单纯手术相比，5 年生存率提高了 5.4%，生存获益倾向局限于 Ⅱ 或 Ⅲ 期患者（表 9-10）。与之相反，在第 ⅠA 期患者的应用辅助治疗中，生存状况实际上恶化了。在 ⅠB 期，生存有适当的改善，但临床获益尚不明确。辅助化疗对一般情况较差的患者［东部肿瘤协作组（ECOG）体能状态评分为 2］是不利的。这些数据表明，辅助化疗最好用于 Ⅱ 或 Ⅲ 期手术切除的非小细胞肺癌患者。而对于 ⅠA 期或 ⅠB 期手术切除的非小细胞肺癌患者，辅助化疗没有明显的作用。可能例外的情况是切除病灶直径≥4cm 的 ⅠB 期患者仍需要辅助化疗。

任何治疗建议均应根据患者的个体差异考虑辅助化疗的风险和获益。如果决定进行术后辅助化疗，一般情况下，假设患者术后完全康复，治疗应在术后 6～12 周开始，且不应超过 4 个周期。虽然顺铂为基础的化疗是首选方案，但对不耐受顺铂的患者，如肾功能不全、出现神经病变或听力障碍等，可考虑卡铂作为替代。虽然最常用的是铂类联合长春瑞滨，没有某个化疗方案是最佳的。

新辅助化疗，用于潜在可切除患者的术前治疗，已有一些专家将其与术后辅助化疗相比，这样的方法会更有效地消灭隐匿性微转移灶。此外，术前化疗可能会使不可切除病灶变为可切除。然而，除肺上沟瘤外，新辅助化疗在 Ⅰ 到 Ⅲ 期疾病中的作用还不确切。但是，一项关于 15 个涉及了 2300 多名 Ⅰ 至 Ⅲ 期非小细胞肺癌患者的随机对照试验的 Meta 分析表示，术前化疗可能有一定的 5 年生存获益（约 5%），其与术后化疗的生存获益几乎相同。新辅助治疗在某些情况下（见下文）被证明是有用的。是否应用新辅助化疗，应与一位有经验的外科医生共同商议决定。应注意的是，所有手术切除的非小

| **表 9-10** | **非小细胞肺癌的术后辅助化疗** | | | | |
|---|---|---|---|---|---|
| 临床试验 | 分期 | 治疗 | 病例数 | 5 年生存率（%） | P 值 |
| IALT | Ⅰ～Ⅲ | 顺铂为基础 | 932 | 44.5 | ＜0.03 |
| | | 对照 | 835 | 40.4 | |
| BR10 | ⅠB～Ⅱ | 顺铂＋长春瑞滨 | 242 | 69 | 0.03 |
| | | 对照 | 240 | 54 | |
| ANITA | ⅠB～ⅢA | 顺铂＋长春瑞滨 | 407 | 60 | 0.017 |
| | | 对照 | 433 | 58 | |
| ALPI | Ⅰ～Ⅲ | MVP | 548 | 50 | 0.49 |
| | | 对照 | 540 | 45 | |
| BLT | Ⅰ～Ⅲ | 顺铂为基础 | 192 | 60 | 0.9 |
| | | 对照 | 189 | 58 | |
| CALGB | ⅠB | 卡铂＋紫杉醇 | 173 | 59 | 0.1 |
| | | | 171 | 57 | |

缩写：ALPI，意大利肺癌辅助化疗研究；ANITA，国际临床试验协会辅助诺维本化疗研究；BLT，大型肺癌试验；CALGB，肿瘤和肺癌协作组 B 试验；IALT，国际肺癌辅助化疗研究；MVP，丝裂霉素、长春花碱、顺铂

细胞肺癌患者均有较高复发风险，其中大部分发生在术后 18～24 个月，或是出现二次原发性肺癌。因此，这些患者应进行定期影像学检查。鉴于 NLST 的结果，定期 CT 扫描是最合适的筛查方法。根据大多数复发出现的时间，一些指南建议在术后前 3 年每 6 个月做一次胸部增强 CT，之后每年一次平扫 CT。

## Ⅲ 期非小细胞肺癌的管理

Ⅲ 期非小细胞肺癌的管理通常需要采用综合治疗模式。根据纵隔淋巴结（N2）的情形，ⅢA 期患者通常分为 2 类："非巨块型"或"巨块型"。尽管 N2"巨块型"的定义在文献中仍未统一，但通常的定义包括：主要淋巴结直径（例如 CT 测量短径＞2～3cm），多个小淋巴结融合，淋巴结外受累，或者多于两站淋巴结受累。对非巨块型与巨块型 ⅢA 期疾病进行区分，主要是为了选择直接接受手术患者与新辅助治疗后再手术患者。Ⅲ 期非小细胞肺癌病人的治疗仍有许多问题存在争议，何为最佳治疗策略也没有确切定义。而且，虽然有许多潜在的治疗选择，但没有一种能够获得非常高的治愈率。不仅如此，由于 Ⅲ 期肺癌是高度异质性的，没有任何一种治疗模式可以推荐给所有患者。决定治疗选择的关键因素包括肿瘤（T）和淋巴结（N）的具体情况，完整切除的可能性，患者身体状况和治疗意愿。例如，病灶局限的 ⅢA 肺癌患者经过仔细挑选，如果纵隔淋巴结受累但可以被完整切除，也可以先行外科手术随后给予术后辅助化疗（伴或不伴放疗）。相比之下，如果患者有巨块型纵隔淋巴结受累，标准治疗方式应当是同步放化疗。如果效果显著，后一种情况的患者有些可以在化放疗后接受手术。

**无纵隔淋巴结转移和非巨块型纵隔（N2，N3）淋巴结转移** 有些 ⅢA 期患者最初被诊断为临床 Ⅰ 或 Ⅱ 期［例如术前未发现而术后病理证实纵隔（N2）淋巴结转移］，一般会接受外科治疗。如果手术切除标本在显微镜下观察发现淋巴结受累，患者应当接受术后辅助化疗。对于切缘不够或者切缘阳性的患者，还应当进行术后放疗（PORT）。肿瘤累及胸壁或者近端气道、距离隆突小于 2cm 的患者，伴有肺门淋巴结转移（但非 N2 转移），被归为 T3N1 ⅢA 期。如果技术可行，他们最好也接受外科治疗，在完整切除术后给予辅助化疗。肿瘤直径超过 7cm，现在被归为 T3，如果肿瘤累及肺门（N1）淋巴结，则属于 ⅢA 期。恰当的治疗应当是：

如果纵隔分期阴性、手术可行则接受手术，完整切除术后行辅助化疗。如果与原发灶同一肺叶内有卫星结节、分期为 T3N0 或 T3N1 的患者也可以手术。与原发灶同侧肺不同叶内发现转移性结节但纵隔淋巴结阴性的患者（ⅢA，T4N0 或者 T4N1）也可以手术治疗，但这些患者辅助治疗的数据有限。

在第 7 版 TNM 分期系统中，T4N0-1 的患者被重新归为 ⅢA 期。这些患者可能有隆突、上腔静脉或者椎体受侵，但在精心挑选的前提下仍然有手术机会。如果决定尝试手术，必须咨询有经验的胸外科医生，根据肿瘤位置有时还需要咨询血管外科、心脏外科和整形外科医生。然而，如果不能完整切除或者有 N2 淋巴结受累（ⅢB 期），T4 患者是不适合手术的。大部分 T4 的患者最好接受化放疗。

术后放疗在完整切除的 Ⅲ 期非小细胞肺癌患者中的作用仍存在争议。是否给予 PORT 在很大程度上取决于是否有 N2 淋巴受累，以及在相对较小的程度上取决于治疗医生的偏好。使用监督、流行病学和最终结果（SEER）数据库，近期一项 Meta 分析发现 PORT 明显延长 N2 患者的生存，但在 N0 或者 N1 的患者中没有看到这种现象。在之前，PORT Meta 分析研究协作组的一项研究使用一个更早的数据库也得到相似的结果。

**已知纵隔（N2，N3）淋巴结转移** 当术前病理学检查证实纵隔淋巴结转移时，如果患者适合接受根治性治疗，应当推荐综合治疗模式。假如只接受手术治疗，这些患者局部或者远处复发的风险很高。对于 Ⅲ 期、不适合先行外科切除的患者，通常推荐先行同步放化疗。相比于序贯化放疗，同步化放疗可延长患者生存，但也伴随着更大毒性（包括疲乏、食管炎、中性粒细胞减低）。因此，对于体力评分好的患者，同步化放疗是首选治疗，而序贯化放疗更适合体力评分稍差的患者。不适合综合治疗的患者，通常是因为体力评分差或者有合并症导致不适合化疗，单纯放疗可以减轻症状，也能适度延长生存。

对于潜在可切除的 N2 患者，尚不确定新辅助化放疗后外科手术能否提高生存。

一项 NCI 支持的多中心随机研究比较了同步化放疗与同步化放疗后尝试手术两种治疗方式，发现后者较前者未能延长生存。实际上，全肺切除的患者生存更差。

一项回顾性分析显示，叶切除术较肺切除术似乎更有生存优势。因此，在仔细挑选、其他方面健康的患者中，如果是非巨块型纵隔淋巴结受累、原发灶能通过叶切除术完整切除，手术是合适的选择。

但如果需行全肺切除才能切除完整，这样的患者并不适合手术。

**肺上沟瘤（Pancoast 瘤）** 肺上沟瘤是Ⅲ期肺癌的一种特殊类型。这类肿瘤起源于肺尖，可侵犯第2肋、第3肋、臂丛、锁骨下血管、星状神经节和邻近的椎体。可表现为 Pancoast 综合征，特点是疼痛位于肩膀或者胸壁，或者放射至颈部，典型疼痛可以放射至手掌尺侧。如果椎体旁交感神经链受侵，可出现霍纳（Horner）综合征（眼球内陷、上睑下垂、瞳孔缩小、患侧面部无汗）。这类患者的分期检查与所有Ⅱ、Ⅲ期非小细胞肺癌患者是相同的。如果没有 N2 淋巴结受侵，患者应当在新辅助化疗或者化放疗后行手术治疗，预后较好（R0 切除的患者 5 年生存率大于 50%）。N2 淋巴结受累的患者难以从手术中获益，但可以给予单纯放化疗。如果有转移，可以采用放疗（伴或不伴化疗）以减轻症状。

## 转移性非小细胞肺癌的管理

大约 40% 的非小细胞肺癌病例确诊时已属转移性Ⅳ期。如果仅仅给予最佳支持治疗，这些患者中位生存期很短（4～6 月），1 年生存率仅 10%。此外，很多患者虽然确诊时为早期，但最终将会复发出现远处转移。复发患者的预后优于确诊时已有转移的患者。规范的医学处理、恰当使用止痛药物，以及合理使用放疗和化疗，共同构成此类患者管理的基石。化疗能够减轻症状，提高生活质量，延长Ⅳ期非小细胞肺癌患者的生存，特别是在体力评分较好的患者中。而且，经济学评估认为化疗对于Ⅳ期患者是有效益的姑息治疗。但是，非小细胞肺癌的化疗需要临床经验和认真判断以平衡潜在的获益与毒性。值得注意的是，早期联合应用姑息治疗和化疗能够延长生存、改善生活质量。

**转移或复发非小细胞肺癌的一线化疗** 1995 年一项里程碑式的 Meta 分析最早证明了化疗相比于支持治疗能够给转移性非小细胞肺癌患者带来生存获益。但是，这种获益似乎局限于含顺铂的化疗方案（风险比 0.73；死亡风险减低 27%；1 年生存率提高 10%）。这些数据引发了 20 年的临床研究，旨在寻求进展期非小细胞肺癌的最佳化疗方案。但是，其中大部分研究被证明是失败的，因为绝大部分随机研究都没能证实任何方案比其他方案在生存方面有优势（表 9-11）。另一方面，在无进展生存、花费、副反应和化疗日程之中的差异也被反复观测。

| 表 9-11 | 转移性非小细胞肺癌的一线化疗研究 | | | |
|---|---|---|---|---|
| 研究名称 | 方案 | 患者数量 | 有效率（%） | 中位生存（月） |
| ECOG1594 | 顺铂＋紫杉醇 | 288 | 21 | 7.8 |
| | 顺铂＋吉西他滨 | 288 | 22 | 8.1 |
| | 顺铂＋多西他赛 | 289 | 17 | 7.4 |
| | 卡铂＋紫杉醇 | 290 | 17 | 8.1 |
| TAX-326 | 顺铂＋多西他赛 | 406 | 32 | 11.3 |
| | 顺铂＋长春瑞滨 | 394 | 25 | 10.1 |
| | 卡铂＋多西他赛 | 404 | 24 | 9.4 |
| EORTC | 顺铂＋紫杉醇 | 159 | 32 | 8.1 |
| | 顺铂＋吉西他滨 | 160 | 37 | 8.9 |
| | 紫杉醇＋吉西他滨 | 161 | 28 | 6.7 |
| ILCP | 顺铂＋吉西他滨 | 205 | 30 | 9.8 |
| | 卡铂＋紫杉醇 | 204 | 32 | 9.9 |
| | 顺铂＋长春瑞滨 | 203 | 30 | 9.5 |
| SWOG | 顺铂＋长春瑞滨 | 202 | 28 | 8.0 |
| | 卡铂＋紫杉醇 | 206 | 25 | 8.0 |
| FACS | 顺铂＋伊立替康 | 145 | 31 | 13.9 |
| | 卡铂＋紫杉醇 | 145 | 32 | 12.3 |
| | 顺铂＋吉西他滨 | 146 | 30 | 14.0 |
| | 顺铂＋长春瑞滨 | 145 | 33 | 11.4 |
| Scagliotti | 顺铂＋吉西他滨 | 863 | 28 | 10.3 |
| | 顺铂＋培美曲塞 | 862 | 31 | 10.3 |
| IPASS[a] | 卡铂＋紫杉醇 | 608 | 32 | 17.3 |
| | 吉非替尼 | 609 | 43% | 18.6 |

[a] 入组选择患者：年龄 18 岁以上，组织病理或细胞学证实ⅢB 或Ⅳ期非小细胞肺癌，组织学类型为腺癌（包括细支气管肺泡癌），不吸烟（抽烟少于 100 支）或既往轻度吸烟者（戒烟 15 年以上，吸烟≤10 包年），未曾接受化疗、生物或者免疫治疗

缩写：ECOG，东部肿瘤协作组织；EORTC，欧洲肿瘤研究治疗组织；ILCP，意大利肺癌项目；SWOG，西南肿瘤协作组；FACS，结直肠术后随访研究组；iPASS，易瑞沙泛亚洲研究

这些一线研究后来延伸至高龄患者，结果发现在"适合的"高龄人群（例如没有主要并发症的老年人）以及 ECOG 体力评分为 2 的人群中，双药化疗比单药化疗能够改善总生存。一个还在讨论中的话题是进展期非小细胞肺癌患者含铂化疗的最佳时间。几项大型Ⅲ期随机研究显示，在 4～6 周期之外延长含铂双药化疗的时间并不能带来明显获益。事实上，延长化疗时间会增加毒性，降低生活质量。因此，不推荐（在 4～6 周期化疗之后）延长一线含铂方案化疗时间。初始含铂化疗后的维持治疗将在下文中讨论。

非小细胞肺癌的病理组织学类型曾一度被认为与治疗选择无关，但最新观点显示化疗药物在鳞癌与腺癌中表现存在显著差异。准确判断组织学类型

第一部分 肿瘤学

十分关键。

一项里程碑式Ⅲ期对照研究显示，非鳞非小细胞肺癌患者接受培美曲塞＋顺铂方案化疗，生存优于吉西他滨＋顺铂方案。相比之下，鳞癌患者接受吉西他滨＋顺铂化疗能够带来更多生存获益。这种生存差异被认为是与胸甘酸合成酶（TS）——这是培美曲塞的治疗靶点之一——在不同类型的肿瘤中表达差异有关。鳞癌相对于腺癌，TS表达量明显增高，导致其对培美曲塞反应不佳。相反，吉西他滨的活性不受TS水平影响。贝伐单抗是一种抗VEGF的单克隆抗体，在进展期病人中与化疗联合使用能够改善有效率、无进展生存和总生存（见下文）。但是贝伐单抗不能用于肺鳞癌，因为可能会导致严重出血反应。

**抑制血管生成药物** 贝伐单抗是一种抗VEGF的单克隆抗体，在美国是被批准用于治疗进展期非小细胞肺癌的第一种抗血管药物。它主要通过阻断肿瘤生长所必需的新生血管生成而发挥作用。两项随机Ⅲ期研究对比了化疗联合或者不联合贝伐单抗，得到相反的结论。第一项研究在北美开展，在复发或者转移的非鳞非小细胞肺癌中比较了卡铂＋紫杉醇化疗联合与不联合贝伐单抗，发现联合贝伐单抗组较对照组有效率、PFS、OS均显著提高。但接受贝伐单抗治疗的患者发生毒性反应的概率显著升高。第二项研究在欧洲开展，在复发或转移的非鳞非小细胞肺癌患者中比较吉西他滨＋顺铂化疗联合贝伐单抗或者不联合贝伐单抗，发现贝伐单抗组较对照组PFS显著延长，但OS没有延长。另外一项随机Ⅲ期研究比较了卡铂＋培美曲塞＋贝伐单抗方案与卡铂＋紫杉醇＋贝伐单抗方案在复发或转移的非鳞非小细胞肺癌患者一线治疗中的价值。结果发现，两组间PFS和OS无明显差异。因此，目前卡铂＋紫杉醇＋贝伐单抗与卡铂＋培美曲塞＋贝伐单抗都可以作为一线方案用于Ⅳ期非鳞非小细胞肺癌患者。值得注意的是，目前已有许多小分子VEGFR抑制剂，但是这些VEGFR酪氨酸激酶抑制剂尚未被证实对非小细胞肺癌有效。

**转移性非小细胞肺癌的维持治疗** 疾病得到控制的患者（疾病状态为完全缓解、部分缓解或稳定的患者）中进行维持治疗是一个有争议的话题。从概念上，有两种维持治疗策略：①换药维持治疗，患者在接受4～6周期含铂化疗后，换用一种完全不同的方案继续治疗；②继续维持治疗，患者在接受4～6周期含铂化疗后停止使用铂类，但保留原来方案的另一种药物继续治疗（表9-12）。两项研究分别

| 表9-12 | 维持治疗研究 | | | |
|---|---|---|---|---|
| 研究名称 | CT | 患者数量 | 生存 | |
| | | | OS（月） | PFS（月） |
| **换药维持** | | | | |
| Fidias | 立即多西他赛 | 153 | 12.3 | 5.7 |
| | 延迟多西他赛 | 156 | 9.7 | 2.7 |
| Cluleanu | 培美曲塞 | 444 | 13.4 | 4.3 |
| | BSC | 222 | 10.6 | 2.6 |
| Paramount | 培美曲塞 | 472 | 13.9 | 4.1 |
| | BSC | 297 | 11.0 | 2.8 |
| ATLAS | Bev＋厄洛替尼 | 384 | 15.9 | 4.8 |
| | Bev＋安慰剂 | 384 | 13.9 | 3.8 |
| SATURN | 厄洛替尼 | 437 | 12.3 | 2.9 |
| | 安慰剂 | 447 | 11.1 | 2.6 |
| **继续维持** | | | | |
| ECOG4599 | Bev 15mg/kg | 444 | 12.3 | 6.2 |
| | BSC | 434 | 10.3 | 4.5 |
| AVAIL | Bev 15mg/kg | 351 | 13.4 | 6.5 |
| | Bev 7.5mg/kg | 345 | 13.6 | 6.7 |
| | BSC | 347 | 13.1 | 6.1 |
| POINT-BREAK | 培美曲塞＋Bev 15mg/kg | | | 8.6 |
| | Bev15mg/kg | | | 6.9 |

缩写：Bev，贝伐单抗；BSC，最佳支持治疗；CT，化疗；OS，总生存；PFS，无进展生存

探索了多西他赛或者培美曲塞在一线含铂化疗达到疾病控制后维持治疗的效果。两个研究中，患者被随机分配进入立即单药治疗组或者观察组，观察PFS和OS是否改善。两项研究中，观察组中相当比例的患者直至疾病进展都没有接受试验药物治疗；在多西他赛研究中，37%的研究患者从未接受多西他赛治疗，在培美曲塞研究中，81%的研究患者从未接受培美曲塞治疗。在多西他赛维持治疗的研究中，在疾病进展时接受多西他赛治疗的患者的生存与维持治疗组相同，提示这是一种对非小细胞肺癌有活性的药物。但在培美曲塞研究中没有此类数据报道。另外两项研究评价了进展期非小细胞肺癌患者在含铂化疗之后使用厄洛替尼换药维持治疗，结果显示在厄洛替尼治疗组中PFS和OS较对照组均有提高。目前，进展期非小细胞肺癌患者含铂化疗后接受培美曲塞或者厄洛替尼维持治疗都得到了美国FDA的批准。但是维持治疗并非没有毒性，目前应当根据患者个体情况考虑使用。

**非小细胞肺癌基于分子分型的靶向治疗** 由于传统细胞毒性化疗药物在非小细胞肺癌中的疗效进

入平台期，迫切需要寻找新的治疗策略。这些新的策略大多基于在肿瘤中发现体细胞驱动突变。这些驱动突变导致所在基因编码的信号蛋白发生异常，促使肿瘤细胞产生并得以维持。重要的是，如果这些基因产物成为小分子抑制剂的作用靶点，驱动突变就变成肿瘤的"阿喀琉斯之踵"（指致命的弱点）。例如，在北美地区 EGFR 突变可见于 10%～15% 非小细胞肺癌患者。表皮生长因子受体（EGFR）突变与年轻、轻度（小于 10 包年）或不吸烟者、腺癌有关。约 90% 突变是外显子 19 缺失突变或者外显子 21 L858R 点突变，这些突变位于 EGFR 酪氨酸激酶结构域，导致 EGFR 激酶和下游信号异常活化。携带 EGFR 激酶结构域活化突变的肺肿瘤对小分子表皮生长因子受体酪氨酸激酶抑制剂（EGFR-TKI）高度敏感。厄洛替尼和阿法替尼是 FDA 批准的口服小分子 EGFR-TKI。在美国以外，吉非替尼也是可用的。几项大型国际 III 期研究已经证实，在携带 EGFR 突变的患者中，与一线标准化疗相比，EGFR-TKI 治疗能提高有效率、延长无进展生存和总生存（表 9-13）。

尽管 EGFR TKI 在携带敏感 EGFR 激酶区突变的肺癌患者中反应率很高，但同时 EGFR TKI 厄洛替尼也得到 FDA 批准用于进展期非小细胞肺癌患者的二、三线治疗，而不论他们基因类型如何。这种不一致的原因是在 EGFR 活化突变发现之前厄洛替尼就已经在肺癌中尝试应用。事实上，EGFR 突变最初是通过研究对该药疗效显著的患者的肿瘤而发

现的。随着科学探索快速进步，肺癌中其他驱动突变也被筛选出来用于靶向治疗，临床疗效显著。例如，与 2 号染色体上间变淋巴瘤激酶（ALK）基因有关的染色体重排可见于 3%～7% 非小细胞肺癌患者。这种 ALK 重排导致 ALK 酪氨酸激酶区域异常活化。与 EGFR 相类似，ALK 重排通常（但不是全部）与年轻、轻度吸烟者（小于 10 包年）和不吸烟者、腺癌病理类型相关。2007 年 ALK 重排在肺癌中首次报道，到 2011 年，第一种 ALK 抑制剂克唑替尼已经得到 FDA 批准用于治疗携带 ALK 基因重排的肺癌患者。

除 EGFR 和 ALK 外，其他驱动突变也在非小细胞肺癌中得到发现，包括 KRAS，BRAF，PIK3CA，NRAS，AKT1，MET，MEK1（MAP2K1），ROS1 和 RET，它们在肺癌中的发生频率各异。KRAS 基因 GTP 酶活性区域的突变可见于约 20% 的肺腺癌患者，然而到目前为止，仍未开发出可针对突变 KRAS 的靶向药物。其他驱动突变在肺腺癌中的发生频率均低于 1%～3%，而且大多数驱动突变是相互排斥的。寻找它们特异抑制剂的临床研究正在进行。例如，BRAF 抑制剂 vemurafenib 和 RET 抑制剂 cabozantinib 已经分别在携带 BRAF 突变或 RET 基因融合的肺癌患者中显示出疗效。上述突变大多见于肺腺癌；但是，鳞状细胞癌中未来治疗的突变靶点也正在不断被发掘出来。此外，有研究还在肺癌中继续寻找新的突变靶点，以及探索非小细胞肺癌小分子抑制剂获得性耐药的机制。

**二线化疗及以后**　在 2000 年之前，很少推荐进展期非小细胞肺癌患者接受二线化疗。直到一项有力的研究显示多西他赛较最佳支持提高了患者的生存。随着一线化疗方案的改进，相当数量的患者能够保持良好体能状态，在疾病复发时愿意接受进一步治疗。目前，几种药物得到 FDA 批准用于非小细胞肺癌二线治疗，包括多西他赛、培美曲塞、厄洛替尼（批准用于二线治疗，无论基因类型如何）和克唑替尼（仅用于 ALK 突变肺癌患者）。这些药物所带来的生存获益大多见于那些体力评分较好的患者。

**免疫治疗**　30 多年来，关于肺癌疫苗和免疫治疗的研究几乎没有有价值的进展。但最近单克隆抗体的初步研究结果使得这一状况得到改观。这些抗体具有活跃的抗肿瘤免疫活性，能阻断免疫调定点。例如，伊匹木单抗（ipilimumab）是一种针对细胞毒性 T 淋巴细胞抗原-4（CTLA-4）的单克隆抗体。有研究观察了该药与紫杉醇＋卡铂联合治疗小细胞肺癌和

| 表 9-13 | *EGFR* 突变人群一线化疗对比 *EGFR TKI* 的 III 期研究结果 | | | |
|---------|------|------|---------|---------|
| 研究 | 治疗 | 患者数量 | ORR（%） | PFS（月） |
| IPASS | CbP | 129 | 47 | 6.3 |
| | 吉非替尼 | 132 | 71 | 9.3 |
| EURTAC | CG | 87 | 15 | 5.2 |
| | 厄洛替尼 | 86 | 58 | 9.7 |
| OPTIMAL | CG | 72 | 36 | 4.6 |
| | 厄洛替尼 | 82 | 83 | 13.1 |
| NEJO02 | CG | 114 | 31 | 5.4 |
| | 吉非替尼 | 114 | 74 | 10.8 |
| WJTOG3405 | CD | 89 | 31 | 6.3 |
| | 吉非替尼 | 88 | 62 | 9.2 |
| LUX LUNG 3 | CP | 115 | 23 | 6.9 |
| | 阿法替尼 | 230 | 56 | 11.1 |

缩写：CbP，卡铂和紫杉醇；CD，顺铂和多西他赛；CG，顺铂和吉西他滨；CP，顺铂和紫杉醇；ORR，总有效率；PFS，无进展生存

非小细胞肺癌的效果，结果显示联合治疗能够带来获益但是没有达到统计学显著性差异。其中联合伊匹木单抗是在几个周期化疗之后开始的。一项在小细胞肺癌中的随机Ⅲ期临床研究正在进行，以确认这些数据。抗T细胞程序性细胞死亡受体1（PD-1）的单抗nivolumab和pembrolizumab已经在肺癌、肾细胞癌和黑色素瘤中显示出疗效。在有些患者中，疗效可以持续很久（如大于1年）。抗PD-1配体（抗-PDL-1）的单抗能够作用于肿瘤细胞所表达的配体，也对黑色素瘤和肺癌有效。在黑色素瘤中的初期研究数据显示，ipilimumab和nivolumab联合应用比任一单药能够带来更高的有效率。类似研究正在小细胞肺癌中进行。在非小细胞肺癌和小细胞肺癌中，将这些药物与已经批准的化疗和靶向药物联合应用的研究正在进行。

**支持治疗** 任何关于进展期肺癌患者治疗策略的讨论都不能缺少支持治疗。与化疗和靶向治疗的进展相重合，一项关键研究显示标准治疗和姑息治疗早期联合能够改善晚期肺癌患者的生活质量和心理状态。对疼痛和症状的积极干预是这些患者最佳治疗的重要组成部分。

## 治疗 小细胞肺癌

### 局限期小细胞癌的手术治疗

小细胞肺癌是一种高侵袭性的肿瘤，倍增时间短，生长速度快，早期容易转移，对于一线化疗和放疗十分敏感。一般来说，由于局限期的小细胞肺癌也可能有隐匿性的微转移，手术并不作为常规推荐。最新的美国胸内科医师学会循证医学实践指南推荐，对于接受侵入性纵隔检查及全身分期检查后临床分期为Ⅰ期的小细胞肺癌患者，手术治疗要优于非手术治疗（2C类）。这些患者在手术后应该接受含铂方案辅助化疗（1C类）。手术前未明确病理，术后病理诊断为小细胞肺癌的患者，则需要接受标准方案化疗。

### 化疗

化疗可显著延长小细胞肺癌患者的生存期。近30年来，顺铂或卡铂联合依托泊苷或伊立替康化疗4～6个周期仍然是小细胞肺癌治疗的主要方案，直到现在含铂方案也被推荐为首选化疗方案。对于含铂方案耐药的患者，可选择环磷酰胺、多柔比星（阿霉素）、长春新碱（CAV）治疗。尽管一线治疗的

有效率高达80％，局限期和广泛期小细胞肺癌的中位生存期分别只有12～20个月和7～11个月。不论肿瘤分期，大部分患者都是因为对化疗耐药而复发或进展的。只有6％～12％的局限期小细胞肺癌和2％的广泛期小细胞肺癌患者的生存期超过5年。接受一线化疗3个月内复发的患者，被认为对化疗耐药，预后极差。接受一线化疗3个月后复发的患者，被认为对化疗敏感，预后相对较好。对化疗敏感的患者也更容易从二线治疗中获益（图9-7）。拓扑替康是FDA唯一批准的用于小细胞肺癌二线治疗的药物。拓扑替康的有效性相对有限，可以静脉或口服给药。在一项随机研究中，不能耐受静脉化疗的141例小细胞肺癌患者，被随机分入口服拓扑替康组和最佳支持治疗组。虽然口服拓扑替康的有效率只有7％，但是化疗组患者的生存期明显长于支持治疗组（中位生存时间，26周 *vs.* 14周；P＝0.01）。另外，和非化疗组相比，接受拓扑替康治疗的患者生活质量下降较为缓慢。其他二线化疗药物，包括伊立替康、紫杉醇、多西他赛、长春新碱、口服依托泊苷和吉西他滨，有效性也较低。新的治疗方法亟待研究。

### 胸部放疗

对于体力状况良好的局限期小细胞肺癌患者，胸部放疗（TRT）是标准初始治疗中不可或缺的部

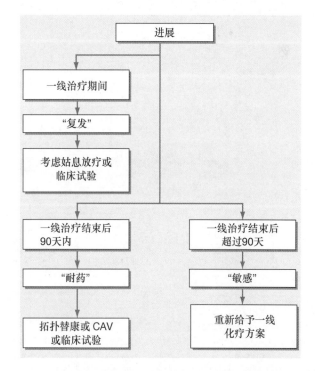

**图9-7 复发小细胞肺癌的处理流程。**CAV，环磷酰胺、多柔比星、长春新碱（Adapted from JP van Meerbeeck et al: Lancet 378: 1741, 2011）

分。多项 Meta 分析表明，和单纯化疗相比，化疗联合胸部放疗可以将 3 年生存率提高 5%。但是 5 年生存率仍然较低，只有 10%～15%。胸部放疗通常和顺铂及依托泊苷联用，与联用含蒽环的化疗方案相比，毒性相对较低。在局部进展的小细胞肺癌中观察到，同步放化疗和序贯放化疗相比，有效性高，但是放射性食管炎及血液学毒性更重。由于放疗时间越晚有效性越低，理想的胸部放疗应该在前两周期化疗期间开始。如果因身体健康或其他条件限制，不能进行同步放化疗的，应在一线化疗结束后尽快开始胸部放疗。一天放疗 2 次，每次剂量 1.5Gy 的放疗剂量分割可提高局限期小细胞肺癌患者的生存期。和含铂化疗方案联合，每天放疗 1 次总剂量 70Gy 的方案也是可接受的，但是没有数据表明这个方案和每天放疗 2 次总剂量 45Gy 有效性相同。目前，两个 Ⅲ 期临床研究分别在美国和欧洲开展，他们对比了每天放疗 2 次，每次剂量 1.5Gy，放疗 30 天的放疗方案和高剂量放疗方案，结果令人期待。具有良好的体力状况评分及充足的肺功能储备的患者可接受同步放化疗，患者应经过认真筛选。在广泛期的小细胞肺癌中，放疗主要用于缓解肿瘤引起的相关症状，比如骨转移疼痛或支气管阻塞等。

### 预防性脑放疗

局限期的小细胞肺癌以及一线治疗反应良好的广泛期小细胞肺癌都应该接受预防性脑放疗（PCI）。一个关于局限期小细胞肺癌的 Meta 分析研究表明，在 7 个临床试验及 987 例既往接受化疗达到完全缓解的患者中，预防性脑放疗可将总生存期提高 5.4%。在一线化疗有效的广泛期小细胞肺癌中，预防性放疗和未放疗组相比，可减少有症状的脑转移的发生率，延长患者的无病生存期和总生存期。有报道称预防性脑放疗可能带来长期的毒性反应包括认知功能的缺陷，但是这种毒性和化疗的副反应及正常的衰老很难鉴别。

## 总结

近十年来，非小细胞肺癌的诊疗发生了翻天覆地的变化。某种程度上说，小细胞肺癌亦是如此。对于早期肺癌患者，放疗和手术技术的进步，以及新的系统化治疗的出现，极大程度地改善了患者的预后。对于进展期肺癌患者，肿瘤遗传基因学的重大进展使得针对特定肿瘤分子靶点的靶向药物纷纷涌现。另外，对于一些进展期肺癌患者，充分激活免疫系统，诱导抗肿瘤免疫治疗已经被证实具有良好的治疗前景。在图 9-8，我们列举了 Ⅳ 期非小细胞肺癌患者的治疗流程。在诊疗技术发展日新月异的时代，目前仍有大部

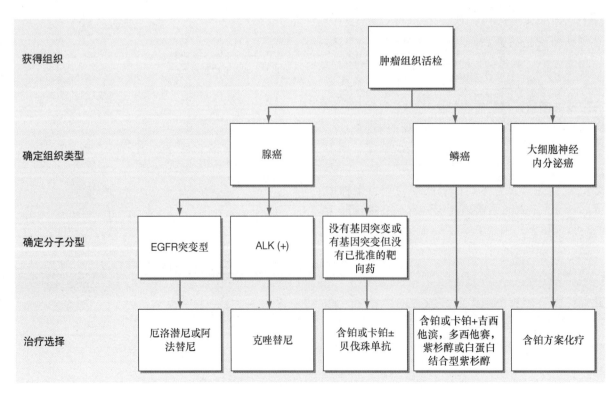

**图 9-8　Ⅳ 期非小细胞肺癌治疗流程。** FDA：美国食品和药物管理局

分患者经过靶向治疗或化疗后出现耐药，这就激励我们进一步革新技术，开展研究，积极鼓励患者参与临床试验。

# 第十章　乳腺癌
## Breast Cancer

Marc E. Lippman

（孙洁　译　解云涛　审校）

乳腺癌是由乳腺导管或小叶上皮细胞的恶性增生所致。2014 年，美国新发浸润性乳腺癌患者约 18 万，约 4 万人死于该病。此外，约有 2000 名男性诊断为乳腺癌。乳腺上皮的恶性肿瘤是女性最常见的肿瘤死亡原因（除了皮肤肿瘤），约占女性所有恶性肿瘤死亡原因的 1/3。由于治疗方法和早期诊断水平的提高，美国的乳腺癌死亡率已经明显下降。本章节将重点介绍乳腺上皮细胞恶性肿瘤，不涉及如肉瘤、淋巴瘤等其他罕见乳腺恶性肿瘤。

## 遗传因素

人类乳腺癌是一种克隆性的疾病；是单一转化细胞——由一系列胚系细胞突变或后天获得的体系细胞突变的结果——最终表现出完全的恶性增殖的潜能。因此，乳腺癌可能已经以非浸润性疾病或浸润性但非转移性疾病的状态在体内存在了很长一段时间。以上事实对于临床分型具有非常重要的意义。

大约不到 10% 的人类乳腺癌直接与胚系突变相关。多种基因已经被发现与家族性病例有关。Li-Fraumeni 综合征是由于携带了一个抑癌基因 p53 的胚系突变，导致乳腺癌、骨肉瘤和其他恶性肿瘤的发病风险升高。PTEN 基因的胚系突变同样也在乳腺癌病例中被报道过。

另一个肿瘤抑癌基因 BRCA1，定位于染色体 17q21；该基因编码一个锌指蛋白，该蛋白产物作为转录因子参与基因修复。女性若从父母其中一方遗传得到该基因的一个突变的等位基因，至少有 60%～80% 的终身乳腺癌和 33% 的卵巢癌的发病风险。1940 年以后出生的女性发生这两类肿瘤的风险更高，可能是因为激素水平升高的原因。BRCA1 基因胚系突变的男性携带者发生前列腺癌和乳腺癌的风险升高。第四个基

因 BRCA2，定位于染色体 13q12，同样也可以增加男性和女性乳腺癌的发病风险。

目前 BRCA1 和 BRCA2 基因的胚系突变检测技术已经非常成熟；这两个基因的突变携带者应该进行适当的遗传咨询。有明显乳腺癌家族史的女性应该被告知参与基因检测项目的必要性，特别是德裔犹太人。德裔犹太人有很大的可能性携带一个 BRCA1 始祖突变（185 位腺嘌呤被鸟嘌呤替换）。

这些基因在散发性乳腺癌的作用可能比在遗传性乳腺癌的作用更大。近 40% 的人类乳腺癌存在获得性 p53 突变缺陷。而 PTEN 获得性突变在散发性乳腺癌的比例为 10% 左右。目前 BRCA1 突变在散发性乳腺癌的情况还没有被报道。但在一些乳腺癌组织中，存在 BRCA1 mRNA 低表达（可能通过基因甲基化）和 BRCA1 蛋白的异常细胞定位的现象。BRCA1 和 BRCA2 基因的杂合性缺失提示在散发性乳腺癌中抑制肿瘤的活性可能失活。还有一个重要癌基因的过表达在约 1/4 的人类乳腺癌发挥了一定的作用。该癌基因编码一种称为 erbB2（HER2/neu）的表皮生长因子受体超家族成员。该蛋白在乳腺癌中过表达是由于基因的扩增。erbB2 的过表达可以导致人类乳腺癌上皮转化，也是辅助治疗和姑息治疗中全身治疗的有效靶点。通过大型测序联盟计划，在散发性乳腺癌中发现了一系列获得性"驱动"突变。但是，大多数突变仅仅存在于不到 5% 的病例中，并且普遍还没有有效的治疗靶点。因此，"个体化医疗"目前来说要付诸现实仍然有很长的一段路要走。

## 流行病学

乳腺癌是一种激素依赖性疾病。无卵巢功能的女性若没有接受过雌激素替代治疗，则不会发生乳腺癌。乳腺癌发病率的男女比例为 1∶150。对于多数上皮性恶性肿瘤来说，发病率与年龄的对数-对数曲线显示的是一种发病率逐年上升的单因素线性关系。而对于乳腺癌来说，类似的对数-对数曲线由两部分组成：随年龄增长的线性关系，但从绝经年龄后出现斜率下降的趋势。在女性一生中有影响乳腺癌发病率的三个重要因素：初潮年龄、首次足月妊娠的年龄和绝经年龄。初潮年龄为 16 岁的女性乳腺癌发病风险只有初潮年龄为 12 岁的女性 50%～60%；而且这种较低的风险持续终身。类似地，提前中位绝经年龄（52 岁）十年发生绝经，无论是自然绝经还是手术导致的，可以降低约 35% 的乳腺癌终身发病风险。与未经产妇相比，首次足月妊娠年龄为 18 岁的女性可以降低 30%～40% 的乳腺癌发病风险。因此，女性月经的行经时间，特别是首次足月妊娠前这段

时间所占的比例，是乳腺癌发病风险的重要因素。在不同国家的不同乳腺癌发病率中，这三个因素（初潮、首次足月妊娠年龄和绝经）起到了 70%～80% 的作用。此外，哺乳时间不受生育或首次足月妊娠年龄的影响，也是降低乳腺癌发病风险的重要独立因素。

国际间乳腺癌发病率的差别为激素致癌研究提供了一些的重要线索。在北美，活到 80 岁的女性 9 个中就有 1 个患有浸润性乳腺癌。而亚裔女性的乳腺癌发病率只有北美或西欧国家女性的 1/10～1/5。亚裔女性通常体内的雌激素和孕激素浓度是显著偏低的。但同样生活在西方国家环境下，亚裔女性含有性类固醇激素含量和发病风险与其他人种是相同的。亚裔女性的这种差异很难用遗传背景来解释。这些移民女性，特别是她们的女儿，同样在身高和体重方面与生活在亚洲的亚裔女性也显著不同；而身高和体重是初潮年龄的重要调节因素，对血浆雌激素浓度有重要的影响。

在乳腺癌病因学上饮食因素的作用还具有争议。虽然总热量和脂肪摄入与乳腺癌发病存在一定关联，但饮食中脂肪的确切作用还没有被证实。过多的热量摄入可以从很多方面增加乳腺癌的风险：初潮提前、绝经延后，以及反映脂肪组织中芳香化酶活性增强的绝经后雌激素浓度升高。另一方面，向心性肥胖同时是乳腺癌发病和复发的风险因子。中度的酒精摄入也可以增加乳腺癌的发病风险，虽然具体机制还未知。补充叶酸似乎可以降低饮用酒精的女性发病风险，而对于戒酒者没有额外的保护作用。对戒酒的倡议应当考虑到适量酒精摄入可缓解社会压力和可能的心脏保护作用。长期低剂量的阿司匹林摄入可以降低乳腺癌的发病率。抑郁也同时与乳腺癌的发病和复发有关。

由于成千上万的美国女性常规使用口服避孕药和绝经后激素替代疗法，故了解外源性激素在乳腺癌的潜在作用非常重要。对口服避孕药研究的 Meta 分析提示这些药物可以轻度增加乳腺癌的发病风险。相反地，口服避孕药对卵巢上皮肿瘤和子宫内膜癌具有重要的保护作用。激素替代疗法是乳腺癌发病重要的影响因素。来自妇女健康提倡协会（Women's Health Initiative，WHI）的试验数据显示，马源的结合型雌激素和孕激素可以增加乳腺癌和不良心血管事件的发生风险，但也可以减低骨折和结肠癌的发生风险。总体而言，激素替代疗法带来的更多是负面事件；6～7 年的激素替代疗法可以使乳腺癌发病风险增加几乎一倍。一项妇女健康提倡协会的平行试验，纳入了超过 12 000 千名子宫切除后使用激素替代疗法的女性，检测了这些女性的结合型雌激素，结果显示结合型雌激素并没有增加乳腺癌的发病率。因此，应当特别关注

与长期服用激素替代疗法相关的心血管疾病和乳腺癌的风险。妇女健康提倡协会的平行试验表明 <70 岁的女性的副作用比较少；但是，没有可比较的数据显示其他更有效的雌激素替代物是安全的，故这些替代物不应该作为常规使用。有过乳腺癌病史的女性使用激素替代疗法可以增加乳腺癌的复发风险。随着使用激素替代疗法的女性大幅减少，乳腺癌发病率也相应地降低了。

除此之外，射线在年轻女性中是一项风险因素。女性在 30 岁之前接受过诸如 X 线透视检查（200～300cGy）或者霍奇金病的放射治疗（>3600cGy），可以显著增加乳腺癌的发病风险。但是射线对 30 岁之后的女性的乳腺致癌作用似乎微乎其微。

## 乳腺肿块的评估

由于乳腺是女性恶性肿瘤的常见发生部位，故乳腺检查是临床体检的重要部分。不过，内科医生常常忽略检查男性的乳腺，即使对于女性，他们也倾向于将乳腺检查转给妇科医生处理。因为早期检查可以提高乳腺癌的预后，故每位临床医生都有责任尽早发现乳腺异常、建立诊断流程。女性自己应该学会乳腺自检。尽管男性乳腺癌是比较罕见的，但由于男性乳腺发育有时也会单侧起病且常常呈双侧不对称进展，故男性单侧病灶的检查也应该像对待女性一样处理。

几乎所有的乳腺癌是通过对钼靶或触诊发现的乳腺结节进行穿刺确诊而来的。目前已有一些评分表来帮助提高乳腺癌的确诊率、减低不必要的穿刺次数（表 10-1）。

### 可触及的乳腺肿块

强烈鼓励女性每月进行乳腺自检。虽然有一项来自于中国的可能存在缺陷的研究提示乳腺自检不能改变乳腺癌患者生存，但是考虑到乳腺自检的安全性，乳腺自检仍然值得鼓励。乳腺自检增加了发现较小肿块的概率，而这些较小肿块可以被更小的手术手段加以处理。临床医师在进行乳腺检查时应当有较好的照明，以便观察到是否有皮肤内陷或其他皮肤改变。应当仔细检查乳头和乳晕，注意乳头是否有溢液。检查所有区域淋巴结组，对任何病变都需测量。单靠临床体检不可能排除恶性病变。警惕某些特殊病变有癌变的可能，如质地硬、不规则、粘连或固定、无痛的病变。如果乳腺肿块持续存在但钼靶结果为阴性，也不能排除恶性病变的可能。明显的病变需要借助包括活检在内的额外的辅助检查确诊。

对于绝经前女性，病变无论临床体检的结果可疑与

第一部分 肿瘤学

否，均应该在 2～4 周内的月经周期滤泡期再次检查一次。月经周期的第 5～7 天是乳腺检查的最佳时机。绝经后女性的明显乳腺肿块，或绝经前女性整个月经周期持续存在的明显乳腺肿块，需要进行细针穿刺或手术确认肿块性质。如果抽出的是非血性液体，那么囊性肿物的诊断和治疗即已同时完成。持续存在、反复存在、复杂的实性病变或血性囊肿需要钼靶和活检的帮助确诊，即使在某些患者中可以采用"三联诊断"（触诊、钼靶和穿刺）的方法来避免活检（图 10-1、10-2 和 10-3）。B超可以代替细针穿刺来分辨肿块的囊实性。不是所有实性肿块都可以被 B 超检测到。因此，如果肿块明显但没有被 B 超检测到应该被认定为实性肿块。

临床处理的决策流程需要注意以下几点。首先，风险因素分析不是临床处理决策的一部分。风险因素不管存在与否，都不能用来作为避免做活检的考虑因素。其次，细针穿刺需要在有丰富相关技术经验的医疗中心进行。采用三联诊断方法评估病灶为低风险（触诊倾向良性肿块，钼靶结果阴性和针吸穿刺结果阴性），并不代表完全没有风险。患者和临床医师都必须清楚有 1% 假阴性的可能性。再有，磁共振成像、B超、核素成像等额外技术不能排除活检的必要性，尽管在某些特殊情况下，这些技术可能提示需要做活检。

## 异常乳腺钼靶征象

必须明确诊断性钼靶检查与筛查性钼靶不同，诊

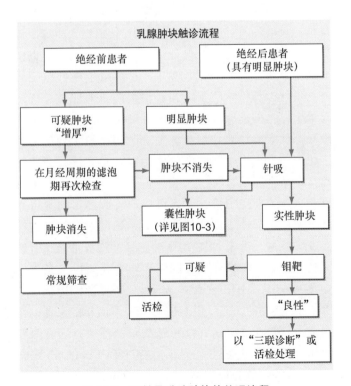

图 10-1　可触及乳腺肿块的处理流程

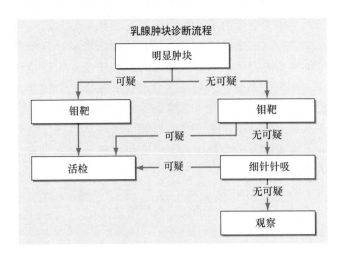

图 10-2　"三联诊断"方法

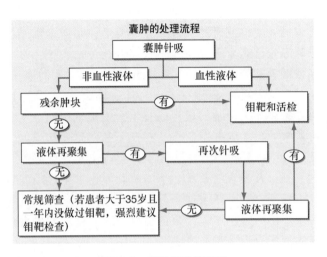

图 10-3　乳腺囊肿的处理

断性钼靶是在临床触诊到异常肿块之后进行的检查。诊断性钼靶是为了评估活检之前的乳腺情况，有时也是三联诊断的一部分，用来避免即时活检。

在筛查性钼靶检查中发现的微小异常应该在压缩或放大的视图下仔细评估。这些异常征象包括簇状微小钙化、高密度影（特别是针状），以及新出现或扩大的结构扭曲。对于某些触诊阴性的病灶，B超可能既可以识别囊肿也可以帮助穿刺定位。若触诊没有发现肿块而详细的钼靶检查也是明确良性的，那么患者应该根据年龄进行合适的随访。在乳腺肿块存在的情况下，需要强调钼靶阴性不能排除恶性肿瘤的可能。

如果临床触诊阴性而钼靶显示的病灶其可疑为肿瘤的指标不明确，有理由在 3～6 个月的时间内再进行一次钼靶复查。可疑不明确的病灶随着立体定位活检的出现情况更加复杂。Morrow 等的研究提示，这些检查适用于需要做活检但可能是良性的肿块，换句话说，这些检查适用于可能有助于避免额外手术的病灶。

第十章　乳腺癌

当一个病变更倾向于恶性，应当在细针定位下进行开放性活检。出于经济和早诊断早治疗的考虑，其他临床医师更提倡对临床触诊阴性的肿块使用立体定位下空芯针穿刺活检。但是，立体定位下确诊一个病灶为恶性肿瘤，并不能避免最终的手术治疗，特别是保乳手术。例如，在针定位（例如局部切除）的立体定位下活检确诊为恶性肿瘤后，可能仍然需要重新切除以达到切缘阴性。在一定程度上，这些问题取决于临床指征以及是否具备立体定位下芯针活检的条件。图10-4 显示了一种合理的钼靶结果处理流程。

### 妊娠或哺乳期的乳腺肿块

怀孕期间，乳腺在雌激素、孕激素、催乳素和人类胎盘催乳素的影响下继续生长。孕激素通过阻断催乳素的效应抑制乳汁分泌。在生育后，孕激素水平的下降导致催乳素不受抑制，从而开始分泌乳汁。在怀孕或哺乳期间发生的明显肿块不能归结为激素的变化。孕妇乳腺上的明显肿块应该与其他普通人一样治疗。每3千到4千个孕妇里可以有1个发生乳腺癌。从年龄段来看，乳腺癌发生在孕妇身上和发生在其他绝经前患者身上并没有什么不同。但是，由于对乳腺肿块的忽视以及激素的累积，孕妇的乳腺癌常常已经发展为进展期。对于怀孕或哺乳的妇女，持续存在的乳腺肿块不能归因于体检结果的良性变化。这样的患者应该立即建议进一步的确诊评估。

### 良性乳腺肿块

每5～10个乳腺活检中才有1例恶性肿瘤的诊断，尽管阳性活检率因不同国家和临床背景而异（这种差异可能与临床解读、医学鉴定考虑和钼靶的使用条件

有关）。大部分良性乳腺肿块是纤维囊性病变，即少量液体填充的囊肿以及有限的上皮细胞和纤维组织增生。但是，纤维囊性病变是组织学诊断而非临床诊断，活检诊断为良性的女性比从来没有做过活检的女性具有更高的乳腺癌发病风险。约30%的患者是小叶或导管细胞增生，特别是3%具有非典型增生，比从来没有做过活检的女性高出4倍的乳腺癌发病风险，特别是一级亲属也有乳腺癌病史的患者可以高出9倍的乳腺癌发病风险。因此，这些患者需要进行认真的随访。相反地，不是非典型增生的良性病变患者存在的发病风险很低，常规随访即可。

## 乳腺癌筛查

乳腺癌实际上在成人上皮肿瘤里是比较特殊的一种类型，因为筛查（每年钼靶检查的形式）可以提高生存。Meta 分析收集了有关钼靶的每一项随机对照试验，结果显示50岁以后的女性接受每年钼靶筛查可以降低25%～30%的乳腺癌病死率。虽然40至50岁组的数据也是阳性，但因为年轻女性的乳腺癌发病率比较低，故存在更多的假阳性。尽管目前对于钼靶筛查的评估仍然存在争议，但多数证据强烈支持钼靶筛查的优越性。对于早期随机对照研究的最新分析提示筛查并不一定有效。尽管一些早期研究的设计缺陷导致很难被正确地回顾，大多数的临床专家，包括美国临床肿瘤学会和美国癌症学会，仍然认为筛查具有重要的益处。而且，过去10年观察到的乳腺癌病死率下降，不可能仅仅是治疗水平的提高。可以谨慎地推荐40岁以后的女性每年或每两年进行钼靶检查。虽然没有一项关于乳腺自检的随机对照试验提示改善生存，但乳腺自检最大的好处是有助于发现适合做局部保守治疗的肿瘤。更先进的钼靶技术，包括数字化钼靶、放大视图的常规使用以及钼靶读片经验的提高，结合新型诊断技术（例如 MRI，磁共振波谱分析和正电子断层扫描技术）可以使乳腺癌诊断更可靠更早期。目前还不提倡使用除了钼靶以外的技术进行筛查。但是，由于 MRI 的高敏感性的优势可能超过它的较低特异性的缺点，美国癌症协会建议以下条件的女性可能从 MRI 筛查中获益：①携带 BRCA1 或 BRCA2 突变的，或一级亲属患有肿瘤的年龄患者；②在 10 岁到 30 岁期间有过胸壁放射治疗史；③乳腺癌的终身发病风险超过 20%；④有过 Li-Fraumeni 综合征、Cowden 综合征或 Bannayan-Riley-Ruvalcaba 综合征的病史。

第一部分

肿瘤学

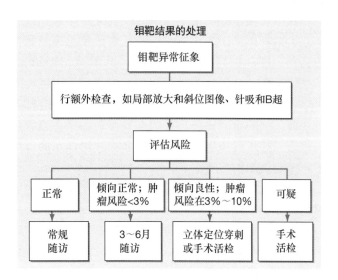

图 10-4　钼靶异常征象的处理流程

## 临床分期

对乳腺癌患者的正确临床分期是非常重要的。不仅因为临床分期可以帮助评估一个精确的预后，而且许多治疗决策都是根据 TNM 分期（表 10-1）制定的。由于过去 20 年关于临床分期修改了好多次，故不同时期版本的比较需要额外谨慎。目前的临床分期比较复杂，与之前的版本相比有很多不一样的地方。

| 表 10-1 | 乳腺癌的临床分期 | | |
|---|---|---|---|
| **原发肿瘤（T）** | | | |
| T0 | 无原发肿瘤证据 | | |
| TIS | 原位癌 | | |
| T1 | 肿瘤最大直径≤2cm | | |
| T1a | 肿瘤最大直径＞0.1cm，但≤0.5cm | | |
| T1b | 肿瘤最大直径＞0.5cm，但≤1cm | | |
| T1c | 肿瘤最大直径＞1cm，但≤2cm | | |
| T2 | 肿瘤最大直径＞2cm，但≤5cm | | |
| T3 | 肿瘤最大直径＞5cm | | |
| T4 | 肿瘤侵犯胸壁，或炎性乳腺癌，或患侧乳房皮肤破溃或有卫星结节 | | |
| **区域淋巴结（N）** | | | |
| PN0（i－） | 病理未发现有区域淋巴结转移，IHC 阴性 | | |
| PN0（i＋） | 病理未发现有区域淋巴结转移，IHC 阳性，IHC 病灶不超过 0.2mm | | |
| PN0（mol－） | 病理未发现有区域淋巴结转移，分子检查阴性（RT-PCR） | | |
| PN0（mol＋） | 病理未发现有区域淋巴结转移，分子检查阳性（RT-PCR） | | |
| PN1 | 1 到 3 个腋窝淋巴结转移，或内乳淋巴结经前哨手术可见镜下转移但临床表现[a] 不明显 | | |
| PN1mi | 微小转移（＞0.2mm，但≤2mm） | | |
| PN1a | 1 到 3 个腋窝淋巴结转移 | | |
| PN1b | 内乳淋巴结经前哨手术可见镜下转移但临床表现[a] 不明显 | | |
| PN1c | 1 到 3 个腋窝淋巴结转移，同时有内乳淋巴结经前哨手术可见镜下转移但临床表现[a] 不明显（如果同时有＞3 个腋窝淋巴结转移，内乳淋巴结归为 pN3b 以反映肿瘤负担增加） | | |
| pN2 | 4 到 9 个腋窝淋巴结转移，或有临床表现[a] 明显的内乳淋巴结但没有腋窝淋巴结转移 | | |
| pN3 | ≥10 个腋窝淋巴结转移，或锁骨下淋巴结转移，或临床表现[a] 明显的同侧内乳淋巴结同时有≥1 个腋窝淋巴结转移，或≥3 个腋窝淋巴结转移同时有内乳淋巴结镜下转移但临床表现[a] 不明显，或同侧隆突下淋巴结转移 | | |
| **远处转移（M）** | | | |
| M0 | 无远处转移 | | |
| M1 | 远处转移（包括同侧锁骨上淋巴结转移） | | |
| **临床分期** | | | |
| 0 期 | TIS | N0 | M0 |
| Ⅰ期 | T1 | N0 | M0 |
| ⅡA 期 | T0 | N1 | M0 |
| | T1 | N1 | M0 |
| | T2 | N0 | M0 |
| ⅡB 期 | T2 | N1 | M0 |
| | T3 | N0 | M0 |
| ⅢA 期 | T0 | N2 | M0 |
| | T1 | N2 | M0 |
| | T2 | N2 | M0 |
| | T3 | N1，N2 | M0 |
| ⅢB 期 | T4 | N0，N1，N2 | M0 |
| ⅢC 期 | 任何 T | N3 | M0 |
| Ⅳ期 | 任何 T | 任何 N | M1 |

[a] 临床表现明显定义为通过影像学检查（不包括淋巴显像）或临床体检发现病灶

缩写：IHC，免疫组化；RT-PCR，逆转录聚合酶链反应

资料来源：the AJCC Cancer Staging Manual，7th ed. New York，Springer，2010；www.springeronline.com.

## 治疗　乳腺癌

乳腺癌分子生物学最令人兴奋的发现就是根据基因表达谱可以将乳腺癌分为至少 5 种亚型。

**1. Luminal A 型**　Luminal 型肿瘤表达细胞角蛋白 8 和细胞角蛋白 18。具有最高水平的雌激素受体表达，肿瘤细胞倾向于低分化等级，最有可能对内分泌治疗有效，具有比较好的预后。但是对化疗相对不敏感。

**2. Luminal B 型**　肿瘤细胞同样是 Luminal 上皮细胞来源，但是和 luminal A 型肿瘤的基因表达谱不同。预后比 luminal A 型稍差。

**3. Normal breast-like 型**　肿瘤表达谱与非恶性的"正常"乳腺上皮相似。预后和 luminal B 型肿瘤差不多。这一类型目前还存有争议，表达谱的特点有可能是因为被正常乳腺上皮细胞污染导致的。

**4. HER2 扩增型**　这一类型的肿瘤在 17 号染色体长臂的 HER2 基因发生扩增，HER2 基因位置附近的其他基因也常常发生扩增和过表达。预后较差。但是，随着曲妥珠单抗和其他靶向药物的出现，这一类型的临床预后显著被提高。

**5. 基底型**　雌激素受体、孕激素受体和 HER2 阴性的肿瘤（即三阴性乳腺癌）被认为是基底细胞或肌上皮细胞的特征。肿瘤细胞倾向于高分化等级，表达细胞角蛋白 5/6 和细胞角蛋白 17、波形蛋白、p63、CD10、α-平滑肌肌动蛋白和生长因子受体（EGFR）。携带 BRCA 突变的乳腺癌患者常常属于该类型。该类型肿瘤也具有干细胞的特点。

### 原发性乳腺癌的治疗

保留乳腺的治疗方式，包括通过局部切除术切除原发肿瘤联合或不联合乳腺放疗，达到的生存率和扩大根治手术如乳腺全切术或改良根治术联合或不联合放疗的生存率一样好，甚至更好些。在局部切除手术后行乳腺放疗可以大大降低乳腺的复发风险。尽管保乳治疗有复发的风险，但 10 年生存率也达到了大多数根治性手术的生存率。乳腺全切术后对区域淋巴结的放疗也对提高生存起到了重要作用。由于放疗也可以降低局部或区域的复发风险，故对于具有高危原发肿瘤（如 T2，切缘阳性，淋巴结阳性）的女性在乳腺全切术后应该强烈建议行放疗。目前，在美国近 1/3 的女性是按照局部切除手术的方式治疗的。但是保乳手术并不是适用于所有患者：一般不适用肿瘤直径＞5cm（或者小乳腺上的小于 5cm 的肿瘤）的患者；肿瘤累及乳头乳晕的患者；

肿瘤合并广泛导管内病变累及乳腺多个象限的患者；有既往胶原血管病史的女性；以及没有保乳意愿或者不方便接受放疗的女性。不过，这样的人群不太可能超过全部患者的 1/3。因此，大多数女性还是按照乳腺全切术来治疗以避免保乳治疗存在的风险，或者进行过合适的手术方式评估。

前哨淋巴结活检是局部乳腺癌和腋窝淋巴结临床体征阴性的标准治疗方式。如果前哨淋巴结活检结果阴性，患者就不需要进行腋窝清扫手术，以及可以避免腋窝清扫术后淋巴水肿的风险。如果只有一个前哨淋巴结存在微小浸润，也不需要行进一步的腋窝手术。

广泛导管内病变和其他一些临床特征是乳腺癌复发的风险因素。乳腺转移性肿瘤累及腋窝淋巴结或者累及血管、淋巴管均是乳内复发的高风险因素，但是这些并不是保乳治疗的禁忌证。如果将符合上述情况的患者剔除，只考虑局部切除术后切缘阴性的患者，保乳治疗的乳内复发率可以达到 5% 甚至更低。复发患者的生存率比未复发患者低。因此，乳内复发是长期生存的一项负性预后指标。但是，乳内复发并不是远处转移的原因。如果乳内复发导致远处转移的话，那么接受局部切除术的患者相比乳腺全切术的患者有较高的复发风险，应该有更差的预后，但实际上这一情况并不存在。多数患者在决定保乳治疗之前应该先咨询肿瘤放射科医生的意见。不过，由外科医生、肿瘤放射科医生、肿瘤内科和其他有关人员组成的多学科协作，共同评估病情和制订治疗方案的方式对患者来说最有益处。

**辅助治疗**　在乳腺癌局部治疗后进行系统性全身治疗可以显著提高患者生存。超过半数的女性，本来可能死于转移性乳腺癌，但在接受合适的全身治疗后可以获得无病生存。随着随访时间延长和更有效的治疗方案的出现，这一数据还在升高。

**预后指标**　大多数重要的预后指标是根据肿瘤分期得来的。肿瘤大小和腋窝淋巴结状态能够可靠精确地评估肿瘤复发的可能性。表 10-2 提供了肿瘤病理学分期和 5 年生存率之间的关系。对于多数女性，只需要据此来确定是否需要进行辅助治疗。在没有淋巴结转移的情况下，肿瘤内微管腔（毛细血管或淋巴管）受累几乎和淋巴结转移同样重要。目前最大的争议是怎样处理中度不良预后的患者。对于肿瘤＜1cm 且腋窝淋巴结阴性的女性，没有理由选择辅助化疗。在循环血液或骨髓中检测到乳腺癌细胞与乳腺癌复发率升高有关。目前在该领域最值得兴奋的进步是使用基因表达芯片分析肿瘤基因表

| 表 10-2 | 5 年生存率按乳腺癌临床分期 |
|---|---|
| 临床分期 | 5 年生存率,% |
| 0 | 99 |
| I | 92 |
| II A | 82 |
| II B | 65 |
| III A | 47 |
| III B | 44 |
| IV | 14 |

出处:整理自美国国家癌症研究所的 SEER 数据

达谱的类型。多个独立的研究组织已经开发出比单个预后指标更精确可靠的预测无病生存和总生存的基因组合,例如 Oncotype DX® 产品中的 21 个基因。使用一些标准化的风险评估工具同样也有用,例如 Adjuvant! Online (*www. adjuvantonline. com*)。在一些预后评估模棱两可的情况下高度推荐使用这些工具。

雌激素和孕激素受体状态具有评估预后的价值。缺少一种或两种受体的肿瘤比有这两种受体的肿瘤更有可能复发。

一些有关肿瘤生长率的指标与早期复发有关。使用流式细胞仪进行 S 期分析是最可靠的指标。通过分析与细胞周期相关的抗体,如 PCNA (Ki67),来间接评估 S 期的细胞生长情况也是有价值的。含有高比例(超过中位数)S 期细胞的肿瘤提示有更高的复发风险,而化疗可以使这些患者获得最大的生存受益。由于非二倍体的肿瘤预后比较差,故用倍性评估 DNA 含量也有一定的价值。

肿瘤组织学分类也是预后指标之一。较低核分级的肿瘤比较高核分级的肿瘤具有更高的复发风险。半定量检测方法如 Elston 积分法改善了这种检测方法的可重复性。

肿瘤分子水平改变也可以用来评估预后。高表达 *erbB2* (HER2/neu) 或有 *p53* 基因突变的肿瘤预后较差。特别是通过免疫组化或原位荧光杂交方法检测的 *erbB2* 高表达的肿瘤,对含多柔比星的化疗方案更敏感。*erbB2* 高表达还可以预测是否对 HER2/neu 抗体(曲妥珠单抗)和 HER2/neu 激酶抑制剂敏感。

其他预后指标包括与细胞侵袭相关的蛋白,如 IV 型胶原酶、组织蛋白酶 D、纤溶酶原激活因子受体和转移抑制基因 *nm23*。但是由于大多数指标的可靠性还没有在大样本队列研究中得到验证,故这些指标还没有被广泛接受用于帮助制定治疗决策。

**辅助治疗方案** 辅助治疗是对接受了局部治疗但有复发风险的已确诊患者进行全身性治疗。在某些情况下,如何选择合适的辅助化疗药物或内分泌治疗还存在很大的争议。Meta 分析虽然有助于了解治疗的局限性,但是无助于确定最佳的治疗方案或哪种方案对特定的疾病亚型有效。表 10-3 总结了一些辅助治疗的指导意见。一般而言,对于符合全身性辅助治疗指征的绝经前女性应当接受多药联合化疗。抗内分泌治疗可以提高雌激素受体阳性的绝经前女性的生存,应该在化疗结束后开始使用。预防性手术或药物去势疗法也可以使患者获得生存受益(主要是雌激素受体阳性的患者),但是在美国还没有广泛使用该方法。

| 表 10-3 | 辅助治疗的推荐方案 | | | |
|---|---|---|---|---|
| 年龄层 | 淋巴结状态[a] | 雌激素受体(ER) 状态 | 肿瘤 | 建议 |
| 绝经前 | 阳性 | 任一状态 | 任何状态 | 多药联合化疗+他莫昔芬(若 ER 阳性)+曲妥珠单抗(若 HER2/neu 阳性) |
| 绝经前 | 阴性 | 任一状态 | 肿瘤大小>2cm,或肿瘤大小在 1~2cm 同时有其他预后不良因素 | 多药联合化疗+他莫昔芬(若 ER 阳性)+曲妥珠单抗(若 HER2/neu 阳性)。考虑 Oncotype 或类似检查。 |
| 绝经后 | 阳性 | 阴性 | 任何状态 | 多药联合化疗+曲妥珠单抗(若 HER2/neu 阳性) |
| 绝经后 | 阳性 | 阳性 | 任何状态 | 芳香化酶抑制剂和他莫昔芬加或不加化疗+曲妥珠单抗(若 HER2/neu 阳性) |
| 绝经后 | 阴性 | 阳性 | 肿瘤大小>2cm,或肿瘤大小在 1~2cm 同时有其他预后不良因素 | 芳香化酶抑制剂和他莫昔芬+曲妥珠单抗(若 HER2/neu 阳性) |
| 绝经后 | 阴性 | 阴性 | 肿瘤大小>2cm,或肿瘤大小在 1~2cm 同时有其他预后不良因素 | 考虑多药联合化疗+曲妥珠单抗(若 HER2/neu 阳性) |

[a] 由病理检查确定

第十章 乳腺癌

目前绝经后女性的研究资料也存在争议。虽然也有研究显示出一些改善生存的效果，但辅助化疗在绝经后女性的作用还没有像在绝经前女性中那样清楚，特别是在雌激素受体阳性的病例中。首先需要考虑是选择化疗还是内分泌治疗。尽管辅助内分泌治疗（芳香化酶抑制剂和他莫昔芬）不论腋窝淋巴结状态如何都可以改善生存，但是当患者有多个淋巴结累及的时候，对生存的改善作用就弱一些。因此，对于没有禁忌证且有超过一个以上的淋巴结转移的绝经后患者，通常先给予化疗，然后再应用内分泌治疗。对于适合全身性治疗但预后指标良好（根据如Oncotype DX 这样的方法分析）的绝经后女性，可以单纯使用内分泌治疗。大型临床试验显示在辅助治疗中使用芳香化酶抑制剂比他莫昔芬更优越，虽然他莫昔芬似乎在肥胖女性中的效果和芳香化酶抑制剂相似，可能由于在肥胖女性中含有更高的内源性雌激素水平。但是目前最佳的选择方案还没有定论。使用 5 年他莫昔芬然后使用芳香化酶抑制剂，即逆转疗法，或者在使用 2～3 年他莫昔芬后转用芳香化酶抑制剂，已经被证实比单纯使用他莫昔芬要好。持续使用他莫昔芬 10 年也是有效的，可以是预后不良的女性的合适选择。但是，多项研究显示患者对于长期辅助内分泌治疗的依从性并不好，因此临床医生需鼓励患者持续使用。目前还没有明确在3 种临床批准的芳香化酶抑制剂之间如何进行选择。通常是需要同时使用二磷酸盐的。但是除了减少骨的复发之外，这种预防性措施是否改善生存还没有定论。

多数对辅助化疗方案的比较显示并没有什么区别，尽管含多柔比星的方案和"剂量密集"的化疗显示出微小的优势。

所谓新辅助化疗，即在正式手术和放疗之前进行辅助治疗。因为应用新辅助化疗后乳腺癌患者对全身性治疗的客观反应率超过 75%，许多患者可以被"降期"从而可能适合保乳治疗。但是，相比于在术后使用相同的药物治疗，新辅助化疗不能改善总生存。新辅助化疗后达到病理学完全缓解的患者预后良好。新辅助化疗还为新药疗效的评估提供了一个很好的机会。例如，第二种 HER2 抗体，帕妥珠单抗，已经被证明在其联合曲妥珠单抗的新辅助化疗时可以提供额外的益处。

其他正在研究的辅助治疗包括紫杉醇类药物的使用，例如紫杉醇和多西他赛，以及基于药代动力学和生物学模型制订的治疗方法。在这些方法中，大剂量的单药在相对剂量强化性周期化疗方案中都是分开使用的。接受多柔比星-环磷酰胺 4 个周期后再进行 4 个周期的紫杉醇治疗的淋巴结阳性患者，特别是雌激素受体阴性的患者，比单独接受多柔比星-环磷酰胺治疗的患者在生存上有更大的改善。此外，对相同的药物在同等剂量下更频繁地间隔使用（例如，相比标准的每 3 周一次，每 2 周一次使用细胞因子支持）更有效。在 25% 的 HER2/neu 过表达的女性患者中，曲妥珠单抗与紫杉醇类药物同时使用并在化疗结束后持续使用 1 年可以显著改善生存。虽然长期随访是重要的，但这种方法已经是多数 HER2/neu 阳性乳腺癌女性的标准疗法。短期和长期的心脏毒性是一个问题，目前正在寻找一种不含蒽环类的有效化疗方案。更大剂量的治疗联合干细胞移植在辅助治疗的研究中尚未被证实比标准剂量的治疗有更大的益处，故不应该作为常规应用。

有许多有趣的治疗方法已经接近实际应用，这方面的研究值得关注。像拉帕替尼这样的酪氨酸激酶抑制剂，以及如帕妥珠单抗等新型 HER2 抗体是非常值得期待的。最后，如下章节所描述的，一种作用于 DNA 修复通路的新型药物，即多聚腺苷二磷酸核糖聚合酶（PARP）抑制剂，很可能对 BRCA1/2 基因突变或者在病因学上 DNA 修复通路中有相似缺陷的乳腺癌中有重要的作用。

## 转移性乳腺癌的全身治疗

约 1/3 接受治疗的局部乳腺癌患者出现了转移性病灶。虽然，有一小部分的患者可以通过全身和局部治疗获得长期缓解，但大部分患者最终死于转移。转移性乳腺癌的中位生存时间小于 3 年。软组织、骨和内脏（肺和肝）的转移在首次复发时各占约 1/3。不过，大多数患者在死亡时都有骨转移。复发可以发生在原发治疗后的任何时间。至少有半数的乳腺癌复发发生在首次治疗后的 5 年以上。患者身上的多种因素可以影响复发，包括抑郁和向心性肥胖，因此这些疾病应该被积极治疗。

由于转移性乳腺癌的诊断对患者有重大影响，故该诊断一定要依据活检诊断。每一个肿瘤科医生都见过将结核、胆结石、肉瘤或其他良性疾病按转移性乳腺癌误诊误治的案例，甚至还有将像多发性骨髓瘤等原发第二癌误诊为乳腺癌复发灶的情况。这种错误是可怕的，因此在首次怀疑为转移性疾病时应当对每个这样的患者进行活检确诊。此外，激素受体可能会发生改变，故需要据此改变治疗方案。

治疗方案的选择要求考虑到局部治疗的需要、

患者整体的身体状况和肿瘤激素受体的状态，以及临床病情的评估。由于全身性疾病的治疗是姑息性的，治疗潜在的毒性应当与反应率相权衡。多种因素可以影响全身治疗的反应情况。例如，雌激素受体和孕激素受体的状态是内分泌治疗的重要指标。另一方面，无病生存期短的患者，如果很快发生内脏转移、淋巴途径的肺转移或颅内转移，很可能对内分泌治疗无反应。

在许多病例中，当患者进行适当的局部治疗时可以暂缓全身治疗。放疗和择期手术可以有效缓解转移性疾病的症状，特别是在骨骼受累时。许多仅有骨受累或以骨受累为主的患者具有一个相对缓慢的病程。其他全身治疗，例如锶-89 和（或）二磷酸盐，虽然不产生客观反应，可以起到姑息的作用。因为治疗的目的主要是延长患者生命，治疗的重点应该是避免出现转移性疾病中威胁生命的合并症，例如脊柱病理性骨折和脊髓受压。肿瘤患者新出现的背疼症状应当作为紧急情况积极处理。等待出现神经性症状可能是一个灾难性的错误。转移累及内分泌器官可以引起严重的功能紊乱，包括肾上腺功能不全和垂体功能低下。同样，对于胆道梗阻或者其他器官功能损伤，局部治疗的处理比系统性治疗更合适。

很多患者在临终时接受过不当的毒性药物治疗。肿瘤科医生常常不愿意和临终患者进行谈话，而且患者及其家属也常常施压临床医生继续进行没有意义的治疗。应当对患者及其家属进行姑息性心理咨询和对治疗期望的实际评估。我们强烈建议对接受多线药物治疗的转移性乳腺癌患者进行姑息性心理咨询。

## 内分泌治疗

正常乳腺组织是雌激素依赖性的。乳腺癌的原发灶和复发灶都可以保持这种特征。确认乳腺癌是否是激素依赖性的最佳方法是通过分析肿瘤上雌激素和孕激素受体的水平。雌激素受体阳性而孕激素受体阴性的肿瘤有约 30% 的反应率。两种激素受体均阳性的肿瘤可以达到 70% 的反应率。而两种激素受体均阴性的肿瘤，其客观反应率只有 5% 以下。受体检查为正确选择内分泌治疗提供了依据。由于内分泌治疗毒性小，而且一些激素受体阴性的患者也可以对内分泌治疗有反应，因此应该对每一个转移性乳腺癌的患者尝试内分泌治疗。表 10-4 总结了内分泌治疗方案的选择。内分泌治疗的选择通常是

| 表 10-4 | 乳腺癌内分泌治疗的选择 |
| --- | --- |
| 治疗方式 | 说明 |
| 卵巢去势 | 适用于绝经前女性 |
| 　手术 | |
| 　黄体生成素释放激素类似物 | |
| **抗雌激素药物** | |
| 他莫昔芬 | 对绝经前和绝经后女性有效 |
| "纯" 抗雌激素药物 | 对他莫昔芬和芳香化酶抑制剂耐药的病人有反应 |
| 肾上腺切除术 | 很少用，二线治疗选择 |
| 芳香化酶抑制剂 | 毒性低，目前对于转移性疾病[a] 是一线治疗药物 |
| 高剂量孕激素 | 常用的四线治疗药物，在芳香化酶抑制剂、他莫昔芬和氟维司群使用后使用 |
| 垂体切除术 | 很少用 |
| 雄激素或雌激素 | 可行的四线治疗药物，可能有毒性 |

[a] 疾病进展时考虑联合依维莫司使用

由毒副作用的情况和药物的有效性决定的。对于大多数绝经后患者来说，初次内分泌治疗方案应当优先考虑芳香化酶抑制剂而非他莫昔芬。对于部分雌激素受体阳性同时 HER2/neu 阳性的绝经后女性，芳香化酶抑制剂的反应率比他莫昔芬的反应率高很多。对绝经前女性不应用芳香化酶抑制剂是因为绝经前女性的下丘脑能感受雌激素的缺乏而反馈性释放促性腺激素来促进雌激素合成。新型的 "纯" 抗雌激素制剂由于对反馈机制没有作用故也有效。有病例报告过在他莫昔芬停药后（或者治疗剂量的雌激素停药后）肿瘤发生减小。许多有关芳香化酶抑制剂、他莫昔芬和氟维司群的研究显示，在单纯使用内分泌药物出现疾病进展后，在内分泌治疗加用依维莫司可以显著改善生存。依维莫司（一种 mTOR 抑制剂）联合内分泌治疗目前正在探索作为一线药物和用于辅助治疗的可行性。在绝经前女性体内，内源性雌激素的生成可以被促黄体素释放素（LHRH）类似物的抑制。其他内分泌治疗，包括孕激素、雌激素和雄激素治疗，也可以尝试用于对初次内分泌有效果的患者。不过目前这些疗法的作用机制还不清楚。对一种内分泌治疗有效的患者有至少 50% 的机会对第二种内分泌治疗有效。对两种或三种连续的内分泌治疗有效的情况并不少见。但是内分泌药物的联合使用并没有比单药使用更优越，而内分泌治疗联合化疗也没有用。转移性乳腺癌患

第十章

乳腺癌

者的中位生存期大约是 2 年，不过许多患者，特别是老年人和激素依赖性肿瘤的患者，可能对内分泌治疗有 3～5 年甚至更长的反应时间。

## 化学治疗

与许多其他的上皮性恶性肿瘤不同，乳腺癌对包括蒽环、烷化剂、紫杉醇和抗代谢药物等多种化疗药物都有反应。多种化疗药物的联合应用可以提高药物反应率，但是对药物反应的持续性或生存没有多大的作用。多药联合的选择通常取决于是否进行辅助化疗以及以何种形式进行。虽然接受如环磷酰胺、氨甲蝶呤和氟尿嘧啶（CMF 方案）的辅助化疗方案的患者也可能在之后的转移性乳腺癌中对这类化疗有反应，但是多数肿瘤科医生会选择患者之前没有使用过的药物。一旦患者在接受多药联合化疗后出现疾病进展，最常见的是改用单药方案继续治疗。由于绝大多数的药物都有很强的毒性，故使用单一有效的药物可以最大程度降低接触其他无效药物的毒性作用。目前还没有找到一种可行的方法可以用来筛选出对患者最有效的药物。

多数肿瘤科医生应用蒽环类药物或紫杉醇类药物来治疗初次治疗方案失败的患者。但是，还需要根据个体的需要进行权衡选择药物。一项随机对照研究提示多西他赛可能比紫杉醇优越。纳米颗粒形式的紫杉醇（Abraxane）也是有效的。

联合使用 *erbB2* 的人源化抗体［曲妥珠单抗，（赫赛汀）］和紫杉醇可以提高 *erbB2* 过表达的转移性乳腺癌女性的反应率和生存。一种将曲妥珠单抗与细胞毒性药物接合起来的新型抗体共轭物已经被批准用于 HER2 阳性的乳腺癌治疗。该药可以适当延长转移性乳腺癌患者的生存。类似地，贝伐珠单抗（Avastin）可以提高肿瘤对紫杉醇的反应率和反应持续时间。也可以在曾经使用过吉西他滨、长春花碱和一种新的药物类型埃博霉素的患者中观察到客观缓解。目前比较不同药物对转移性乳腺癌的作用的对比试验比较少见。遗憾的是，对药物的选择常常受激烈又昂贵的新药市场影响，而这些新药其实还没有被有效证实比其他普通药物更优越。以铂类为基础的化疗药物已经广泛用于某些乳腺癌的辅助治疗和解救治疗，特别是三阴性乳腺癌。

**包括自体骨髓移植的大剂量化疗**　自体骨髓移植联合大剂量的单药对即使是已经提前接受过预处理的患者也达到客观缓解。但是，这样的治疗反应很难持久，而且对于多数进展性转移性乳腺癌的患者来说不能够改变疾病的转归。

## Ⅲ 期乳腺癌

有 10％～25％的患者在确诊时已经是所谓的局部进展乳腺癌或Ⅲ期乳腺癌。这其中许多肿瘤是可手术的，但是另一部分，特别是对于侵犯胸壁的肿瘤、炎性乳腺癌或巨大融合的转移腋窝淋巴结的肿瘤，手术已经不是首先考虑的治疗手段了。虽然没有随机对照试验提示新辅助治疗相比辅助治疗有更好的生存获益，但新辅助治疗已经被广泛应用了。超过 90％的局部进展乳腺癌对含蒽环类的多药化疗方案，显示了部分或者良好的反应。早期使用这种治疗方式可以减少肿瘤体积，并且为患者创造挽救性手术和（或）放疗的合适条件。这样的患者应该接受外科、放疗和系统性化疗的联合处理。这些治疗方式可以使 30％～50％的患者获得长期无病生存。由于对肿瘤的作用可以直接评估，新辅助治疗也是评估治疗方案疗效的理想时间。

## 乳腺癌的预防

一侧患有乳腺癌的女性发生对侧乳腺癌的风险约为每年 0.5％。如果这些患者接受了辅助他莫昔芬或芳香化酶抑制剂的治疗，那么对侧乳腺癌的风险还可以降低。对于身体其他组织，他莫昔芬具有类雌激素作用，其益处包括保持骨矿物质密度和维持长期的低胆固醇水平。但是，他莫昔芬对子宫的类雌激素作用，可以导致子宫癌的发病风险升高（使用 5 年他莫昔芬后其发生率为 0.75％）。乳腺癌预防试验（BCPT）显示服用该药 5 年至少有 1.66％的子宫癌风险患者可以降低超过 49％的乳腺癌风险。雷洛昔芬也有相似的预防乳腺癌的作用，但是可能对骨骼和心脏有不同的影响。在一项前瞻性随机对照试验（STAR 试验）中，数据显示这两种药物具有相似的预防乳腺癌的作用，而雷洛昔芬发生血栓栓塞和子宫内膜癌的事件数较少，但是雷洛昔芬降低非浸润性癌的效果没有他莫昔芬好，因此还不能说这两种药物哪个更好。研究显示一种新型的选择性雌激素受体调节剂（SERM），拉索昔芬，不仅可以降低乳腺癌和骨折的风险，还可以降低心血管事件，对该药的进一步研究值得关注。因为对侧乳腺癌是第二原发癌而不是复发癌。就这一点而言，芳香酶抑制剂比他莫昔芬更有效得多，然而，他们不被批准用于初级癌症预防。拥有雷洛昔芬安全特性的药物可以减少 50％的乳腺癌发病率，并可以防止骨质疏松性骨折，但依旧很少提及，并很少向女性推荐。

## 非浸润性乳腺癌

乳腺癌的发生发展伴随着一系列在上皮细胞上发生的分子改变导致产生多种恶性生物学行为。钼靶的广泛使用也使非浸润性乳腺癌的诊断率增加了。这些病变分为两类：导管原位癌（DCIS）和小叶原位癌（小叶内瘤变）。目前这两种病变的治疗方式都还存在争议。

**导管原位癌** 导管原位癌定义为导管内乳腺上皮细胞的恶性增殖。非典型增生可能很难与导管原位癌区分开。至少有 1/3 未经治疗的导管原位癌患者在 5 年内发展为浸润性乳腺癌。但是，也有许多低级别导管原位癌病灶在多年的时间内没有发生进展。因此，许多患者其实是被过度治疗了。然而，目前还没有可靠的方法可以鉴别哪些患者需要治疗，哪些患者可以谨慎地观察。许多年来，对这类疾病的标准治疗方法是乳腺全切术。但是，通过局部切除联合放疗所达到的生存率与通过乳腺切除治疗的生存率一样好。在一项随机对照试验中，对于导管原位癌行广泛切除联合放疗的方式，相比单独广泛切除且达到阴性手术切缘的方式，虽然两者生存率相同，但前者显著降低了局部复发率。目前还没有研究将这些治疗方式与乳腺切除的方式进行比较。对导管原位癌任何的手术/放疗方案辅助他莫昔芬治疗会进一步提高对局部病灶的控制。目前还没有芳香化酶抑制剂相关情况下的数据。

在局部切除术单独或联合放疗后，有些提示预后的特征可以帮助发现局部复发的高危人群。这些特征包括病灶广泛累及；年龄在 40 岁以下；坏死、细胞核分级低的细胞学特征以及过表达 *erbB2* 的粉刺样癌。有些研究资料建议充分切除且仔细确认病理学上切缘干净，与较低的复发率相关。手术再结合放疗，复发率（通常复发发生在同一象限）可以降低到 10% 以下。由于这种复发半数是浸润性的，所以约 5% 的患者最终将发展为浸润性乳腺癌。这些患者的预期死亡率大约是 1%，这一数字接近经乳腺切除治疗的导管原位癌的死亡率。虽然这一推测还没有被证实，但目前有理由建议那些希望保留乳腺的患者，以及导管原位癌为局部病变的患者，可以接受充分的局部手术并经过详细的病理学评估，联合乳腺放疗和他莫昔芬治疗。对于导管原位癌为局部病变的患者，没有必要进行腋窝淋巴结清扫术。

更多的争议在于出现任何程度的浸润时，什么是最佳治疗方式。因为即使在只有镜下浸润的原发灶，腋窝淋巴结转移的可能性（10%～15%）也很大，所以对于任何有浸润的患者，至少进行前哨淋巴结手术是有必要的。进一步的治疗要根据淋巴结的播散情况来决定。

**小叶内瘤变** 小叶内瘤变定义为小叶内细胞的恶性增殖。在既往接受过充分局部切除病灶的患者中，有近 30% 在之后的 15～20 年内发展为乳腺癌（通常是浸润性导管癌）。单侧和对侧癌变一样常见。因此，小叶内瘤变可能是一种癌前病变，即不单其本身是一种恶性病变，而且其继发乳腺癌的风险也很高，因此单纯积极的局部治疗是不充分的。多数患者应当服用选择性雌激素受体调节剂或者芳香化酶抑制剂（对于绝经后的女性）5 年以上，而且应该进行每年仔细的钼靶检查和每半年的体检随访。对病灶进行分子学检查可以帮助评估哪些患者有疾病进展的风险需要接受更多的治疗，而另一些患者简单的随访就已经足够了。

## 男性乳腺癌

乳腺癌男性发病率大约是女性发病率的 1/150。在 2006 年，有 1720 名男性发生乳腺癌。男性乳腺癌通常表现为单纯肿块而且常常不易及时诊断。由于男性乳腺软组织较少且容易忽视，局部进展的临床表现更常见。如果把男性乳腺癌和女性乳腺癌按照年龄和临床分期匹配，两者的总体预后是相同的。虽然乳腺女性化可能起病时也是单侧或不对称的，但男性在 40 岁以后出现任何单侧肿块都应该进行包括活检在内的详细检查。另一方面，双侧对称性乳腺肿大很少是乳腺癌，几乎都是因为内分泌疾病或药物导致的。不过需要注意的是，乳腺女性化的男性发生肿瘤的风险还是非常高的。在这类男性中，应当高度警惕肉眼所见不对称的乳腺中存在癌变的可能。男性乳腺癌经过乳腺全切术和腋窝淋巴结清扫术或前哨淋巴结活检可以得到很好的治疗。局部进展或淋巴结阳性的患者还应该接受放疗。约 90% 的男性乳腺癌含有雌激素受体，而约 60% 的转移性男性乳腺癌对内分泌治疗有反应。尚无有关男性乳腺癌辅助化疗的随机对照研究。两种经验认为男性乳腺癌对辅助全身治疗反应良好，而且，如果没有治疗上的禁忌证，在女性患者中应用的辅助治疗的标准也适用于男性患者。

乳腺癌的复发部位和对化疗药物的反应谱实际

## 乳腺癌患者的定期随访

尽管已有复杂且昂贵的影像学技术以及各种不同的血清肿瘤标志物的应用，但是对复发的早期诊断并没有改善生存。表 10-5 列举了一些乳腺癌监测指南。即使患者及其家属有意愿，也不推荐做常规 CT 扫描（或其他影像学检查）。

| 表 10-5 | 乳腺癌监测指南 |
| --- | --- |
| **检查项目** | **检查频率** |
| **推荐：** | |
| 病史；症状；临床体检 | 前 3 年每 3～6 个月一次，第 4 年和第 5 年每 6～12 个月一次，再以后每年一次 |
| 乳腺自检 | 每月一次 |
| 钼靶 | 每年一次 |
| 盆腔检查 | 每年一次（特别是使用选择性雌激素受体调节剂的患者） |
| 复发症状的科普 | 持续 |
| 人文关怀 | 持续 |
| **不推荐：** | |
| 全血计数 | |
| 血清学检查 | |
| 胸部放射检查 | |
| 骨扫描 | |
| 肝脏超声检查 | |
| 胸部、腹部或盆腔 CT | |
| 肿瘤标记物 CA15-3，CA27-29，CEA | |

缩写：CEA，癌胚抗原；SERM，选择性雌激素受体调节剂

# 第十一章　上消化道肿瘤
# Upper Gastrointestinal Tract Cancers

Robert J. Mayer

（王兴　译　步召德　审校）

上消化道肿瘤包括从食管、胃和小肠起源的恶性肿瘤。

# 食管癌

## 发病率及病因

食管癌是一个越来越常见而且致死率很高的恶性肿瘤。在 2014 年美国共诊断 18 170 例食管癌以及 15 450 例患者死亡。几乎所有食管癌都是鳞癌或者腺癌；这两种组织学亚型都有相似的临床表现但是致病因素不同。

在世界范围内，鳞癌是最常见的细胞类型，发病率会随着地域的差别逐渐上升。这个区域一般认为是西起里海南岸，东至中国北部，包含部分伊朗、中亚、阿富汗、叙利亚和蒙古。通常可以看到家族遗传性在发病率上升中的相关性，然而具体的基因相互作用目前还没不清楚。高发病率同时也可见于一些十分迥异的地方，如芬兰、冰岛、库拉索岛、非洲东南部以及法国西北部。在美国北部和欧洲西部，食管癌在黑人当中更多，同时男性多过女性。在年龄大于 50 岁的人群发病率更高，而且似乎低收入阶层人群更易患病。这类恶性肿瘤经常起源于颈段及胸段食管。

有关食管鳞状细胞癌的致病因素存在各种各样的假设（表 11-1）。在美国，食管癌的病因更多是与酒精摄入过量和（或）吸烟相关的。相关的肿瘤致病风险会随着酒精或者吸烟的增加而升高，同时这两种因素还存在协同作用。其中，威士忌致癌的风险要高于葡萄酒以及啤酒。食管鳞状细胞癌也与硝酸盐、吸入性鸦片以及腌制蔬菜中的真菌霉素的摄入相关，同时也与物理因素导致的黏膜损伤密切相关，包括长期饮用

| 表 11-1 | 食管鳞癌发病的一些病原学因素 |
| --- | --- |
| 酒精摄入过量 | |
| 吸烟 | |
| 其他摄入的病原 | |
| 　硝酸盐（转化为硝酸盐） | |
| 　吸食鸦片 | |
| 　腌菜的真菌霉素 | |
| 物理介质导致的黏膜损伤 | |
| 　热茶水 | |
| 　碱液 | |
| 　放射线导致的狭窄 | |
| 　慢性贲门失迟缓 | |
| 宿主易感性 | |
| 与舌炎和铁缺乏相关的食管疾病网络（普卢默综合征及派德逊综合征） | |
| 先天角化过度及掌跖脓疱病 | |
| 饮食摄入的缺乏也会使发病率上升，包括钼、锌、硒元素及维生素 A 的缺乏等 | |

烫茶水，摄入碱液、放射相关的食管狭窄以及慢性贲门失迟缓症。食管的发病网络中包括舌炎以及铁缺乏（普卢默综合征及派德逊综合征），也包括先天角化过度及掌跖脓疱病。同时部分饮食摄入的缺乏也会使发病率上升，包括钼、锌、硒元素及维生素 A 的缺乏等。存在头及颈部肿瘤的患者发生食管鳞状细胞癌的概率也会升高。

由于一些未知的因素，食管鳞状细胞癌在美国过去的 40 年内，无论是黑人还是白人，群体发病率均有所下降，然而腺癌的发病率增加了 7 倍，特别是在白人男性当中（男女发病率 6∶1）。由于鳞状细胞类型在 40～50 年前占食管癌的大多数，现在超过 75% 的食管癌都是腺癌，同时这种组织类型的比例还在进一步迅速升高。目前研究的重心是试图明确这种比例上升的原因。

有几种很强的病原学因素可能是食管腺癌比例上升的原因（表 11-2）。这些肿瘤多好发于远端食管，多与慢性胃液反流有关，如 Barrett 食管（食管远端正常鳞状上皮的黏膜柱状上皮化生），多见于肥胖个体。腺癌经常起源于这些异型的远端食管柱状上皮。即使在可探查到的肿瘤发生之前，也可在这个区域发现多倍体以及 p53 的突变。这种腺癌从临床表现上与胃腺癌近似，尽管它与幽门螺杆菌感染无明确的相关性。大约 15% 的食管腺癌过表达 HER2/neu 基因。

## 临床特点

大约 5% 的食管癌发生于上 1/3 食管（颈段食管），20% 发病于中 1/3 食管，75% 好发于下 1/3 食管。鳞状细胞癌和腺癌是无法通过影像学或内镜鉴别的。

进行性吞咽困难和短期内体重减轻是大部分患者的起始症状。吞咽困难最开始发生于进食坚硬食物时，逐渐进展成进食半流食或流食也会出现吞咽障碍。当这些症状发展时，说明疾病已经处于进展期，因为吞咽困难在食管肿瘤阻塞环周大于 60% 的时候才会出现。吞咽困难可能也会导致吞咽疼痛，通常疼痛放射至胸部和（或）后背，伴有反流或呕吐症状，以及误吸性肺炎。这种疾病常常转移至区域淋巴结或者锁骨

| 表 11-2 | 与食管腺癌相关的腺癌病原学因素 |
| --- | --- |
| 慢性胃食道反流症 | |
| 肥胖 | |
| Barrett 食管 | |
| 男性 | |
| 吸烟 | |

上淋巴结、肝、肺、胸膜以及骨。气管食管瘘也可能会出现，主要是上段或中段食管中路的患者。和其他鳞状细胞癌类似，高钙血症会在没有骨转移的时候就出现，这可能与肿瘤细胞分泌的甲状旁腺素多肽相关（第 23 章）。

## 诊断

在 Barrett 食管患者中尝试进行内镜及细胞学的筛查，尽管是一种发现高级别异型增生的方式，但目前并没有明确证据表明可以降低食管腺癌相关死亡率。对于任何怀疑存在食管异常的患者均应进行食管镜检查，一方面直视下探查肿瘤，另外可以获得组织病理学的确诊。因为容易患鳞状细胞癌的人群（吸烟及饮酒者）同样有更高的概率会患肺及头颈部肿瘤，于是内镜对于喉、气管及支气管的检查同样应当进行。进行彻底的胃底检查（反折内镜角度）也是一项必要的步骤。肿瘤转移至临近纵隔以及主动脉旁淋巴结的程度应当采用胸部及腹部 CT 扫描及超声内镜来评估。PET 扫描可为是否存在远处转移提供非常有效的评估，为是否存在纵隔淋巴结转移提供确切的信息，可协助确定放疗的放射野。如果可以连续进行 PET 扫描，这项检查也可以作为一种早期评估术前化疗缓解率的方法。

## 治疗　食管癌

食管癌患者预后较差，5 年生存率大约 10%；因此，主要的处理措施是缓解症状。只有 45% 的患者可进行大体肿瘤手术切除（完整切除），而在手术切除的切缘常常仍可发现残余肿瘤细胞。食管切除术术后死亡率高达 5%，多与吻合口瘘、膈下脓肿以及心肺合并症等有关。尽管关于经胸还是经膈食管癌切除术的争论仍然在进行，有经验的胸外科医生目前更倾向于选择微创经胸食管癌切除术。表浅鳞癌或腺癌的内镜下切除正在进行研究，但仍无证据支持其相比传统手术方式可以带来相似的生存获益。同样的，采取内镜下对 Barrett 食管的异型增生区域进行消融是否可以降低随后的食管癌死亡率也是不明确的。一些学者宣称胃底折叠术（移除胃食道连接部）是一种预防 Barrett 食管肿瘤发病的方法，当然对于这种有创操作并没有客观的数据来评估其风险及获益。大约 20% 的患者接受完整手术切除之后可以有 5 年的生存。食管癌化疗方案的评估受到很多制约，如对于"反应率"的定义以及很多患者较差的身体状况，特别是鳞癌的患者。尽管如

此，在 15%～25% 的给予单药化疗的患者中以及 30%～60% 给予含铂多药方案化疗的患者中，可以看到可测量肿瘤体积明显的缩小。在一小组存在 *HER2/neu* 基因过表达的患者中，加用单克隆抗体曲妥珠单抗（赫赛汀）可进一步增加获益的可能性，特别是胃食管交界部病变。采用抗血管生成药物如贝伐单抗（阿伐斯汀）似乎在食管癌中作用有限。联用化疗和放疗作为初始治疗方式，序贯或不序贯手术切除，目前看来是可以获益的。进行放疗的同时，联用化疗可带来比单纯放疗更好的预后。根据目前随机性临床研究及一项 Meta 分析的结果，采用术前化疗及放疗后进行食管切除术相比于单纯手术可能延长生存；一些研究提示假设联合放化疗后加用手术不会带来额外的生存获益。

对于不可治愈的、手术不可切除的食管癌患者，吞咽困难、营养不良和气管食管瘘的管理是主要问题。姑息治疗包括反复进行内镜下扩张，手术置入胃及空肠造口术用于补水和喂养，内镜下置入扩张金属支架来旷置肿瘤，或者采用放疗。

# 胃癌

## 胃腺癌

**发病率和病因学** 由于一些未知的原因，胃癌的发病率和死亡率在美国过去的 80 年间逐渐下降，尽管这类疾病仍然排在导致世界肿瘤相关死亡常见因素的第二位。胃癌在美国的死亡率在男性当中从 28 例/10 万人降至 5.8 例/10 万人。尽管如此，在 2014 年，在美国仍然有 22 220 新发的胃癌病例，同时 10 990 例死于该疾病。尽管胃癌的发病率在全世界范围内有所下降，但它仍然在一些相对独立的区域处于高发的状态，如日本、中国、智利和爱尔兰。

患胃癌的风险在低收入阶层中更高。从高发病率到低发病率移民的人群仍然保持着对胃癌的易感性，然而他们的后代患癌风险大约与他们移民地的人群相近似。这些发现提示环境暴露因素可能在生命的初始阶段就开始了，与胃癌的发病相关，而饮食所致的致癌物是最可能的原因。

**病理学** 大约 85% 的胃癌都是腺癌，其中 15% 淋巴瘤及胃肠道间质瘤（GIST）和平滑肌肉瘤相关。胃腺癌可分为两种类型：弥漫型和肠型，前者的细胞连接是缺失的，所以每个细胞均可浸润以及增厚胃壁而不形成一个肿块；后者的特点是有黏合力的异型细胞可以形成腺样管状结构。弥漫型癌经常好发于年轻患者，通常发展至全部胃（包括贲门），导致胃壁失去原有的膨胀弹性（所谓的皮革胃），以及更差的预后。弥漫型肿瘤缺乏细胞间连接，主要是由于肿瘤细胞表达 E 钙黏素缺乏的结果。肠型病变经常是溃疡性的，更常见于胃窦及胃小弯侧，也通常会经过很长的癌前病变阶段，而这通常是由幽门螺杆菌感染导致的。尽管弥漫型胃癌的发病率在大多数群体中都是相似的，肠型病变倾向于主要发病于胃癌整体高发地区，更少见于胃癌发病率正在降低的区域。于是，不同的病原学因素在这两种类型当中是相似的。在美国，大约 30% 的胃癌发病于远端胃，大约 20% 发病于胃中部，大约 40% 起源于胃近端 1/3。剩余的 10% 累及全部胃。

**病因学** 长期的高浓度硝酸盐摄入（包括晒干的、烟熏的或者腌制的食物）可能与更高的风险相关。目前认为硝酸盐是由细菌感染转化为致癌性硝酸盐的（表 11-3）。这种细菌可能是由进食部分腐烂的食物摄入的，由外界进入体内，在世界范围内通常是社会经济阶层较低的人群摄入的丰度更高。诸如幽门螺杆菌的细菌可能会产生类似的效果，导致慢性炎症性萎缩性胃炎，胃酸分泌减少以及胃细菌增长。尽管胃癌的发病可能会由于幽门螺杆菌的感染而增加 6 倍，目前仍然不清楚是否在感染后根治幽门螺杆菌可降低这种风险。胃酸减少可能会在接受了外科手术切除导致胃产酸细胞缺失的患者中出现，或者胃酸缺乏症，萎缩性胃炎甚至是老年人群众出现的恶性贫血中出现。对萎缩性胃炎患者进行连续的胃镜检查发现，正常的胃粘膜细胞可能会被肠上皮化生的细胞取代。肠上皮化生可能导致细胞异型化而最终产生癌变。因为美国的胃癌发病率降低主要反映在远端，溃疡性肠型病变，因此很可能进行更好的饮食保健和对所有低社会经济阶层进行冷藏保鲜普及可以降低饮食摄入所带来的外源性细菌从而降低胃癌风险。幽门螺杆菌并未证实与

| **表 11-3** 转化硝酸盐的细菌是胃癌[a] 的发病原因 |
| --- |
| 硝酸盐转化细菌的外源性途径 |
| 　细菌污染的食物（多发生在社会经济阶层较低地区，发病率较高，通过改善食物保鲜和冷藏技术可以改善） |
| 　幽门螺杆菌感染 |
| 促进胃内硝酸盐转化细菌生长的内源性因素 |
| 　胃酸分泌减少 |
| 　胃手术病史（胃窦切除术）（15～20 年潜伏期） |
| 　萎缩性胃炎和（或）恶性贫血 |
| 　长期服用组胺 H2 受体抑制剂 |

[a] 假设：饮食中的硝酸盐可被细菌转化为致癌性的硝酸盐

弥漫型胃癌，更近端胃癌或者在胃食管交界部起源的胃癌、远端食管癌等相关。10%～15%的腺癌发病于近端胃、胃食管交界部以及远端食管都过表达 HER2/neu 基因；一些存在这些基因过表达的胃癌患者可通过直接作用于这些靶点的药物起效（曲妥珠单抗）。

一些其他的病原学因素也与胃癌相关。胃溃疡和腺瘤性息肉偶尔会被关联，但是一项因果相关研究的数据提示其并不可信。良性胃溃疡和溃疡性小胃癌的一些不充分的临床差别也说明了这种相关性的假设。极端肥大的胃皱襞存在，临床看上去像是息肉性病变，提示非常有可能转化为恶性病变；然而此类肥大并不能代表真实的腺瘤样息肉的存在。A 型血的人患胃癌风险高于 O 型血人。这个现象可能是由不同的黏膜分泌引起的，导致不同血型的人黏膜保护致癌物质的能力不同。E 钙黏素基因（CDH1）是常染色体遗传的，可以编码一种细胞连接蛋白，这种基因的突变会在年轻的无症状携带者中导致弥漫型胃癌的发生率增加。十二指肠溃疡与胃癌发病率无关。

**临床特征** 如果胃癌处于表浅部位、手术可切除的状态，通常不会产生任何症状。随着肿瘤逐渐进展蔓延，患者可能会主诉上腹不适，不适强度可能从不明确的餐后腹胀，到严重持续性疼痛不等。体重减轻可能最终会出现，恶心及呕吐主要在肿瘤侵犯幽门的时候出现。吞咽困难和早期饱腹感可能是贲门起源的弥漫型病变主要的症状，可能没有任何早期体征。如触诊腹部肿块提示肿瘤已经长期生长，预测局部广泛生长。

胃癌通常通过直接从胃壁到胃周组织蔓延来播散转移，经常累及临近器官，如胰腺、结肠或者肝脏。疾病也通过淋巴结或者腹膜种植转移。腹腔内及锁骨上淋巴结经常发生，也可能出现卵巢转移（Krukenberg 瘤），或脐周区域（sister Mary Joseph 淋巴结），或者盆底腹膜（通常可通过直肠或阴道检查）；恶性卫星灶也可能产生。肝脏是最常见的血型播散转移部分。

男性缺铁性贫血的出现以及男女性便血都提示需要进行胃肠道的肿瘤筛查。对于萎缩性胃炎或者恶性贫血患者进行严格的评估是十分必要的。特殊的与胃腺癌相关的特点包括游走性血栓性静脉炎、微血管性溶血性贫血以及弥漫型脂溢性角化症和黑棘皮症。

**诊断** 为评估消化道主诉患者的情况，使用双对比影像学检查已经被食管胃镜和 CT 扫描取代。

在内镜检查当中发现的胃溃疡可能看上去像是良性的，但仍然值得进行活检来除外恶性疾病。必须要在恶性胃溃疡浸润到周围组织前把它们检查出来，因为局限于黏膜层和黏膜下层的早期疾病治愈率大于

80%。因为胃癌很难从临床表现上或者内镜下与淋巴瘤相鉴别，内镜下病理活检需要尽可能地深取材，鉴于淋巴瘤位于黏膜下。

胃癌的分期系统在表 11-4 中表示。

## 治疗 胃腺癌

彻底的手术切除肿瘤以及邻近的淋巴结是唯一可以带来治愈的方式。然而，这只在 1/3 的患者中可行。胃次全切除是远端胃癌患者的治疗选择，而全胃或者几乎全胃切除适用于更多近端肿瘤。在这些操作中进行广泛的淋巴结清扫似乎带来更高并发症的风险，而并不带来十分有意义的生存获益。在美国大部分患者中可以发现，彻底的手术切除后的

| 表 11-4 | | 胃癌分期系统 | | |
|---|---|---|---|---|
| | | | 数据来源于美国癌症学会 | |
| 分期 | TNM | 特点 | 病例百分比（%） | 5 年生存率（%） |
| 0 | TisN0M0 | 淋巴结阴性，限于黏膜 | 1 | 90 |
| Ⅰ A | T1N0M0 | 淋巴结阴性，侵犯固有层或黏膜下层 | 7 | 59 |
| Ⅰ B | T2N0M0 T1N1M0 | 淋巴结阴性，侵犯固有肌层 | 10 | 44 |
| Ⅱ | T1N2M0 T2N1M0 | 淋巴结阳性，侵犯超出黏膜但在胃壁内 或者 | 17 | 29 |
| | T3N0M0 | 淋巴结阴性侵犯胃壁全层 | | |
| Ⅲ A | T2N2M0 T3N1-2M0 | 淋巴结阳性，侵犯固有肌层或胃壁全层 | 21 | 15 |
| Ⅲ B | T4N0-1M0 | 淋巴结阴性，侵犯周围组织 | 14 | 9 |
| Ⅲ C | T4N2-3M0 | >3 淋巴结阳性，侵犯浆膜或邻近结构 | | |
| | T3N3M0 | 7 个或更多淋巴结阳性，浸润胃壁而不侵犯浆膜或邻近组织 | | |
| Ⅳ | T4N2M0 | 淋巴结阳性，侵犯周围组织 或 | 30 | 3 |
| | T1-4N0-2M1 | 远处转移 | | |

缩写：ACS，美国癌症学会；TNM，肿瘤，淋巴结，转移

第十一章 上消化道肿瘤

预后决定于肿瘤浸润胃壁的深度以及是否存在临近区域淋巴结受累或者血管侵犯。结果，25%～30%能够接受彻底手术切除的远端胃癌患者5年生存率近20%，近端胃癌患者小于10%，在术后8年也可能出现复发。如果没有卫星灶或者广泛的肝脏或者腹膜转移，即使是认为不可切除的患者也应当被给予切除原发肿瘤病灶的机会。缩小肿瘤体积是姑息治疗最好的方式，这可以加强患者从随后治疗中获益的可能性。在高发病区域如日本和韩国，使用内镜筛查可以发现表浅肿瘤的患者，越来越多的人能够开展腹腔镜胃切除术。在美国和欧洲西部，采用这种微创的方法仍然处于研究阶段。

胃腺癌是一种相对放疗不敏感的肿瘤，为了控制原发肿瘤需要的外照射放射剂量会超过周围组织的耐受能力，如肠黏膜或者脊髓。因此，患者进行放疗主要的作用是减轻癌性疼痛。彻底切除肿瘤术后进行单独放疗并不改善预后。在上腹部手术不可切除病变组，患者进行3500～4000cGy并不会比不接受放疗的患者有更长的生存；然而，当放疗联合亚叶酸钙及5-氟尿嘧啶时，生存可稍延长（3年生存率50%比单纯放疗组的41%）。在这个临床研究组，5-氟尿嘧啶是作为一种放疗增敏剂存在的。

联合细胞毒性类药物进行进展期胃癌的治疗可带来30%～50%病例的缓解；存在缓解的患者似乎可以从这种治疗中获益。此类药物的联合总体包括铂类联合表柔比星或多西他赛，以及输注5-氟尿嘧啶、卡培他滨，或者伊立替康。尽管这些缓解率鼓舞人心，依然很少见到完全缓解的病例，部分缓解只是偶尔，总体的多药联合治疗的生存获益还是有限的。采用这种方式进行治疗的中位生存率仍然低于12个月。随着腺癌在食管中逐渐增多，在胃癌患者中化疗过程中加用贝伐单抗可带来生存获益。然而，初步研究使得另外一项抗血管生成复合物——雷莫芦单抗——在治疗胃癌当中获得了可喜的进展。在胃癌彻底切除之后单用辅助化疗可以微小地改善预后。然而，在手术前及手术后联用化疗（围手术期治疗）以及术后辅助化疗联用放疗可以降低复发率，延长生存。

# 原发胃淋巴瘤

原发胃淋巴瘤相对不太常见，占胃恶性肿瘤患者不到15%，全部淋巴瘤患者近2%。然而，胃是最常见的淋巴瘤结外好发部位，而且胃淋巴瘤在过去的35年中发病率逐年上升。这种疾病在临床上很难和胃腺癌鉴别；两种肿瘤都好发于60岁左右的人群，表现为上腹痛、早饱以及全身乏力。通常在气液双对比影像以及内镜中呈现黏膜粗糙、增厚的表现。胃淋巴瘤的诊断可能偶尔会通过胃黏膜细胞学刷检来实现，但是仍然需要胃镜或者腹腔镜的活检确诊。胃镜下没能发现淋巴瘤并不代表可以除外淋巴瘤，因为表浅的活检可能并不能发现更深层次的淋巴组织受侵。胃淋巴瘤的大体病理也可能和腺癌近似，由局限在胃体或者胃窦的大块溃疡性病变组成，或者是以弥漫性的方式扩散至全部胃的黏膜下层，甚至侵犯十二指肠。显微镜下，大部分胃淋巴瘤都是B细胞起源的淋巴瘤。组织学方面，这些肿瘤的范围可能从高分化，表浅肿瘤（黏膜相关淋巴瘤MALT）到高级别大细胞淋巴瘤不等。和胃腺癌相近，感染幽门螺杆菌会增加整体胃淋巴瘤的风险，特别是胃MALT淋巴瘤。胃大细胞淋巴瘤最初扩散至区域淋巴结（经常至韦氏环）而可能出现播散转移。

## 治疗　胃淋巴瘤

原发胃淋巴瘤相比胃腺癌是一种更好治愈的疾病，因此进行正确的诊断是十分重要的。根治幽门螺杆菌的抗感染治疗可以获得胃淋巴瘤75%的缓解，应考虑在患者进行手术、放疗或化疗前进行。对这种抗感染治疗效果不佳的患者提示存在一种特殊的染色体异常（11；18）。治疗反应较好的患者应当进行定期内镜检测，因为目前不清楚这种肿瘤克隆是否完全被消灭，还是仅仅是被抑制了，尽管抗感染治疗的效果可持续的时间较长。胃次全切除，通常联合化疗可使局限性高级别淋巴瘤患者5年生存率控制在40%～60%。进行大手术的必要性目前是存在质疑的，特别是对术前存在影像学淋巴结受累证据的患者，而对这类患者进行CHOP方案化疗（环磷酰胺、多柔比星、长春新碱和泼尼松）联合美罗华是一种非常有效的治疗。放疗的作用目前并不明确，因为大部分的复发都发生在远处部位。

# 胃（非淋巴系统肉瘤）

间叶肉瘤和GIST大约占胃肿瘤的1%～3%。它们经常累及胃底的前壁和后壁，经常伴随溃疡和出血。即使这些在组织学检查当中看起来像是良性的病变，也可能有一些恶性肿瘤的生物学行为。这些肿瘤很少侵犯临近脏器，一般不转移至淋巴结，但他们可以扩散至肝脏及肺。治疗的选择是采取手术治疗。联合化疗是对于存在转移的患者可采取的方式。所有肿瘤应当进行突变及 c-kit 受体检测。GIST 对于传统化疗是无效的；然而 50% 的患者采用甲磺酸伊马替尼（选择性 c-kit 酪氨酸激酶抑制剂，400～800mg 每日口服）进行治疗可获得客观缓解并延长生存。很多 GIST 患者在出现伊马替尼耐药之后可通过舒尼替尼（索坦）或者瑞格菲尼或者其他 c-kit 酪氨酸激酶抑制剂获益。

## 小肠肿瘤

小肠肿瘤占胃肠道肿瘤不到 3%。因为他们很罕见而且位置很难探及，所以确诊经常被延误。腹部症状经常是不确切且很难描述的，但是传统的高位及低位小肠的影像学检查经常是正常的。小肠肿瘤应当在以下情况出现时需要考虑：①反复的不可描述的痉挛性腹痛症状；②间断发作的肠梗阻，特别是无炎症性肠病（IBD）及之前腹部病史的情况；③成年人肠套叠；④传统检查及肠镜阴性的肠出血患者。在此类患者中应考虑进行钡显像检查仔细除外小肠疾病；采用鼻饲管进行钡灌肠显像可以提高诊断的准确性。除此之外，选择胶囊胃镜也是一种办法。

### 良性肿瘤

良性小肠肿瘤的组织学类型很难通过临床及影像学检查来预测。良性肿瘤的症状学并不特异，疼痛、梗阻和出血都是经常出现的症状。这种肿瘤经常可在 50～60 岁左右的人群中出现，在远端小肠比近端小肠更常见。最常见的良性肿瘤是腺瘤、平滑肌瘤、脂肪瘤和血管瘤等。

**腺瘤**　这些肿瘤包括胰岛细胞和布氏腺以及息肉性腺瘤。胰岛细胞腺瘤常常位于胰腺外；相关的症状在第 15 章进行讨论。布氏腺腺瘤不是真的肿瘤但是代表黏膜下十二指肠腺的肥大及增生。这些通常表现为十二指肠黏膜的小结节，可分泌高度黏性的碱性黏液。而这种疾病更常见的是通过影像学偶然发现的，没有任何临床症状。

**息肉性腺瘤**　大约 25% 良性小肠肿瘤都是息肉性腺瘤（表 111-2）。可能代表单一性息肉性病变或者更少见的乳头状绒毛腺瘤。和结肠相似，带蒂的或者乳头状形式的肿瘤经常伴生癌性病变。加德纳氏综合征偶尔会产生小肠癌前腺瘤；此类病变通常在十二指

肠出现。在黑斑息肉综合征中，多发息肉性肿瘤一般累及小肠全长（偶尔会累及胃及结肠）。息肉经常是出血性的（幼年性息肉）有很小一部分可能会发展为恶性。皮肤黏膜黑色素沉积以及卵巢、乳腺、胰腺及子宫内膜的肿瘤经常与这种常染色体遗传疾病相关。

**平滑肌瘤**　这种肿瘤是从小肠的平滑肌部分起源的，通常是在肌壁间，影响上方覆盖黏膜。黏膜溃疡可能会在不同程度上导致胃肠道出血。痉挛性或者间断腹部疼痛经常会出现。

**脂肪瘤**　这种肿瘤最常发生于远端回肠及回盲瓣。它们具有特征性的影像学表现，通常是在肌壁间生长不伴临床症状，但是偶尔会导致出血。

**血管瘤**　尽管不是真正的肿瘤，这种病变也很值得注意，因为经常会导致肠出血。它们可能会呈现毛细血管扩张或者血管肿瘤的形式。多发肠毛细血管扩张一般通过非遗传性方式发生并局限于胃肠道或者表现为遗传性 Osler-Rendu-Weber 综合征。血管肿瘤也可能会出现孤立性血管瘤的形式，更常见于空肠。血管造影是评估病变最好的方式，特别是在出血的时候。

## 恶性肿瘤

尽管非常罕见，小肠的恶性肿瘤好发于长期局部肠炎及乳糜泻的患者，艾滋病患者也很常见。小肠恶性肿瘤经常伴有发热、体重减轻、厌食、出血及触诊腹部肿块等。既壶腹癌（大多数起源于胆管或胰管）后，最常见的小肠恶性肿瘤为腺癌、淋巴瘤、类癌以及平滑肌肉瘤。

### 腺癌

最常见的小肠原发肿瘤是腺癌，大约占小肠恶性肿瘤的近 50%。这些肿瘤最常发生于远端十二指肠和近端空肠，而且容易产生溃疡及导致出血。从影像学上经常会与慢性十二指肠溃疡或者克罗恩病混淆，如果这些患者存在长期的局限性肠炎。最佳的诊断方法是内镜和直视下活检。手术切除是最佳的治疗方法，通常建议术后进行辅助化疗，大体上参考的是结肠癌的治疗模式。

### 淋巴瘤

小肠的淋巴瘤可能是原发也可能是继发的。对于触诊淋巴结大，而没有肝脾肿大，在胸片、CT 扫描、外周血图片、骨髓穿刺及骨髓活检的患者中，原发小肠淋巴瘤的诊断需要组织学的确诊。小肠的症状往往

会伴随着解剖学可辨别的病变出现。小肠继发的淋巴瘤是从腹膜后或肠系膜淋巴结蔓延至小肠产生的。

原发小肠淋巴瘤占小肠恶性肿瘤的近 20%。这些肿瘤是非霍奇金淋巴瘤；通常存在弥漫大细胞组织类型，往往起源自 T 细胞。小肠淋巴瘤发生率在空肠、回肠及十二指肠中依次下降，和这些不同解剖区域中淋巴细胞的数量是相符合的。小肠淋巴瘤的患病风险在有吸收不良的患者（乳糜泻），局限性肠炎以及先天免疫缺乏症、器官移植、自身免疫疾病或获得性免疫缺陷综合征（艾滋病）所导致的免疫功能低下患者中会增加。

局部及淋巴结肿块形成导致的管腔狭窄会产生脐周疼痛（进食后加重）、体重减轻、呕吐以及偶尔发作的肠梗阻。当影像学对比现象可以看到黏膜皱襞增厚、黏膜结节、不规则溃疡或者造影剂滞留时需要怀疑小肠淋巴瘤的诊断。可通过外科探查和切除累及肠管的方法确诊。小肠淋巴瘤有时可通过经口小肠黏膜活检确诊，但由于这种疾病主要累及固有层，因此有时往往会进行全程的外科手术活检。

手术切除肿瘤是首选治疗方式。尽管术后放疗可以在术后进行，更多的机构倾向于进行短期（3 周期）系统性多药化疗。在发现疾病时常常出现的广泛腹腔内转移以及多灶病变往往使彻底切除很困难。局限期疾病的缓解率和治愈率近 75% 而不可切除淋巴瘤只有 25%。在不可切除病变的患者，化疗有时可能会导致肠穿孔。

小肠淋巴瘤有一种特殊的形式，弥漫性侵犯小肠全长，被东方的犹太人和阿拉伯人首先发现，被认为是一种免疫增殖性小肠疾病（IPSID），地中海淋巴瘤或者重链病。这是一种 B 细胞肿瘤。典型的临床表现包括慢性腹泻和脂肪泻，伴随呕吐和腹部痉挛。可以观察到杵状指。一个很多 IPSID 患者中比较有意思的特点是，在血或者小肠分泌物中可发现一种异常的 IgA，它包含较短的 α 重链，并且缺失轻链。有可能这些轻 α 链是由浸润在小肠的浆细胞分泌的。IPSID 的临床特点往往是发作与环节交替，经常会因进行性的营养不良或者淋巴瘤进展死亡。口服四环素一类的抗生素可能对于早期疾病是有效的，提示这种疾病的病原学可能存在感染性成分。在疾病晚期阶段联合化疗可以进行，结果不肯定。当联合抗生素和化疗药使用时效果更好。

### 类癌

类癌通常是由肠细胞腺窝的嗜银细胞起源的，一

般是由十二指肠远端到升结肠这段形成，这部分在胚胎学上是从中肠发育来的。超过 50% 的小肠类癌是在远端回肠发现的，靠近回盲瓣的部位。大多数小肠类癌都没有症状，而且是低度恶性的，但是也可能会出现侵犯和转移，一般会导致类癌综合征（第五章）。

### 平滑肌肉瘤

平滑肌肉瘤经常直径超过 5cm，可通过腹部检查触诊出来。出血、梗阻和穿孔是很常见的。此类肿瘤应当进行 c-kit 受体（鉴定 GIST）突变的检测，以及是否存在远处转移，来确定是否可应用甲磺酸伊马替尼（格列卫）进行治疗，或者伊马替尼耐药的患者，可选择舒尼替尼（索坦）或者瑞格菲尼。

---

# 第十二章　下消化道癌症
## Lower Gastrointestinal Cancers

Robert J. Mayer

（姚震旦　崔明　译　苏向前　审校）

下消化道癌症包括结肠、直肠以及肛门区的恶性肿瘤。

## 结直肠癌

### 发病率

在美国，大肠癌是肿瘤死亡率排名第二的癌症，仅次于肺癌；2014 年，新发病例数为 136 830 例，死亡病例数为 50 310 例。在过去的 25 年里，由于筛查手段的普及和有效开展，结直肠癌的发病率明显下降。同样的，得益于早期发现以及治疗水平的提高，美国结直肠癌的死亡率下降约 25%。

### 息肉和分子发病机制

无论病因如何，大多数结直肠癌来源于腺瘤性息肉。息肉是一种肉眼可见的黏膜表面突起，在病理学上可分为非肿瘤性错构瘤（如：幼年性息肉）、黏膜增生（增生性息肉）或腺瘤性息肉。只有腺瘤才是明确的癌前病变，而且，只有一小部分腺瘤性息肉演变成

癌症。大约30％的中年人以及50％的老年人，结肠中可发现腺瘤性息肉，但是不足1％的息肉会进展为恶性。绝大部分息肉没有症状，在临床上也未能发现。在合并息肉的患者中，不足5％的患者便潜血阳性。

在腺瘤性息肉和结直肠癌中发现有大量的分子发生改变，这反映了从正常结肠黏膜向浸润癌转变是一个多步骤、渐进的过程。这些步骤包括，但不局限于：K-ras 原癌基因的点突变；DNA 的低甲基化，导致了基因活化；定位于5号染色体的长臂（5q21）的抑癌基因［腺瘤性结肠息肉病（APC）基因］中 DNA 的缺失（等位缺失）；定位在18号染色体长臂的抑癌基因的等位缺失［结直肠癌缺失（DCC）基因］；定位在17号染色体短臂，与 p53 抑癌基因相关的突变（见图4-2）。因此，结肠黏膜增生模式发生改变，导致息肉的发生以及随后的肿瘤，可能与一些抑癌基因缺失后伴随或是诱发的致癌基因突变活化相关。目前仍不确定异常的基因是按照设定的顺序发生的。基于这种模式，人们认为癌症是由这部分发生了许多突变的息肉转变而成的。

在临床上，腺瘤性息肉进展为癌症的概率与病灶大体外观、组织学特征以及大小相关。腺瘤性息肉分为有蒂和无蒂（广基）型。无蒂型息肉进展为浸润癌的可能性更大。在组织学上，腺瘤性息肉分为管状、绒毛状（比如乳头状）或是绒毛管状腺瘤。绒毛状腺瘤绝大多数是无蒂型的，其进展为恶性的可能性是管状腺瘤的3倍。任何大肠息肉样病灶进展为浸润性癌的可能性与其大小相关，病灶<1.5cm 时恶变率<2％，1.5~2.5cm 时恶变率2％~10％，>2.5cm 时恶变率超过10％。

在腺瘤性息肉的检查中，肠镜检查要求必须观察肠道全长，这是因为约1/3的病例同时存在多处病灶。腺瘤性息肉的患者即便没有发生恶变，也建议规律性地复查肠镜，因为30％~50％的患者可能出现新的腺瘤，而且发生结直肠癌的风险也高于平均水平。通常认为，腺瘤性息肉需要超过5年的时间才转变为恶性，所以对于大多数患者应至少每3年做一次肠镜检查。

## 病因学和危险因素

结直肠癌发展的危险因素列在表12-1中。

**饮食** 绝大多数大肠癌的病因学看似与环境因素有关。这类患者更多的发生在城市生活水平高的居民。结直肠癌的死亡率直接与平均热量消耗、肉类蛋白、

| 表 12-1 | 结直肠癌发生的危险因素 |
|---|---|
| 饮食：动物性脂肪 | |
| 遗传性综合征： | |
| 　　结肠息肉病 | |
| 　　MYH 相关性息肉病 | |
| 　　非息肉性综合征（林奇综合征） | |
| 炎性肠病 | |
| 牛链球菌菌血症 | |
| 吸烟？ | |

膳食脂肪、油类以及血清胆固醇浓度上升以及冠心病死亡率有关。由于移民的大肠癌发生率与移入国的发生率接近，所以大部分地区大肠癌发病率的地域差异与遗传差异无关。此外，像摩门教徒和第七安息日教徒，他们的生活方式以及饮食习惯不同于同区域的人群，在结直肠癌的发生率以及死亡率等方面也显著低于预期值。当日本开始接受更为"西式"的饮食后，该国的结直肠癌发生率也随之升高。学者至少提出了3个关于饮食与结直肠癌关系的假设，但没有1个完全令人满意。

**动物脂肪** 一种假设是摄入红肉中的动物脂肪以及肉类在消化吸收过程中增加了肠道微环境中的厌氧菌，导致了正常的胆酸转变成致癌物质。有些研究发现在结直肠癌患者的粪便中厌氧菌的数量增加，从而支持上述诱导假说。富含动物（非植物）脂肪的膳食会引起血清胆固醇升高，这也会增加结直肠腺瘤和癌症的发生危险。

**胰岛素抵抗** 西方膳食中所含的大量热量加上运动量少，导致了肥胖的发生。肥胖人群发生胰岛素抵抗，循环血液中胰岛素水平升高，导致循环血液中胰岛素样生长因子 I（IGF-1）的浓度升高。这类因子能刺激肠黏膜增生。

**纤维素** 与此前的观念不同，随机研究以及病例对照研究并没有证实膳食纤维或是富含纤维的水果和蔬菜能阻止结直肠腺瘤的复发或结直肠癌的发生。

然而，流行病学的证据提示了饮食是结直肠癌主要的病因学因素，特别是富含动物脂肪和热量的饮食。

## 遗传因素和症状

超过25％的结直肠癌患者有家族史，提示这类疾病有遗传倾向。遗传性大肠癌分为两大类，一类是研究充分但不太常见的息肉病综合征，另一类是更为常见的非息肉病性综合征（见表格12-2）。

**结肠息肉病** 结肠息肉病（家族性结肠息肉病）是一类罕见的疾病，其特征是大肠遍布数以千计的腺

**表 12-2　遗传性（常染色体显性）胃肠道息肉病性综合征**

| 综合征 | 息肉分布 | 组织学类型 | 恶性潜能 | 相关疾病 |
|---|---|---|---|---|
| 家族性腺瘤性息肉病 | 大肠 | 腺瘤 | 常见 | 无 |
| 加德纳综合征 | 大肠和小肠 | 腺瘤 | 常见 | 骨瘤、纤维瘤、脂肪瘤、表皮样囊肿、壶腹部肿瘤、先天性视网膜色素上皮肥大 |
| 特科特综合征 | 大肠 | 腺瘤 | 常见 | 脑瘤 |
| MYH 相关性息肉病 | 大肠 | 腺瘤 | 常见 | 无 |
| 非息肉病性综合征（林奇综合征） | 大肠（通常近端大肠） | 腺瘤 | 常见 | 子宫内膜及卵巢肿瘤（最常见）、胃肿瘤、泌尿生殖肿瘤、胰腺肿瘤、胆道肿瘤（少见） |
| 波伊茨-耶格综合征 | 小肠和大肠，胃 | 错构瘤 | 少见 | 皮肤黏膜色素沉着，卵巢肿瘤，乳腺肿瘤，胰腺肿瘤，子宫内膜肿瘤 |
| 幼年型息肉病 | 大肠和小肠，胃 | 错构瘤，少数进展为腺瘤 | 少见 | 多种先天性异常 |

瘤性息肉。它具有常染色体显性遗传的特点，没有家族史的偶发患者可能与自发突变有关。结肠息肉病与肿瘤细胞（体细胞突变）和正常细胞（生殖细胞突变）中的 5 号染色体（包括 APC 基因在内）长臂的缺失相关。这些遗传物质的缺失（比如等位基因缺失）导致了抑癌基因的缺乏，后者产生的蛋白质在正常情况下能抑制肿瘤的生长。结肠息肉病中有一类同时合并软组织和骨肿瘤，先天性视网膜色素上皮肥大，肠系膜硬纤维瘤以及壶腹部癌，即所谓的加德纳综合征（Gardner's syndrome）。结肠息肉病合并中枢神经系统恶性肿瘤被定义为特科特综合征（Turcot's syndrome）。这些情况下的结肠息肉病很少在青春期前表现出来，但到 25 岁则逐渐表现出来。如果息肉病没有被手术切除，在 40 岁前几乎所有患者均会罹患结直肠癌。结肠息肉病来源于结肠黏膜的缺陷，后者导致了异常的增生模式以及 DNA 修复受损机制。一旦发现了多发的息肉，患者就应该行全结肠切除术。应用非甾体消炎药（NSAID），比如 sulindac（苏灵大）以及选择性环氧化酶-2 抑制剂，比如 celecoxib（塞来昔布），可以减少结肠息肉病患者息肉的数目和大小。然而，药物针对息肉的疗效是暂时的，应用 NSAID 并不能降低肿瘤发生的风险。结肠切除术仍是主要的治疗和预防手段。被确诊结肠息肉病的患者，其后代有50% 的概率在青春期前罹患此种癌前病变。因此有必要在 35 岁前每年行软式乙状结肠镜筛查。乙状结肠镜检查通常就足够了，这是因为息肉往往均匀地分布在盲肠至肛门，没有必要行结肠镜或是钡灌肠等更有创或是昂贵的检查。便潜血检查往往不足以筛查。如果在一个确诊的家族成员中检测到生殖系 APC 基因突变，那么通过外周血单个核细胞的 DNA 中检测特定的 APC 基因突变即能明确携带者。这种生殖系突变的检测可以在息肉形成前就做出确定诊断。

**MYH 相关性息肉病**　MYH 相关性息肉病（MAP）是来源于 MUT4H 基因双侧等位基因突变的一类罕见的常染色体隐性遗传疾病。这种遗传疾病有多种临床表现，包括结肠息肉病或年轻时即发病，没有经历息肉病的结直肠癌。筛查和结肠切除对于此类综合征的作用没有结肠息肉病确切，但是，还是建议从 25～30 岁开始每年或每两年行结肠镜监测。

**遗传性非息肉病性结肠癌**　遗传性非息肉病性结肠癌（HNPCC），即林奇综合征（Lynch's syndrome），是另一种常染色体显性遗传疾病。它的特征是至少有三位亲属组织学诊断为结直肠癌，其中一位是其他两位的一级亲属，家族中至少一位诊断年龄小于 50 岁，至少连续两代受累。与结肠息肉病不同，HNPCC 更多地发生在近端大肠。出现腺癌的中位年龄小于 50 岁，比普通人群年轻约 10～15 岁。HNPCC 虽然以分化较差，组织学上富含黏液，以及好发于近端结肠为特征，但它的预后仍好于相同年龄罹患散发肿瘤的患者。HNPCC 家族成员通常合并多种原发肿瘤，在女性中，结直肠癌与卵巢癌或是子宫内膜癌的关系密切。同时也有报告提示 HNPCC 亦好发胃癌、小肠癌、泌尿生殖肿瘤、胰腺胆管癌以及皮脂皮肤肿瘤等疾病。建议此类家族的成员从 25 岁开始行每年一次或两年一次的结肠镜检查，对于女性患者，定期行盆腔超声以及子宫内膜活检，但上述筛查方案并没有被证明有效。HNPCC 与若干基因的生殖系突变相关，尤其是 2 号染色体上的 hMSH2 以及 3 号染色体上的 hMLH1。这些突变导致了 DNA 复制错误，随后 DNA 错配修补缺陷导致了异常细胞的生长和肿瘤的形成，并因此导致了 DNA 的不稳定性。在结直肠癌患者以及有家族史的结直肠癌或子宫内膜癌阳性的患者中，通过分子分析肿瘤细胞 DNA 或是在煤油固定的组织进行免疫组化染色寻找"微卫星不稳定性"（反映错配修复缺损的序列改变），或许能明确 HNPCC 的先证者。

## 炎性肠病

患有长期炎性肠病（IBD）的患者中大肠癌的发生率升高。溃疡型结肠炎的患者较肉芽肿性（比如克罗恩病）结肠炎更易发生癌症，但这可能部分来源于鉴别上述两种情况较为困难所致。在炎性肠病最初的 10 年里，患者发生结直肠癌的风险相对较小，但之后，危险度每年增加 0.5%～1%。25 年后 8%～30% 的患者将发生癌症。合并全结肠炎的午轻患者危险度更高。

在炎性肠病患者中筛查肿瘤的效果并不令人满意。肿瘤的症状，例如血便、腹部绞痛以及肠梗阻，常与炎性肠病发作时的症状相似。对于病程超过 15 年的炎性肠病患者，若症状持续性加重，行手术切除结肠，消除了患病的靶器官，可以显著降低患肿瘤的风险。对于慢性炎性肠病且症状较轻的患者，进行包括黏膜活检在内的结肠镜检查以及刷检，其价值尚不明确。由于没有统一的异常增生的病理学标准，以及缺乏上述监测能降低致命性癌症发生的数据，导致这一昂贵的操作备受争议。

## 其他高危疾病

**牛链球菌菌血症** 具体原因不明，但罹患心内膜炎或是菌血症的个体，潜在的结直肠癌以及上消化道肿瘤的发生率较高。建议对于这部分患者进行内镜或是影像学筛查。

**吸烟** 吸烟与结直肠腺瘤的发生有关，尤其对于吸烟时长超过 35 年的患者。目前还没有上述相关性的生物学机制的阐述。

## 初级预防

有一些口服的药物被用来评估是否能作为结肠癌的抑制剂。最有效的化学预防剂是阿司匹林和其他 NSAID，这类药物通过抑制前列腺素的生成来抑制细胞的增生。规律口服阿司匹林可以降低结肠腺瘤和腺癌发生的风险，以及大肠癌的死亡风险。在成功治疗结肠癌后，使用阿司匹林可以降低癌前病变腺瘤的发生。阿司匹林降低结肠肿瘤的作用与服药时间和剂量正相关。病例对照研究发现口服叶酸以及钙剂可以降低腺瘤性息肉以及结直肠癌的患病风险。维生素 D 在化疗预防剂中的作用尚正在研究中。在已经切除结肠腺瘤的患者中，抗氧化维生素比如维生素 C、维生素

E、β-胡萝卜素并不能降低后续腺瘤发生的概率。在女性中，应用雌激素替代治疗可降低结直肠癌患病风险，这可能是通过影响胆酸合成，或 IGF-1 的合成下降发挥作用。

## 筛查

结直肠癌筛查的理论基础是切除了腺瘤性息肉后就能阻止结直肠癌的发生，而且对于那些没有临床症状且病灶局限、表浅的患者越早诊断，其手术治愈率越高。这种筛查尤其适用于一级亲属中有患病的人群。这部分人群罹患结直肠癌的危险度是普通人群的 1.75 倍，如果亲属患病年龄小于 60 岁，则危险度将更高。由于 60% 的早期病灶位于直肠-乙状结肠交界，所以首选直肠乙状结肠镜检查。然而，近年来定位在直肠的大肠癌比例逐年降低，而定位在近端升结肠的肿瘤比例逐渐升高，其原因尚不清楚。因此，使用直肠-乙状结肠镜进行筛查潜在肿瘤的临床效益仍值得怀疑。

在过去几十年内结直肠癌的筛查项目列在表 12-3 中。

在很多针对结直肠癌的早期筛查项目中都强调直肠指诊和便潜血检查。对于 40 岁以上人群直肠指诊是体检的必备项目同时也是价廉的手段，在男性还可检查前列腺癌，在女性直肠指诊是盆腔检查的一部分。然而，由于结直肠癌有向近端结肠迁移的趋势，限制了直肠指诊在结直肠癌筛查中的价值。便潜血检测技术的发展使便潜血检查得以普遍应用。然而遗憾的是，即便正确操作，便潜血检查作为筛查项目仍有局限性。考虑到肿物间断出血的特点，大约 50% 的结直肠癌确诊患者便潜血检查阴性。随机队列研究表明，在没有症状的人群中，2%～4% 的便潜血阳性。在便潜血阳性的病例中，仅仅<10% 的患者诊断为结直肠癌，约 20%～30% 的患者合并良性息肉。因此，在大部分没有症状的患者中，即便潜血阳性，亦不能发现结直肠

| 表 12-3 | 结直肠癌筛查策略 |
|---|---|
| 直肠指诊 | |
| 粪便检查 | |
|   潜血 | |
|   粪便 DNA | |
| 影像学 | |
|   对比钡灌肠 | |
|   虚拟成像（比如计算机断层扫描结肠成像） | |
| 内镜 | |
|   可屈式乙状结肠镜检查 | |
|   结肠镜检查 | |

癌。不过，对于便潜血阳性的患者建议追加其他检查，比如乙状结肠镜和（或）全结肠镜。这些检查不仅会造成受检者的不舒服、价格昂贵，同时也有发生严重并发症的低度风险。如果一小部分便潜血阳性的患者能通过这些进一步的检查发现潜在的肿瘤，并因而改善预后、延长生命，那么这些检查引起的费用增加是值得的。前瞻性对照研究证实结直肠癌患者每年进行便常规检查将明显降低死亡率。然而这些获益是在随访13年后才显现的，同时，检查费用也是巨大的，这是因为针对所有的阳性病例（绝大多数都是假阳性）均进行了结肠镜检查。此外，由于在每年筛查的人群中癌症的发生率降低了20%，因此这些结肠镜检查可以通过切除潜在的癌前腺瘤性息肉从而有效地防止癌症的发生。

肠癌的进展过程是从正常肠黏膜发展为腺瘤性息肉而后致癌，这一过程是一系列分子改变的结果，根据这一理论，研究者可以通过检测粪便中的DNA里这些分子改变，从而发现隐匿的癌前病变或已经出现的癌变。这一方法已经在超过4000例便潜血阳性且伴有粪便DNA里21种可能突变的无症状个体中得到了验证，这些病例同样建议进行肠镜检查。虽然，在发现腺瘤或者癌症方面，粪便DNA检查要优于便潜血检查，但是与结肠镜这一金标准相比，粪便DNA检查的敏感性最高仍不超过50%，从而限制了该检查方法更为广泛的应用。

对影像学检查在结直肠癌筛查中的作用也进行了研究。在定位便潜血的来源方面，气钡对比造影要优于纤维肠镜检查。但由于气钡对比造影检查过程繁琐且具有不适感，限制了该检查的广泛应用。计算机断层扫描（CT）可模拟出结肠镜的效果，在结肠镜筛查中可作为替代技术。虚拟结肠镜与传统的结肠镜相比具有同等的敏感性，且不要求操作者具备内镜的专业技术，从而应用更为广泛。然而，和传统内镜检查一样，虚拟结肠镜也需要肠道准备，这限制了该项检查方法的应用。虚拟结肠镜仅能诊断而不能治疗（比如患者合并浅表的病灶需要在内镜下行息肉切除或活检术），作为传统的放射检查技术，在筛查方面，该技术敏感性低于内镜检查。

考虑到单独使用便潜血检查存在的不足，影像学检查的应用以及结肠镜检查在初级医疗社区中的开展，无症状患者的筛查方案发生了改变。目前，美国癌症协会和国家综合癌症网推荐对于没有症状，且无息肉以及结直肠癌个人史、家族史的人群，在50岁以后，每年检查便潜血、每5年行弯曲式乙状结肠镜；或者每10年做一次结肠镜检查。近年来，在美国、英国和意大利完成的3项随机研究均强烈推荐将弯曲式乙状结肠镜作为筛查手段。这3项研究纳入了超过350 000例病例，随访超过10年，发现规律的（哪怕就一次）进行乙状结肠镜检查，结直肠癌发生率下降了21%，而恶性疾病的死亡率下降25%。不到20%的病例随后又做了结肠镜检查。与结肠镜前需要专业人员做清洁肠道准备不同，可弯曲乙状结肠镜的肠道准备可由非专业人员或者扩张器通过注入灌肠剂来完成。随机筛查研究表明使用可弯曲乙状结肠镜每筛查大约650人能避免1人因结直肠癌死亡，而乳腺钼靶检查则需筛查2500例妇女才能避免1人因乳腺癌死亡，由此可见内镜检查在结直肠癌筛查中是有效的。假设乙状结肠镜筛查的获益来源于腺瘤性息肉的确认和去除，但近端一半的大肠无法通过乙状结肠镜观察，这些获益就让人感到费解了。

尽管目前在美国通过结肠镜监测来进行结直肠癌筛查越来越普遍，但是它是否比可弯曲乙状结肠镜更有效尚未得到证实。目前正在欧洲进行的随机研究致力于解决上述问题。虽然相较可弯曲乙状结肠镜仅能看到远侧半的大肠，结肠镜能获得更多的信息量；但是根据研究发现结肠镜在筛查近端大肠时准确率低于远端大肠，这其中可能有技术方面的原因，但也可能是在右半结肠中出现更高比例的无蒂（平坦型）息肉，而后者相对较难确诊。现阶段，每10年行结肠镜检查可以替代每年的便潜血检查以及周期性（每5年）的可弯曲乙状结肠镜检查。结肠镜优于双重对比钡灌肠，并且比便潜血联合可弯曲乙状结肠镜检查在确诊绒毛状或结构异常的腺瘤或癌症方面有更高的敏感性。是否50岁后每10年做一次结肠镜在医学上优于同时在经济上等于做一次可弯曲乙状结肠镜效果，尚需进一步明确。

## 临床特征

**表现症状**　临床表现和肿瘤的解剖定位相关。由于大便通过回盲瓣进入右半结肠时相对较稀薄，位于回盲部和升结肠的肿瘤在没有任何梗阻症状或是可觉察的大便习惯改变之前，可能已经生长得很大了。右半结肠的病灶通常是溃疡型，导致慢性隐匿性出血，却不伴有大便性状的改变。因此，升结肠肿瘤的患者通常表现的症状有乏力，心悸，有时甚至心绞痛以及因缺铁出现的小细胞低色素性贫血。由于肿瘤是间断出血，因此随机的便潜血检查可能为阴性。因此，对于不能解释的缺铁性贫血的成年人（排除了绝经前期、多产的妇女），建议行内镜和（或）全大肠的影像学检查（图12-1）。

当大便进入横结肠和降结肠后变得更加成形，该

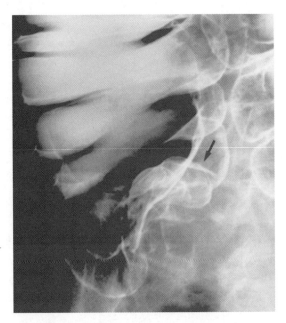

**图 2-1　气-钡双对比灌肠**显示在一例合并缺铁性贫血以及愈创木脂实验阳性患者的盲肠处出现一枚无蒂肿瘤。手术病理分期是Ⅱ期腺癌

部位的肿瘤会影响大便的通过，从而出现了腹部绞痛，间歇性的肠梗阻甚至穿孔表现。腹部影像学检查常常提示环形缩窄的病变（"苹果核"或"套餐巾的小环"）（图 12-2）。

定位在直肠和乙状结肠的肿瘤常合并便血、里急后重、大便变细等情况，贫血并不常见。这些症状常

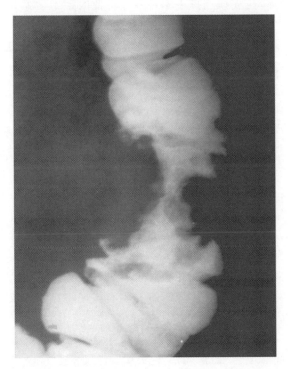

**图 12-2　降结肠环形缩窄型腺癌。**此类影像学表现称之为"苹果核"病灶，通常高度提示为恶性

被患者和医师认为是痔，一旦出现直肠出血和（或）大便习惯改变，应行肛门指诊和直肠乙状结肠镜检查。

**分期、预后因素和播散方式**　结直肠癌患者的预后与肿瘤浸润肠壁的深度、区域淋巴结受累以及远处转移相关。这些变量由 Dukes 纳入到分期系统中，随后又被 TNM 分期系统所采用。在 TNM 分期系统中，T 代表肿瘤浸润的深度，N 代表淋巴结受累情况，M 代表远处转移（图 12-3）。区域淋巴结没有受累的表浅病灶，若没有穿透黏膜下层为 T1，没有穿透肌层为 T2，均被定义为Ⅰ期（T1-2N0M0）；肿瘤穿透肌层但没有淋巴结转移定义为Ⅱ期（T3-4N0M0）；区域淋巴结受累定义为Ⅲ期（TxN1-2M0）；出现肝、肺、骨的远处转移定义为Ⅳ期（TxNxM1）。除非有明确的证据证实转移病灶，在手术切除以及手术标本病理检查前无法准确的判断疾病分期。采用特殊的免疫组化分子学技术对转移淋巴结进行检测是否和常规的光学显微镜检测一样，能够进行预后判断，目前尚不清楚。

绝大多数大肠癌患者在术后前 4 年出现复发，因此将术后生存 5 年判定为疾病治愈。结直肠癌患者 5 年生存率与分期相关（图 12-3）。和几十年前相比，相同手术分期的患者术后生存率得到了提高。对此最合理的解释是术中和术后病理分期较前更加准确。此外，病理报告的细节得到了更多的关注，结直肠癌患者的预后不仅与区域淋巴结是否受累有关，还与淋巴结受累的数目（1～3 枚淋巴结受累为 N1，4 枚以上淋巴结受累为 N2）以及检出淋巴结的总数相关。为了能准确分期，要求最少检出 12 枚淋巴结，当然越多越好。其他能预测根治术后预后不良的指标还有肿瘤侵透肠壁至肠周脂肪组织、组织学分化差、穿孔和（或）肿瘤与周围器官粘连（增加了解剖学临近器官复发的风险）以及脉管受侵（表 12-4）。无论临床病理分期如何，术前血浆癌胚抗原（CEA）水平升高均预示肿瘤最终可能出现复发。出现非整倍性或是特殊染色体的缺失，比如肿瘤细胞中 *braf* 基因的突变，提示发生转移的风险增加。相反，在肿瘤组织中检出微卫星不稳定性提示患者预后较好。当校正了淋巴结受累和组织学分化等因素后，结直肠癌的预后与原发病灶的大小无关，这一点和其他大多数肿瘤不同。

大肠癌通常经门静脉循环转移至区域淋巴结或是肝脏。肝脏最常发生转移，在结直肠癌复发的患者中，约有 1/3 最早转移至肝脏，最终有超过 2/3 的患者在临终前发生肝转移。结直肠癌很少在肝转移前，出现肺、锁骨上淋巴结、骨或脑转移。然而，下段直肠肿瘤患者的情况与上述规律不同。在没有出现肝转移之前，肿瘤细胞可以绕过门静脉，经椎旁静脉丛转移至

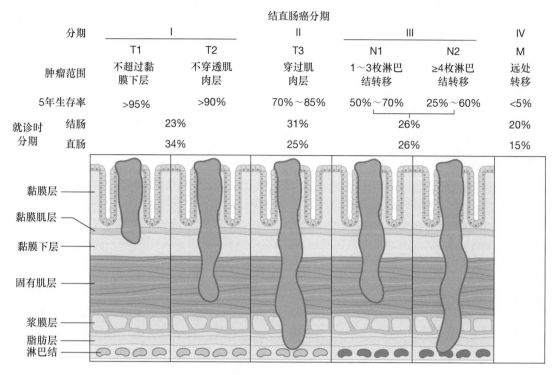

结直肠癌分期

| 分期 | I | | II | III | | IV |
|---|---|---|---|---|---|---|
| | T1 | T2 | T3 | N1 | N2 | M |
| 肿瘤范围 | 不超过黏膜下层 | 不穿透肌肉层 | 穿过肌肉层 | 1~3枚淋巴结转移 | ≥4枚淋巴结转移 | 远处转移 |
| 5年生存率 | >95% | >90% | 70%~85% | 50%~70% | 25%~60% | <5% |
| 就诊时分期 结肠 | 23% | | 31% | 26% | | 20% |
| 就诊时分期 直肠 | 34% | | 25% | 26% | | 15% |

黏膜层
黏膜肌层
黏膜下层
固有肌层
浆膜层
脂肪层
淋巴结

图 12-3　结直肠癌患者的分期和预后

| 表 12-4 | 结直肠癌根治术后不良结果的预测因素 |
|---|---|

肿瘤转移至局域淋巴结
淋巴结受累的数目
肿瘤穿透肠壁
组织学分化不良
穿孔
肿瘤与周围器官粘连
静脉受侵
术前 CEA 水平升高 （>5ng/ml）
非整倍体
特殊的染色体缺失 （比如 *braf* 基因突变）

缩写：CEA，癌胚抗原

双肺或锁骨上淋巴结。在过去，一旦诊断远处转移，患者中位生存期从 6~9 个月（肝大，肝功能异常者）到 24~30 个月（因 CEA 升高以及 CT 扫描发现的肝脏小结节者）不等，但是有效的全身化疗可以改善患者预后。

　　是否能够通过基因检测来甄别患者复发风险高低或是辅助化疗获益大小，目前尚没有能够指导临床的结果。尽管研究预后因子的文献越来越多，但病理分期仍是预测长期预后的最好指标。合并脉管受侵以及术前高水平 CEA 的患者临床预后不佳。

## 治疗　结直肠癌

　　当确诊大肠癌后，根治性切除肿瘤是首选的治疗方案。术前应完善相应的检查明确有无远处转移，其中包括体格检查，肝生化功能评估，血清 CEA 测定，胸、腹、盆腔 CT 扫描等。如果有必要，建议行肠镜检查排除同时性肿瘤和（或）息肉。若出现胃肠道出血或是梗阻等肿瘤相关症状，即便有远处转移，也应该选择手术治疗，但此时手术无姑息性切除。对于合并远处转移而无临床症状的患者是否行手术切除尚存在争议。在剖腹探查时，包括肝脏、盆腔、膈肌以及全部大肠在内的整个腹腔都应被检查。在手术完整切除后，患者需每半年行体格检查和血生化检测，一直持续到术后 5 年。如果术前肠镜没有检查肠道全长，术后数月内应完善该项检查。因为 CEA 灵敏度高，能比其他检查更早的提示肿瘤复发，一些机构建议每 3 个月检测 CEA 水平。此外，因为结直肠癌患者术后有 3%~5% 的可能性再发新的肠癌，以及超过 15% 的可能性发生腺瘤性息肉，所以建议每 3 年行肠镜检查。如果手术切缘足够且没有肿瘤残留，那么吻合口（缝线处）复发并不常见。至于定期行腹部 CT，以期早期发现无症状的肿瘤复发，其价值尚不明确。有些专家建议在术后前 3 年每年行腹部 CT 检查。

　　对于根治术后 II、III 期的直肠癌患者，放疗能降低 20%~25% 局部复发率，建议术后行盆腔放疗，尤其是肿瘤穿透浆膜的患者。盆腔内部解剖空间狭窄限制了手术切除的范围，以及直肠与盆腔侧壁通过丰富的淋巴网络相连接，使得恶性细胞能早期转移至手术切除范围之外的组织，从而导致了较高的局部复发率。直肠癌手术中采用锐性分离与钝性分离相比，可以降低 10% 的局部复发率。无论是术前还是术后放疗，均能降低盆腔复发率，但并不能延长患者生存。术前放疗联合 5-氟尿嘧啶（5-FU）能降低局部复发，改善总生存。通过放疗可使肿物缩小而易于手术切除，所以术前放疗适用于肿瘤较大，潜在无法切除的直肠癌患者。然而，不建议将放疗作为结肠癌的初始治疗。

结直肠癌患者的全身化疗较过去更加有效。5-FU 依然是化疗的基础药物。15%～20% 的患者可获得部分缓解。将化疗药物经肝动脉直接注入肝转移病灶，有效率更高。但是动脉内化疗价格昂贵、毒性高且并不能明显延长生存。因亚叶酸（四氢叶酸）能增强 5-FU 与其靶酶（胸苷酸合成酶）的结合能力，两药同时输注可以提高 5-FU 对于进展期结直肠癌患者的疗效。亚叶酸联合 5-FU 可以将部分缓解率提高 3 倍，然而它对于生存的作用微乎其微，使用的最佳剂量也尚未确定。5-FU 可以经静脉输入，也可以通过以卡培他滨片（希罗达）的形式经口服用，二者疗效相似。

伊立替康（CPT-11），是一种拓扑异构酶 1 抑制剂。对于经 5-FU 治疗疾病进展的患者，采用伊立替康治疗，生存期长于单纯支持治疗。伊立替康联合 5-FU 和亚叶酸的方案（Folfiri）可以提高远处转移患者的缓解率，延长生存期。Folfiri 方案如下：伊立替康第 1 天 180mg/m² 90min 内滴完，亚叶酸 400mg/m² 于 2h 内滴完，5-FU 400mg/m² 入壶滴注，5-FU 2.4～3g/m² 在 46h 内持续输入，上述方案每 2 周重复一次。腹泻是伊立替康最主要的副作用。奥沙利铂是一种顺铂的异构体，与 5-FU 和亚叶酸联合使用（Folfox）同样也能改善转移性结直肠癌患者的缓解率。Folfox 方案如下：第 1 天奥沙利铂 85mg/m² 于 2h 内滴完，亚叶酸 400mg/m² 于 2h 内滴完，5-FU 400mg/m² 入壶滴注，5-FU 1200mg/m² 在 22h 持续滴注，上述方案每 2 周重复一次。奥沙利铂常引起感觉神经病变，程度与剂量相关，中止化疗后症状能有所改善。Folfiri 方案和 Folfox 方案疗效相当。在转移性疾病中，上述方案可以使患者中位生存 2 年。

单克隆抗体对进展期结直肠癌患者也有效。西妥昔单抗（Erbitux）和帕尼单抗（Vectibix）直接拮抗表皮生长因子受体（EGFR），后者作为一种跨膜的糖蛋白，在肿瘤细胞的生长和增殖的信号途径中发挥作用。单独输注西妥昔单抗或帕尼单抗均能使一小部分之前治疗过的患者获益。而且西妥昔单抗似乎和伊立替康等化疗药物有协同作用，甚至能使耐药患者获益，这说明西妥昔单抗可以逆转细胞对细胞毒性化疗药物的耐药性。结肠癌患者中约 40% 合并 K-ras 基因突变，单克隆抗体针对这部分患者无效。使用西妥昔单抗或帕尼单抗后，患者可出现痤疮样皮疹，皮疹的出现及其严重程度与其抗肿瘤的疗效正相关。EGFR 酪氨酸激酶抑制剂，如厄洛替尼（Tarceva）或舒尼替尼（Sutent）对结直肠癌无效。

贝伐单抗（Avastin）是一类直接作用于血管内皮生长因子（VEGF）的单克隆抗体，它可抑制血管形成。在含伊立替康的方案以及 Folfox 方案中加入贝伐单抗，相比不加贝伐单抗的单纯化疗，疗效明显提高。但随后的研究认为获益有夸大之虞。贝伐单抗可以导致高血压、蛋白尿，并诱发血栓形成。

临床或影像学检查证实没有其他部位转移的肝脏单发转移的患者，经有经验的医生手术后 5 年生存率可达 25%～30%，因此对于这部分合适的患者应考虑肝部分切除术。

Ⅲ期患者手术后给予 6 个月的 5-Fu 和亚叶酸的治疗，可使复发率降低 40%，同时生存率提高 30%。当奥沙利铂联合 5-FU 和亚叶酸（Folfox）可以更进一步降低复发率，但出乎意料的是，5-FU 和亚叶酸中加入伊立替康，无论是否联合贝伐单抗或是西妥昔单抗，均不能明显改善预后。因Ⅱ期患者并不能从辅助化疗中获益，所以辅助化疗只适用于有高危复发风险的患者（比如肿瘤穿孔、T4、脉管受侵等）。对于 70 岁以上或是Ⅱ期的患者，在辅助化疗中加入奥沙利铂并不能使其获益。

在直肠癌中，术前或术后给予综合治疗（5-FU 联合放疗）可以降低Ⅱ期、Ⅲ期患者复发风险并增加治愈的机会，而且术前放疗更容易被接受。在联合治疗中，5-FU 是放疗的增敏剂。65 岁以上的老年患者中仅有一半的患者通过辅助治疗获得生存获益。造成这种疗效年龄差异的原因是，65 岁以上的患者对于辅助治疗的获益和耐受性与年轻患者是相似的。

## 肛门癌

大肠恶性肿瘤中 1%～2% 是肛门癌。其中大部分定位于肛管，解剖范围从肛门直肠环延伸至齿状线与肛缘中点附近。齿状线以近（直肠柱状上皮和肛门鳞状上皮的移行区域）常见有基底细胞样、立方细胞样或生殖细胞来源的肿瘤，这些组织类型肿瘤占全部肛门癌1/3。齿状线以远的恶性肿瘤多为鳞癌，其外观为溃疡型，占全部肛门癌的55％。肛门基底细胞癌和鳞癌患者的预后与肿瘤的大小以及区域淋巴结是否受累相关。

肛门癌的发生与人类乳头瘤病毒感染相关，它与宫颈癌的病因学同源。病毒通过性途径传播。感染导致肛门疣（尖锐疣）的形成，后者进展为肛门上皮内瘤变以及鳞状细胞癌。肛门癌的风险在男性同性恋者中升高，这可能与肛交相关。因为艾滋病患者的免疫抑制导致了更严重的乳头瘤病毒感染，所以在男女艾滋病患者中，罹患肛门癌的风险性均升高。人乳头瘤病毒疫苗可能降低罹患肛门癌的风险。肛门癌多见于中年人，女性比男性常见。在就诊时，患者可表现为出血、疼痛、肛周肿物感以及瘙痒等症状。

手术切除（腹会阴联合切除联合淋巴结清扫和永久性造口）曾经一度是此类疾病的治疗方案。在没有淋巴结转移的患者中，5年生存率为55％～70％；若淋巴结转移，则＜20％。另一种治疗方案是放疗联合同步化疗（5-FU和丝裂霉素C），它能使80％的原发病灶小于3cm的患者出现肿瘤完全退缩。在这部分患者中，肿瘤复发＜10％，这就意味着约70％的肛门癌患者无需手术及造口就能根治。手术仅适用于经放化疗治疗后肿物仍有残留的一小部分患者。

# 第十三章　肝和胆道肿瘤
## Tumors of the Liver and Biliary Tree

Brian I. Carr

（刘伟　译　郝纯毅　审校）

## 肝细胞癌

### 发病率

 肝细胞癌（HCC）是世界范围内最常见的恶性肿瘤之一。全球每年发病率接近100万例，男

女比例接近4∶1（无肝硬化人群中男女比例1∶1，高发地区人群中男女比例9∶1）。发病率与死亡率接近持平。在美国，每年有近22 000例新发病例，其中18 000例死亡病例。在低发病率地区，如美国等，每年男性死亡率1.9/100 000；在中等发病地区，如奥地利和南非等，死亡率为5.1～20/100 000；在东方高发地区（中国和韩国），每年死亡率为23.1/100 000～150/100 000（表13-1）。美国HCC发病率接近3/100 000，具有性别，种族和地理因素等显著性差异。上述数据在迅速增长且有被低估的可能。在美国，具有接近400万慢性丙型肝炎病毒（HCV）携带者。其中，10％或40万患者可能进展为肝硬化。上述患者中，近5％或2万患者每年会进展为HCC。除此之外，其他两个主要原因慢性乙型肝炎（HBV）和慢性酒精性肝硬化，每年可能造成新增6万HCC患者。在未来，HCC治疗中的进展可能来自于HBV（和HCV）的免疫治疗，以及在具有进展为HCC的高危患者中依靠筛查而获得早期诊断。

**目前方向**　根据美国HCV流行病学调查，HCC发病率在大部分州内呈现增长趋势，肥胖相关肝病［非酒精性肝炎（NASH）］也被逐渐认为是主要发病原因之一。

| 表13-1 | 按年龄校正的肝细胞癌发病率 | |
| --- | --- | --- |
| **国家** | 人/（10万·年） | |
| | **男性** | **女性** |
| 阿根廷 | 6.0 | 2.5 |
| 巴西，累西腓 | 9.2 | 8.3 |
| 巴西，圣保罗 | 3.8 | 2.6 |
| 莫桑比克 | 112.9 | 30.8 |
| 南非，开普敦：黑人 | 26.3 | 8.4 |
| 南非，开普敦：白人 | 1.2 | 0.6 |
| 塞内加尔 | 25.6 | 9.0 |
| 尼日利亚 | 15.4 | 3.2 |
| 甘比亚 | 33.1 | 12.6 |
| 缅甸 | 25.5 | 8.8 |
| 日本 | 7.2 | 2.2 |
| 韩国 | 13.8 | 3.2 |
| 中国，上海 | 34.4 | 11.6 |
| 印度，孟买 | 4.9 | 2.5 |
| 印度，马德拉斯 | 2.1 | 0.7 |
| 英国 | 1.6 | 0.8 |
| 法国 | 6.9 | 1.2 |
| 意大利，瓦雷泽 | 7.1 | 2.7 |
| 挪威 | 1.8 | 1.1 |
| 西班牙，纳瓦拉 | 7.9 | 4.7 |

## 流行病学

肝细胞癌主要有两大类流行病学研究—以国家为研究对象（表 13-1）和以移民为研究对象。地方性热点主要位于中国和撒哈拉以南非洲地区，主要与较高的乙型肝炎病毒携带率和霉菌毒素引起的食物（黄曲霉素 B），储存的谷物，饮用水和土壤污染相关。环境因素同样重要，例如，在日本本土生活的日本人，患病率就高于生活在夏威夷的日本人，后者又高于生活在加利福尼亚的日本人。

## 致病因素

**化学致癌物** HCC 致病物质的研究主要有两大类。一类是在实验动物（啮齿类动物）身上发现的致癌物，该类物质也见于人类生活环境中（表 13-2）。另一类则是与 HCC 相关的其他各种临床因素。研究最为详尽，最有可能普遍存在的自然致癌物质就是曲霉菌产物，黄曲霉菌 B。该黄曲霉毒素可见于储存在高热，潮湿地方的谷物中，而大豆和大米则储存在非冷藏条件下。黄曲霉素污染食物引起的 HCC 常见于非洲地区，也见于中国的一部分地区。在中国的高发地区，甚至诸如鸭子等农家动物也会患病。最有可能的致癌物包括植物，真菌和细菌的一些自然产物，比如灌木中的吡啶生物碱，鞣酸和黄樟素。除草剂，杀虫剂引起的污染在啮齿类动物致癌物中也是较为常见的。

**肝炎** 病例对照研究和队列研究显示慢性病毒性乙型肝炎病毒携带率与 HCC 发病率增加具有显著相关性。在台湾，男性乙型肝炎表面抗原（HBsAg）阳性患者中，与 HBsAg 阴性相比，HCC 发病率显著增高 98 倍。在阿拉斯加土著中，由于 HBV 感染率增高，HCC 发病率显著增高。HBV 造成的 HCC 可能源于肝损伤后的增值而非必要的肝硬化。在过去

| 表 13-2 | 促进肝细胞癌发生的风险因素 |
| --- | --- |
| **常见** | **少见** |
| 任何因素造成的肝硬化 | 原发性胆管硬化 |
| 乙型或丙型肝炎感染 | 血色素沉积症 |
| 长期饮酒 | 抗 α1 胰蛋白酶缺乏 |
| NASH/NAFL | 瓜胺酸血症 |
| | 迟发性皮肤卟啉症 |
| | 遗传性酪胺酸血症 |
| | Wilson 病 |

缩略语：NAFL，非酒精性脂肪肝；NASH，非酒精性脂肪性肝炎

30 年间，HCC 发病率被认为主要来源于丙型肝炎。世界卫生组织（WHO）在亚洲发起一项大型干预性研究，是关于在新生儿中注射 HBV 疫苗。非洲黑人 HCC 患者并不伴有严重肝硬化，但是分化较差并且具有浸润性。尽管在南非班图地区内 HBV 携带者发病率保持一致，但是莫桑比克沿海生活的居民 HCC 发病率是岛内的 9 倍。这些差异主要源于饮食暴露于黄曲霉素 B 和其他致癌的霉菌毒素。HCV 相关输血与其引起的 HCC 典型发病时间是 30 年。HCV 相关的 HCC 患者往往更容易出现晚期肝硬化，但是只有一半的 HBV 相关 HCC 患者出现肝硬化，剩余患者则出现慢性活动性肝炎。

**其他致病因素** 75％～85％伴有肝硬化的 HCC 患者已确认，南亚地区常见更为典型的大结节型肝硬化，但是欧洲及美国则更为常见小结节型肝硬化（酒精）。目前，肝硬化本身是否是 HCC 的一个始动因素或潜在的致癌因素尚不确定。尽管如此，在美国约 20％的 HCC 患者并无肝硬化。一些潜在的临床因素可能增加肝硬化相关 HCC 的患病风险（表 13-2），包括肝炎，酒精，自身免疫慢性活动性肝炎，隐源性肝硬化和 NASH。一些少见原因比如原发性胆管硬化，以及代谢性疾病，包括血色素沉积症、抗 α1 胰蛋白酶缺乏、遗传性酪胺酸血症、Wilson 病，迟发性皮肤卟啉症、1 型和 3 型糖尿病、瓜胺酸血症和乳清酸尿症。在那些无肝硬化 20％的患者中，发病机制尚不清楚，并且 HCC 病程并不清楚。

**目前方向** 许多患者存在多种致病因素，并且也开始对 HBV、HCV、酒精、吸烟和曲霉菌素等因素的相互作用进行研究。

## 临床特点

**症状** 包括腹痛，体重减轻，乏力，腹胀和肿胀，黄疸和恶心（表 13-3）。临床体征和症状在高发地区和低发地区具有差异。在高发地区，尤其是南非黑人，最常见的症状是腹痛；相反，只有 40％～50％的中国和日本患者表现腹痛症状。腹部肿胀可能源于潜在的慢性肝病进展引起腹水，或肿瘤快速增长所致。偶尔，肿瘤中心性坏死或急性出血进入腹腔会导致死亡发生。在一些具有积极流行病学调查研究的国家或地区，HCC 可以在早期即被发现，是否出现症状则取决于疾病进展程度。黄疸主要源于疾病进展造成的肝内胆管梗阻。呕血主要是源于门静脉高压造成的食管静脉曲张。骨痛见于 3％～12％患者，但是尸检发现 20％患者可见病理性骨转移。但是，25％无任何症状。

| 表 13-3 | 肝细胞癌的临床表现（n＝547） |
|---|---|
| **症状** | **患者（%）** |
| 无症状 | 129（24） |
| 腹痛 | 219（40） |
| 其他（贫血和其他疾病引起） | 64（12） |
| 常规体检，LFT 升高 | 129（24） |
| 体重减轻 | 112（20） |
| 乏力/不适 | 59（11） |
| 黄疸 | 83（15） |
| 对于未知的肝硬化行常规 CT 扫描筛查 | 30（5） |
| 肝硬化症状（脚踝水肿，腹部膨胀，腰围增长，紫癜，消化道出血） | 92（17） |
| 腹泻 | 7（1） |
| 肿瘤破裂 | 1 |
| **患者临床特点** | |
| 平均年龄（岁） | 56 |
| 男性：女性 | 3：1 |
| 种族特点 | |
| 白人 | 72% |
| 中东人种 | 10% |
| 亚洲人种 | 13% |
| 非裔美国人 | 5% |
| 肝硬化 | 81% |
| 无肝硬化 | 19% |
| **肿瘤特点** | |
| 肝肿瘤数目 | |
| 1 | 20% |
| 2 | 25% |
| 3 或更多 | 65% |
| 门脉受侵 | 75% |
| 单叶 | 25% |
| 双叶 | 75% |

缩略语：CT，CT 扫描；GI，消化道；LFT，肝功能检测

**体征** 肝大是最常见的体征，见于 50%～90% 患者。6%～25% 患者出现腹部杂音，30%～60% 出现腹水。应该对腹水进行细胞学检查。脾大主要源于门脉高压。体重减轻和肌肉消耗较为常见，尤其是肿瘤快速增长或增大的情况下。10%～50% 患者出现发热，原因不明。慢性肝病可以常出现下述体征：包括黄疸、腹壁静脉曲张、肝掌、男性乳房发育、精索静脉曲张以及外周水肿。布加综合征主要见于 HCC 侵犯肝静脉的情况下，伴有大量腹水和肝增大的症状。

**副癌综合征** 大部分 HCC 的副癌综合征主要是在无相关临床因素的前提下生化异常。包括低血糖（终末期肝功能衰竭亦可引起），红细胞增多症，高胆固醇血症，纤维蛋白原异常，类癌综合征，甲状腺结合球蛋白增多症，继发性性状改变（男性乳房发育、精索静脉曲张和性早熟），以及迟发性皮肤卟啉症。轻

度低血糖源于终末期时 HCC 快速增长，并且可能出现持续性低血糖，但是发病原因尚不清楚。3%～12% 患者出现红细胞增多症，10%～40% 患者出现高胆固醇血症。较高比例患者因为门脉高压出现血小板减少症，伴有纤维化或白细胞减少，并不是因为癌细胞浸润骨髓，与其他类型肿瘤相同。而且，大肝癌患者血小板水平正常或增高（血小板增多症），与卵巢癌和其他消化道肿瘤相同，白细胞介素-6 水平升高。

## 分期

HCC 临床分期系统较多。美国癌症联合委员会（AJCC）推出的 TNM 分期系统目前被广泛应用。肝癌米兰分期（CLIP）目前广受好评，因为其在 Okuda 分期系统的基础上加入肝硬化因素（表 13-4）。Okuda Ⅲ期患者预后较差，因为既不能接受根治性切除，并且肝脏状况也不能接受化疗。同时，其他分期系统也被提出，但是需要在诸多分期系统中达成一致性共识。所有分期系统的建立均考虑了由于肿瘤进展而造成肝损伤这一影响预后的因素，包括西班牙的巴塞罗那分期（BCLC）（图 13-1），其得到广泛验证，并且结合生存估计；香港中文大学预后系数（CUPI）；重要并且简单的日本分期评分（JIS）；SLiDe 分期标准，包括 s 分期，肝损伤，异常凝血酶原。CLIP 和 BCLC 分期系统在西方应用范围广泛，而日本则多采用 JIS 分期系统。

每个系统中都有预后最好的一期。预后最好的是 Ⅰ期，单发肿瘤直径小于 2cm 无血管侵犯。预后不好的因素包括：腹水，黄疸，血管侵犯和甲胎蛋白（AFP）

| 表 13-4 | 肝细胞癌 CLIP 和 OKUDA 分期 | | |
|---|---|---|---|
| **CLIP 分期** | | | |
| 变量 | 评分 | | |
| | **0** | **1** | **2** |
| 肿瘤数目 | 单发 | 多发 | |
| 肿瘤占据肝体积 | ＜50 | ＜50 | ＞50 |
| Child-Pugh 评分 | A | B | C |
| AFP 水平（ng/ml） | ＜400 | ＞400 | |
| 门脉癌栓 | 否 | 是 | |

CLIP 分期（评分＝总分）：CLIP 0，0 分；CLIP 1，1 分；CLIP 2，2 分；CLIP 3，3 分；

| **Okuda 分期** | | | |
|---|---|---|---|
| 肿瘤体积[a] | 腹水 | 白蛋白 | 胆红素 |
| 50% 50 | ＋ － | 3 3 | 3 3 |
| ＋ － | ＋ － | ＋ － | ＋ － |

Okuda 分期：1 期，全（－）；2 期，1 或 2（＋）；3 期，3 或 4（＋）

[a] 指占肝体积百分比

缩写：CLIP，意大利米兰分期

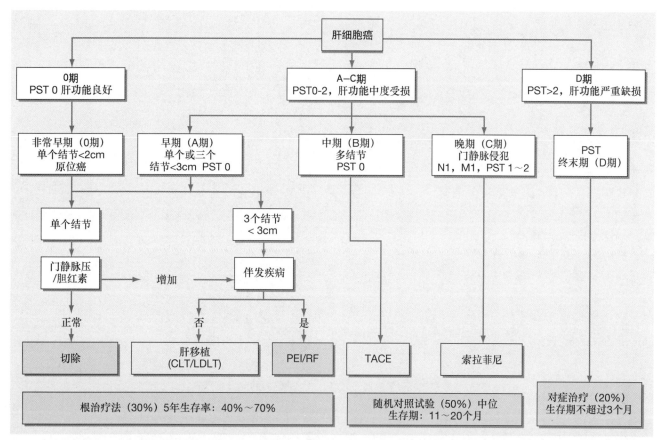

**图 13-1　巴塞罗那临床肝癌分期（BCLC）和处理方案。** 非常早期的肝细胞癌患者（0期）手术切除最佳。早期肝细胞癌患者（A期）适合根治性治疗（手术切除，肝移植，经皮无水乙醇注射促使局部消融或射频消融）。中期肝癌患者（B期）可行经动脉化疗栓塞术。晚期肝细胞癌患者（C期）出现肉眼可见的血管侵犯、肝外转移或癌症相关症状（东部肿瘤协作组测定体能状态1或2），可使用索拉非尼治疗。终末期肝细胞癌患者（D期）要接受对症治疗。在治疗过程中若出现治疗失败或禁忌证，治疗策略将随着分期进展作出调整。CLT，尸体肝移植；LDLT，活体肝移植；PST，行为状态指数

水平升高。血管侵犯影响预后，可以是镜下脉管癌栓或肉眼癌栓（CT 可见）。大部分大肝癌伴有镜下脉管癌栓，详细的分期只有在手术切除后才能完善。Ⅲ 期患者肿瘤伴有或不伴有淋巴结阳性或阴性转移。淋巴结阳性的Ⅲ期患者预后较差，只有少数患者能够存活1 年。Ⅳ 期患者肝切除或移植术后预后更差，术后生存 1 年更为少见。

　　**新方向**　肿瘤分期需要共识。这些分期系统需要通过蛋白质组学进一步验证。

## 肝细胞癌患者的处理方法

### 病史和体格检查

　　病史在诊断假定的诱发因素的过程中十分重要，包括肝炎或黄疸病史，输血，或使用静脉药物。应该进一步挖掘 HCC 家族史或肝炎病史，以及社会史，包括工作内容是否暴露于可能的致癌药物和避

孕激素等。体格检查应该包括评价潜在肝病引起的皮肤红斑，黄疸，腹水，外周水肿，蜘蛛痣，肝掌和体重减轻。应该通过腹部检查评价肝大小，腹水量，肝硬化结节和肝质地以及脾大小，同时也应该评价患者体力状况和精神状况。

### 血清学检测

　　AFP 是 HCC 的血清肿瘤标志物；但是，只有约 50% 的美国患者 AFP 水平升高。甲胎蛋白异质体（AFP-L3）水平检测更具有特异性。异常凝血酶原（DCP），维生素 K 衍生蛋白（PIVKA-2）缺乏。该蛋白在 80% 患者中升高，但在维生素 K 缺乏以及使用华法林的患者中均会升高。该标志物也可用于预测门静脉侵犯。AFP-L3 和 DCP 已经通过美国 FDA 批准。其他肿瘤标志物也逐渐产生，比如磷脂酰肌醇蛋白聚糖 3，但是并未在敏感性和特异性上有所突破。当一个患者出现肝肿块或其他肝失代偿

表现时，应该检测癌胚抗原（CEA），维生素 B12，AFP，铁蛋白，PIVKA-2 和抗线粒体抗体，以及标准肝功能检查，包括凝血酶原时间（PT），部分凝血酶原时间（PTT），白蛋白，转氨酶，γ-谷氨酰转肽酶和碱性磷酸酶。γ-谷氨酰转肽酶和碱性磷酸酶在 AFP 水平低的 HCC 患者中更为重要，这部分患者占全部的 50%。血小板和白细胞计数的降低可以反映出门脉高压和脾功能亢进相关。应该检测甲、乙和丙型肝炎血清学，检查。如果 HBV 或 HCV 血清学阳性，需要进一步检查血清学 HBV DNA 或 HCV RNA 定量检查。

**新方向**　目前正在评价新的肿瘤标记物，尤其是以组织和血清为主的基因组分析。新的血浆肿瘤标记物包括磷脂酰肌醇蛋白聚糖 3、骨桥蛋白、类胰岛素生长因子 I 和血管表皮生长因子。但是，上述标志物仍旧在验证阶段。而且，循环肿瘤细胞商业用试剂盒的应用使 HCC 分子表型不再依靠组织活检。

## 影像学

超声检查是肝筛查方法的首选工具。血管异常的两个特点包括肿物周围血供丰富（新生血管和异常荷瘤动脉）和正常门静脉内肿瘤侵犯形成的血栓。为准确判断肿瘤大小和侵犯程度以及是否造成门静脉侵犯，患者应该行腹部和盆腔螺旋 CT 扫描，快速增强造影技术，用于检测典型的富血供 HCC。门静脉侵犯常表现为血管梗阻和扩张。胸部 CT 用于排除肺转移。磁共振（MRI）可以提供详细信息，尤其是应用新型增强造影剂。碘油（碘化油）可以通过肝动脉注射（5～15ml）后经肝脏肿瘤摄取，1 个星期后行 CT 扫描。对于小肝癌，在活检前注射碘油十分有用，因为细针活检可疑结节时可见组织染色。一项前瞻性研究比较螺旋 CT，钆增强 MRI，超声和 FDG-PET 扫描，显示结果相近；PET 扫描在一部分 HCC 患者中阳性。腹部 CT 与 MRI 相比，只需要屏住一口气，操作简单，不需要患者良好配合。MRI 需要的检查时间更长，腹水可能引起伪影，但是 MRI 可以更为准确地鉴别增生或再生结节。影像学诊断标准的发展，已经不再需要穿刺活检，特异性大于 90%。诊断标准包括结节>1cm，伴有动脉期增强和门脉期退出，对于小肝癌，在间隔时间小于 6 个月的时候可见肿瘤特异性的速度增长（Organ Procurement and Transplant Network）。尽管如此，肝移植后病理提示未经活检证实的 HCC 患者中有 20% 并无肿瘤。

**新方向**　分子靶向治疗引起的肿瘤血管改变是新兴影像学技术发展的基础，包括超声造影（CEUS）和动态核磁共振。

## 病理诊断

HCC 组织学证据是通过超声引导下细针穿刺肝肿瘤获得的，也可以对有潜在肝病的肝脏通过随机穿刺的方法获得。与其他肿瘤相比，穿刺出血的风险增加，原因如下①肿瘤富血供和②患者常伴有血小板低下并且肝合成的凝血因子缺乏。有腹水出现时，高位出血风险增加。肿瘤追踪会引起一些少见问题。细针抽吸方法能够为诊断肿瘤提供足够的证据，但是仍推荐髓心活检（core biopsy）。组织结构能够鉴别 HCC 和腺癌。可以应用腹腔镜的方法。对于可疑门脉受侵的患者，采用门静脉髓心活检安全可靠。如果明确受侵，则是肝移植的禁忌证。

**新方向**　免疫组化已经成为诊断方法的主流。根据生长信号通路上的蛋白质和基因分型，可以区分患者预后，包括与预后显著相关的 5 种基因分型。在术后复发或新发 HCC 患者中，分子表型是肝硬化"场效应"的最好证据。另外，HCC 干细胞因子已经被确定，包括 EpCAM，CD44 和 CD90 表达，有可能成为干细胞治疗的新靶点。

## 高危人群筛查

筛查有两个目标，包括可能进展为原发性肝癌的高危人群，例如肝硬化患者。筛查第一个目标是，尽早发现可以通过消融的方法治愈的小肝癌。与未通过免疫监视发现的 HCC 的患者相比，第二个目标是是延长生存。来自中国台湾的证据表明，对乙型肝炎表面抗原阳性的患者进行筛查，可以明显改善预后，其他证据表明可以有效诊断 HCV。一些在高危人群中开展的前瞻性研究表明，尽管 HBV 和 HCV 携带者间隔 6 个月就要行超声和 AFP 检查，尤其是出现肝硬化或肝功能较差的患者，超声检查较单纯 AFP 水平升高更为敏感。尽管，一项意大利的研究显示每年有 3% 的肝硬化患者进展为原发性肝癌，但是虽然加大筛查力度，也无法提高早诊率。包括全民接种肝炎疫苗在内的预防措施，比筛查更为有效。尽管没有官方指南，大部分临床医生在高危人群（HBV 携带者，HCV 肝硬化患者，有家族性 HCC 病史者）的随访中发现，高危人群会间隔 6 个月进行一次 AFP，超声（经济、特异，即使在贫穷国家）或 CT（更为敏感，尤其是在超重患者中，但是花费较高）检查。

**目前方向**　筛查的性价比目前还不能让人信服，即使听上去很直观。但是，一些研究显示在 HBV 携带者高发地区，通过筛查能够早期诊断而使患者在生存上获益。因为较难在未进行筛查的患者中获得知情同意，无法开展一个明确的关于筛查的临床研究。γ-谷氨酰转肽酶可以用于检测小肝癌。

## 预防

只有当致癌原因知晓或高度怀疑的情况下才能制定预防措施。只有少数人类肿瘤致病原因和癌症是明确相关的，比如吸烟和肺癌，人乳头瘤病毒和宫颈癌，任何因素引起的肝硬化或黄曲霉素 B_1 造成的食物污染和 HCC 的发生。黄曲霉素 B_1 是目前最熟悉的化学性致癌因素，由曲霉菌产生，生长于储存在高热、潮湿环境中的花生或大米。最为有效的方法是冷藏这些食物，对黄曲霉素 B_1 水平升高开展流行病学调查，比如美国正在开展此研究，但是亚洲并不常见。在亚洲（除日本外），HBV 常见是在母婴之间传播，胎儿 HBV 疫苗计划能够明显降低成人 HBV 发生，可以相应预见 HCC 的患病率。数百万 HBV 和 HCV 携带者

（在美国有 400 万 HCV 携带者）已经被感染。日本开展的以核苷酸类似物为主的药物预防研究发现，在肝硬化患者中，HBV 介导的 HCC 发病率下降 5 倍，但是在非肝硬化患者中并无明显优势。更为有力和有效的 HCV 治疗可以预防将来 HCV 介导的 HCC 发病。

### 治疗　肝细胞癌

绝大部分 HCC 患者都患有两种肝病，肝硬化和 HCC，每一种疾病都是致死的独立危险因素。肝硬化会限制肝切除，消融治疗以及化疗。因此，患者的评价和治疗计划应该充分考虑正常肝脏疾病的严重程度。HCC 临床治疗选择非常复杂（图 13-2、表 13-5 和表 13-6）。HCC 自然病史高度变异的。治疗或不治疗，晚期患者（血管侵犯，症状，肝外转移）中位生存时间是 4 个月。文献报道中治疗结果难以解读。因为肝病引起的不良反应，很难通过生存结果评价治疗的有效性。一个多学科治疗团队，包括肝病医生、介入影像科医生、肿瘤外科医生、肝切除医生、肝移植医生和肿瘤内科医生，对于 HCC 患者治疗十分重要。

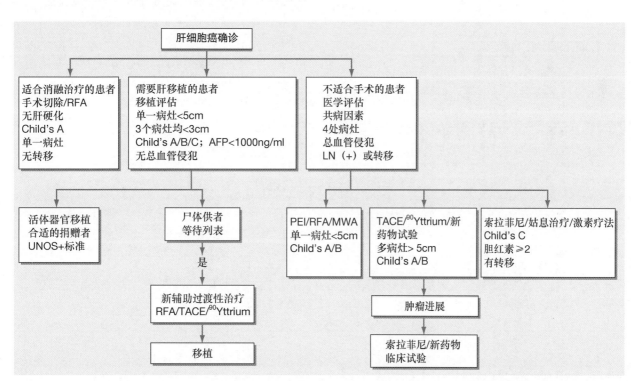

**图 13-2　肝细胞癌的治疗框架。**初始的临床评估目的在于评估肿瘤的程度和由肝硬化引起的潜在的肝功能损伤。患者被分为三类：可手术切除的，不可手术切除的和需要肝移植的。AFP，甲胎蛋白；LN，淋巴结；MWA，微波消融；OLTX，原位肝移植；PEI，经皮下无水乙醇注射；RFA，射频消融；TACE，肝动脉栓塞化疗；UNOS，器官共享联合网络。Child's A/B/C 指的是肝衰竭的 Child-Pugh 分级

| 表 13-5 | 肝细胞癌治疗方法选择 |
|---|---|
| **手术** | |
| 切除 | |
| 肝移植 | |
| **局部消融治疗** | |
| 射频消融（RFA） | |
| 微波消融（MWA） | |
| 减瘤 | |
| 经皮酒精注射（PEI） | |
| **局部治疗：肝动脉灌注化疗** | |
| 灌注化疗 | |
| 灌注栓塞 | |
| 灌注化疗栓塞 | |
| 灌注微球 | |
| 灌注放疗 | |
| 　钇-90 微球 | |
| 　碘-131 碘油 | |
| 质子束 | |
| **适形外照射放疗和调强放疗** | |
| 全身化疗 | |
| 细胞靶向治疗（索拉菲尼） | |
| 化疗 | |
| 免疫治疗 | |
| 急速治疗＋生长控制 | |
| **支持治疗** | |

第一部分

肿瘤学

## TNM Ⅰ 期和 Ⅱ 期 HCC

早期肿瘤患者可以通过各种方法成功治愈，包括外科切除，局部消融〔热消融，射频消融（RFA），或微波消融（MWA）〕，和局部注射治疗（表格 13-6）。因为大部分 HCC 患者都会存在肝硬化的场效应，存在多原发性肝癌风险。许多患者会存在肝脏病变，并且因为丧失较大体积肝脏而不能耐受大范围肝切除，患者可能获益于原位肝移植（OLTX）。肝移植提供者的增多，使等待供肝患者明显减少。对于非肝移植的早期肝癌患者重要治疗原则是保肝疗法，兼顾肿瘤和肝硬化。

**外科切除**　由于肝病和可能发生肝衰竭，大范围肝切除术后并发症风险较高（5%～10%死亡率），但是通过严格选择适应证和丰富的外科经验，并发症发生率是可以接受的。在大中心并发症发生率较低。术前门静脉栓塞有时可以使肿瘤所在肝叶萎缩而无瘤肝脏代偿性增大，可以使肝切除更为安全。术中超声对于肝切除方案制定是有效的。超声可以显示在切除中可能碰到的近端血管。在肝硬化患者中，任何大范围肝脏手术均可造成肝衰竭。肝衰竭的 Child-Pugh 评分是能否耐受肝切除的一个可靠性预测因素，并且只有 Child A 级患者可以考虑接受肝切除。

Ⅰ 期和 Ⅱ 期 HCC Child B 和 C 的患者，伴有腹水或近期腹腔出血的患者应该考虑接受原位肝移植。尽管开腹肝切除手术最为可信，但是腹腔镜肝切除，射频消融，微波消融或经皮酒精注射（PEI）等治疗方法预后良好。目前，尚无研究充足的研究比较上述治疗方法，治疗方式的选择主要根据医生的技术水平。但是，当肿瘤直径小于 3cm 时，RFA 引起

| 表 13-6 | 肝细胞癌动脉灌注化疗栓塞随机临床实验 | | | |
|---|---|---|---|---|
| 作者 | 年代 | 方案 1 | 方案 2 | 生存 |
| Kawaii | 1992 | 阿霉素＋Embo | Embo | 否 |
| Chang | 1994 | 顺铂＋Embo | Embo | 否 |
| Hatanaka | 1995 | 顺铂，阿霉素，＋Embo | 同一＋碘油 | 否 |
| Uchino | 1993 | 顺铂，阿霉素＋口服 FU | 同一＋它莫西芬 | 否 |
| Lin | 1988 | Embo | Embo＋ IV FU | 否 |
| Yoshikawa | 1994 | 表阿霉素＋碘油 | 表阿霉素 | 否 |
| Pelletier | 1990 | 阿霉素＋明胶海绵 | 无 | 否 |
| Trinchet | 1995 | 顺铂＋明胶海绵 | 无 | 否 |
| Bruix | 1998 | Coils ＋明胶海绵 | 无 | 否 |
| Pelletier | 1998 | 顺铂＋碘油 | 无 | 否 |
| Trinchet | 1995 | 顺铂＋明胶海绵 | 无 | 否 |
| Lo | 2002 | 顺铂＋碘油 | 无 | 是 |
| Llovet | 2002 | 阿霉素＋碘油 | 无 | 是 |

缩略语：Embo，化疗栓塞；FU，5 氟尿嘧啶

肿瘤坏死的效果优于 PEI，并且治疗效果与剖腹肝切除相同，因此，RFA 也是治疗小肝癌的选择之一。当肿瘤大于 3cm，尤其是大于或等于 5cm 时，RFA 并不能引起肿瘤坏死。在一项前瞻随机对照研究中，肝动脉灌注化疗栓塞（TACE）联合 RFA 的效果显著优于单纯 TACE 治疗。尽管血管侵犯是一个不良预后因素，但是对于小肝癌而言，脉管癌栓并不是不良预后因素。

**局部消融治疗** RFA 采用热消融办法治疗肿瘤。探针布局最多能够引起 7cm 范围坏死，适用于 3～4cm 大小的肿瘤。热量能够可靠地杀死坏死范围内的肿瘤细胞。消融临近门脉主干的肿瘤可能引起胆管损伤或梗阻。肿瘤所在位置限制了该技术应用。RFA 可以通过 CT 或超声引导，或者在剖腹探查时经超声引导。

**局部注射治疗** 大量药物已经被应用于该技术，最为常用的则是乙醇（PEI）。在质地较硬的肝硬化背景中，相对柔软的 HCC 可以被注进大量乙醇，而并不会弥散进入肝实质或漏至肝外。PEI 可以直接引起肿瘤细胞坏死，但是也会损伤周边正常肝细胞。但是，与 RFA 相比，该治疗方法通常需要注射多种药物（平均 3 种）。即使采用多种注射药物，肿瘤最大径不应该超过 3cm。

**当前方向** 外科手术切除和 RFA 治疗效果相似。但是，一个本质区别在于发病诱因和预防措施应该需要预防术后肿瘤早期复发而非晚期复发。早期复发与肿瘤的浸润因素相关，尤其是脉管癌栓与转氨酶水平升高相关，而晚期复发则与肝硬化和病毒性肝炎相关，形成新生肿瘤。见病毒相关的辅助治疗章节。

**原位肝移植（OLTX）** Ⅰ 期和 Ⅱ 期伴肝硬化的肿瘤患者可以选择原位肝移植，生存预期与无瘤患者相同。OLTX 适应证是单发肿瘤≤5cm 或 3 个以下肿瘤，每个直径≤3cm（米兰标准），可以到达出色的无病生存（五年生存率大于 70%）。由于较高的复发率，OLTX 不适用于进展期 HCC。优先评分使 HCC 患者等待 OLTX，导致在等待供肝的过程中疾病进展。一些治疗措施可以作为"桥梁"等待 OLTX，包括 RFA、TACE 和肝动脉灌注钇-90 化放疗。这些移植前治疗可以使患者等待时间更长，提供移植更多的机会，因为上述治疗可以稳定肿瘤在数月之间增长直到获得肝源。目前尚不清楚的是上述治疗是否能够延长移植后患者预后。而且，接受术前治疗的患者复发后接受肝移植，考虑复发因素时应该考虑接受治疗前的肿瘤状态还是接受肝移

植（例如，术后局部消融治疗）时的肿瘤状态。美国联合器官网络（UNOS）对 OLTX 受体的优先权评分系统对 HCC 患者增加了额外评分。供肝者的成功存活计划导致 HCC 患者接受肝移植稍早，并且大于最小肿瘤数目。

**目前方向** 关于大肝癌的诊断标准超越了米兰标准（单发病灶＜5cm 或 3 个病灶，每个病灶＜3cm），例如加州大学标准，旧金山标准（UCSF）（单发病灶≤6.5cm 或两个病灶≤4.5cm，直径总和≤8cm；1 年和 5 年生存率分别为 90% 和 75%）正在被接受 OLTX 的 UNOS 地区广泛接受，与米兰标准相比，长期预后乐观。而且，接受治疗（TACE）后肿瘤降期但仍旧超越米兰标准的 HCC 患者在接受肝移植治疗后，预后与符合米兰标准的患者接受肝移植预后相当。符合米兰标准，但是 AFP 水平大于 1000ng/ml 的患者在 OLTX 后复发率较高。HCC 经肝切除术后复发的患者接受抢救性 OLTX 治疗的预后报道不一。肝源短缺加上肝切除技术水平的进步，使肝功能良好的患者接受肝切除比例增加。

**辅助治疗** 肝切除或 OLTX 术后接受辅助化疗的作用尚不清楚。辅助化疗和新辅助化疗已经被研究，但是在延长无病生存时间和总生存时间上并无明显优势。几项 Meta 分析提示在无病生存时间和总生存时间方面明显提高。虽然术后辅助全身化疗临床研究证明不能延长无病生存时间和总生存率，但是 TACE 和新辅助化疗 I-131 提示能够延长肝切除术后患者的预后。

抗病毒治疗，而非抗肿瘤治疗，已经成功降低肿瘤术后复发的概率。HBV 引起的 HCC 采用核苷酸类似物和 HCV 引起的 HCV 采用长效干扰素和利巴韦林能够有效降低术后复发率。

**目前方向** 一项大型临床研究检验在肝切除和肝移植患者采用辅助治疗（接受或不接受索拉菲尼）正在进行中（见下述内容）。抗病毒治疗降低肝切除术后复发率只是目前聚焦肿瘤微环境（间质组织，血管，炎性细胞，和白介素）作为 HCC 介质和新兴治疗靶点的一部分。

## TNM Ⅲ 期和 Ⅳ 期 HCC

Ⅲ 期肿瘤侵犯大血管，可供选择的手术方式寥寥无几。如果患者无肝硬化，可以采用大范围肝切除，但是预后仍旧较差。Child A 级肝硬化患者可接受肝切除，但是肝叶切除后并发症及死亡率高，

而且长期预后差。尽管如此，小部分患者能够延长预后，可以尝试肝切除。因为这些肿瘤晚期的特性，即使手术能够成功，但是术后很快复发。因为术后复发率高，这些患者不适宜接受肝移植，只有接受新辅助化疗后肿瘤缩小者才可以接受手术治疗。原发病灶的降期，可以接受较小的肝切除，延期手术切除可以让肝外隐匿性病灶更为明显，并且避免无效的 OLTX。Ⅳ期肿瘤预后更差，不推荐外科手术。

**全身化疗** 大量对照和非对照临床研究已经在大部分肿瘤化疗中进行。无单一药物或联合方案可以产生全身效应，能够使有效性达到 25%，或对生存产生影响。

**局部化疗** 与全身化疗的远期疗效相比，大量的药物通过肝动脉对局限于肝脏的 HCC 有效（表格 13-6）。两项随机对照研究显示 TACE 在一部分亚组患者中有效。一项是使用多柔比星，一项使用顺铂。尽管事实上是能够增加肝化疗摄取的药物为数不多，一些药物，例如顺铂、多柔比星、丝裂霉素 C 或新抑癌蛋白，当局部注射时可以产生有效反应。尽管顺铂的队列研究结果令人欢欣鼓舞，关于持续肝细胞癌肝动脉灌注的数据较少。因为报道称基于 TNM 分期，并不产生亚组有效性或影响生存，长期预后与肿瘤范围相关性很难得之。绝大部分关于局部肝动脉化疗药物的研究同样使用栓塞药物，例如碘油、明胶海绵颗粒（Gelfoam）、淀粉微球（Spherex）或微球。两种药物是由规定尺寸范围的微球颗粒组成——Embospheres（Biospheres）和 Contour SE，使用的颗粒为 $40\sim120\mu m$，$100\sim300\mu m$，$300\sim500\mu m$ 和 $500\sim1000\mu m$ 大小。TACE 使用的颗粒最优直径目前尚未被确定。肝动脉灌注药物与肝动脉栓塞相结合，比任何形式的全身化疗更为有效。广泛应用的栓塞联合化疗药物会增加其毒性。包括短暂性发热，腹痛和厌食（60%以上患者出现）。另外，20%以上患者出现暂时性转氨酶水平升高或腹水增加。囊性动脉痉挛和胆囊炎常见。但是能够获得较高反应率。栓塞引起的肝毒性可以通过使用可降解的淀粉微球而有所改善，有效率可达到 50%~60%。两项随机对照研究比较 TACE 与安慰剂，显示前者能够改善预后（表13-6）。另外，肿瘤 CT 反应率标准对 HCC 是否充分仍不明确。CT 显示，仅仅肿瘤周围血管减少而肿瘤直径未见改变，可能表示肿瘤活性成分减少，而治疗有效。TACE 临床研究的主要问题是，该治疗虽然使肝细胞癌患者在生存上获益，但是患者可能死于肝硬化，而非源于肿瘤原因。尽管如此，两项随机对照研究，

一项使用多柔比星，另一项使用顺铂，与安慰剂相比，能够使患者生存获益（表格 13-6）。但是，改善生活质量是局部治疗的真正目标。阿霉素洗脱支架，据称能够提供相同的生存，毒性反应较小，该治疗方法尚未经过随机对照研究证实。

**激酶抑制剂** 在两项随机对照研究中，与口服安慰剂相比，口服多激酶抑制剂索拉菲尼（Nexava）可以使患者预后获益。索拉菲尼是多靶点药物，包括 Raf 有丝分裂通路和血管内皮生长因子受体（VEGFR）内皮血管通路。但是，其作用微乎其微，亚洲地区临床研究的实验组生存率低于欧洲地区的安慰剂组（表 13-7）。索拉菲尼具有相当大的毒性，30%~40%患者需要服药期间休息，减量，或停药治疗。最常见毒性反应包括乏力、高血压、腹泻、黏膜炎和皮肤改变，如疼痛的手足综合征、脱发和瘙痒，见于 20%~40%患者。一些结构上类似的药物也将血管生成因子定为靶点，但是生存劣于索拉菲尼，或者毒性反应更强，包括舒尼替尼、布立尼布、利尼伐尼、依维莫司和贝伐珠单抗（表13-8）。单独抗血管生成作为 HCC 主要治疗靶点的观念可能需要修正。

**新治疗** 尽管新药的Ⅱ期临床研究报道能够延长预后，例如贝伐单抗联合厄洛替尼，但是Ⅲ期临床研究的数据令人失望。一部分放射治疗已经用于 HCC 治疗，包括外照射放疗和适形放疗。放射性肝炎仍旧是限制剂量的问题。TACE 是禁忌证的情况下，将结合于玻璃（TheraSphere）或树脂（SIR-Spheres）的 β-放射性钇-90 微球注射至肝动脉主干，已经在肝细胞癌Ⅱ期试验中被评估并以低毒性控制癌症，改善生存。对比 TACE 的Ⅲ期随机试验尚在进行，钇-90 疗法的主要吸引力是主干门静脉癌栓下的安全性，而 TACE 比较危险或有禁忌，而且，据报道外照射在控制门脉主干或肝静脉受侵（癌栓）的患者是有效而且安全的。研究纳入的样本量较小。临床研究已经评价维生素 K 在高剂量条件下抑制 HCC 活性。这个想法主要是基于 HCC 生化缺陷的特点，血浆中未成熟凝血酶原水平升高，源于维生素 K 依赖的凝血酶原激酶活性缺失。来自日本的两

| 表 13-7 | 肝细胞癌靶向治疗临床研究 | |
|---|---|---|
| Ⅲ期 | 靶点 | 生存（月） |
| 索拉菲尼 vs. 安慰剂 | Raf，VEGFR，PDGFR | 10.7 vs. 7.9 |
| 索拉菲尼 vs. 安慰剂 | Raf，VEGFR，PDGFR | 6.5 vs. 4.2 |

缩写：PDGFR，血小板衍生生长因子；Raf，膜受体酪氨酸蛋白激酶信号传递途径；VEGFR，血管内皮生长因子受体

| 表 13-8 | 具有靶向治疗前景但临床失败的药物 |
|---|---|

舒尼替尼

布立尼布

利尼伐尼

依维莫司

厄洛替尼

ThermaDox

溶癌病毒 JX-594

贝伐单抗

贝伐单抗联合厄洛替尼 vs. 索拉菲尼

索拉菲尼联合厄洛替尼 vs. 索拉菲尼

项维生素 K 随机对照研究显示可以抑制肿瘤发生，但是一项重要的Ⅲ期临床研究旨在限制术后复发率，已经失败。

**目前方向** 数量众多的 HCC 新激酶抑制剂正在研究中（表 13-9 和表 13-10）。包括生物制剂，

| 表 13-9 | 临床研究中的新靶向药物和靶点 |
|---|---|

| 靶点 | 抑制剂 |
|---|---|
| EGF 受体 | 厄洛替尼 |
| | 吉非替尼 |
| | 西妥昔单抗 |
| | 帕尼单抗 |
| cMET | 替万替尼（ARQ197） |
| | EMD1204831 |
| | 卡博替尼 |
| VEGF 受体 | 贝伐单抗 |
| | 瑞格菲尼 |
| | 布立尼布 |
| | 西地尼布 |
| | 舒尼替尼 |
| FGF1 受体 | AEW54 |
| | R1507（MAb） |
| | Linsitinib（OSI-906） |
| | 布立尼布 |
| TRAIL-R1（促凋亡） | 马帕木单抗 |
| PDGF 受体 | 索拉菲尼 |
| | 多韦替尼 |
| | 利尼伐尼 |
| IGF-1 受体 | IMC-A12 |
| | B11B022 |
| | Cixutumumab |
| 泛素蛋白酶体 | 硼替佐米 |

缩写：EGF，表皮生长因子；FGF1，成纤维细胞生长因子1；IGF-1，胰岛细胞生长因子Ⅰ；PDGF，血小板衍生生长因子；VEGF，血管内皮生长因子受体

| 表 13-10 | 肝细胞癌经典治疗 |
|---|---|

EGF 受体拮抗剂：厄洛替尼，吉非替尼，拉帕替尼，西妥昔单抗，布立尼布

多激酶受体拮抗剂：索拉菲尼，舒尼替尼

VEGF 拮抗剂：贝伐单抗

VEGFR 拮抗剂：ABT-869（利尼伐尼）

mTOR 拮抗剂：西罗莫司，替西罗莫司，依维莫司

蛋白酶体抑制剂：硼替佐米

维生素 K

$^{131}$I-碘油（lipiodol）

$^{131}$I-铁蛋白

90 微球（TheraSphere，SIR-Spheres）

$^{166}$钬，$^{188}$铼

三维适形放疗

质子高剂量放疗

伽马刀，射波刀

新靶点：铁蛋白依赖激酶抑制剂（Cdk），TRAIL 半胱氨酸蛋白酶，和肝细胞

缩写：EGF，表皮生长因子；mTOR，TOR 样受体；VEGF，血管内皮生长因子；VEGFR，血管内皮生长因子受体。

例如 Raf 激酶和血管内皮生长因子（VEGF）抑制剂，以及以细胞生长通路中各个过程的药物。目前希望主要集中于 Met 通路抑制剂，包括替万替尼和一些 IGF 受体拮抗剂。钇-90 具有前景而且无毒性。与 TACE 不同，在门静脉癌栓治疗时更为安全，是 HCC 侵袭性的一个重要病理学特点。供肝的瓶颈正在增大，源于用肝量增大和 OLTX 对大肝癌的适应证扩大。参与评价新型治疗方式的临床研究的患者大受鼓舞（www.clinicaltrials.gov）。

目前需要努力的是评价表格 13-7 至 13-9 中联合治疗方案，其靶点为不同通路，以及这些不同靶点药物的联合，尤其是索拉菲尼联合 TACE 或钇-90 放化疗。Ⅱ期临床研究显示 TACE 联合索拉菲尼安全有效，但是随机研究仍在进行中。与动脉灌注钇-90 联合索拉菲尼结果相同，可以作为等待肝移植前的治疗。

## 非手术治疗的重要性和疗效评价

肿瘤生长或扩散是治疗失败的一个不良预后征象和证据。相比之下，如果接受化疗的患者肿瘤缩小则被判定治疗有效。缺乏反应/肿瘤未见缩小被认为是治疗失败。肝细胞癌治疗的三方面注意事项已经彻底改变了关于术后肿瘤未缩小的观点。第一，在不同肿瘤中，化疗反应和生存之间的关系不大；在一些肿瘤中，例如卵巢癌和非小细胞肺癌，化疗后肿瘤大量缩小马上反弹。第二，索拉菲尼 HCC 治疗随机对照研究

（SHARP）Ⅲ期研究在不可切除 HCC 中索拉菲尼对比安慰剂，实验组中预后明显改善，只有 2% 患者对治疗有反应，70% 患者疾病稳定。这个研究使大家对治疗无效和疾病稳定性进行反思。第三，HCC 是富血供肿瘤，血管的分布是评价肿瘤活性的重要指征。实体瘤疗效反应的评价标准（RECIST）已经被修改为mRECIST，需要 CT 或 MRI 测量肿瘤血管/活性。治疗缓解被评价为肿瘤直径缩小 30%（动脉期）。肿瘤血管分布需要使用 MRI 弥散加权相进行半定量检测。组织特异性成像药物包括钆塞酸（Primovist 或 Eovist）。而且，血浆 AFP 反应是影像学的肿瘤标志物。

## 治疗总结

手术切除、射频或移植可以获得长期生存，5 年生存率大于 70%。肝移植是唯一一个能够同时治疗肿瘤和肝脏疾病的治疗方法，是未来 50 年 HCC 治疗最重要的进展。但不幸的是，其受到肿瘤大小的限制，并且门静脉主干不能受侵。未经治疗的多发病灶患者在无血管侵犯或肝外转移时，不接受任何治疗的患者中位生存时间接近 16 个月。化疗栓塞（TACE）能够提高其生存至 19～20 个月，被认为是上述患者的标准治疗，占 HCC 绝大部分人群，钇-90 的预后相似并且毒性反应较低。晚期患者伴有血管侵犯或转移，中位生存时间 6 个月。在上述患者中，预后主要与肝病程度相关。在这一组中直接针对激酶抑制剂。

## 总结 （表格 13-5）

### 患者最常见表现

1. 患者有肝炎、黄疸或肝硬化病史，超声或 CT 扫描异常，或者 AFP 或 DCP（PIVKA-2）水平升高

2. 常规检查发现肝功能异常

3. 因肝硬化进行肝移植而做影像学评价

4. HCC 症状包括乏力、腹痛或发热

### 病史和体格检查

1. 显性黄疸，乏力，瘙痒（抓痕），震颤，不能定向

2. 肝大，脾大，腹水，外周水肿，肝衰竭的皮肤症状

### 临床评价

1. 血液检测：全血计数（脾大），肝功能检测，血氨，电解质，AFP 和 DCP（PIVKA-2），$Ca^{2+}$ 和 $Mg^{2+}$；乙肝、丙肝和丁肝血清（HBV DNA 或 HCV RNA 定量，如果结果阳性）；神经降压素（纤维板层 HCC）

2. 肝三相动脉 CT 扫描（如果证据不充分，需要进一步进行 MRI 检查）；胸 CT 扫描；上下消化道内镜检查（静脉曲张，出血，溃疡）；和脑扫描（如果有症状则建议检查）

3. 粗针活检：肿瘤和肝脏活检

### 治疗 （表格 13-5 和 13-6）

1. HCC＜2cm：RFA，PEI 或肝切除

2. HCC＞2cm，无血管侵犯：肝切除，RFA，或 OLTX

3. 单叶多发肿瘤或肿瘤侵犯血管：TACE 或索拉菲尼

4. 双叶肿瘤，无血管侵犯：治疗有效的患者，TACE 联合 OLTX

5. 肝外转移 HCC 或胆红素水平升高：索拉菲尼或贝伐联合厄洛替尼（联合用药方案正在研究中）

# 其他原发肝肿瘤

## 纤维板层肝癌 （FL-HCC）

此种肝癌十分少见，与成人型 HCC 的生物学行为十分不同。已知的 HCC 诱发因素与该种肿瘤无关。典型病变见于年轻人，常见于青少年尤其女性。AFP 阴性，但是患者血中神经降压素水平升高，肝功能正常，无肝硬化。影像学特点与 HCC 相似，除成人型门静脉侵犯少见。常为肝内多发病灶，因此不可切除，转移较为常见，尤其是肺和局部淋巴结，但是预后较成人型 HCC 好。可切除肿瘤与 5 年生存率≥50% 相关。患者常表现为巨大肝脏，不能解释的体重减轻、发热或常规检查中肝功能异常。这些巨大肝脏肿瘤提示生长缓慢。即使存在转移，外科手术切除是治疗首选，与成人型 HCC 相比，化疗效果较差。尽管有 FL-HCC 行 OLTX 的系列报道，患者仍死于肿瘤复发，2 年至 5 年生存率明显劣于成人型 HCC 预后。吉西他滨联合顺铂用于 TACE 的有效性也见于报道。

**上皮样血管内皮瘤（EHE）** 此种少见的成人血管肿瘤常见多发病灶，即使存在转移也可延长预后，肺转移常见。此病常不伴发肝硬化。组织学水平上，此病常表现为有边界的恶性肿瘤，表达Ⅷ因子，确定内皮来源。OLTX 可以延长预后。

**胆管细胞癌（CCC）** CCC 指来源于胆管并且具有不同胆道分型的产黏液腺癌（与 HCC 不同）。其分型方法取决于不同解剖部位，例如肝内胆管细胞癌（IHC）、肝门型（中心，65%）和外周型（或远端，30%）。IHC 是第二常见的原发性肝癌。根据不同起

源部位，特点和治疗方式均不相同。与 HCC 相比，肝硬化较为少见，但是可能伴发胆管硬化。但是，肝硬化、原发性胆管硬化以及 HCV 均可诱发 IHC。起源于胆总管分叉处的肿瘤被称为 Klatsking 瘤，常伴胆囊管受侵阻塞，可见整个胆管树。中心型和外周型 CCC 治疗方法截然不同。发病率逐渐升高。尽管绝大部分的 CCC 无明显诱因（病因不明），仍旧有一些致病因素被定性。诱发疾病包括原发硬化性胆管炎［10％～20％原发硬化性胆管炎（PSC）患者］，自身免疫性疾病，亚洲人群中的肝吸虫病，尤其是麝后睾吸虫和和华支睾吸虫病。CCC 与任何引起慢性胆管炎和损伤的因素相关，也与酒精性肝病、胆总管石病、胆管囊肿（10％）和 Caroli 氏病（少见的胆管扩张性病变）相关。大部分 CCC 表现为无痛性黄疸，常伴有瘙痒或体重减轻。主要根据活检、肝外周结节穿刺或逆行性胰胆管造影（ERCP）直视病灶。肿瘤常常为角蛋白 7，8，19 染色阳性，角蛋白 20 阴性。但是，免疫组化不能鉴别 CCC 与结肠癌肝转移或胰腺原发肿瘤。血清学肿瘤标志物无特异性，但是 CCC 患者的 CEA，CA199 和 CA-125 常常升高，并且用于疗效评价。影像学评价先从超声开始，在肉眼观察扩张的胆管直径时十分有效，可以进一步行 MRI 或磁共振胆胰成像（MRCP）或 CT 扫描。需要内镜逆行胰胆管造影（ERCP）确定胆管树，并获取活检，或者需要通过留置胆道内支架解除胆道梗阻。如果治疗失败，则需要经过肝穿刺引流胆汁，胆汁可以引流至引流袋内。中心型肿瘤常侵犯肝门，伴局部淋巴结转移。近期内，发病率已经升高；少有患者能够达到 5 年生存。常见治疗是手术切除，但是联合全身化疗可能有效。根治性切除 IHC 后，5 年生存率是 25％～30％。肝移植联合放疗的 5 年无病生存时间是 65％。

化放疗，使接受 OLTX 的 CCC 生存可以获益，目前 UNOS 提出外周型肿瘤 CCC<3cm 在不伴有肝内或肝外转移的前提下采用 OLTX。一项纳入 12 个中心数据 287 例肿瘤小于 3cm 的外周型 CCC 患者通过 OLTX 治疗，5 年生存率 53％，但是 10％患者在肝移植前出组。患者接受放疗增敏剂的新辅助外放射治疗。肿瘤大于 3cm 的患者预后较差。在不可切除的 CCC 中，已经研究多种化疗方案的活性以及对预后的影像。大部分药物无效。但是，用于全身化疗和肝动脉化疗的吉西他滨具有应用前景。在 410 例随机对照Ⅲ期临床研究中，局部晚期或转移的 CCC 患者接受顺铂联合吉西他滨与吉西他滨单药比较，能够获益，目前被认为是不可切除 CCC 患者的标准治疗。联合治疗的中位生存时间是 11.7 个月，单药时间是 8.1 个月。明显的治疗效果见于 IHC 胆囊癌。但是，无论是淋巴结阳性患者接受手术切除还是无法手术的患者接受局部化疗都不延长预后。一些系列报道吉西他滨肝动脉化疗、外照射、钇-90 微球治疗安全有效。临床研究正在评价靶向治疗。贝伐联合厄洛替尼只有 10％患者可以缓解，中位生存时间 9.9 个月。索拉菲尼总生存时间只有 4.4 个月，但是 50％患者治疗前接受过化疗。不可切除的患者仅仅应该参加临床研究。

## 胆囊癌

胆囊（GB）癌预后比 CCC 更差，生存时间小于 6 个月。与 HCC 或 CCC 不同，女性比男性更常见（4∶1），胆囊癌发病率比 CCC 更高。大部分患者既往有胆囊结石病史，但是胆囊结石患者只有很少一部分（<0.2％）会发展为胆囊癌。胆囊癌表现与 CCC 相似，常因胆囊结石或胆囊炎手术意外发现。主要为慢性胆囊炎表现，慢性右上腹痛，并且体重减轻。有效但是非特异血清肿瘤标志物包括 CEA 和 CA19-9。CT 或 MRCP 检查可以发现肿物。治疗方法主要为手术切除，Ⅰ 或 Ⅱ 期胆囊癌可以采用单纯或根治性胆囊切除。Ⅰ 期胆囊癌 5 年生存率 100％，Ⅱ 期胆囊癌 60％～90％。晚期胆囊癌预后较差，部分患者无法手术切除。具有局部淋巴结转移的患者采用辅助放疗，对改善预后并无作用。晚期或转移性胆囊癌化疗无效。

## 壶腹癌

该肿瘤起源于胆总管远端 2cm 范围内，主要是（90％）腺癌。局部淋巴结常受累（50％），肝是最常见转移部位。最常见临床表现是黄疸，部分患者伴有皮肤

## 治疗　胆管细胞癌

肝门 CCC 可切除率 30％，常常伴有胆管切除和淋巴结清扫。生存接近 24 个月，手术切除区域常复发，30％患者出现肺和肝转移。远端 CCC，常造成主胆管受累，常规治疗需要切除肝外胆管，以及行胰十二指肠切除术。生存时间相似。由于高局部复发率或切缘阳性率，许多患者接受术后辅助化放疗，其对预后的疗效尚未被评价。腔内胆管造影显示准确性。但是，有文献报道光动力治疗可以改善预后。钠显影剂被注入静脉，通过腔内红光显影。OLTX 可用于不可切除的 CCC。5 年生存率 20％，所以不被推荐。但是，使用敏感化疗药物的新辅助

瘙痒、体重减轻、下腹痛。初始应该行腹部超声评价血管受累、胆管扩张和肝脏结节。之后可进一步行 CT 或 MRI 检查，尤其是 MRCP 检查。最为有效的治疗是保留幽门的胰十二指肠切除术，预后生存优于局部切除。手术患者伴淋巴结转移时，5 年生存率是 25%，无淋巴结转移时是 50%。与 CCC 不同，大约 80% 患者在诊断时可以接受手术治疗。辅助化疗或放疗不能改善预后。目前正在进行针对转移患者的化疗临床研究。

## 肝转移瘤

肝转移瘤主要见于结肠癌、胰腺癌和乳腺癌，可以来源于除肝脏以外的任何脏器。眼部恶性黑色素瘤常常发生肝转移。肿瘤转移到肝提示该种原发肿瘤预后较差，恶性程度高。结直肠癌和乳腺癌肝转移既往接受持续肝动脉灌注化疗。但是，许多化疗药物都对这两种肿瘤治疗有效，比如应用于结直肠癌肝转移的奥沙利铂方案，减少了肝动脉灌注疗法的使用。一项对比系统化疗与灌注加系统化疗的大型随机研究显示，接受肝动脉灌注化疗的患者在生存上没有优势，主要是因为存在肝外转移。美国已经批准钇-90 用于结直肠癌肝转移的治疗。该种治疗方案单独应用或联合其他治疗，已经在各大中心被广泛应用。可以采用化疗栓塞，PEI 或 RFA 作为姑息性治疗。

## 良性肿瘤

主要包括 3 种常见良性肿瘤，女性为主。分别是血管瘤、腺瘤和局灶结节性增生（FNH）。FNH 比较典型，通常不需要治疗。FNH 是最为常见，无恶变可能，无需治疗，除非肿瘤进展引起不适症状。腺瘤主要由口服避孕药引起。可以引起腹痛、出血或肿瘤破裂等急性症状，恶变率较低，出血风险为 30%。因此，应该尽力尝试通过影像学方法区分这 3 种疾病。发现肝脏肿物后，患者常常被建议停止服用性激素，极少见腺瘤可以缩小。腺瘤较大，常为 8～15cm。因为肿瘤大小有限，出血可能性较小，所以肝腺瘤可以接受手术。最常用的诊断工具是 CT，采用 HCC 同样动脉期和门脉期的条件，连同随后延迟的静脉期影像。

尽管肝腺瘤和 HCC 在 CT 动脉期有血管强化，并可有出血表现（肝腺瘤 40%），但肝腺瘤并不伴有肝硬化。然而，肝腺瘤有光滑清晰的边缘，均一强化，尤其是在延迟期的门静脉相，而 HCC 已不再强化。FNH 表现为中心瘢痕改变，源于动脉期乏血供而延迟期 CT 影像富血供。MRI 在诊断 FNH 中心性瘢痕时更敏感。

# 第十四章　胰腺癌
## Pancreatic Cancer

Elizabeth Smyth，David Cunningham

（金克敏　徐达　译　邢宝才　审校）

胰腺癌是美国恶性肿瘤的第四大死因，预后很差。胰腺内分泌肿瘤将在第 14 章进行讨论。绝大多数胰腺癌是浸润性导管腺癌，多发生在胰头部，本章内容将进行详细阐述。诊断时 85%～90% 的肿瘤不可切除，或已发生转移，总体 5 年生存率只有 6%。当肿瘤早期发现并进行完全切除后，患者 5 年生存率可达到 24%。

## 流行病学

在美国，胰腺癌占所有新诊断恶性肿瘤的 3%。最常见的诊断年龄是 65 岁～84 岁，无性别差异。据估算，2013 年大约有 45 220 名胰腺癌患者发病，38 460 名患者死亡。在过去的 35 年中，胰腺癌的生存率翻了一番，但是总体的生存率仍较差。

## 全球考虑

每年全球大约有 278 684 名胰腺癌新发病例（是全球第 13 常见肿瘤），其中 60% 的新发病例出现在发达国家。胰腺癌仍是男性恶性肿瘤第 8 大常见死亡原因，女性恶性肿瘤第 9 大常见死亡原因。胰腺癌发病率最高的地区是美国和西欧，最低的地区则在非洲及中南亚部分地区。然而，在发展中国家，随着肥胖、糖尿病、吸烟及暴露于诊断性放射的增加，胰腺癌发病也呈上升趋势。在资源紧张的大环境下，采取目前的治疗模式必须考虑费用问题。采取控烟及避免肥胖等初级预防措施远比患病后积极治疗要经济。

## 危险因素

20%～25% 的胰腺癌患者可能是吸烟引起的，吸烟也是胰腺癌发病最常见的环境危险因素。长期患有 1 型或 2 型糖尿病似乎也是一个危险因素；然而，胰腺癌往往也可引起糖尿病，因此使得两者的关系很复杂。其他危险因素包括：肥胖、慢性胰腺炎及 ABO 血型状态。酒精摄入并不是危险因素，但是如果酗酒引起慢性胰腺炎就可能致癌了。

## 基因及分子考虑

胰腺癌与一些明确的分子标志物相关。胰腺癌最常见的 4 种突变或失活的基因是 KRAS（绝大多数是 12 密码子，见于 60％～75％的胰腺癌），抑癌基因 p16（95％肿瘤有缺失），p53（50％～70％的肿瘤有失活或突变），及 SMAD4（55％肿瘤有缺失）。胰腺癌前期病变胰腺上皮内瘤变（PanIN）在异型增生的进程中以渐进的方式获得了这些基因异常；最初是 KRAS 突变，然后 p16 缺失，最后是 p53 及 SMAD4 改变。SMAD4 基因失活与晚期患者肿瘤的广泛转移模式相关，也与胰腺癌患者术后预后差相关。

约 16％胰腺癌为遗传性。以下基因的胚系突变与胰腺癌及其他肿瘤显著增加的风险相关：①STK11 基因（Peutz-Jeghers 综合征），突变者终身胰腺癌发病风险比普通人高 132 倍；②BRCA2（乳腺癌、卵巢癌及胰腺癌发病风险增加）；③p16/CDKN2A（家族性非典型多发性痣恶性黑色素瘤），突变者黑色素瘤及胰腺癌发病风险增加；④PALB2，突变者乳腺癌及胰腺癌发病风险增加；⑤hMLH1 及 MSH2（Lynch 综合征），突变者结肠癌及胰腺癌发病风险增加；⑥ATM（共济失调性毛细血管扩张症），突变者乳腺癌、淋巴瘤及胰腺癌发病风险增加。PRSS1（丝氨酸蛋白酶 1）基因突变与家族性胰腺炎和胰腺癌的风险增加相关。但是，大多数家族性胰腺综合征的潜在基因病因并不清楚。一级亲属患胰腺癌的人数也与胰腺癌发病风险增加相关，一级亲属中至少有 2 人患胰腺癌的患者应该考虑是家族性胰腺癌，除非被证实不是。

胰腺癌周围的间质促纤维增生可起屏障作用，阻止化疗药进入肿瘤组织内，同时分泌肿瘤进展和转移必需的化合物。行使这些功能的重要调节物包括：活化胰腺星状细胞及糖蛋白 SPARC（分泌酸性蛋白，富含半胱氨酸），后者在 80％的胰腺导管腺癌中有表达。对于进展期疾病，针对于这些细胞外环境进行治疗正变得越来越重要。

## 筛查及前期病变

因为普通人群胰腺癌发病率很低（终身发病风险 1.3％），目前并不推荐对胰腺癌进行常规筛查，常用的肿瘤标志物如糖类抗原 19-9（CA19-9）及癌胚抗原（CEA）敏感性并不高，而计算机断层扫描（CT）对胰腺异型增生的分辨率也不高。内镜超声（EUS）是一个很有希望的筛选工具，临床前期的努力目前主要集中于寻找可以发现早期胰腺癌的生物标志物。主要基于专家意见的一致推荐认为应选择胰腺癌发病风险增加 5 倍以上的有可能从筛查中获益的个体进行筛查。这些个体包括：一级亲属中有至少 2 人患胰腺癌者；Peutz-Jeghers 综合征患者，BRCA2 及 p16 携带者；遗传性非息肉病性结直肠癌（HNPCC）突变携带者，且至少 1 个一级亲属发病的患者。

PanIN 是指一系列胰腺导管上皮来源、小的（<5mm）、肿瘤性的非浸润性癌前期病变，表现为轻度、中度或重度异型增生（对应 PanIN1～3 级）；但并非所有 PanIN 病变都会进展为浸润性癌。像导管内黏液性乳头状肿瘤（IPMNs）及黏液性囊腺瘤（MCNs）这类的胰腺囊性肿瘤越来越多地为影像学检查所发现，往往无临床症状。主胰管型 IPMNs 更多见于老年人，比分支胰管型有更高的恶变倾向（在切除标本中，主胰管型 IPMNs 和分支胰管型 IPMNs 中浸润性癌的发生率分别为 45％及 18％）。相反，MCNs 则是远端胰腺的单发病变，与胰管系统并不相通。MCNs 几乎只见于女性患者（95％）。切除的 MCNs 标本中浸润性癌的发生率较低（<18％），但随着肿瘤的增大，或瘤内结节的出现浸润性癌发生率随之增高。

## 临床特征

**临床表现** 当肿瘤位于胰头时往往会出现梗阻性黄疸，可以伴有腹部不适、瘙痒、乏力及体重下降等症状。其他少见的症状包括：上腹痛，背疼，新发糖尿病及胰管受压引起的急性胰腺炎等。因胃十二指肠梗阻引起的恶心及呕吐也是该病的症状之一。

**体征** 患者可以表现为黄疸及恶病质，也可见抓痕。对于可手术的肿瘤，25％患者可扪及肿大胆囊（Courvoisier 征）。远处转移的体征包括肝大、腹水、左锁骨下淋巴结肿大（Virchow 淋巴结），以及脐周结节（Sister Mary Joseph 淋巴结）。

## 诊断

**影像诊断** 对于临床表现提示为胰腺癌的患者应行影像学检查明确肿块的存在，并进一步鉴别是炎性或恶性。影像学检查还可以了解肿瘤的局部及远处分期，从而决定是否可切除，并提供预后信息。双期增强螺旋 CT 是常用的影像学检查手段（图 14-1），可以准确地显示肿瘤周围脏器、血管及淋巴结的情况，从而决定是否可切除。肠道浸润及肝、肺转移也可在 CT 上可靠显示。在肿瘤可切除性评价上磁共振（MRI）与 CT 比较并无优势，但是对于肝小病灶性质

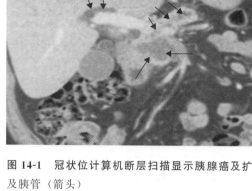

**图 14-1** 冠状位计算机断层扫描显示胰腺癌及扩张的肝内胆管及胰管（箭头）

第一部分 肿瘤学

的确定及 CT 上未见明确肿物的胆道扩张原因的评估，MRI 可能优于 CT。内镜下逆行胰胆管造影（ERCP）可用于显示胰腺小病灶，确定胰管或胆总管狭窄或梗阻，且方便放置支架；但是，有引起胰腺炎的风险（图 14-2）。磁共振胰胆管成像（MRCP）是一种无创的检查方法，可以准确的描述胆管及胰管的扩张水平及程度。内镜超声对于小于 3cm 的病灶的检出有很高的敏感性（对于＜2cm 的病灶敏感性优于 CT），并且可用于评估局部血管受侵及淋巴结转移情况。氟脱氧葡萄糖正电子发射断层扫描（PDG-PET）应该用于术前或根治性放化疗前检查，因为其对于远处转移病灶的检出优于常规影像学检查。

**组织诊断及细胞学检查** 对于影像学表现为可切除的胰腺癌患者，术前活检明确诊断并不是必须做的。

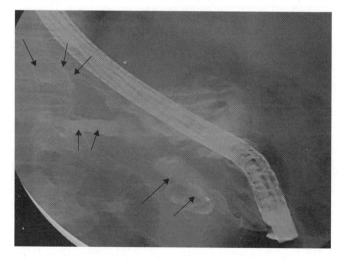

**图 14-2** 内镜下逆行胰胆管造影显示扩张腺管内的造影剂（箭头）

但是，对于诊断有疑问的病例，可考虑应用内镜超声引导下细针穿刺活检，此检测也可用于需要行新辅助治疗的患者。其准确性接近 90％，腹腔内播散转移的风险低于经皮穿刺途径。对胰腺原发病灶或肝转移灶行经皮活检只能用于不可切除或有转移的病例。ER-CP 可用于获取胰管刷片，但是诊断的敏感性只有 35％～70％。

**血清标志物** 70％～80％胰腺癌患者会出现肿瘤相关 CA19-9 升高，但是因其对于精确诊断的敏感性及特异性不够高，故不推荐用于胰腺癌的常规诊断或筛查。术前 CA19-9 水平与肿瘤分期相关，且术后 CA19-9 水平有预后价值。CA19-9 水平可以预测肿瘤完全切除后的无症状复发，也可用于进展期肿瘤化疗后反应的标志物。一些研究已经表明治疗前 CA19-9 水平是预后的独立预后因素。

## 分期

美国癌症联合委员会（AJCC）胰腺癌的肿瘤-淋巴结-转移（TNM）分期系统包括原发肿瘤的位置及大小，淋巴结受累情况及远处转移情况。汇总这些信息就形成了肿瘤分期（图 14-3）。从实用的角度，患者往往被分成以下几组：可切除组、局部进展期组（不可切除，但无远处转移）或远处转移组。

| 治疗 | 胰腺癌 |

### 可切除疾病

大约有 10％的患者为潜在可切除的局部非转移胰腺癌，大约 30％患者手术为 R1 切除（镜下残留肿瘤）。进行 R0 切除（无镜下或大体肿瘤残留）且接受术后辅助化疗的患者有最好的根治机会，预计中位生存期未 20～23 个月，5 年生存率约 20％。肿瘤较小（＜3cm），分化较好且无淋巴结转移的患者预后更好。

患者应在术后并发症及死亡率较低的专业胰腺中心接受手术。对胰头或钩突部肿瘤患者的标准术式是保留幽门的胰十二指肠切除术（改良 Whipple 术）。胰体尾部肿瘤患者则选择胰体尾切除术，常规一并行脾切除术。

这部分患者接受术后治疗可改善长期生存结果。基于 3 个随机对照试验数据，目前全球范围内常用的辅助化疗为 6 周期吉西他滨方案（表 14-1）。Charité Onkologie 试验（CONKO 001）发现：与单纯手术相比，肿瘤完全切除后吉西他滨的使用能够显著延缓患者的肿瘤复发时间。欧洲胰腺癌研究组

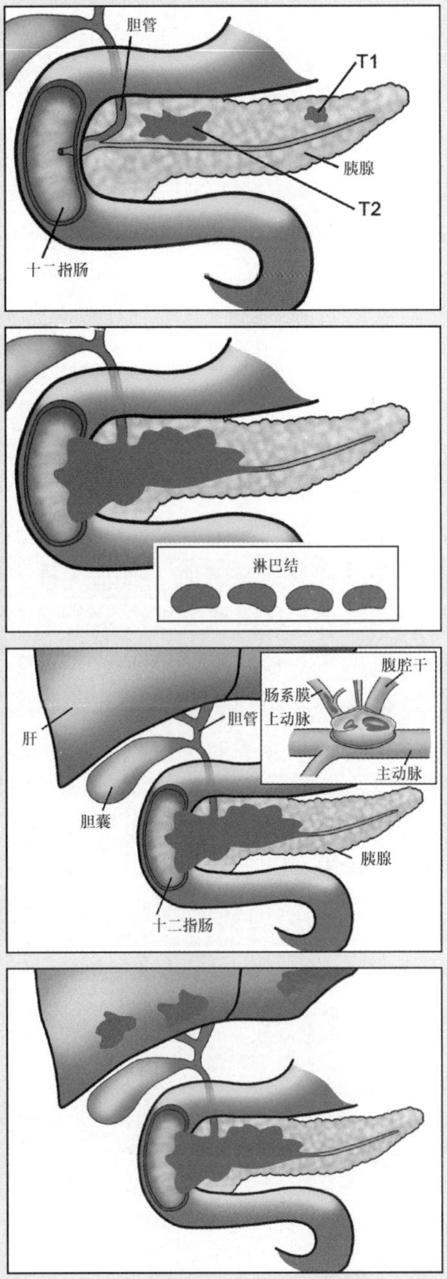

| AJCC 分期 | TNM 分期 | 肿瘤范围 | 5年生存率 | 分期所占比率（14% 未知） |
|---|---|---|---|---|
| I | T1/N0 | 局限于胰腺内，≤2cm | 20% | 7% |
| | T2/N0 | 局限于胰腺内，>2cm | | |
| II | T3 或 N1 | 侵犯至胰腺外或者有局部淋巴结转移 | 8% | 26% |
| III | T4 任何 N | 侵犯腹腔干或肠系膜上动脉 | | |
| IV | M1 | 远处转移 | 2% | 53% |

第十四章 胰腺癌

**图 14-3（见书后彩图）** 胰腺癌分期以及各分期对应的生存情况。AJCC：美国癌症联合委员会（插图：Stephen Millward）

3（ESPAC-3）研究证实：与吉西他滨相比，术后辅助应用 5-氟尿嘧啶/亚叶酸（5-FU/FA）这两种药物在生存上没有显著差异。然而，在毒性反应方面，由于吉西他滨引起的口腔炎和腹泻发生率比 5-FU/FA 少，因而优于 5-FU/FA。ESPAC-1 研究的阴性结果显示辅助放疗在欧洲并不常用。美国则更倾向于使用放射治疗肿瘤学组（RTOG）97-04 试验用的辅助放化疗方案：5-FU 为基础的同步放化疗联合放疗前后的吉西他滨化疗。这种治疗方案可能对累及胰头部巨大肿瘤的患者获益最大。

| 表 14-1 | 可切除胰腺癌辅助化疗的 Ⅲ 期研究 | | | | |
|---|---|---|---|---|---|
| 研究 | 对照 | 入组人数 | PFS/DFS（月） | 生存 | |
| | | | | 中位生存期（月） | |
| ESPAC-1，Neoptolemos et al；N Engl J Med 350；1200，2004 | 化疗（亚叶酸钙＋5-FU 泵入）vs. 不进行化疗 | 289 | PFS<br>15.3 vs. 9.4<br>（P=0.02） | 20.1 vs. 15.5<br>（HR 0.71；95% CI<br>0.55～0.92；P=0.009） | |
| CONKO 001，Oettle et al；JAMA 297；267，2007 | 吉西他滨<br>vs.<br>观察 | 368 | 中位 DFS<br>13.4 vs. 6.9<br>（P<0.001） | 22.1 vs. 20.2<br>（P=0.06） | |
| ESPAC-3，Neoptolemos et al；JAMA 304；1073，2010 | 5-FU<br>vs.<br>吉西他滨 | 1088 | | 23 vs. 23.6<br>（HR 0.94；95% CI<br>0.81～1.08；P=0.39） | |

缩写：CI，置信区间；CONKO，Charite Onkologie；DFS，无病生存期；ESPAC，欧洲胰腺癌研究组；5-FU，五氟尿嘧啶；HR，风险化；LV，亚叶酸钙；PFS，无进展生存期

## 不可切除的局部进展期疾病

大约 30% 的患者所患的是局部进展不可切除但没有远处转移的胰腺癌。应用吉西他滨治疗的中位生存期大约为 9 个月。如果患者对化疗有反应，或接受吉西他滨化疗疾病能够稳定维持 3～6 个月，通常会接受巩固放疗。然而，一项大型 Ⅲ 期随机对照试验 LAP-07 表明，对于接受吉西他滨或吉西他滨联合厄洛替尼治疗后疾病稳定维持 4 个月的患者而言并不能延长生存。

## 转移性胰腺癌

大约 60% 的胰腺癌患者会出现转移。一般身体状况较差的患者通常不能从化疗中获益。吉西他滨是这部分患者的标准治疗方案，中位生存期为 6 个月，1 年生存率只有 20%。在吉西他滨基础上增加白蛋白结合型紫杉醇（白蛋白结合的紫杉醇纳米粒子制剂）对比单用吉西他滨，能够显著提高患者的 1 年生存率（35% vs. 22%，P<0.001）。卡培他滨是一种口服的氟尿嘧啶类药物，一项 Ⅲ 期试验显示，卡培他滨联合吉西他滨（GEM-CAP）与单药吉西他滨相比能够提高肿瘤反应率并延长无进展生存期，但总生存没有获益。然而，在元分析中将另外两项随机对照试验和这个研究汇总发现 GEM-CAP 方案能够带来生存获益。厄洛替尼是一种小分子的表皮生长因子受体抑制剂，在进展期胰腺癌中与吉西他滨联用有显著的统计学意义，但临床获益不甚明显。一项入组人群限于一般身体状况良好的转移性胰腺癌患者的 Ⅲ 期试验发现：联合 5-FU/FA、伊立替康以及奥沙利铂（FOLFIRINOX）与单药吉西他滨相比能够延长生存，但毒副反应也随之增加。

| 表 14-2 | 评价进展期胰腺癌化疗效果的部分 Ⅲ 期研究 | | | | |
|---|---|---|---|---|---|
| 研究 | 对照 | 入组人数 | PFS（月） | 生存 | |
| | | | | 中位生存期（月） | |
| Moore et al；J Clin Oncol 26：1960，2007 | 吉西他滨<br>vs.<br>吉西他滨＋厄洛替尼 | 569 | 3.55 vs. 3.75<br>（HR 0.77；95% CI 0.64～0.92；P=0.004） | 5.91 vs. 6.24<br>（HR 0.82；95% CI 0.69～0.99；P=0.038） | |
| Cunningham et al；J Clin Oncol 27：5513，2009 | 吉西他滨<br>vs.<br>吉西他滨＋卡培他滨（GEM-CAP） | 533 | 3.8 vs. 5.3<br>（HR 0.78；95% CI 0.66～0.93；P=0.004） | 6.2 vs. 7.1<br>（HR 0.86；95% CI 0.72～1.02；P=0.08） | |
| Von Hoff et al；N Engl J Med 369：1691，2013 | 吉西他滨<br>vs.<br>吉西他滨＋白蛋白结合紫杉醇 | 861 | 3.7 vs. 5.5<br>（HR 0.69；95% CI 0.58～0.82；P=0.001） | 6.7 vs. 8.5<br>（HR 0.72；95% CI 0.62～0.83；P=0.001） | |
| Conroy et al；N Engl J Med 364：1817，2011 | 吉西他滨<br>vs.<br>FOLFIRINOX | 342 | 3.3 vs. 6.4<br>（Hr 0.47；95% CI 0.37～0.59；P<0.001） | 6.8 vs. 11.1<br>（HR 0.57；95% CI 0.45～0.73；P<0.001） | |

缩写：CI，置信区间；HR，风险比；PFS，无进展生存期

## 未来的方向

胰腺癌的早期发现及未来的治疗，依赖于对疾病发展过程中分子通路认识的提高，从而最终发现一些新的药物制剂，并挑选出可能从靶向治疗中获益最大的患者群体。

### 致谢

感谢 Irene Chong 博士在第 18 版中本章的工作。

# 第十五章　胃肠道和胰腺内分泌肿瘤

## Endocrine Tumors of the Gastrointestinal Tract and Pancreas

Robert T. Jensen

（李英　李忠武　乔旭柏　译　冷家骅　审校）

## 胃肠神经内分泌肿瘤的一般特征

胃肠（gastrointestinal，GI）神经内分泌肿瘤（neuroendocrine tumor，NET）是起源于弥散分布的胃肠道神经内分泌系统的肿瘤；该系统由产胺和泌酸功能的细胞构成，根据组织来源的不同有不同的激素产物。新的病理分类标准建议将这类肿瘤统一归为胃肠神经内分泌肿瘤（GI-NET），但需要明确的是历史上这类肿瘤曾经被分为胃肠神经内分泌肿瘤［GI-NET，也常被称为类癌（carcinoid）］和胰腺神经内分泌肿瘤（pNET）两大类。虽然目前建议在表述上使用胃肠神经内分泌肿瘤取代"类癌"，但很多医生尚不了解这一变更，且"类癌"这一术语已经被广泛接受，因此本章在表述时将会使用胃肠神经内分泌肿瘤（类癌）这一术语。这类肿瘤起初与嗜铬细胞瘤、黑色素瘤和甲状腺髓样癌一起被归类为 APUD 瘤（胺前体摄取和脱羧），因为它们具有共同的细胞生化基础和不同的病理、生理和分子特征（表 15-1）。原来认为 APUD 瘤有相似的胚胎起源（神经嵴细胞），但是，目前已经明确分泌肽类的细胞并非神经外胚层起源。即便如此，APUD 瘤的概念仍有一定的价值，因为尽

管有一些不同，但这类肿瘤也有一些重要的相似点（表 14-1）。在这一章中，胰腺神经内分泌肿瘤和胃肠神经内分泌肿瘤（类癌）的相似点会一并阐述，而不同点将分别介绍。

## 神经内分泌肿瘤的分类、病理学、肿瘤生物学

通常神经内分泌肿瘤由单一片状排列具有一致细胞核的小圆细胞组成，核分裂罕见。神经内分泌肿瘤通过常规组织学可初步辨识。然而，此类肿瘤现在被认知主要是由于它们所具有的细胞蛋白所表现出的组织学染色特征。历史上曾用银染色来分类肿瘤，如肿瘤细胞摄取或还原银视为亲银反应，如不还原银则称为非嗜银性。近来应用免疫细胞化学定位嗜铬粒蛋白（A，B，C），神经元特异性烯醇化酶，及突触囊泡蛋白这些神经内分泌细胞标记得到了应用（表 15-1）。其中嗜铬粒蛋白 A 应用最为广泛。

超微结构上，这些肿瘤具有电子密集的神经分泌颗粒，并且常包含小的透明小囊，这些小囊相当于神经元的突触小囊。神经内分泌肿瘤合成很多的肽、生长因子和有生物活性的胺类，这些物质可能异位分泌并产生特定的临床综合征（表 15-2）。诊断这些特定综合征的一个基本条件是需要有明确的临床症状（表 15-2），而不能仅凭免疫细胞化学的结果做出。特定的临床综合征的有无也不能仅从免疫细胞化学推测出（表 15-1）。此外，除非可见转移和浸润否则病理学家也不能区分出 NET 的良恶性。

根据胃肠道神经内分泌肿瘤（类癌）起源的解剖部位可将其分为前肠、中肠和后肠 NET。起源相似的肿瘤具有相似的组织化学特征、分泌产物和功能性表现（表 15-3）。前肠肿瘤通常分泌低水平的 5-羟色胺；亲银反应阴性，但有嗜银性；偶尔分泌促肾上腺皮质激素（ACTH）或 5-羟色氨酸（5-HTP），引起不典型的类癌综合征（图 15-1），常常分泌多种激素，可以发生骨转移。虽然肿瘤具有一定的分泌功能，但由此引发临床综合征的情况比较少见。中肠类癌呈亲银反应阳性，有高水平的 5-羟色胺，出现转移后多引起典型的类癌综合征（表 15-3，图 15-1），释放 5-羟色胺和速激肽（物质 P，神经肽 K，物质 K），很少分泌 5-HTP 或 ACTH，骨转移少见。后肠类癌（直肠，横结肠和升结肠）是亲银反应阴性，多有嗜银性，很少分泌 5-羟色胺或引起类癌综合征（图 15-1，表 15-3），很少分泌 5-HTP 或者 ACTH，肽类产物丰富，可发

| 表 15-1 | **胃肠神经内分泌肿瘤的一般特征〔GI-NET（CARCINOID），胰腺神经内分泌肿瘤（pNETs）〕** |

A. 泛神经内分泌肿瘤标记物（用于诊断）
  1. 嗜铬粒蛋白家族（A，B，C）是存在于分泌性大颗粒中的多种可溶性酸性单体蛋白。CGA 应用最为广泛
  2. 神经元特异性烯醇化酶（NSE）是烯醇化酶 γ-γ 二聚体，是神经内分泌分化的细胞质标志物
  3. 突触素是一种分子量为 38 000 的整合膜蛋白，存在于神经元的分泌小泡和神经内分泌肿瘤中
B. 相似的病理特征
  1. 所有的 APUDomas 具有胺前体摄取和脱羧功能
  2. 超微结构具有致密核心的分泌颗粒（>80nm）
  3. 组织学上，细胞异质性小，细胞核均一，罕见核分裂象
  4. 常常合成多种肽或胺，可分泌或不分泌，但通过免疫细胞化学的方法可以检测
  5. 可以表现或不表现出临床综合征，而其症状与否难以通过免疫细胞化学研究进行预测
  6. 组织分型（分级，TNM 分期）具有判断预后的价值。但只有浸润和转移可以明确肿瘤的恶性实质
C. 生物学行为的相似性
  1. 一般呈缓慢生长的肿瘤，部分具有侵袭性
  2. 多数为分化良好的肿瘤，增生指数低
  3. 分泌具有生物活性的肽/胺，可以造成相应的临床症状
  4. 通常生长抑素受体分布较为密集，可以被用来进行诊断定位和治疗
  5. 超过 70% 的肿瘤分泌 CGA，因此 CGA 常被用作肿瘤标志物
D. 分子及基因水平的异同
  1. 相似性
    a. 少见-常见癌基因的突变（*ras*，*jun*，*fos* 等）
    b. 少见-常见抑癌基因的突变（*p53*，视网膜母细胞瘤）
    c. MEN1 位点的突变（11q13）（多见于前肠来源肿瘤，中肠及后肠肿瘤相对较少见），p16$^{INK4a}$（9p21）突变率为 10%～45%
    d. 多种基因的甲基化比例为 40%～87%，（ras-相关域家族 I，p14，p16，O$^6$-甲基鸟嘌呤甲基转移酶，维甲酸受体 β）
  2. 差异性
    a. pNET-染色体缺失 1p（21%），3p（8%～47%），3q（8%～41%），11q（21%～62%），6q（18%～68%），Y（45%），获得 17q（10%～55%），7q（16%～68%），4q（33%），18（可达 45%）。
    b. GI-NET（类癌）-缺失 18q（38%～88%）>18p（33%～43%），>9p，16q21（21%～23%），获得 17q，19p（57%），4q（33%），14q（20%）、5（可达 36%）。
    c. pNET：*ATRX/DAXX* 突变 43%，MEN1 突变 44%、mTOR 突变 14%；在中肠 GI-NET 突变少见（0%～2%）

缩写：ATRX，α-地中海贫血 X-链锁智力低下蛋白；DAXX，死亡域相关蛋白；MEN1，多发内分泌肿瘤 I 型；TNM，肿瘤，淋巴结，转移

| 表 15-2 | **胃肠神经内分泌肿瘤综合征** |

| 名称 | 分泌的生物活性肽 | 年发病率（新发病例/百万人口） | 肿瘤部位 | 恶性，% | MEN1 相关，% | 主要症状和体征 |
| --- | --- | --- | --- | --- | --- | --- |
| **Ⅰ. 目前已经明确的功能性综合征** | | | | | | |
| **A. GINET 的类癌综合征** | | | | | | |
| 类癌综合征 | 血清素，速激肽，胃动素，前列腺素 | 0.5～2 | 中肠（75%～87%）<br>前肠（2%～33%）<br>后肠（1%～8%）<br>不明部位（2%～15%） | 95～100 | 罕见 | 腹泻（32%～84%）<br>潮红（63%～75%）<br>疼痛（10%～34%）<br>哮喘（4%～18%）<br>心脏病（11%～41%） |
| **B. 目前已经明确的 PNET 综合征** | | | | | | |
| 卓艾综合征（Z-E S） | 胃泌素 | 0.5～1.5 | 十二指肠（70%）<br>胰腺（25%）<br>其他部位（5%） | 60～90 | 20～50 | 疼痛（79%～100%）<br>腹泻（30%～75%）<br>食管症状（31%～56%） |
| 胰岛素瘤 | 胰岛素 | 1～2 | 胰腺（>99%） | <10 | 4～5 | 低糖血症症状（100%） |
| VIPoma（Verner-morrison 综合征，胰性霍乱，WDHA） | 血管活性肠肽 | 0.05～0.2 | 胰腺（90%，成年）<br>其他部位（10%，神经，肾上腺，神经节旁） | 40～70 | 6 | 腹泻（90%～100%）<br>低钾血症（80%～100%）<br>脱水（83%） |
| 胰高血糖素瘤 | 胰高血糖素 | 0.01～0.1 | 胰腺（100%） | 50～80 | 1～20 | 皮疹（67%～90%）<br>葡萄糖不难受（38%～87%）<br>体重下降（66%～96%） |

第一部分

肿瘤学

| 表 15-2 | 胃肠道神经内分泌肿瘤综合征（续） | | | | | |
|---|---|---|---|---|---|---|
| 名称 | 分泌的生物活性肽 | 年发病率（新发病例/百万人口） | 肿瘤部位 | 恶性，% | MEN1相关，% | 主要症状和体征 |
| 生长抑素瘤 | 生长抑素 | 罕见 | 胰腺（55%）<br>十二指肠/空肠（44%） | ＞70 | 45 | 糖尿病（63%～90%）<br>胆石病（65%～90%）<br>腹泻（35%～90%） |
| GRFoma | 生长激素释放激素 | 不明 | 胰腺（30%）<br>肺（54%）<br>空肠（7%）<br>其他部位（13%） | ＞60 | 16 | 肢端肥大症（100%） |
| ACTHoma | ACTH | 罕见 | 胰腺（全部异位库兴综合征的4%～16%） | ＞95 | 罕见 | 库兴综合征（100%） |
| pNET 导致的类癌综合征 | 血清素，速激肽 | 罕见（43例） | 胰腺（＜全部类癌的1%） | 60～88 | 罕见 | 同上述类癌综合征表现 |
| pNET 导致的高钙血症 | 甲状旁腺激素相关肽 | 罕见 | 胰腺（高钙血症的罕见病因） | 84 | 罕见 | 肝转移导致的腹痛 |
| **Ⅱ. 罕见的特异性功能性能综合征** | | | | | | |
| pNET 分泌肾素 | 肾素 | 罕见 | 胰腺 | 不明 | 否 | 高血压 |
| pNET 分泌促黄体生成激素 | 促黄体生长激素 | 罕见 | 胰腺 | 不明 | 否 | 无排卵、男性化（女性），性欲降低（男性） |
| pNET 分泌促红细胞生成素 | 促红细胞生成素 | 罕见 | 胰腺 | 100 | 否 | 红细胞增多症 |
| pNET 分泌胰岛素样生长因子-Ⅱ | 胰岛素样生长因子-Ⅱ | 罕见 | 胰腺 | 不明 | 否 | 低血糖 |
| pNET 分泌 GLP-1 | 胰高血糖素样肽-1 | 罕见 | 胰腺 | 不明 | 否 | 低血糖，糖尿病 |
| pNET 分泌肠胰高血糖素 | 肠胰高血糖素 | 罕见 | 胰腺，小肠 | 不明 | 罕见 | 小肠肥大，小肠淤滞，吸收不良 |
| **Ⅲ. 潜在的特异性的功能性胰腺神经内分泌肿瘤综合征** | | | | | | |
| pNET 分泌降钙素 | 降钙素 | 罕见 | 胰腺（高钙血症的罕见原因） | ＞80 | 16 | 腹泻（50%） |
| pNET 分泌神经降压素 | 神经降压素 | 罕见 | 胰腺（100%） | 不明 | 否 | 运动障碍，血管症状 |
| pNET 分泌胰腺多肽（PPoma） | 胰腺多肽 | 1～2 | 胰腺 | ＞60 | 18～44 | 水泻 |
| pNET 分泌胃饥饿素 | 胃饥饿素 | 罕见 | 胰腺 | 不明 | 否 | 体重和食欲改变 |
| **Ⅳ. 无功能胰腺神经内分泌肿瘤症状** | | | | | | |
| PPoma/无功能[a] | 无 | 1～2 例 | 胰腺（100%） | ＞60 | 18～44 | 体重下降（30%～90%），腹部包块（10%～30%），疼痛（30%～95%） |

缩写：ACTH，促肾上腺皮质激素；GRFoma，释放生长激素释放因子的胰腺内分泌肿瘤；IGF-Ⅱ，胰岛素样生长因子-Ⅱ；MEN，多发性内分泌肿瘤；pNET，胰腺神经内分泌肿瘤；PPoma，胰多肽瘤；PTHrP，甲状旁腺激素相关肽；VIPoma，血管活性肠肽瘤；WDHA，水样腹泻、低钾血症、胃酸缺乏综合征

[a] 胰多肽分泌肿瘤（PPomas）分别在两个门类被列举，原因是大多数学者将该肿瘤定义为不与特异性的激素综合征相关（无功能性）；但是，在一些文献中一些罕见的水样腹泻病例被认为与 PPomas 有关

生骨转移。

胰腺神经内分泌肿瘤的分型非常复杂，包括 9 种业已明确的特异性功能性综合征（表 15-2），6 种罕见的特异性功能性综合征（每种综合征只有少于 5 例的文献报道），5 种潜在的特异性功能性综合征（分别为

分泌降血钙素、神经降压素、胰多肽和胃饥饿素）（表 15-2），以及非功能性胰腺神经内分泌肿瘤。其他由非胰腺肿瘤（通常位于腹部）导致的功能性的激素综合征很少被报道，也未被包括在表 15-2，其中包括肠道、卵巢肿瘤分泌酪氨酸酪氨酸肽引起运动变化和便秘，

| 表 15-3 | GI-NET（类癌）位置、转移频率和类癌综合征发生率 | | |
|---|---|---|---|
| | 位置（占总数百分比%） | 转移的发生率 | 类癌综合征的发生率 |
| **前肠** | | | |
| 食管 | <0.1 | — | — |
| 胃 | 4.6 | 10 | 9.5 |
| 十二指肠 | 2.0 | — | 3.4 |
| 胰腺 | 0.7 | 71.9 | 20 |
| 胆囊 | 0.3 | 17.8 | 5 |
| 支气管、肺、气管 | 27.9 | 5.7 | 13 |
| **中肠** | | | |
| 空肠 | 1.8 | 58.4 | 9 |
| 回肠 | 14.9 | | 9 |
| 梅克尔憩室 | 0.5 | — | 13 |
| 阑尾 | 4.8 | 38.8 | <1 |
| 结肠 | 8.6 | 51 | 5 |
| 肝脏 | 0.4 | 32 | — |
| 卵巢 | 1.0 | 2.32 | 50 |
| 睾丸 | <0.1 | — | 50 |
| **后肠** | | | |
| 直肠 | 13.6 | 3.9 | — |

缩写：GI-NET，胃肠神经内分泌肿瘤

来源：肿瘤分布信息来源于 PAN-SEER 数据（1973—1999），转移发生率来源于 SEER 数据（1992—1999），IM Modlin et al；Cancer 97：934，2003. Incidenceof carcinoid syndrome is from 4349 cases studied from 1950—1971，reported by JD Godwin；Cancer 36：560，1975.

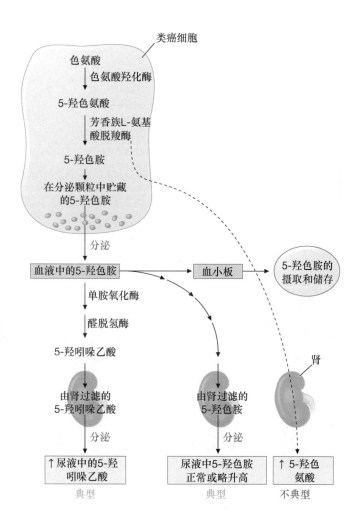

图 15-1　5-羟色胺（5-HT）在典型类癌及非典型类癌综合征中的的合成、分泌和代谢。5-HIAA，5-羟吲哚乙酸

卵巢的肿瘤分泌肾素或醛固酮引起血压的改变，或生长抑素引起糖尿病或反应性的低血糖症。表 14-2 所列每一种功能性综合征都与特定激素释放产生的症状相关。相反，非功能性的胰腺神经内分泌肿瘤不释放能够引起某一种特定临床综合征的产物。严格意义上，"非功能性"是一个错误的名词，因为那些肿瘤常异位分泌一些肽类［胰多肽（PP）、嗜铬粒蛋白 A、胃饥饿素、神经降压素，α-人类绒毛膜促性腺激素和神经元特异性烯醇化酶］，然而，它们却没有引起特定的临床综合征。非功能的胰腺神经内分泌肿瘤引起的症状完全是由于肿瘤本身负荷造成的。胰腺神经内分泌肿瘤常常异位分泌胰多肽 PP（60%～85%）、神经降压素（30%～67%）、降血钙素（30%～42%），偶尔有分泌胃饥饿素（5%～65%）。一些研究指出上述分泌产物也能引起一些特定的功能性综合征，而多数研究认为上述异位分泌并不与某种特定的临床综合征相关，可见在这方面的研究尚无定论，在此将其作为可能的临床综合征在表 14-2 列出，以供参考。因为多数非功能性胰腺神经内分泌肿瘤（60%～90%）分泌 PP，这些肿瘤常被称为 PP 瘤（表 14-2）。

胃肠神经内分泌肿瘤（类癌）可起源于的胃肠道的任何部位（表 15-3）；来源于阑尾的胃肠道神经内分泌肿瘤（类癌）在历史文献中最常被报道（约占 40%）；而近期的文献显示 70% 的肿瘤来源于支气管/肺、直肠和小肠。整体来说，GI 是 NET 最常见的部位，占 64%，远高于排名第二的呼吸道（28%）。胃肠道神经内分泌肿瘤（类癌）的发病率和好发部位与种族和性别有关。非洲裔美国人类癌的发病率较高。种族对直肠类癌发病率的影响更为明显，41% 的亚裔/太平洋岛民 NET 患者的发病部位为直肠，这一比例在美洲印第安人/阿拉斯加的本地人、非洲裔美国人、美国白种人 NET 患者中的比例逐渐下降，分别为 32%，26% 和 12%。女性小肠和胰腺类癌的发病率较低。

"胰腺神经内分泌"或"内分泌肿瘤"的术语虽然被广泛地应用，并在这里保留，但严格说来也是一个错误的名词，因为这些肿瘤既可以几乎完全发生于胰腺（胰岛素瘤、胰高血糖素瘤、非功能性胰腺神经内分泌肿瘤、胰腺神经内分泌肿瘤引起的血钙过高），也可以同时发生于胰腺和胰腺外组织［胃泌素瘤、VIP（血管活性肠肽）瘤、生长抑素瘤、GRF（生长激素释放激素）瘤］。胰腺神经内分泌肿瘤也被叫做胰岛细胞肿瘤，但考虑到并未证实肿瘤起源于胰岛，且如前述部分肿瘤也可发生于胰腺外组织，因此并不鼓励使用这一术语。

将 GI 分为前肠、中肠和后肠的分类法应用较为广泛。这种分类法有助于理解区域内神经内分泌肿瘤之间的相似之处，但同时他们之间也存在很大的差异，特别是在生物学行为方面存在显著的不同。此外，尚未发现这一分型方法有助预后的判断。更为普遍且已经被广泛应用的分类法可以使不同部位具有相似特征的 NET 之间具有可比性，这种方法也被证明有预测预的价值。世界卫生组织（World Health Organization，WHO），欧洲神经内分泌肿瘤协会（European Neuroendocrine Tumor Society，ENETS）和美国癌症联合委员会/国际抗癌联盟（American Joint Committee on Cancer/International Union AgainstCancer，AJCC/UICC）提出针对 GI-NET（类癌）和胰腺 NET 的新分类系统。虽然这些不同的分类系统之间有一些不同之处，但使用的信息相似。目前推荐在所有标准的病理报告中需要包括分类在内的基本信息。这些分类系统将所有部位的 NET 分为分化好的［低级别（G1）或中等级别（G2）］和分化差的［高级别（G3），包括小细胞癌或大细胞神经内分泌癌］。在这些分类系统中，胰腺 NET 和胃肠道 NET（类癌）都被称为神经内分泌肿瘤，类癌这一旧的术语相当于分化好的胃肠神经内分泌肿瘤。这些分类系统不仅基于 NET 的分化程度，也基于评估增殖指数（Ki-67 和核分裂象计数）的分级系统。如果 Ki-67<3%，核分裂象计数<2/10 个高倍视野，被归为低级别（ENETS G1），如果 Ki-67 为 3%～20%，核分裂象计数 2～20/10 个高倍视野，则归为中级别（ENETS G2），如果 Ki-67>20%，核分裂象计数>20/10 个高倍视野，则归为高级别（ENETS G3）。除了分级系统，TNM 分期基于肿瘤侵犯、大小和范围［表 15-4，胰腺和阑尾神经内分泌肿瘤（类癌）］。因为这些分类和分级系统被证明与预后有关，而且不同分类/分级的 NET 对治疗的反应不同，因此这些系统对所有 NET 的治疗都很重要。

除了这些分类/分级系统，一些其他因素也能够提供重要的预后信息以指导治疗（表 15-5）。

胃肠神经内分泌肿瘤（类癌）或胰腺神经内分泌肿瘤的准确发病率依纳入统计的病例是限于有症状的

**表 15-4 胰腺和阑尾 NET 的分型标准比较：ENETS 标准与 AJCC 第七版**

| | ENETS | AJCC/UICC TNM |
|---|---|---|
| **pNETs** | | |
| T1 | 局限于胰腺内，<2cm | 局限于胰腺内，<2cm |
| T2 | 局限于胰腺内，2～4cm | 局限于胰腺内，>2cm |
| T3 | 局限于胰腺内，>4cm，或侵犯十二指肠/胆道 | 胰周侵犯，无主要血管侵犯（腹腔干/肠系膜上动脉） |
| T4 | 侵犯邻近器官或主要血管 | 侵犯主要血管 |
| **阑尾 NETs** | | |
| T1 | ≤1cm；侵犯固有肌层 | T1a，≤1cm；T1b，1～2cm |
| T2 | ≤2cm 且侵犯浆膜下/阑尾系膜<3mm | >2～4cm 或侵犯盲肠 |
| T3 | >2cm 或侵犯浆膜下/阑尾系膜<3mm | >4cm 或侵犯回肠 |
| T4 | 侵犯腹膜或其他脏器 | 侵犯腹膜或其他脏器 |

缩写：AJCC，美国癌症联合委员会；ENETS，欧洲神经内分泌肿瘤协会；NET，神经内分泌肿瘤；pNET，胰腺神经内分泌肿瘤；TNM，肿瘤，淋巴结，转移；UICC，国际抗癌联盟
来源：Modified from DS Klimstra：SeminOncol 40：23，2013 and G Kloppel et al：VirchowArch 456：595，2010

**表 5-5 神经内分泌肿瘤的预后因素**

**Ⅰ. GI-NETS（类癌）和 pNET**

临床症状（$P<0.05$）
肝转移（$P<0.001$）
肝转移范围（$P<0.001$）
淋巴结转移（$P<0.001$）
骨及其他肝外转移（$P<0.01$）
浸润深度（$P<0.001$）
肿瘤生长速度
血清碱性磷酸酶升高（$P=0.003$）
原发肿瘤部位（$P<0.001$）
原发肿瘤大小（$P<0.005$）
血清 CGA 升高（$P<0.01$）
循环肿瘤细胞阳性（$P<0.001$）
肿瘤组织学形态
　肿瘤分化（$P<0.01$）
　高增殖活性（高 Ki-67 指数，PCNA 表达）
　高核分裂象（$P<0.001$）
　坏死
　CK-19 阳性（$P<0.02$）
　血管或神经侵犯
　脉管密度（低血管密度，高淋巴管密度）
　该 CD10 金属蛋白酶表达（适用于各种分级的 NET）
　流式细胞学特征（如：非整倍体细胞）
　VEGF 高表达（仅适用于低级别或分化良好的 NET）
WHO，ENETS，AJCC/UICC，肿瘤分级
PNET 较 GINET 整体预后更差（$P=0.0001$）
高龄（$P<0.01$）

第十五章 胃肠道和胰腺内分泌肿瘤

| 表 15-5 | 神经内分泌肿瘤的预后因素（续） |
|---|---|

**Ⅱ. GI-NETS（类癌）**

原发肿瘤部位：阑尾＜肺，直肠＜小肠＜胰腺
类癌综合征
实验室检查 [尿 5-HIAA 水平（$P<0.01$），血浆神经肽 K（$P<0.05$），血清 CGA（$P<0.01$）]
第二原发癌
男性（$P<0.001$）
分子分型 [TGF-α 表达（$P<0.05$），染色体 16q 杂合性缺失 LOH 或 4p 获得（$P<0.05$）]
WHO，ENETS，AJCC/UICC，肿瘤分级
分子分型 [染色体 14 获得，3p13 缺失（回肠类癌），Hoxc6 上调]

**Ⅲ. pNETs**

原发肿瘤部位：十二指肠（胃泌素瘤）预后优于胰腺神经内分泌肿瘤
Ha-ras 癌基因或 p53 过表达
女性
非 MEN1 相关肿瘤
无功能性肿瘤（部分研究支持）
WHO，ENETS，AJCC/UICC，肿瘤分级
组织学形态差异：c-KIT 免疫组织化学阳性，低 cyclin B1 表达（$P<0.01$），PTEN 缺失，结节型硬化病-2 免疫组化缺失，纤维母细胞生长因子-13 表达
实验室（部分研究提示 CGA 增高的预后价值，胃泌素瘤中的胃泌素水平）
分子分型 [HER2/neu 过表达（$P=0.032$），染色体 1q，3p，3q，6q 杂合性缺失 LOH（$P=0.0004$），EGF 受体过表达（$P=0.034$），染色体获得 7q，17q，17p，20q；VHL 基因变异（缺失，甲基化）；FGFR4-G388R 单核苷酸多态性]

缩写：5-HIAA，5-羟吲哚乙酸；AJCC，美国联合委员会；chr，染色体；EGF，表皮生长因子；FGFR，成纤维细胞生长因子受体；gi-net，胃肠神经内分泌肿瘤；IHC，疫组织化学；Ki-67，由 Ki-67 单克隆抗体识别的增殖相关核抗原；LOH，杂合性缺失；MEN，多发性内分泌腺瘤；NET，神经内分泌肿瘤；PCNA，增殖细胞核抗原；pNET，胰腺神经内分泌肿瘤；PTEN，PTEN 原癌基因（phosphatase and tensin homologue deleted from chromosome 10）；TGF-α，转化生长因子 α；TNM，肿瘤，淋巴结，转移；UICC，国际抗癌联盟；VEGF，血管内皮生长因子；WHO，世界卫生组织

肿瘤还是包括所有肿瘤而不同的。有临床症状的类癌的年发病率为 7～13/100 万，而报告的尸检的恶性类癌年发病率是 21～84/100 万。美国胃肠道神经内分泌肿瘤（类癌）的年发病率约为 25～50/100 万，比胃肠道腺癌少见。然而，在过去的 30 年中，NET 的发病率增加了 6 倍。据美国 SEER（U.S. Surveillance，Epidemiology, and End Results）数据库对 35 825 例胃肠道神经内分泌肿瘤（类癌）（2004 年）的分析，其年发病率为 5.25/100 万，1929 年年患病率为 35/100 万。有临床症状的胰腺神经内分泌肿瘤的患病率为 10/100 万，胰岛素瘤、胃泌素瘤、非功能性胰腺神经内分泌肿瘤年发病率为 0.5～2/100 万（表 14-2）。

胰腺神经内分泌肿瘤占胰腺肿瘤的 1%～10%，占 SEER 数据库（主要为恶性肿瘤）中肿瘤的 1.3%。其他肿瘤更为少见，VIP 瘤少 2～8 倍，胰高血糖素瘤少 17～30 倍，生长抑素瘤最为罕见。尸检中，病例中 0.5%～1.5% 有胰腺神经内分泌肿瘤；然而，仅少于 1/1000 的病例为功能性肿瘤。

胃肠神经内分泌肿瘤（类癌）和胰腺神经内分泌肿瘤通常具有恶性生物学行为（表 15-2，表 15-3）。胰腺神经内分泌肿瘤除了胰岛素瘤以外（＜10% 是恶性的）不同系列 50%～100% 是恶性的。胃肠神经内分泌肿瘤（类癌）恶性的百分比依不同的部位而不同（表 15-3）。三个最常发生的部位的肿瘤发生转移的比例也不同：空回肠（58%），肺/支气管（6%），直肠（4%）（表 15-3）。对于胃肠神经内分泌肿瘤（类癌）和胰腺神经内分泌肿瘤，一些重要的预后因素可决定患者的生存和肿瘤的侵袭性（表 113-5）。胰腺神经内分泌肿瘤患者（除胰岛素瘤外）通常比胃肠神经内分泌肿瘤（类癌）患者预后差。对于胃肠神经内分泌肿瘤（类癌）和胰腺神经内分泌肿瘤，单变量分析和多变量分析发现肝转移是最重要的独立预后因素。原发肿瘤的大小与肝转移的发生显著相关。举例来说，以发生肝转移后常常出现类癌综合征（表 14-2）的小肠类癌来说，当肿瘤直径＜1cm 时 15%～25% 的病例发生转移，当肿瘤直径为 1～2cm 时 58%～80% 的病例发生转移，而如果直径＞2cm 则超过 75% 的病例发生转移。类似趋势也见于胃泌素瘤和其他胰腺神经内分泌肿瘤中，可以说原发肿瘤的大小是患者发生肝转移的独立预测因素。

NET 发生转移性病变的其他重要预测因素还包括：淋巴结转移或肝外转移；肿瘤侵犯的深度；生长速度快；多种不同的组织学特征（分化、核分裂象、增殖指数、血管密度、血管内皮生长因子和 CD10 金属蛋白酶表达）；坏死；出现细胞角蛋白；血清碱性磷酸酶水平提高；高龄；循环肿瘤细胞阳性；流式细胞检查结果如可见非整倍体等（表 15-5）。对于胃肠神经内分泌肿瘤（类癌）患者来说不良预后因素还包括：类癌综合征的发展（尤其是类癌性心脏病），男性，伴有其他临床不适症状，肿瘤标志物水平明显升高（5-HIAA、神经肽 K、嗜铬粒蛋白）以及多种不同的分子特征等。对于胰腺神经内分泌肿瘤或胃泌素瘤，不良预后与女性、Ha-ras 癌基因或 p53 过表达、非多发内分泌肿瘤（multiple endocrine neoplasia，MEN）Ⅰ型、多种肿瘤标志物水平升高（如嗜铬粒蛋白 A，胃泌素）、组织特征（c-KIT 免疫组织化学、组织细胞蛋白 B1 低、PTEN/TSC-2 缺失，纤维母细胞生长因子-

13 的表达）和各种不同的分子特征（表 15-5）有关。TNM 分期系统和分级系统（G1～G3）有重要的预后价值。

  一些由于遗传基因异常导致的疾病与 NET 的发病率升高有关（表 15-6）。每一种疾病都是由一种可能的抑癌基因的缺失引起的。这其中最重要的是多发性内分泌肿瘤 1 型（MEN1），这是一种由于 11q13 上 10 号外显子基因缺陷导致的常染色体显性遗传疾病，该基因编码 610 个氨基酸的核蛋白，Menin 蛋白。95％～100％的 MEN 1 患者由于甲状旁腺增生会出现甲状旁腺功能亢进，80％～100％发生胰腺神经内分泌肿瘤，54％～80％发生垂体腺瘤，27％～36％发生肾上腺腺瘤，8％发生支气管类癌，8％发生胸腺类癌，13％～30％的 ZES 患者出现胃类癌，皮肤肿瘤［血管纤维瘤（88％），胶样瘤（72％）］、中枢神经系统肿瘤［脑膜瘤（小于 8％）］、平滑肌肿瘤［平滑肌瘤、平滑肌肉瘤（1％～7％）］。MEN 1 的患者中，80％～100％患为非功能性胰腺神经内分泌肿瘤（大部分是镜下肿瘤，0％～13％是大的/有症状的肿瘤），在不同的研究中，功能性胰腺神经内分泌肿瘤占 20％～80％，54％伴有 ZES，18％为胰岛素瘤，3％为胰高血糖素瘤，3％为 VIP 瘤，GRF 瘤或生长抑素瘤<1％。MEN 1

见于 20％～25％的 ZES 患者，4％的胰岛素瘤患者，在其他胰腺神经内分泌肿瘤患者少见（小于 5％）。

  三种伴有神经内分泌肿瘤的斑痣性神经错构瘤病为 von Hippel-Lindau 病（VHL），von Recklinghausen 病［1 型神经纤维瘤病（NF-1）］，以及结节性硬化症（Bourneville's disease）（表 15-6）。VHL 是一种由染色体 3p25 区域缺陷所致的常染色体显性遗传疾病，其编码 213 个氨基酸蛋白并与延伸蛋白家族协同作用作为转录调节因子。除小脑血管母细胞瘤、肾癌及嗜铬细胞瘤以外，10％～17％可发生胰腺神经内分泌肿瘤。尽管已有胰岛素瘤及血管活性肠肽瘤的报道，但绝大多数为非功能性肿瘤。NF-1（von Recklinghausen 病）的患者具有位于 17q11.2 区域染色体的基因缺陷，该基因编码 2845 个氨基酸蛋白，即神经纤维瘤蛋白，在正常细胞中的功能为抑制 ras 的级联信号通路（第二十章）。多于 10％的患者会发生上消化道 NET（类癌），特征性的发生于壶腹周围区域（54％）。由于免疫组化证实含有生长抑素，许多病例被命名为生长抑素瘤，然而肿瘤分泌生长抑素不常见，且在临床上罕有导致生长抑素瘤综合征的情况发生。NF-1 偶与胰岛素瘤及 ZES 相关。NF-1 占所有发生在十二指肠的生长抑素瘤的 48％，壶腹部消化道 NET（类癌）的 23％。结节性硬化症由 1164 个氨基酸蛋白即错构瘤蛋白（TSC1）或 1807 个氨基酸蛋白即马铃薯球蛋白（TSC2）突变所致（第二十章）。二者在有关磷脂酰肌醇 3-激酶及哺乳动物雷帕霉素靶蛋白（mTOR）信号级联通路相互作用。少量伴有非功能性及功能性胰腺 NET（胰岛素瘤及胃泌素瘤）患者的病例已有报道（表 15-6）。Mahvash 病与 α 细胞增生的发生，高胰高血糖素血症以及非功能性胰腺神经内分泌肿瘤的发生有关，其病因为人胰高血糖素受体纯合子 P86S 突变。

  常见癌基因突变（ras，myc，fos，src，jun）或常见肿瘤抑制基因（p53，视网膜母细胞瘤易感基因）在胰腺 NET 及胃肠道 NET（类癌）中不常见到（表 15-1）。然而，在高分化胰腺 NET 中可见频繁（70％）的 MDM2，MDM4 基因扩增及 WIPI 失活 P53 通路，且在大多数胰腺 NET 中存在视网膜母细胞瘤通路变化。除这些基因以外，其他在发病机制中可能发挥重要作用的变化包括 MEN1 基因改变，p16/MTS1 肿瘤抑制基因，以及 DPC4/Smad4 基因；HER-2/neu 原癌基因扩增；转录因子的变化［Hoxc6（消化道类癌）］，生长因子及其受体；众多基因的甲基化可能导致其失活；未知肿瘤抑制基因的缺失，其他未知的基因获得等（表 15-1）。依维莫司，一种 mTOR 抑制剂，

| 表 15-6 | 伴有神经内分泌肿瘤（NET）［GI-NET（类癌）或 pNET］的遗传性综合征 | |
|---|---|---|
| 综合征 | 基因突变的位点和产物 | NET 发生率 |
| 多发性内分泌肿瘤综合征 I 型（MEN 1） | 11q13（编码 610 个氨基酸的 Menin 蛋白） | 80％～100％的 MEN1 发生 pNET（镜下微小肿瘤），20％～80％（临床）：（非功能性＞胃泌素瘤＞胰岛素瘤）GI-NET（类癌）：胃（13％～30％），支气管/胸腺（8％） |
| von Hippel-Lindau 病 | 3q25（编码 213 个氨基酸蛋白） | 12％～17％出现 pNET（几乎均为非功能性） |
| von Recklinghausen's 病［多发性神经纤维瘤 1（NF-1）］ | 17q11.2（编码 2485 个氨基酸蛋白，神经纤维瘤蛋白） | 0％～10％出现 pNET，主要是十二指肠的生长抑素瘤（通常非功能性）罕见胰岛素瘤、胃泌素瘤 |
| 结节性硬化症 | 9q34（TSCI）（编码 1164 个氨基酸的 Hamartin 蛋白），16p13（TSC2）（编码 1807 个氨基酸的 tuberin 蛋白） | 较少出现 pNET［非功能性和功能性（胰岛素瘤、胃泌素瘤）］ |

缩写：GI，胃肠道；pNET，胰腺神经内分泌肿瘤

以及舒尼替尼，一种酪氨酸激酶抑制剂（PDGFR，VEGFR1，VEGFR2，CKIT，FLT3），二者的临床抗肿瘤活性作用支持了 mTOR-AKT 途径和酪氨酸激酶受体在介导恶性 NET 生长中发挥着重要作用（特别是胰腺 NET）。mTOR 通路在胰腺 NET 生长的重要性可通过单核苷酸多态性（FGFR4-G388R，在成纤维细胞生长因子受体 4）影响 mTOR 抑制剂的选择性及能导致进展期的胰腺 NET 分期及肝转移的风险显著提高而进一步证实（表 14-5）。比较基因组杂交、全基因组等位基因型研究及单核苷酸多态性分析显示，染色体缺失及染色体获得在胰腺及消化道 NET（类癌）常见，但在此两类 NET 有所不同，其中一些具有预后意义（表 15-5）。突变在 MEN1 基因中可能特别重要。93% 的胰腺散发型 NET（于未患 MEN 1 的患者中）及 26%～75% 的散发型胃肠神经内分泌肿瘤中可见 MEN1 基因位于染色体 11q13 的杂合性缺失。报道于 31%～34% 的散发型胃泌素瘤可见 MEN1 基因突变。对于散发型胰腺 NET 发现最频繁的基因改变为 MEN1，出现在 44% 的患者中，此外 43% 的患者出现由复杂的 DAXX（死亡域相关蛋白）转录/染色质重塑的两个亚基的基因编码突变，ATRX（伴 α 地中海贫血 X 连锁智力低下综合征），及 15% 的患者出现 mTOR 通路改变。上述分子改变与胰腺神经内分泌肿瘤或胃肠神经内分泌肿瘤（类癌）的肿瘤生长、肿瘤大小、疾病累及范围、侵袭性以及可能的预后预测价值有关（表 15-5）。

# 胃肠神经内分泌肿瘤（类癌）及类癌综合征

## 最常见的胃肠道神经内分泌肿瘤（类癌）的特点

**阑尾神经内分泌肿瘤（类癌）** 每 200～300 例阑尾切除术中就会发现 1 例阑尾 NET（类癌），通常发生于阑尾末端，发病率为 0.15/100 000/年，占所有胃肠神经内分泌肿瘤（类癌）的 2%～5%，所有阑尾肿瘤的 32%～80%。在早期的研究中，大部分（大于 90%）的肿瘤直径小于 1cm，未发生转移。但是近期的研究发现 2%～35% 的肿瘤存在转移（表 15-3）。SEER 数据库中统计的 1570 例阑尾类癌中 62% 是局限病变，27% 有局部转移，8% 有远处转移。转移风险随肿瘤直径增大而增加，那些小于 1cm 者的转移危险小于 10%，而那些大于 2cm 者有 25%～44% 的危险。除肿瘤大小之外，其他重要的预测转移的因素包括肿瘤基底的部位、对阑尾系膜的侵犯、低分化、分期较

晚或 WHO/ENETS 分型、老年和阳性切缘。局限肿瘤患者的 5 年生存率是 88%～100%，局部进展期 78%～100%，远处转移者 12%～28%。肿瘤直径小于 1cm 的患者 5 年生存率是 95%～100%，大于 2cm 者则为 29%。大部分肿瘤是分化良好的 G1 肿瘤（87%）（表 15-4），其余主要是分化良好的 G2 肿瘤（13%）；分化差的 G3 肿瘤少见（小于 1%）。类癌总数所占百分比从 43.9%（1950—1969）下降到 2.4%（1992—1999）。阑尾杯状细胞（GC）神经内分泌肿瘤（类癌）/癌是一种罕见的亚型（小于 5%），是一种特殊的恶性混合性的腺神经内分泌癌，常表现为进展期病变，推荐按腺癌而不是类癌进行治疗。

## 小肠神经内分泌肿瘤（类癌）

小肠（SI）的神经内分泌肿瘤（类癌）报告的发病率为美国 0.67/10 万，英国 0.32/10 万，瑞典 1.12/10 万，占所有小肠肿瘤的 50% 以上。男性多见（1.5：1）。种族影响发病率，亚洲人发病率较低，而非洲裔美国人发病率较高。该病起病的平均年龄是 52～63 岁，年龄范围很广（1～93 岁）。存在家族性小肠类癌，但是不多见。这类肿瘤常常为多发；9%～18% 发生于空肠，70%～80% 发生于回肠，70% 发生在距回盲瓣 6cm（2.4 英寸）以内。40% 直径小于 1cm，32% 1～2cm，29% 大于 2cm。典型的特征为分化良好的肿瘤；然而，它们通常具侵袭性，其中 1.2% 位于黏膜内，27% 浸润至黏膜下层，20% 侵至肌层。平均 47%～58%（范围 20%～100%）发生转移，其中 38% 发生肝脏转移，37% 和 20%～25% 分别发生淋巴结和远处转移。原发肿瘤伴有典型的显著的纤维化反应，可导致肠梗阻。肿瘤大小是重要的转移预测因素。然而，即使是小于 1cm 的小肠神经内分泌肿瘤（类癌）中也会有 15%～25% 的机会发生转移，而在 1～2cm 的肿瘤中这一比例增加到 58%～100%。类癌也可发生在十二指肠，其中 31% 有转移。小于 1cm 的十二指肠肿瘤几乎不会转移，而那些大于 2cm 的肿瘤中 33% 出现转移。小肠神经内分泌肿瘤（类癌）是类癌综合征最常见的因素（60%～87%），会在后面的章节讨论（表 15-7）。重要的预后因素见表 15-5，其中特别显著的因素为肿瘤进展程度，分级和分期（表 15-4）。5 年总生存率是 55%～75%，因肿瘤进展程度而显著不同，局限病变为 65%～90%，局部进展期病变为 66%～72%，远处转移病变为 36%～43%。

**直肠神经内分泌肿瘤（类癌）** 直肠神经内分泌肿

| 表 15-7 | 类癌综合征患者的特征性临床表现 | |
|---|---|---|
| | 百分比 | |
| | 就诊时表现 | 全病程中（总计） |
| **症状/体征** | | |
| 腹泻 | 32%～93% | 68%～100% |
| 潮红 | 23%～100% | 45%～96% |
| 疼痛 | 10% | 34% |
| 哮喘/气喘 | 4%～14% | 3%～18% |
| 糙皮病 | 0%～7% | 0%～5% |
| 无 | 12% | 22% |
| 类癌性心脏病 | 11%～40% | 14%～41% |
| **人群特征 (demographic)** | | |
| 男性 | 46%～59% | 46%～61% |
| 年龄 | | |
| 平均 | 57% | 59.2% |
| 范围 | 25%～79% | 18%～91% |
| **肿瘤位置** | | |
| 前肠 | 5%～14% | 0%～33% |
| 中肠 | 57%～87% | 60%～100% |
| 后肠 | 1%～7% | 0%～8% |
| 未知 | 2%～21% | 0%～26% |

瘤（类癌）占所有胃肠神经内分泌肿瘤（类癌）的27%，所有 NET 的16%，并且发病率在上升。根据美国 SEER 数据得到的年发病率是 0.86/10 万（从1973年每年 0.2/10 万不断升高），占所有直肠肿瘤的1%～2%。大约每1500直肠或每2500例结肠镜检中会发现1例直肠 NET（或 0.05%～0.07%）。几乎所有直肠 NET 都发生在齿状线以上 4～13cm。大部分很小，66%～80% 直径小于 1cm，而且罕见转移（5%）。1～2cm 的肿瘤 5%～30% 会转移，大于 2cm 的肿瘤不常见但大于 70% 的病例发生转移。大部分只是侵犯不超过黏膜下层（75%），2.1%局限于黏膜层，10%侵及肌层，5%累及邻近结构。组织学上，大多数分化良好（98%），72% 为 ENETS/WHO 定义的 G1，28% G2（表 15-4）。总生存是 88%；然而，局限病变 5 年生存率为 91%，局灶进展期病变为 36%～49%，远处转移病变为 20%～32%。危险因素见表 15-5，特别是肿瘤大小、侵犯的深度、转移、分化和 TNM 分类和分级。

**支气管神经内分泌肿瘤（类癌）** 支气管神经内分泌肿瘤（类癌）占所有分化良好的神经内分泌肿瘤的25%～33%，所有分化差的 NET 的 90%，很可能与吸烟有关。在美国和欧洲国家其发病率为每年 0.2～2/10 万，而且正在以每年 6% 的速度增长。女性发病率略高，白人发病率高于西班牙裔、亚裔或非洲裔后代，60～70 岁为最好发的年龄，相对而言典型类癌高发年

龄为 45 岁，不典型类癌高发年龄为 55 岁。

支气管 NET（类癌）有很多不同分类。在一些研究中，它们被分为四类：典型类癌［也称为支气管类癌肿瘤，Kulchitsky 细胞癌 I 型（KCC- I）］，不典型类癌［也称为分化良好的神经内分泌癌（KCC- II）］，中间型小细胞神经内分泌癌和小细胞神经内分泌癌（KCC- III）。另一种将肺神经内分泌肿瘤分为三类：良性或低度恶性（典型类癌），低度恶性（不典型类癌）和高度恶性（分化差的大细胞或小细胞癌）。WHO 分类包括四类：典型类癌、不典型类癌、大细胞神经内分泌癌和小细胞癌。典型类癌与不典型类癌比例是 8：1～10：1，典型类癌占所有肺肿瘤的 1%～2%，不典型类癌占 0.1%～0.2%，大细胞神经内分泌肿瘤占 0.3%，小细胞肺癌占 9.8%。不同种类的肺神经内分泌肿瘤预后不同，典型类癌预后极佳，而小细胞神经内分泌癌预后很差。发生大细胞和小细胞肺类癌，而非典型或不典型肺类癌与烟草使用有关。5 年生存率受肿瘤分类影响很大，典型类癌 92%～100%，不典型类癌 61%～88%，大细胞神经内分泌肿瘤的 13%～57%，小细胞肺癌 5%。

**胃神经内分泌肿瘤（类癌）** 胃神经内分泌肿瘤（类癌）占胃肿瘤的 3/1000，所有类癌的 1.3%～2%，它们的相对比例在过去的 50 年中增加了 3～4 倍（从 1950 年的 2.2% 到 2000—2007 年的 9.6%，SEER 数据）。目前还不清楚这种增长是由于上消化道内镜的广泛使用检出了更多病变，还是发病率确实增加了。胃神经内分泌肿瘤（NET）分为 3 类，这种分类对于理解该病的发病机制、预后和治疗都有重要的意义。3 类胃 NET 均起源于胃黏膜的肠嗜铬样（ECL）细胞（6 种胃 NET 细胞中的 1 种）。2 种亚型均与高胃泌素状态相关，合并慢性萎缩性胃炎者为 I 型［占所有胃 NET］的 80%，合并 ZES 者为 II 型（占 6%），且几乎均为 MEN 1 综合征的一部分。这些肿瘤通常表现为良性病程，I 型转移不常见（小于 10%），II 型稍具侵袭性，10%～30% 发生转移。它们通常是多发的小肿瘤，而且只侵至黏膜下。胃神经内分泌肿瘤（类癌）的第 3 个亚型（III 型）（散发型）不伴有高胃泌素血症（占所有胃类癌的 14%～25%），更具侵袭性，54%～66% 出现转移。散发类癌通常表现为单发的大肿瘤；50% 有不典型的组织学特征，可引起类癌综合征。I 型、II 型、III 型患者的 5 年生存率分别是 99%～100%，60%～90% 和 50%。

## 神经内分泌肿瘤（类癌）的临床表现

**不伴类癌综合征的胃肠/肺神经内分泌肿瘤（类**

癌） 患者诊断的年龄分布从 10 岁到 93 岁，小肠 NET 的平均年龄为 63 岁，直肠 NET 的平均年龄为 66 岁。其临床表现多种多样，与起源部位和肿瘤侵犯的范围有关。阑尾神经内分泌肿瘤（类癌）通常是疑似阑尾炎手术中偶然发现的。发生在空回肠的小肠 NET（类癌）可出现周期性腹痛（51%）、肠梗阻、套叠（31%），腹部包块（17%）或胃肠道出血（11%）。因为症状模糊，通常在首发症状后约 2 年才能被诊断，这一时间甚至可达 20 年。十二指肠、胃和直肠的 NET（类癌）多为在内镜检查时偶然发现的肿瘤。直肠类癌最常见的症状是黑便/出血（39%）、便秘（17%）和腹泻（12%）。支气管 NET（类癌）通常在胸部 X 线片中被发现，31% 的患者是没有症状。胸腺 NET（类癌）表现为胸部 X 线片或 CT 扫描发现的前纵隔肿块。卵巢、睾丸的 NET（类癌）通常在身体检查或超声检查时发现肿块。肝转移性 NET（类癌）常常表现为肝大，患者症状轻微，肝功能检查几乎正常。

**由分泌产物引起系统性症状的胃肠道神经内分泌肿瘤（类癌）** 从免疫细胞化学的角度，GI/肺 NET（类癌）可包含很多的胃肠多肽：胃泌素、胰岛素、生长抑素、胃动素（motilin）、神经降压素、速激肽（物质 K、物质 P、神经多肽 K）、胰高血糖素、胃泌素释放多肽、血管活性肠肽（VIP）、PP、胃饥饿素、其他的生物活性多肽（ACTH、降钙素、生长激素）、前列腺素和生物活性胺（5-羟色胺）。这些物质的分泌量与其所导致的临床症状有关，大量的活性产物可造成显著的临床症状。在对胃肠神经内分泌肿瘤（类癌）患者的不同的研究中，43% 的患者出现血清 PP 水平升高，14% 胃动素升高，15% 胃泌素升高，6% VIP 升高。前肠 NET（类癌）产生各种胃肠多肽的情况比中肠 NET 更为多见。前肠类癌（主要是呼吸道）分泌异位 ACTH 引起的库欣综合征在逐渐增加，在一些研究中，已经成为异位 ACTH 综合征的最常见病因，占所有病例的 64%。前肠 NET（类癌）释放生长激素释放因子导致肢端肥大症，生长抑素瘤综合征也可发生于前肠 NET 中，但十二指肠 NET（类癌）引起特定综合征的情况较为罕见。胃肠道神经内分泌肿瘤（类癌）最常见的系统综合征是类癌综合征，将在下一节详细讨论。

## 类癌综合征

**临床特征** 从一系列描述肿瘤首发症状和自然病程的研究中总结了类癌综合征的主要特点见表 15-7。

潮红和腹泻是两个最常见的症状，在平均 69%～70% 的患者中为初始症状之一，达 78% 的患者在疾病进程中陆续出现。潮红的特点是突然发生的呈上半身深红或紫罗兰色的红斑，尤其是在颈面部，常伴有温热感，偶伴瘙痒、流泪、腹泻或面部水肿。潮红可能因压力、酒精、锻炼、某些食物（如奶酪）或某些药物（如儿茶酚胺、五肽胃泌素和 5-羟色胺再摄取抑制剂）引发。潮红发作可以很短，持续 2～5min，尤其是在疾病初期；或持续数小时，以疾病后期为著。潮红常见于转移性中肠 NET（类癌），也可见于前肠 NET（类癌）。在支气管 NET（类癌）中潮红可持续数小时到数天，颜色微红，并伴有分泌唾液、流泪、发汗、腹泻和低血压。与胃 NET（类癌）相关的潮红也可以呈微红，但在颈面部片状分布，虽然经典的潮红见于中肠 NET（类癌），但也可见于胃 NET（类癌）中，可被食物引发并伴瘙痒症状。

腹泻常与潮红伴发（85% 的病例）。腹泻通常被描述为水样便，60% 的患者腹泻量小于 1L/d。脂肪泻出现在 67% 的患者，46% 的患者大于 15g/d（通常小于 7g）。腹痛可与腹泻并发或独立出现（10%～34% 的病例）。

心脏症状初期见于 11%～40%（平均 26%）的类癌综合征患者，疾病进程中可见于 14%～41%（平均 30%）的患者。心脏病是由于纤维斑块的形成（包含平滑肌细胞、肌成纤维细胞和弹性组织）累及心内膜造成的，尽管左心也偶可发生，但主要累及右心，尤其是当有明显的卵圆孔存在时。密集的纤维沉积物最常见于三尖瓣的心室面，少见于肺动脉瓣尖，可导致瓣膜活动受限，肺动脉狭窄常很显著，而三尖瓣常固定开放，造成大量血液回流。整体来说，在患有类癌心脏病的患者中，90%～100% 有三尖瓣功能不全，43%～59% 有三尖瓣狭窄，50%～81% 有肺功能不全，25%～59% 有肺动脉狭窄，11%（0%～25%）有左心病变。达 80% 的心脏病患者会发展为心力衰竭。左心的病变范围要小得多，尸检时见于 30% 的患者，最常累及二尖瓣。达 80% 的心脏病患者具有心脏衰竭的证据。按照纽约心脏协会的分级标准，在不同的研究中，诊断时 27%～43% 的患者为心功能 I 级，30%～40% 为 II 级，13%～31% 为 III 级，3%～12% 为 IV 级。目前，报告的类癌心脏病的发生频率和严重性均降低，平均见于 20% 的患者，在一些报告中可低至 3%～4%。这种降低是否是由于生长抑素类似物的广泛使用尚不清楚（生长抑素类似物可以控制被认为与心脏疾病有关的生物活性物质的释放）。

其他临床表现包括气喘或哮喘样症状（8%～18%）、糙皮病样的皮肤病变（2%～25%）和认知功能受损。由于纤维组织增加导致的多种非心脏问题在文献中也有所报道，包括腹膜后纤维化导致尿道梗阻、阴茎纤维性海绵体炎、腹腔纤维化和肠系膜动脉或静脉阻塞。

**病理生理** 8876 位胃肠 NET（类癌）的患者中的 8% 出现类癌综合征（不同研究从 1.7%～18.4% 不等）。只有当肿瘤的分泌产物在循环中达到足够的浓度时才会出现症状。91%～100% 的病例在肝转移后出现症状。极少数情况下，如伴有淋巴转移和广泛的腹膜后浸润的原发胃肠 NET（类癌），伴腹膜后淋巴结转移的胰腺 NET（类癌），可直接将激素产物释放进入体循环的肺或卵巢 NET（类癌），可以在无肝转移的情况下出现类癌综合征。不同胃肠 NET（类癌）转移倾向及引发类癌综合征的潜能不同（表 15-3）。中肠 NET（类癌）所致的类癌综合征，占全部类癌综合征的 57%～67%，前肠为 0%～33%，后肠为 0%～8%，原发部位不明的 NET 占 2%～26%（表 15-3，表 15-7）。

血清素（5-羟色胺，5-HT）由色氨酸合成（图 15-1），是胃肠 NET（类癌）引起类癌综合征的主要分泌产物之一。高达 50% 的通过饮食摄取的色氨酸可被肿瘤细胞利用合成 5-HT，并因缺乏色氨酸供应导致烟酸合成不足，此外 2.5% 的患者会引起糙皮病样病变。5-HT 具有为数众多的生物学作用，包括刺激肠分泌、抑制肠吸收、促进肠道运动及刺激纤维化。不同研究显示，56%～88% 的胃肠 NET（类癌）病例都伴有 5-HT 的过度生成，然而 12%～26% 的患者并未伴有类癌综合征。一项研究表明在 96% 的中肠及 43% 的前肠 NET（类癌）患者中血小板-羟色胺都有升高，而发生于后肠者未见升高。90%～100% 的伴有类癌综合征的患者被证明存在 5-HT 过度生成。5-HT 被认为是引起腹泻的主要原因。伴有类癌综合征的患者，肠蠕动能力增加且运转时间缩短，可能合并有分泌/吸收功能改变。这种变化是 5-HT 在肠内主要通过 5-HT$_3$ 受体而非 5-HT$_4$ 受体介导的。5-HT 受体拮抗剂（特别是 5-HT$_3$ 拮抗剂）可缓解大多数患者的腹泻症状。LX-1031 是一种色氨酸 5-羟化酶抑制剂，可以在外周组织中抑制血清素的合成。有报道其可使类癌综合征患者排便频率降低 44%，大便性状改善 20%。此外一些研究表明，在一些患者中速激肽类可能是重要的腹泻介导因子。在一项研究中，血浆速激肽水平与腹泻症状相吻合。因为 5-HT 受体拮抗剂不能减轻潮红，因此考虑 5-HT 与潮红症状无关。在胃类癌患者中，特征性的红色，斑片状瘙痒的潮红，被认为与组胺释放有关，因为 H$_1$ 及 H$_2$ 受体拮抗剂可以预防其发生。大量研究表明，速激肽（P 物质，神经肽 K）

在胃肠 NET（类癌）中存储并在潮红过程中释放。然而一些研究认为奥曲肽可以缓解此类患者由于五肽胃泌素引起的潮红，却并未抑制刺激性增加的血浆 P 物质含量，因此说明有其他介质参与了潮红的病理生理过程。已有报道发现血浆速激肽水平（但非 P 物质水平）与潮红发生相关。前列腺素的释放可能介导了腹泻或潮红的过程，但该问题仍存在一些矛盾的数据。5-HT 和组胺都可能与哮喘，以及累及心脏、导致阴茎纤维性海绵体炎（Peyronie's 病）和腹腔内纤维化的纤维化反应有关。

虽然越来越多的证据支持血清素的核心作用，但确切的类癌心脏疾病的机制尚未明确。心脏疾病患者伴有神经激肽 A、P 物质、血浆心房钠尿肽（ANP）、脑利钠肽前体、嗜铬粒蛋白 A 及激活素 A 血浆水平的升高以及尿羟基吲哚乙酸排泄的增多。

由抑制食欲的药物右芬氟拉明、用于治疗帕金森病的含有麦角多巴胺受体激动剂（培高利特，卡麦角林）的药物所导致的瓣膜性心脏病与类癌综合征患者的瓣膜性心脏病在组织学上十分类似，无法区分。此外，在动物研究中，瓣膜斑块/纤维化的出现与长期使用血清素以及 5-HIAA 转运蛋白基因缺乏从而导致无法灭活血清素有关。芬氟拉明以及多巴胺受体激动剂的产物与血清素受体亚型 5-HT$_{2B}$ 具有高亲和力，已知其激活可导致纤维母细胞的有丝分裂。血清素受体亚型 5-HT$_{1B,1D,2A,2B}$ 正常表达于心瓣膜间质细胞。已知高水平的 5-HT$_{2B}$ 存在于心脏瓣膜、心肌纤维母细胞及心肌细胞中。对于人类培养的心脏瓣膜间质细胞的研究表明，此类导致瓣膜病的药物通过激活 5-HT$_{2b}$ 受体，刺激上调转化生长因子 β 及胶原蛋白的生物合成诱导有丝分裂。这些研究成果支持胃肠 NET（类癌）血清素过度生成在介导瓣膜改变过程中具有非常重要的意义，有可能是通过激活内膜 5-HT$_{2B}$ 所致。血清素水平及既往化疗病史是预测心脏疾病进展的重要因素，而高血浆 ANP 水平预示患者预后较差。血浆内结缔组织生长因子在很多纤维化疾病中升高，其水平在类癌心脏病的患者中也有所升高并与胃肠 NET（类癌）患者出现右室功能不全和瓣膜反流程度有关。

患者既可以出现典型类癌综合征，在一些罕见情况下也可以出现非典型类癌综合征（图 15-1）。典型的类癌综合征由中肠神经内分泌肿瘤所致，色氨酸至 5-HTP 的转化为限速步骤（图 15-1）。一旦 5-HTP 形成，其可迅速被转化为 5-HT 并储存在肿瘤细胞分泌颗粒中或血小板中。少量残留在血浆中 5-HTP 转化成 5-HIAA，并大量出现在尿液中。此类患者血清素池明显增加，血 5-HT 及血小板-羟色胺水平均增加，尿

5-HIAA 也增加。一些胃肠 NET（类癌）可导致非典型的类癌综合征，这一现象被认为是由于缺乏多巴脱羧酶引起的，5-HTP 不能被转化成 5-HT（血清素），因此 5-HTP 被分泌到血液中（图 15-1）。在这些患者中，血浆血清素水平正常而尿血清素升高，原因是一部分 5-HTP 在肾脏被转化成 5-HT。特征性的变化是尿内 5-HTP 及 5-HT 升高，但尿 5-HIAA 水平仅轻度升高。前肠类癌最容易引起非典型类癌综合征，但典型的类癌综合征也可出现。

类癌危象是类癌综合征的一个最直接的可以危及生命的并发症。在有明显症状或尿中 5-HIAA 水平显著增加（大于 200mg/d）的患者中更为常见。此危象可能为自发性，也可在麻醉、化疗、手术、活检、内窥镜或影像学检查、肝动脉栓塞术及导管检查术过程中被诱发；还可在压力下或体检时反复轻微触诊肿瘤时诱发。病情发展为剧烈潮红、腹泻、腹痛、心律失常（包括心动过速）、高血压，低血压，意识模糊或昏迷。如不及时充分治疗可危及患者生命。

## 类癌综合征和胃肠道神经内分泌肿瘤（类癌）的诊断

类癌综合征的诊断有赖于对血、尿血清素（羟色胺）及其代谢产物的检测，其中检测 5-HIAA 是最常用的手段，假阳性出现在患者服用富羟色胺的食物，如香蕉、菠萝、核桃、山核桃、碧根果、牛油果等，或是服用了某些特殊药物（含对乙酰氨基酚的止咳糖浆，愈创木酚甘油醚，水杨酸盐，5-羟色胺再摄取抑制剂，或左旋多巴）。尿 5-HIAA 分泌的正常值为 2～8mg/d。在一项研究中 92％的类癌综合征患者存在羟色胺分泌过度的现象，在另一项研究中 5-HIAA 诊断类癌综合征的敏感性和特异性分别为 73％和 100％。羟色胺过度分泌并不等同于类癌综合征，因为前者中 12％～26％并没有类癌综合征的临床表现。

多数医生仅仅使用尿 5-HIAA 排泄率进行评估，然而如果条件许可，血浆及血小板-羟色胺水平有望提供更多信息。血小板-羟色胺水平比尿 5-HIAA 更为敏感，但其检测并不普及。血浆 5-HIAA 检测与 24h 尿 HIAA 符合率较高，加上血浆检测标本收集简单、便利，因此有望替代 24h 尿 5-HIAA 的价值。由于前肠神经内分泌肿瘤（类癌）可能出现不典型的类癌综合征，因此当临床怀疑类癌综合征而尿 HIAA 检测并未出现明显增高时也可以检测其他色氨酸尿代谢产物如：5-HTP，5-HT 等（图 15-1）。

除类癌综合征外，可出现潮红的疾病还包括：系统性肥大细胞增多症，组织胺增高的慢性髓细胞性白血病，绝经，酒精或谷氨酸盐反应，氯磺丙脲、钙通道阻滞药、烟酸甲酯等药物的不良反应等。但这些情况下尿 5-HIAA 并不增高。

有类癌综合征表现，以及一般状况良好、腹部症状反复发作的患者，肝大、甚至出现肝转移却鲜有临床不适症状的患者，均可以提示类癌这一诊断。肠梗阻、腹痛、潮红、腹泻的患者应考虑回肠神经内分泌肿瘤（类癌）的诊断（占全部类癌的 25％）。

56％～100％的胃肠道神经内分泌肿瘤（类癌）患者可伴有血清嗜铬素 A（CGA）水平的升高，其水平与肿瘤负荷呈正相关。血清 CGA 升高并非胃肠道神经内分泌肿瘤独有的现象，在胰腺神经内分泌肿瘤和其他部位来源的 NET 中 CGA 水平也可升高。此外，CGA 检测还受到强力抑酸药如质子泵抑制剂（奥美拉唑）的影响。在连续服用上述药物 3～5 天后血清 CGA 水平即可出现显著的上升，且无法根据其异常值的高低判断病因。血浆神经特异性烯醇化酶（NSE）也可被用作胃肠道神经内分泌肿瘤（类癌）的标志物，但其敏感性低于 CGA。只有 17％～47％的患者出现增高。其他新的标志物如 CGA 代谢产物 pancreastatin 和 activin A 也被应用于 NET 的诊断中。前者不受质子泵抑制剂的影响，但其敏感性和特异性尚不明确。有报道显示血浆 activin 水平诊断类癌心脏病的敏感性和特异性分别可达 87％和 57％。

| 治疗 | 类癌综合征与非转移性胃肠神经内分泌肿瘤（类癌） |

### 类癌综合征

治疗包括：避免有可能诱发潮红的情况，膳食补充烟酰胺，应用利尿剂治疗类癌心脏病，应用支气管扩张剂治疗气促，应用洛哌丁胺和地芬诺酯等抗腹泻药物控制腹泻症状。如果患者的症状仍难以缓解，也可以选择羟色胺受体拮抗剂或生长抑素类似物（图 15-2）。

共有 14 个羟色胺受体亚型，许多受体亚型没有相应的拮抗剂。5-HT$_1$，5-HT$_2$ 受体拮抗剂麦角新碱、赛庚啶和酮色林已经被用于控制腹泻，但通常对潮红症状无效。麦角新碱的应用因其可以造成或加重腹膜后纤维化而受到限制。酮色林可减少 30％～100％患者的腹泻症状。5-HT$_3$ 受体拮抗剂（昂丹司琼、托烷司琼、阿洛司琼）几乎对全部患者的恶心、腹泻症状起效，偶尔在前肠类癌患者中也可以

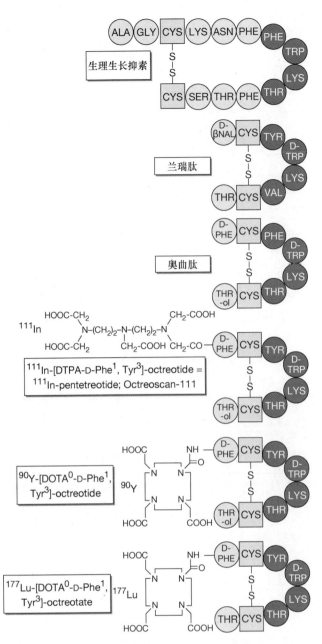

**图15-2 生长抑素及其合成类似物的结构（可用于诊断及治疗目的）**

为每 8 小时（SC）皮下注射奥曲肽 100μg，此后可使用每月一次的缓释剂型（octreotide-LAR 或 lanreotide-autogel）。在 4 个月的中位治疗时间后 40% 的患者出现症状的反复，在增加缓释剂型的剂量的同时也可以通过追加短效剂型达到症状的再次控制（奥曲肽皮下注视）。帕瑞肽（Pasireotide，SOM230）比奥曲肽和兰瑞肽（主要针对生长抑素受体 sst2，sst5）具有更为广泛的受体选择性（sst1，sst2，sst3，sst5）及更强的受体亲和力。在一项 II 期临床研究中帕瑞肽对 27% 的难治性类癌症状有效。

类癌心脏病严重影响患者的生存，其平均生存时间为 3.8 年，因此所有类癌综合征患者均应仔细评价心脏受损情况。经胸超声心动图（transthoracic echocardiography）仍然是确诊类癌心脏病的主要手段，同时还可以用来评价心功能异常的类型及严重程度。利尿剂和生长抑素类似物可以缓解血流动力学的不良反应并可以减少继发性心功能衰竭。目前还不清楚长时间应用上述药物是否可以控制类癌性心脏病。必要时可选择瓣膜狭窄球囊扩张术或心脏瓣膜手术。

生长抑素类似物既可以用于控制类癌危象，也可以用于预防危险因素造成的类癌危象，这些因素包括：手术、麻醉、化疗、应激。推荐在麻醉前 24～48h 开始每 6～8h 皮下注射奥曲肽 150～250μg，并在整个手术过程中持续用药。

目前奥曲肽 LAR 10，20，30mg 和兰瑞肽 autogel 60，90，120mg 的剂型因其便利性而得到了广泛的应用。LAR 每月 30mg 可以在 25 天内维持其血浆浓度不低于 1ng/ml，而维持相同血药浓度需要每天 3～6 次注射短效剂型。兰瑞肽 autogel 的用药频率为每 4～6 周一次。

接近一半的患者在用药后会出现近期副反应，包括注射部位疼痛，胃肠道反应（59% 不适感，15% 恶心以及腹泻）是最为常见。这些症状多为一过性，无需中断治疗。严重的长期副反应包括胆囊结石、脂肪泻和糖耐量恶化。在一项研究中，胆石症或胆泥沉积发生的比例高达 52%，7% 的患者因显著的临床症状需要接受外科治疗。

α-干扰素（Interferon α）单独或联合 TAE（肝动脉栓塞）可用于控制类癌综合征。单独药物治疗的临床有效率为 30%～70%。联合肝动脉栓塞时 1 年腹泻控制率为 43%，潮红控制率为 86%。虽然可以在持续用药一段时间后得到缓解，但几乎全部患者均会出现一些长期副反应，发生率最高的是流感样症状（80%～100%），其次是厌食和乏力。其他

达到控制潮红的效果。色氨酸 5-羟化酶抑制剂 telotristat etiprate 可以减慢 44% 患者的肠蠕动频率，改善 20% 患者的控便能力。

生长抑素的合成类似物（奥曲肽，兰瑞肽）是目前应用最为普遍的控制患者类癌症状的药物（图 15-2）。这类药物对于缓解相关症状及降低尿 HIAA 水平有效。醋酸奥曲肽微球（octreotide-LAR）和兰瑞肽缓释凝胶（索马杜林）（其持续释放的技术允许每月一次的治疗频率）分别可控制 74% 和 68% 患者的类癌综合征症状，并可分别改善 51% 和 64% 患者的生化指标。轻中度症状的患者通常的起始治疗

一些更为严重的不良反应包括：骨髓抑制、肝毒性、自身免疫异常；抑郁、精神异常和视力障碍等中枢神经系统副反应较为罕见。

肝动脉栓塞或肝动脉栓塞化疗可以用来控制类癌综合征的症状。单独栓塞可以控制 76% 患者的症状，栓塞化疗（5-氟尿嘧啶、多柔比星、顺铂、丝裂霉素）可以控制 60%～75% 患者的症状。肝动脉栓塞可造成的主要副反应包括恶心、呕吐、疼痛和发热。在两项研究中 5%～7% 的患者最终死于肝动脉闭塞造成的并发症。

在一些小样本的病例中还有一些药物被用于成功控制患者的类癌症状。对氯甲苯可以抑制色氨酸羟化酶并阻断色氨酸转化为 5-HTP。然而，精神障碍等严重副反应使得患者无法无法长期使用该药。α-甲基多巴可有部分抑制 5-HTP 转化为 5-HT 的作用。

放射标记的生长抑素受体类似物介导的放疗（peptide radioreceptor therapy，PRRT）、放射标记微球以及其他治疗进展期转移性疾病的方法有利于控制类癌综合征，这部分内容将在进展期疾病治疗一章中具体讨论。

### 胃肠道神经内分泌肿瘤 S（类癌）（非转移性）

手术是唯一可能的治愈手段。胃肠道神经内分泌肿瘤（类癌）中的大部分肿瘤发生远隔转移的风险都与肿瘤的大小呈正相关，外科手术切除的范围也由肿瘤的大小决定。通过长达 35 年的随访证实，对于小于 1cm 的阑尾神经内分泌肿瘤（类癌），单纯阑尾切除对 103 例患者起到了根治性作用。同样局部切除手术也可以治愈小于 1cm 的直肠神经内分泌肿瘤（类癌）。小于 1cm 的小肠神经内分泌肿瘤（类癌）的手术效果目前还没有达成共识。根据不同的文献报道 15%～69% 的小肠神经内分泌肿瘤（类癌）在小于 1cm 时即可出现不同程度的转移。因此有些文献建议对小肠肿瘤采用局部扩大切除联合相应系膜的切除（以利于淋巴引流区的切除）。如果是大于 2cm 的直肠、阑尾或小肠神经内分泌肿瘤（类癌）应该采用相应部位癌症的手术方式进行治疗。这包括对于阑尾神经内分泌肿瘤（类癌）采用半结肠切除治疗，对于直肠胃肠道神经内分泌肿瘤（类癌）采用腹会阴联合切除或是低位前切除的方式进行治疗，对于小肠神经内分泌肿瘤（类癌）进行毗邻淋巴的整块切除。对于 1～2cm 之间的阑尾神经内分泌肿瘤（类癌），一部分学者主张做局部切除即

可，而另一部分倾向于做根治性的右半结肠切除术。对于 1～2cm 的直肠神经内分泌肿瘤（类癌）推荐采用全层局部扩大切除术。

1 型及 2 型胃神经内分泌肿瘤（类癌）通常小于 1cm，内镜下治疗这类肿瘤是推荐的治疗方法。在 1 型及 2 型胃类癌中，如果肿瘤大于 2cm 或是出现了局部浸润，一些意见推荐全胃切除手术，而另一些意见推荐对于 1 型进行胃窦切除以改善高胃泌素血症，并且一些研究显示胃窦切除可以使得胃内类癌得到缓解。对于 1 型及 2 型胃神经内分泌肿瘤（类癌）类癌，目前还没有统一的推荐意见，部分意见推荐内镜下治疗后使用生长抑素长期治疗、密切随访，而另一部分意见推荐直接外科手术。对于大于 2cm 的 3 型胃神经内分泌肿瘤（类癌）应该采用根治性切除联合区域淋巴结清扫的方式，而对于小于 1cm 的病变通常内镜下切除即可。

切除单发或是局限的肝转移病灶可能对患者有益，这部分也将在此后的进展期疾病中进行讨论。

## 胰腺神经内分泌肿瘤

功能性胰腺神经内分泌肿瘤通常由过度分泌的相应激素引发的临床综合征作为首发表现（表 15-2）。只有在肿瘤的末期才会出现瘤体本身引发的腹痛等显著症状。比较而言，所有的非功能性肿瘤造成的临床症状均是由于肿瘤本身引起的。概括来说，一些功能性胰腺神经内分泌肿瘤通常可以以严重的症状作为首发症状，而其原发灶可以非常小，甚至无法检测到，而非功能性肿瘤通常只有在疾病的晚期才以伴有转移性病灶的大体积的原发肿瘤而被发现。从出现显著的症状到被确诊为功能性胰腺神经内分泌肿瘤的平均延搁时间为 4～7 年。因此患病后的很长一段时间内患者无法获得明确的诊断。

### 治疗　胰腺神经内分泌肿瘤（一般知识点）

胰腺神经内分泌肿瘤的治疗需要两种不同的策略。第一，治疗必须针对相应肿瘤过度分泌的激素，如胃泌素瘤分泌过量胃泌素造成胃酸过低，胰岛素瘤分泌过量胰岛素造成低血糖等。异位（ectopic）激素分泌往往会引起相应的临床症状并造成威胁生命的并发症。第二，除胰岛素瘤外，其他肿瘤中的一半以上为恶性（表 15-2）；因此针对肿瘤进行的治疗也是必需的。很多患者的进展

期病变的性质决定了外科手术难以达到根治的效果。因此想通过外科切除同时达到上述两种治疗目的往往是难以实现的。

## 胃泌素瘤 （Zollinger-Ellison 综合征）

胃泌素瘤（Zollinger-Ellison syndrome, ZES）是分泌胃泌素的 NET；高胃泌素血症导致胃酸分泌过多，慢性的高胃泌素血症导致胃酸分泌显著增多，伴有壁细胞和胃 ECL 细胞增生的胃黏膜增生。胃酸的过度分泌造成了标志性的消化性溃疡，这种溃疡通常为难治性的，病情较重，伴有腹泻。最常见的症状也是腹痛（70%～100%），腹泻（37%～73%），胃食管反流性疾病（30%～35%），仅仅表现为腹泻的只有10%～20%的患者。虽然消化性溃疡可以出现在一些少见部位，但多数还是位于十二指肠的典型溃疡。一些重要的可以提示胃泌素瘤诊断的征象包括：伴有腹泻的消化性溃疡性疾病；持续的难治性溃疡；伴有胃黏膜明显肥厚的消化性溃疡；伴有 MEN1 表现的消化性溃（内分泌病变、家族性溃疡、内分泌病变、肾结石病史）；不伴有 HP 感染的消化性溃疡。大于90%的特发性消化性溃疡患者合并 HP 感染，但在胃泌素肿瘤造成的溃疡中只有不足50%的患者合并 HP 感染。慢性的无法明确病因的腹泻也提示 ZES。

有20%～50%的 ZES 患者和合并 MEN1（MEN1/ZES 综合征），其中多数病例首发症状为甲状旁腺功能亢进。这部分患者的治疗与不合并 MEN1 的散发性 ZES 患者不同；因此，所有可疑 ZES 患者均应该通过了解家族史，检测血浆离子钙、催乳素，甲状旁腺激素，生长激素水平的方法来判断是否为 MEN1/ZES 患者。

绝大多数散发性 ZES 伴有的胃泌素瘤位于十二指肠（50%～90%），其次位于胰腺（10%～40%），再次位于腹腔内其他部位（肠系膜，淋巴结，胆道系统，肝脏，胃及卵巢）。罕见的情况下肿瘤也可能来源于腹腔外部位，包括心脏、肺癌。在 MEN1 型 ZES 中70%～90%的胃泌素瘤位于十二指肠，其次为胰腺（10%～30%），并且常为多发性。有60%～90%的胃泌素瘤是恶性的（表15-2）可出现淋巴结转移和肝转移。肝转移患者中出现骨转移的比例为12%～30%。

**诊断** 禁食后异常增高的胃泌素水平是诊断 ZES 的条件，患者表现为基础胃酸分泌量（BAO）显著增高伴有高胃泌素血症。超过98%的 ZES 患者禁食胃泌素水平显著增高，其中40%～60%的患者增高水平在

10倍正常值以下。因此当临床发现可疑病例时，禁食后胃泌素水平测定是首要的检查。需要注意的是，强效的质子泵抑制剂（PPI）如奥美拉唑、埃索美拉唑、泮托拉唑等，可以显著抑制泌酸功能造成高胃泌素血症。由于抑酸作用较为持久，因此在进行禁食胃泌素测定前一周应该停用或减量类似的制酸药物。需要强调的是由于（PUD）消化性溃疡的并发症可在停药后迅速进展，因此最好在咨询具有相关经验的胃肠道专科医生后谨慎停用 PPI 类药物。由于 PPI 类药物在非 ZES 患者的特发性消化性溃疡疾病中的广泛应用，由此造成的高胃泌素血症可能干扰 ZES 的正确诊断，造成一些假阳性结果。同时一些特发性 PUD 患者在使用 PPI 类药物后症状可以得到充分的控制，从而掩盖了典型的 ZES 临床表现，造成假阴性的诊断。如果怀疑 ZES，检测患者胃泌素水平增高，那么下一步就需要明确胃酸水平 pH 值是否在 2.0 以下。因为胃酸缺乏性疾病如萎缩性胃炎、恶性贫血等可以通过生理反馈机制造成继发性的胃泌素大量分泌，这也是高胃泌素血症最为常见的病因。几乎所有 ZES 患者在停用制酸药物后检测的禁食后胃酸 pH 值均小于2。如果禁食后胃泌素水平升高至正常值10倍以上达到大于1000pg/ml 的水平，同时胃酸 pH 值低于2.0，那么在通过病史分析除外幽门淤滞综合征后就可以明确 ZES 的诊断。如果胃泌素水平小于1000pg/ml（不足10倍正常值）且胃酸 pH 值小于2.0时就应充分考虑幽门螺旋杆菌感染、胃窦 G 细胞增生或功能亢进、胃排空障碍等诊断，此外较为罕见的病变如肾衰竭也可表现为 ZES 的假象。对于这类诊断困难的病例，检测 BAO 水平和使用胃泌素刺激试验有助于鉴别诊断。在未经治疗的 ZES 患者中，超过90%的患者的 BAO 水平升高（大于15mEq/h）。胃泌素刺激试验多呈阳性，以胃泌素水平较基线升高大于120pg/ml 作为标准时诊断 ZES 的敏感性和特异性最高可达94%和100%。不幸的是 ZES 的诊断正变得越来越困难，一方面与 PPI 类药物的广泛使用有关（在造成假阳性诊断的同时还可以掩盖部分 ZES 的临床症状），另一方面，很多被实验室应用的商业化胃泌素检查试剂盒的可靠性也值得进一步验证。在一项研究中发现12种商业化的血清胃泌素检测试剂盒中有7种存在使用的抗体与不同的循环胃泌素形态的特异性结合能力并未充分进行校验。因此在使用中会出现高估或低估禁食后血清胃泌素水平的情况发生。为了规避这一问题，建议使用另外5种可靠的试剂盒，或是推荐疑似的患者到区域内富有诊断经验的中心进行检查，或是在咨询相应的权威机构后采用其推荐的胃泌素检测方法进行检测。

血清胃泌素检测是评价禁食后胃泌素水平和胃泌素刺激试验的基础，没有可靠的检测方法就无法得出正确的 ZES 诊断。

## 治疗　胃泌素瘤（Zollinger-Ellison 综合征）

ZES 患者过多的胃酸分泌几乎总是可以被口服的强效制酸药物控制，此类药物效用明显，作用时间长久，因此每日 1～2 次口服即可。质子泵抑制剂（$H^+$-$K^+$ ATP 酶抑制剂）是选择之一，而组胺 $H_2$ 受体拮抗剂同样有效，但需要每 4～8h 服用 1 次。在 MEN1/ZES 患者中高甲状旁腺素血症增加了胃对于抗酸药物的敏感性，减少了基础胃酸的分泌量。长期服用 PPI 类药物（大于 15 年以上）也被证实是安全和有效的，并不会产生快速耐受的现象。虽然 ZES 患者特别是 MEN1/ZES 患者更容易出现胃神经内分泌肿瘤（类癌），但目前没有证据显示长期服用 PPI 药物会使患者增加此类风险。ZES 患者长期使用 PPI，会造成维生素 B12 的缺乏；因此需要在随访过程中注意维生素 B12 水平的检测。流行病学数据显示，长期使用 PPI 药物可能增加患者骨折的风险，然而在 ZES 患者中尚没有这样的报道。

随着目前控制胃酸过度分泌的能力越来越强，约 60% 的晚期患者的致死原因为肿瘤相关因素。在首诊时，详细的影像学检查对于定位肿瘤明确肿瘤范围和治疗方案来说都是必需的。1/3 胃泌素瘤患者是以肝转移为首发症状的，局限病变适用于外科手术切除，但比例不足 15%。在非 MEN1/ZES、非肝转移（转移患者可达 40%）患者中短期治愈率为 60%，长期治愈率为 30%。在 MEN1/ZES 患者中，由于肿瘤的多元发性和淋巴结转移较为常见的特点，外科手术的长期治愈率很低。研究显示，成功的外科根治手术不仅可以减少肝转移的风险，也可以改善肿瘤相关性生存。因此，对于致命性的非 MEN1/ZES 胃泌素瘤应该由熟悉该病的外科医生进行手术治疗。

## 胰岛素瘤

胰岛素瘤被认为是一种来源于胰腺 βeta 细胞并造成低糖血症的胰腺 NET。平均发病年龄为 40～50 岁，最常见的症状为低血糖对中枢神经系统的不良影响所造成的综合征，包括谵妄、意识不清、头痛、定向障碍、视物模糊、行为怪异甚至昏迷。此外多数患者还伴有继发于低血糖的儿茶酚胺过分泌造成的临床症状，如出汗、震颤和心悸。其特征性的表现是上述症状总是与空腹或禁食相伴而生。

胰岛素瘤的体积一般较小（超过 90% 的病例中瘤体小于 2cm），90% 的患者为单发；只有 5%～15% 为恶性而且几乎全部位于胰腺。在胰头、体、尾部均一分布。

对于所有低血糖的患者均应该考虑胰岛素瘤的可能，特别是当病史提示低血糖症状总是与空腹、禁食相伴发的时候，或是具有明确 MEN1 家族性病史时。胰岛素前体为胰岛素原（proinsulin），这是由一个 33 个氨基酸组成的 C-肽连接 21 个氨基酸的 α 链和 30 个氨基酸的 β 链组成的。在胰岛素瘤患者中，除了血浆胰岛素水平升高外，血浆胰岛素原，C-肽水平也同样升高。

**诊断**　胰岛素瘤的诊断依赖于低血糖时血浆胰岛素水平的检测。多种情况可以造成禁食后的低血糖血症，包括误服或误用胰岛素或口服降糖药物、严重肝病、嗜酒、营养不良或是其他胰腺外肿瘤。此外，餐后低血糖还可以由一些容易和胰岛素瘤相混淆的情况造成。特别重要的是目前广泛开展的为治疗肥胖进行的胃旁路手术。另一种称为胰岛素腺瘤病（insulinomatosis），被认为与胰岛素瘤相同可以造成低血糖血症。该病发生于 10% 的持续性高胰岛素、低血糖血症患者中。其特点是具有多发的分泌胰岛素的小腺瘤或微腺瘤。在术前准确鉴别这两种疾病是非常困难的。最为可靠的检查是 72h 禁食试验，每 4～8h 测定血清葡萄糖、C-肽，胰岛素原的水平。如果出于某种情况患者表现出功能性症状、或是血糖水平持续低于 2.2mmol/L（40mg/dl）时应当结束试验。在给予葡萄糖前应重复取样以备重复上述检测。70%～80% 的患者会在第一个 24h 内出现低血糖血症，98% 的患者会在前 48h 内出现低血糖血症。在非肥胖的正常受测人中，当血糖水平降至小于 2.2mmol/L（小于 40mg/dl）时，胰岛素水平应小于 43pmol/L（小于 6μU/ml），胰岛素与血糖的比值应小于 0.3（mg/dl 为单位）。当胰岛素水平大于 6μU/ml 时而血糖水平小于 40mg/dl 时，一些研究者也需要升高的 C-肽和血清胰岛素原水平，胰岛素与血糖的比值大于 0.3，以及血浆 β-羟基丁酸酯水平以利于胰岛素瘤的诊断。患者在未告知医生的情况下自行使用胰岛素或降糖药物的情况很难与胰岛素瘤进行鉴别。由于在使用外源性胰岛素或降糖药物时胰岛素原水平正常；使用外源性胰岛素时 C-肽水平正常且胰岛素抗体呈阳性反应，同时联

第一部分　肿瘤学

合检测血清或血浆内磺脲类水平等多种方法联合的手段，有利于最终做出正确的诊断。胰岛素瘤的检测在一些特定的胰岛素化验方法被引入临床后变得更为复杂了，原因是与传统的放射免疫分析方法不同的是这些检验手段与胰岛素原之间不存在交叉反应，因此得出的血浆胰岛素检测值较低。这些特定胰岛素检验手段的应用使得诊断胰岛素瘤患者的血浆胰岛素水平较经典的放射免疫分析方法检测结果整体偏低（小于$6\mu U/ml$）。在这些患者中，低血糖情况下进行胰岛素原和C-肽水平对于正确的诊断就显得十分重要了。在禁食后葡糖糖水平小于$45mg/dl$时检测胰岛素水平升高对于诊断胰岛素瘤的敏感性和特异性较好。

## 治疗　胰岛素瘤

　　$5\%\sim15\%$的胰岛素瘤是恶性的；因此，在影像学评估之后（描述见下），应该及时采取外科手术治疗。根据不同的研究显示，$75\%\sim100\%$的患者可以通过手术获得治愈。在手术之前，低血糖可以通过少量多餐以及口服二氮嗪（$150\sim800mg/d$）的方法加以控制。二氮嗪属于苯并噻二嗪类药物，其高血糖反应可以被用来控制胰岛素的释放。其副作用为钠潴留和恶心等消化道反应。二氮嗪治疗对$50\%\sim60\%$的患者有效。其他可能有效的药物包括：维拉帕米、苯妥英。如奥曲肽或是兰瑞肽的长效生长抑素类似物对$40\%$的患者有效。然而，由于奥曲肽抑制生长激素从而改变血浆中胰高血糖素的水平，甚至在有些病例中会加重低血糖，因此应该慎重使用。

　　对于$5\%\sim15\%$的恶性胰岛素瘤患者，上述药物及生长抑素类似物也可以作为初始治疗的选择。在一组胰岛素瘤患者的小样本研究中（部分患者为恶性胰岛素瘤），mTOR抑制剂（依维莫司、兰帕霉素）被报道用来控制低血糖。如果这些药物治疗无效，多种抗肿瘤手段如肝动脉栓塞、栓塞化疗、化疗、PRRT治疗等可以作为选择（描述见下）。

　　对于位于胰腺内的，良性的胰岛素瘤腹腔镜微创治疗是目前的趋势，与传统外科手术相比可降低并发症率。腹腔镜手术需要在术前即通过影像手段准确定位肿瘤。

## 胰高血糖素瘤

　　胰高血糖素瘤是一种分泌过量胰高血糖素的胰腺神经内分泌肿瘤，可出现以典型皮炎、糖耐量异常或糖尿病、体重减轻为特征的胰高血糖素瘤综合征。该病的好发年龄为$45\sim70$岁。$67\%\sim90\%$的患者的首发症状为特征性的皮炎（游走性、坏死性红斑），伴有糖耐量异常（$40\%\sim90\%$），体重减轻（$66\%\sim96\%$），贫血（$33\%\sim85\%$），腹泻（$15\%\sim29\%$），血栓栓塞性疾病（$11\%\sim24\%$）。典型的皮疹适于摩擦部位或是口周的环形红斑，特别是位于腹股沟区和臀部，随后，隆起，大泡形成，当大泡破溃后就形成了侵蚀性的区域。皮损可以逐渐消退，而当类似的皮疹在接受胰高血糖素治疗的患者中发作也就意味着皮疹是胰高血糖素血症造成的。典型的实验室检查发现为低氨基酸血症，发生率为$26\%\cdot100\%$。

　　胰高血糖素瘤通常诊断时体积较大（$5\sim10cm$）。$50\%\sim80\%$位于胰尾部。$50\%\sim82\%$的患者就诊时已经出现以肝脏为主的远处转移。胰高血糖素瘤多为单发，且极少发生于胰腺外的组织。

　　两种新的病变也可以造成高血糖血症，易于与胰高血糖素瘤混淆。Mahvah病是人胰高血糖素受体P86S的纯合性突变造成的。该病伴随着α细胞增生，高血糖血症和非功能性胰腺神经内分泌肿瘤。第二种疾病为胰高血糖素细胞腺瘤病，该病的临床表现完全类似于胰高血糖素瘤，但自病理中胰岛内可见胰高血糖素染色，而非单发的胰高血糖素瘤。

　　**诊断**　检测血浆胰高血糖素升高有助于明确诊断。正常人群的胰高血糖素水平小于$150pg/ml$，而典型的胰高血糖素瘤患者该值可显著升高，其中$90\%$的患者可超过$1000pg/ml$的水平，而$7\%$的患者介于$500\sim1000pg/ml$，只有$3\%$的患者小于$500pg/ml$。当血浆胰高血糖素水平大于$1000pg/ml$时可明确诊断胰高血糖素瘤，但近十年的数据显示，患者明确诊断时胰高血糖素的平均水平有降低的趋势。除了胰高血糖素瘤外，其他可以引起血浆胰高血糖素升高的疾病还包括硬化病、糖尿病酮症酸中毒、乳糜泻、肾功能不全、急性胰腺炎、肾上腺功能亢进、肝功能不全、重度应激、持续禁食或家族性高胰高血糖素血症以及达那唑治疗。上述情况除了硬化病之外所造成的血浆胰高血糖素水平升高均不超过$500pg/ml$。坏死性游走性红斑并非胰高血糖素瘤的特有的病症，同时还可以出现在骨髓增生异常性疾病、乙型肝炎感染、锌缺乏和吸收障碍性疾病中。

## 治疗　胰高血糖素瘤

　　$50\%\sim80\%$的患者表现为肝转移，因此外科几乎不可能达到治愈的效果。减瘤手术或其他抗肿瘤治疗可能使患者受益（见下述）。奥曲肽和兰瑞肽等长效的生长抑素类似物可以对 75% 的皮疹有效，也可以改善体重减轻、疼痛和腹泻症状，但通常对于糖耐量异常无效。

瘤中 30%～69% 的患者伴有转移。外科手术对于转移较为局限的局部病变有效，奥曲肽治疗对于生长抑素瘤的症状控制也有效。

## 生长抑素瘤综合征

生长抑素瘤综合征是由 NET 过量分泌生长抑素造成的，可造成糖尿病、胆囊疾病、腹泻和脂肪泻为特点的综合征。生长抑素瘤中伴有典型症状的百分率为 11%～45%，不伴典型症状的为 55%～90%，文献报道这两种肿瘤的病理发现并无显著的差异。在一项纳入 173 例患者的研究中，只有 11% 的患者伴有典型的临床症状。患者平均年龄 51 岁，生长抑素肿瘤多好发于胰腺和小肠部位，发作症状以及发作频繁程度均因人而异。典型症状多出现于胰头来源，而非小肠来源的生长抑素瘤。其中糖尿病发生的比例分别为 95% vs. 21%，胆囊疾病 94% vs. 43%，腹泻 92% vs. 38%，脂肪泻 83% vs. 12%。低胃酸 86% vs. 12%，体重下降 90% vs. 69%。30%～90% 的来源于胰腺的生长抑素瘤和 0%～5% 的小肠来源的生长抑素瘤伴有生长抑素瘤综合征。根据不同研究显示，约 43% 的十二指肠 NET 合成生长抑素。然而，生长抑素瘤综合征却很少发生（2%）。56%～74% 的生长抑素瘤发生于胰腺，且以头部为主。肿瘤多为单发 90%，体积巨大（平均直径为 4.5cm）。69%～84% 的患者伴有肝转移。在 MEN1 患者中伴发生长抑素瘤的情况较为罕见，仅为 0.65%。

生长抑素是在 CNS 和胃肠道中广泛分布的一种 14 肽，起到神经传导介质、旁分泌、自分泌功能，具有强力抑制多种生物功能的作用，其中包括几乎全部的激素分泌功能、泌酸功能、肠道和胰腺分泌功能，肠道吸收功能等。生长抑素瘤的多数临床表现与相应的抑制功能相关。

**诊断** 在大多数情况下生长抑素瘤均为胆囊切除术或是内镜检查中偶然发现的。在十二指肠肿瘤中出现典型的砂粒体结构时应格外注意生长抑素肿瘤的可能。十二指肠分泌生长抑素的肿瘤多与 Von Recklinghausen 病（NF-1）相关（表 15-6）。超过 98% 的肿瘤并不引起生长抑素瘤综合征。诊断该综合征需要明确血浆生长抑素水平升高。

## 治疗　生长抑素瘤

来源于胰腺的生长抑素瘤就诊时 70%～92% 的病例已经伴有转移，而来源于小肠的生长抑

## 血管活性肠肽瘤

血管活性肠肽瘤（VIPoma）是一种过度分泌血管活性肠肽的神经内分泌肿瘤。可导致典型的临床综合征，包括大量腹泻低钾血症和脱水。这一综合征也被称为 Verner-Morrison 综合征、胰性霍乱或 WDHA 综合征（水泻，低血钾，胃酸缺乏）。平均发病年龄为 49 岁。儿童也可患病，多数由神经节细胞瘤或神经节母细胞瘤造成。

全部患者均有大量腹泻的症状，其严重程度足以造成低钾血症（80%～100%）、脱水（83%）、低胃酸（54%～76%）和潮红（20%）。这种腹泻为分泌型腹泻，即便禁食也不能消除其症状，腹泻量常超过 1L/d，大于 70% 的患者甚至出现大于 3L/d 的情况。在一些研究中，半数以上的患者起始表现为间断性腹泻。多数患者不伴有脂肪泻（16%），便量的增加是由于肠道大量分泌钠钾离子和阴离子造成粪便的渗透压增加。患者通常伴有高血糖（25%～50%）和高钙血症（25%～50%）。

血管活性肠肽是一种 28 个氨基酸的多肽，是非常重要的神经递质，广泛存在于 CNS 和胃肠道中。已知的功能包括刺激小肠分泌氯离子，刺激平滑肌收缩，抑制泌酸和扩张血管的作用，这些生理功能可以解释血管活性肠肽瘤的相关的临床症状。

在成人患者中，80%～90% 的肿瘤位于胰腺，其他少部分为分泌 VIP 的嗜铬细胞瘤，小肠类癌，极为罕见的为节细胞神经瘤，这些肿瘤通常为单发，50%～75% 位于胰尾，37%～67% 在诊断时已有肝转移。在小于 10 岁的儿童患者中，症状多继发于神经节细胞瘤或神经节母细胞瘤，恶性的比例下降至 10%。

**诊断** 诊断需要明确血浆 VIP 水平增高以及大量腹泻两个必备条件。如腹泻量小于 700ml/d 则可基本排除 VIPoma 的诊断。需要注意的是 VIPoma 患者的腹泻并不能通过禁食得到缓解，反而许多可能造成腹泻的鉴别诊断可以通过让患者禁食后的临床观察予以排除。其他可以造成分泌型大量腹泻的疾病包括胃泌素瘤、长期滥用通便药物、类癌综合征、系统性肥大细胞增多症以及更为罕见的情况：甲状腺髓样癌、糖尿病腹泻、口炎性腹泻、艾滋病等。上述疾病中只有

VIPoma 可以被同时检测到血浆 VIP 水平升高。长期隐秘使用通便药物或是利尿药物很难被临床发现，因此对不明原因的慢性腹泻患者，应该注意筛查那些可能的腹泻药物滥用者，并除外腹泻药物的影响。炎性肠病、小肠切除术后、放射性肠炎等也可造成血浆 VIP 水平增高，因此不能单凭血浆 VIP 检测结果做出 VIPoma 的诊断。胰岛细胞增殖症患者可以表现为血浆 VIP 水平增高和腹泻，甚至可以在生长抑素受体显像中在胰腺区域出现假阳性表现，因此与 VIPoma 的鉴别诊断最为困难。

## 治疗　血管活性肠肽瘤

　　对于该病患者最为重要的初始治疗是纠正脱水，以及低钾血症和水电解质的失衡。一般需要 5L/d 的液体和大于 350mEq/d 的钾。因为 37%～68% 的成年血管活性肠肽瘤患者在诊断时已经有了肝转移性病变，因此很大一部分患者无法通过外科手术治愈。在这部分患者中长效奥曲肽和兰瑞肽是药物治疗的选择。

　　奥曲肽/兰瑞肽可以控制 75%～100% 患者的腹泻症状。在治疗效果欠佳的患者中联合使用糖皮质激素在一个小样本研究中被证实有效。其他小样本研究且发现其他有效的药物包括：泼尼松（60～100mg/d），可乐定，吲哚美辛，吩噻嗪，洛哌丁胺，利达脒，锂，普萘洛尔和甲氧氯普胺（胃复安）。对于进展期疾病可以考虑减瘤手术，栓塞，栓塞化疗，化疗，放疗，射频治疗，肽受体放射性核素治疗等（见下述）。

## 非功能性胰腺神经内分泌肿瘤（nf-pNETs）

　　非功能性胰腺神经内分泌肿瘤是来源于胰腺的 NET，这类肿瘤，要么是本身不分泌激素，要么是分泌的激素并未引起相应的临床症状。所引起的症状也仅仅与肿瘤本身相关。90%～100% 的非功能性胰腺神经内分泌肿瘤分泌嗜铬粒蛋白 A（CGA）和嗜铬粒蛋白 B，其他产物的比例分别为 α-HCG（40%），NSE（31%），β-HCG（20%）。由于 40%～90% 的肿瘤分泌血浆胰多肽（PP），因此也常被称为 ppomas。非功能性胰腺神经内分泌肿瘤没有特殊的神经内分泌症状，只是由于肿瘤本身不断增大进展才引起相应的临床症状，因此就诊时肿瘤体积较大，72% 的肿瘤大于 5cm，病期较晚，64%～92% 的患者已伴有肝转移。在 MEN1 伴发的非功能性胰腺神经内分泌肿瘤为多发，

而散发的非功能性胰腺神经内分泌肿瘤通常为好发于胰头部的单发病变。虽然非功能性胰腺神经内分泌肿瘤不产生任何功能性症状，但免疫组化显示肿瘤依然可以合成多种肽类，而且无法通过免疫组织化学的方法鉴别肿瘤是否为功能性。在 MEN1 患者中，80%～100% 的病例合并非功能性胰腺神经内分泌肿瘤，但仅有少部分（0%～13%）的病变出现增大和进展。在 VHL 综合征患者中 12%～17% 伴有非功能性胰腺神经内分泌肿瘤，其中 4% 的肿瘤直径至少 3cm。

　　最常见的临床症状为腹痛（30%～80%），黄疸（20%～35%），以及体重减轻、乏力、出血等；10%～35% 的肿瘤为意外发现的偶发瘤，从首发症状到明确诊断的平均时间为 5 年。

　　**诊断**　非功能性胰腺神经内分泌瘤的诊断基于组织学判断，并不依赖于临床综合征或是某种血浆激素水平。主要的鉴别诊断在于将非功能神经内分泌肿瘤与其他胰腺来源的非内分泌肿瘤相鉴别，同时也需要与一些功能性神经内分泌肿瘤进行鉴别。虽然几乎每一位患者的 CGA 水平均增高，但将 CGA 作为诊断要素的特异性欠佳，因为其在功能性胰腺神经内分泌肿瘤或是胃肠道神经内分泌肿瘤（类癌），以及其他神经内分泌疾病中均可升高。由于胰腺腺癌的血浆胰多肽（PP）水平通常在正常范围内，因此当胰腺肿物合并血浆胰多肽升高时诊断就非常倾向于神经内分泌肿瘤了。但单独的血浆 PP 水平增高也不足以诊断胰腺神经内分泌肿瘤，包括慢性肾衰竭、高龄、炎症、酗酒、胰腺炎、低血糖、餐后或糖尿病等均可造成血浆 PP 的增高。生长抑素受体显像阳性的胰腺占位更倾向于胰腺神经内分泌肿瘤或是非功能性胰腺神经内分泌肿瘤的诊断。

## 治疗　非功能性胰腺神经内分泌肿瘤

　　散发性非功能性胰腺神经内分泌肿瘤患者的 5 年总生存率为 30%～63%，中位生存时间为 6 年。不幸的是，由于 64%～92% 的患者就诊时已经为广泛转移的病变，因此外科根治性手术只适用于少部分患者。对于转移性病变应该采用多种干预手段进行针对肿瘤的治疗（详见下述）。对于 MEN1 或是 VHL 合并的非功能性胰腺神经内分泌肿瘤的治疗原则尚有争议，多数意见支持对于大于 2～3cm 的所有肿瘤进行积极的外科切除；但对于小于 2～3cm 的伴有上述遗传背景的非功能性胰腺神经内分泌肿瘤的治疗原则还存在争论，多数意见支持密切的随访观察原则。对于小的散发性无症状的非功能性胰腺神经内分泌肿瘤（≤2cm）的治疗也存在争议。

这类肿瘤多为低级别或中级别病变，小于7%的肿瘤为恶性。一些意见支持非手术的密切临床观察，另一些意见支持手术切除，特别腹腔镜途径予以微创外科治疗。

### 生长激素释放因子瘤

生长激素释放因子瘤（GRFOMAS）是一种过量分泌生长激素释放因子导致肢端肥大症的神经内分泌肿瘤。生长激素释放因子（GRF）是一种44个氨基酸组成的肽，虽然极少分泌，但通过免疫组化的方法，25%～44%的胰腺神经内分泌肿瘤呈GRF阳性反应。47%～54%的GRFOMAS来源于肺部。29%～30%来源于胰腺神经内分泌肿瘤，8%～10%来源于小肠类癌，另有约12%的病例来源于其他部位。患者的平均年龄为38岁，症状可以由肿瘤本身引起，也可以为肢端肥大症的表现。这部分由GRFOMAS引起的肢端肥大症表现无法与经典的肢端肥大症进行鉴别。来源于胰腺的肿瘤通常较大，直径多大于6cm，合并肝转移到的比例为39%。对于任何腹部肿瘤同时伴有肢端肥大症表现的患者，MEN1合并肢端肥大症的患者，肢端肥大症却无垂体腺瘤的患者，以及肢端肥大症合并高泌乳素血症（70%的GRFOMAS伴有高泌乳素血症）的患者均应考虑GRFOMAS的诊断。即便如此，还应该明确，GRFOMAS只是肢端肥大症的少见病因之一。MEN1患者中的1%合并GRFOMAS。诊断可以通过血浆GRF、生长激素的检测得到明确。多数GRFOMAS的血浆GRF水平大于300pg/ml（正常值为小于5pg/ml男性，小于10pg/ml女性）。同经典的肢端肥大症患者一样GRFOMAS也可造成血浆IGF-1型（胰岛素样生长因子-1）水平的升高。外科治疗对于尚未出现广泛播散的患者有效。长效生长抑素类似物如奥曲肽和兰瑞肽的有效率可达75%～100%，是治疗选择之一。

### 其他罕见的胰腺神经内分泌肿瘤综合征

由胰腺神经内分泌肿瘤造成的库欣（Cushing）综合征（ACTHoma）约占全部异位库欣综合征病例的4%～16%。在散发性胃泌素瘤中有5%的患者也可出现库欣综合征，这些病例几乎无一例外均伴有肝转移，且库欣综合征是该病的独立不良预后因素之一。胰腺神经内分泌肿瘤释放甲状旁腺激素相关肽（PTHrP）造成的副肿瘤性高钙血症，PTHrP的相关研究很少，考虑是一种甲状旁腺激素类似物或是一种尚未明确的

因子。肿瘤一般体积较大，多合并肝转移，88%的病例可能释放PTHrP。一些少见情况下，胰腺神经内分泌肿瘤也可以造成类癌综合征。此外也有一些针对极为罕见的胰腺神经内分泌肿瘤综合征的个案报道，所述及的病例数均少于5例。这些病例包括：1例产生肾素的胰腺神经内分泌肿瘤引起患者高血压症状；1例分泌促黄体素的胰腺神经内分泌肿瘤造成患者的男性化和性欲减退；1例分泌催红素的胰腺神经内分泌肿瘤造成红细胞增多症；分泌IGF-2的肿瘤造成低血糖血症；分泌肠高血糖素的肿瘤造成小肠增生，结肠/小肠淤滞和营养吸收不良（表15-2）。此外尚有一些少见胰腺神经内分泌肿瘤的类型也有报道，但是大多数学者将其归属于未明确的或是非功能性的胰腺神经内分泌肿瘤。原因在于大量的具有相同血浆激素水平的人群并未表现出相应的临床症状。这些包括分泌降钙素、神经降压素、胰多肽、和胃饥饿素的胰腺神经内分泌肿瘤（表15-2）。

## 肿瘤定位

原发肿瘤的定位和对病变范围的了解对于所有胃肠道神经内分泌肿瘤（类癌）和胰腺神经内分泌肿瘤的恰当管理是非常必要的。如果没有适当的定位，不可能决定该患者是否适合于手术切除（治愈性手术或减瘤术）或决定需要抗肿瘤治疗、抗肿瘤治疗是否会对患者有效，或对患者病情恰当分类、分级来评价预后。

很多的肿瘤定位方法被用于上述两种类型的神经内分泌肿瘤，包括断层成像（CT、MRI、经腹部超声），选择性血管造影，生长抑素受体闪烁成像（SRS）和正电子发射断层显像。在胰腺神经内分泌肿瘤中，据报告内镜超声（EUS）和通过检测静脉血激素成分的功能定位方法也有帮助。支气管类癌通常通过标准胸部X射线片发现，用CT来评价。直肠、十二指肠、结肠和胃的类癌通常被胃肠道内镜发现。因为应用广泛，CT和MRI通常首先用于原发NET的定位和病变范围的确定。神经内分泌肿瘤是富血供肿瘤，对于磁共振成像和CT来说，对比增强对于获得最高的敏感性是必要的。通常推荐三期扫描。断层成像和在较小程度上，SRS检出NET的能力与肿瘤大小有关。通过CT和磁共振成像，直径小于1cm的肿瘤能够被发现的少于10%，1～3cm的肿瘤30%～40%能被发现，大于3cm的肿瘤超过50%能被发现。许多原发胃肠道神经内分泌肿瘤（类癌）很小，如胰岛素瘤和十二指肠胃泌素瘤，常不能被断层成像发现，然而大多数其他胰腺神经内分泌肿瘤发现较晚，并且

较大（大于4cm）。选择性血管造影更加敏感，能够定位60%～90%的神经内分泌肿瘤；然而，这种方法现在较少被应用。在发现肝脏转移方面，CT和磁共振成像比超声更加敏感。随着最近的进步，5%～25%的肝转移患者会被CT和（或）MRI漏诊。

胰腺神经内分泌肿瘤和胃肠道神经内分泌肿瘤（类癌），常常（大于80%）过度表达高亲和力生长抑素受体，这种受体存在于原发和转移肿瘤中。5种类型的生长抑素受体（$sst_{1\sim5}$）中，放射性标记的奥曲肽与$sst_2$和$sst_5$高亲和力结合，而与$sst_3$低亲和力结合，与$sst_1$和$sst_4$以非常低亲和力结合。

80%～100%的胃肠道神经内分泌肿瘤（类癌）和胰腺神经内分泌肿瘤含$sst_2$，多数也含其他4种sst亚型。和这些的受体的相互作用能被用来治疗和通过放射标记的生长抑素类似物（SRS）定位神经内分泌肿瘤。在美国，通常使用[$^{111}$In-DTPA-d-Phe$^1$]奥曲肽（奥曲肽扫描），通过单光子发射计算机断层显像（SPECT）的伽马照相机成像。很多的研究，主要在欧洲，使用镓-68标记的生长抑素类似物和正电子发射断层显像（PET），显示出比$^{111}$In标记的生长抑素类似物的SRS更高的敏感性。虽然尚未在美国被批准使用，很多中心在开始使用这种方法。因为它的敏感性和全身定位肿瘤的能力，SRS是首选的定位原发瘤和转移性NET的方法。SRS能够定位73%～95%的胃肠道神经内分泌肿瘤（类癌）和56%～100%的胰腺神经内分泌肿瘤患者，除了胰岛素瘤。胰岛素瘤通常很小而且sst受体密度很低，造成只有12%～50%的胰岛素瘤患者SRS阳性。SRS能发现超过90%～95% NET肝脏转移患者。图15-3显示一例胃肠道神经内分泌肿瘤（类癌）肿瘤患者，SRS提高了诊断敏感性。CT扫描显示单发肝脏转移，而SRS显示肝脏多处的3个转移灶。偶尔SRS会出现假阳性（一项研究中出现12%），因为很多的其他正常的组织和疾病也能有高密度的sst受体，包括肉芽肿（肉瘤样癌、肺结核，等等）、甲状腺疾病（甲状腺肿，甲状腺炎）和活化的淋巴细胞（淋巴瘤、伤口感染）。如果SRS发现肝脏转移，为计划适当的治疗，推荐使用CT或MRI（对比增强）来评价转移灶的大小和确切位置，因为SRS不提供关于肿瘤大小的信息。对于胰腺内的胰腺神经内分泌肿瘤，EUS敏感性很高，能够定位77%～100%的胰岛素瘤，其几乎只发生于胰腺。内镜超声对胰外肿瘤敏感性下降。EUS逐渐应用于MEN 1型患者，较小范围内用于VHL，来检出其他方法未能检出的小的胰腺神经内分泌肿瘤，或是用于胰腺神经内分泌肿瘤的系列评价来

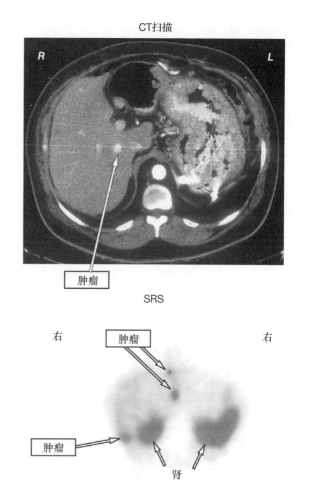

CT扫描

SRS

图15-3 计算机断层扫描（CT）（上）或生长抑素受体闪烁成像（SRS）（下）来定位类癌的肝转移病灶

对手术被延期的患者确定大小变化或快速生长。EUS和细胞学评估也常被用于鉴别非功能性胰腺神经内分泌肿瘤和胰腺癌或其他胰腺非内分泌肿瘤。并不少见的是，患者表现为NET肝转移而原发灶不明。隐匿的小肠神经内分泌肿瘤（类癌）越来越多地被双球囊肠镜或胶囊内镜发现。

胰岛素瘤常常过度表达胰高血糖素样多肽-1受体（GLP-1），放射性标记的GLP-1类似物已被用于发现隐匿的不能被其他成像方法发现的胰岛素瘤。通过检测激素成分的功能定位方法现在不常用于胃泌素瘤（在动脉内注射促胰液素之后），但是仍然常常被用于胰岛素瘤患者，这些患者其他影像检查结果阴性（动脉内注入钙剂后评价肝静脉胰岛素浓度）。通过检测激素成分的功能定位方法对胰岛素瘤和胃泌素瘤是一种敏感的方法，阳性率80%～100%。动脉内钙测试也可以鉴别低血糖症的原因，并能提示是否由胰岛素瘤或胰岛细胞增殖症引起。

后者逐渐变得重要是因为在肥胖患者胃旁路术后，低糖血症逐渐增多，主要是由于胰岛细胞增殖症引起，

第
一
部
分

肿瘤学

虽然偶尔也会由胰岛素瘤引起。

PET 和混合扫描仪的使用，如 CT 和 SRS，可能能够提高敏感性。PET 在患者中[18]F-fluoro-DOPA 用于类癌患者或[11]C-5-HTP 用于胰腺神经内分泌肿瘤或胃肠道神经内分泌肿瘤（类癌）具有比断层成像更高的敏感性，未来可逐渐应用。美国尚未批准将 PET 用于胃肠道神经内分泌肿瘤。

## 治疗　进展期疾病（广泛转移性疾病）

最具有预后判断价值的因素是肝转移（图 15-4）。对于不伴有肝转移的前肠类癌，在一项研究中 5 年生存率为 95％，伴有肝转移的病例 5 年生存率为 20％（图 15-4）。在胃泌素瘤中，无肝转移的病例 5 年生存率为 98％，转移局限于一叶肝者为

**胰腺神经内分泌肿瘤**

A. 欧洲神经内分泌肿瘤学会（ENETS）分型

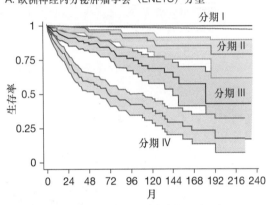

B. 国际抗癌联盟（UICC）/美国癌症联合委员会（AJCC）/世界卫生组织（WHO）

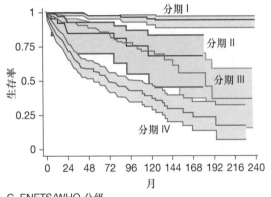

C. ENETS/WHO 分级

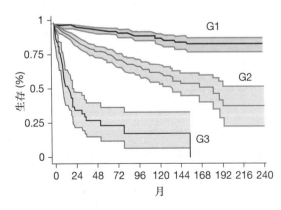

**胃肠神经内分泌肿瘤（类癌）**

D. 阑尾神经内分泌肿瘤（类癌）

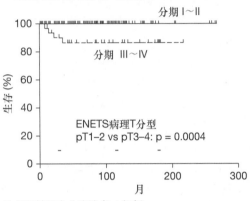

E. 阑尾神经内分泌肿瘤（类癌）

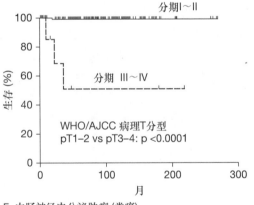

F. 中肠神经内分泌肿瘤（类癌）

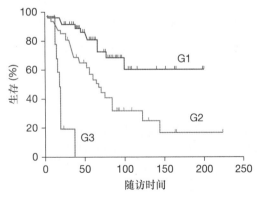

**图 15-4（见书后彩图）　患者生存（K-M 曲线）。** 胰腺神经内分泌肿瘤（$n=1072$）（**A～C**）。胃肠道神经内分泌肿瘤（类癌）（阑尾，$n=138$；中肠，$n=238$）（**D～F**）根据最新的分型及分级系统进行分层分析（图 **A～C** 数据来源：*G Rindi et al*：*J Natl Cancer Inst* 104：764，2012；图 **D**，**E** 数据来源：*M Volante et al*：*Am J Surg Pathol* 37：606，2013；图 **F** 数据来源：*MS Khan*：*Br J Cancer* 108：1838，2013）

78%，弥散转移的为 16%（图 15-4）。在一项包括 156 例患者（67 例胰腺神经内分泌肿瘤，其余为类癌）的大样本研究中，总的 5 年生存率为 77%，5 年生存率在无肝转移组、肝转移组及远隔转移组分别为 96%，73% 和 50%。另一个非常重要的预后因素是组织学分级是分化良好的 G1，G2，还是分化不良 G3。分化良好的神经内分泌肿瘤 5 年生存率介于 50%～80%，分化差的神经内分泌肿瘤 5 年生存率仅为 0%～15%。

因此，进展期转移性病变的治疗是非常具有挑战性的。许多不同的治疗手段均被证实有效，其中包括减瘤手术［外科或射频消融（RFA）］、化疗、生长抑素类似物、干扰素-α、肝动脉栓塞或化疗栓塞、分子靶向治疗、放疗（放射性微球），PRRT 以及肝移植。

## 特异性抗肿瘤治疗

当全部可见肿瘤或至少 90% 的肿瘤可以被切除时，可以考虑进行减瘤手术，但遗憾的是，只有 9%～22% 肝转移较为局限的患者才有机会进行减瘤手术。虽然没有随机研究证实减瘤手术可以延长患者的生存，但多个研究的结果显示了这种趋势，因此对于符合适应证的患者推荐减瘤手术。RFA 对于肝转移灶数目较少、体积较小的病例可以起到减瘤的作用（通常数目小于 5 个，体积小于 3.5cm）。RFA 可以通过影像的引导在体外进行，也可以通过腹腔镜或开腹的途径进行。

治疗有效率可大于 80%，疾病控制期可长达 3 年，并发症发生率低，特别是对药物治疗难以控制的功能性胰腺神经内分泌肿瘤。虽然 RFA 尚未在对照试验中获得验证，但欧洲和北美的神经内分泌肿瘤协会的指南（ENETS，NANETS）均将 RFA 作为功能性肿瘤症状控制或姑息治疗手段进行推荐。

化疗在胰腺神经内分泌肿瘤和胃肠道神经内分泌肿瘤（类癌）中所起到的作用大相径庭。对于进展期胰腺神经内分泌肿瘤来说，化疗一直被广泛应用于进展期胰腺神经内分泌肿瘤的治疗并取得了一定的成功（反应率 20%～70%），然而总体来说化疗对于转移性胃肠道神经内分泌肿瘤（类癌）的效果就显得差强人意了，大多数双药或是三药联合方案的化疗有效率为 0%～30%。因此对于胃肠道来源的 NET 较少采用化疗的方式治疗。肿瘤分化程度是区分胰腺神经内分泌肿瘤的一个重要指标，分

化程度良好的 G1/G2 组与分化程度差的 G3 组之间存在显著的差异。而化疗在这两组患者中也存在明显不同。对于分化良好的胰腺神经内分泌肿瘤，目前的方案为链脲霉素与多柔比星联合或不联合 5-FU，链脲霉素是一种氨基葡萄糖硝基脲复合物，起初在胰腺胰岛细胞瘤中显示其抗肿瘤作用，此后链脲霉素、多柔比星联合或不联合 5-FU 对进展期胰腺神经内分泌肿瘤的治疗达到 20%～45% 的化疗有效率。而链脲霉素的副作用令人担忧，70%～100% 的患者出现副反应（恶心和呕吐最为常见 60%～100%，以及白细胞减少症和血小板减少症）。15%～40% 的患者出现一定程度的肾功能不全（蛋白尿 40%～50%，肌酐清除率下降）。替莫唑胺（TMZ）和卡培他滨的联合方案在 70% 的进展期患者中达到部分缓解。2 年生存率达到 92%。应用 TMZ 或是其他烷化类的抗肿瘤药物的依据是：有研究发现，在胰腺神经内分泌肿瘤中，DNA 修复酶、$O^6$-甲基鸟嘌呤 DNA 甲基转移酶表达水平低，而在胃肠道神经内分泌肿瘤中并不低。这一事实有助于解释为什么胰腺神经内分泌肿瘤对 TMZ 类药物更为敏感。在分化差的神经内分泌肿瘤（G3）中，以顺铂为核心联合 Etoposide 或长春新碱、紫杉醇等组成的联合方案的有效率为 40%～70%。然而，这种肿瘤的控制时间并不长久（一般小于 12 个月）。这个联合化疗方案的副反应较为明显，其中包括以恶心呕吐为主的消化道毒性、血液学毒性和肾毒性。

除了控制功能性肿瘤的症状外，长效生长抑素类似物（如奥曲肽和兰瑞肽）在抗肿瘤增殖方便面也得到了越来越广泛的应用，虽然其缩小肿瘤体积的作用并不显著（报道位于 0%～17% 之间），但是在控制肿瘤稳定、减少进一步增长方面效果更为明显（26%～95%）。在随机双盲的转移性中肠来源的类癌（PROMID 研究）中奥曲肽-LAR（醋酸奥曲肽微球）被证实可以显著延长患者的无进展生存期（14.3 *vs.* 6 个月，$P = 0.000072$）。这种效果在局限性肝转移的患者中也可观察到。这一研究并未对该药物治疗是否延长患者总生存期的问题给出答案。另一项在欧洲进行的随机双盲安慰剂对照试验入组分化良好的转移性的不可切除的胰腺神经内分泌肿瘤（45%）和胃肠道神经内分泌肿瘤（类癌）（55%）的 CLARINET 研究显示，每月 1 次兰瑞肽-autogel 可以减小 53% 的肿瘤进展和死亡风险。生长抑素类似物可以导致胃肠道神经内分泌肿瘤（类癌）的细胞凋亡，这可能是该药物可以用来控

制肿瘤进一生长的基础。生长抑素类似物治疗的总体耐受性良好，多数副反应均为轻中度，多数情况不需要停药。一些可能的长期副作用包括糖尿病、糖耐量异常、脂肪泻等。虽然只有1%的患者最终发展为有症状的胆囊疾病但胆囊淤滞，胆石症发生的比例10%～80%。基于上述的Ⅲ期临床试验，生长抑素类似物目前作为一线推荐药物被应用于分化良好的转移性神经内分泌肿瘤中。

干扰素-α，类似于生长抑素类似物，在控制功能性肿瘤的临床症状方面和抗肿瘤增殖方面有效。肿瘤稳定的比例为30%～80%，肿瘤缩小的比例不足15%。干扰素可以抑制DNA合成，在G1期阻断细胞周期，抑制蛋白合成和血管生成，诱导凋亡。干扰素-α治疗的副反应较为普遍，最常见的为流感样症状（80%～100%），厌食和体重减轻，以及乏力。这些副反应的严重程度通常可以在持续治疗一段时间后得到缓解。一些较为严重的副反应包括肝毒性（31%），高脂血症（31%），骨髓抑制，甲状腺疾病（19%），以及更为罕见的中枢神经系统不良反应（抑郁、精神和视力障碍）。ENETS 2012指南认为进展缓慢的分化良好的神经内分泌肿瘤治疗中，对于生长抑素受体阴性的或是生长抑素类似物治疗无效者应该考虑使用干扰素-α。

采用铱-90（$^{90}$Y）玻璃或树脂微球的选择性内照射（SIRT）最近被应用于不可切除的NET肝转移治疗中，其疗效也在近500例NET患者中进行过评价。该项治疗前需要对血管短路进行仔细的评估，并通过血管造影明确导管位置，适应证一般仅为没有肝外转移且具备充分肝储备功能的患者。目前共有两种$^{90}$Y微球可供使用。一种是SIR-Spheres，其直径为20～60$\mu$m（50Bq/sphere）或是TheraSpheres（玻璃微球）直径20～30$\mu$m直径（2500Bq/sphere）。$^{90}$Y微球通过常规经皮穿刺动脉导管引入肝脏。在四项纳入转移性NET患者的研究中，有效率（完全缓解＋部分缓解）介于50%～61%之间，稳定率在22%～41%。60%～100%患者可以得到症状的控制。总生存在25～70个月之间。不良反应包括：栓塞后综合征（疼痛、发热、恶心呕吐），通常只是轻度的反应，二级（43%）或三级（1%）不良反应也有发生。放射性肝病、放射性肺病的发生率均小于1%。放射性微球治疗的禁忌证包括过多的动静脉短路，无法找到独立的肝脏供血动脉，肝功能储备不足。由于相关的临床证据尚有不足，因此2012年的ENETS指南仍将SIRT作为实验性手段之一。

mTOR抑制剂或酪氨酸激酶抑制剂是目前批准的可在美国和欧洲使用的针对转移性不可切除性胰腺神经内分泌肿瘤的分子靶药物，各自有一项前瞻性、随机双盲安慰剂对照的Ⅲ期临床试验支持。mTOR是在正常细胞和肿瘤细胞的增殖、生长和凋亡过程中起到关键作用的一种丝苏氨酸激酶。mTOR及其下游通路的活化对于NET特别是胰腺神经内分泌肿瘤的进展具有重要意义。许多mTOR抑制剂（包括everolimus和temsirolimus）都已经被证实具有良好的抗肿瘤活性。其中在一项纳入410例进展期胰腺神经内分泌肿瘤患者的Ⅲ期临床试验（RADIANT-3）中显示everolimus能显著提高治疗组患者的无进展生存时间（11 *vs.* 4.6个月，$P$小于0.001）。治疗起始18个月的无进展生存率分别为37%和9%。Everolimus的不良反应发生率是安慰剂组的2倍，多数为轻度1～2级反应；3～4级不良反应主要为血液学，胃肠道（腹泻），口炎，低血糖发生率为3%～7%，多数3～4级反应可以通过减低药物剂量或加大服药周期的方式得到控制。ENETS 2012指南认为everolimus与sunitinib相似，均可以作为分化良好的不可切除的胰腺神经内分泌肿瘤的一线治疗用药。正如其他肿瘤或是正常细胞一样，神经内分泌肿瘤细胞通常具有多种酪氨酸激酶受体，调控多种生长因子的功能。大量的研究证实，酪氨酸激酶受体在正常和肿瘤组织（包括NET）中对细胞生长、血管生成、分化和凋亡起到重要的作用。虽然多种酪氨酸激酶抑制剂有抗增殖活性，但目前只有sunitinib获得了Ⅲ期临床试验的证据。Sunitinib是一种口服活性的小分子酪氨酸激酶受体（PDGFR，VEGFR-1，VEGRR-2，c-KIT，FLT-3）抑制剂。在一项Ⅲ期试验中，171例进展期转移性不可切除的胰腺神经内分泌肿瘤患者应用sunitinib 37.5mg/d或安慰剂治疗，sunitinb组的无进展生存时间达到了安慰剂组的2倍，分别为11.4个月和4.5个月，$P<001$。肿瘤客观有效率分别为9%和0%，$P=0.007$，并可延长总生存。虽然多数为1～2级不良反应，但Sunitinib治疗的总体不良反应率是安慰剂组的3倍。3～4级不良反应包括中性粒细胞减少（12%）、高血压（9.6%），这些不良反应可以通过减低剂量和暂时停药得到缓解。对于分化良好的进展期肝转移性胰腺神经内分泌肿瘤的序贯治疗的顺序尚没有证据支持。

NET的肽受体放射性核素治疗（PRRT）为放

射性标记的生长抑素类似物。研究发现 60％～100％的 NET 过度表达或异位表达生长抑素受体，这一现象为放射性标记的细胞毒性生长抑素受体配体进行靶向结合提供了基础。

目前，有 3 种放射性核素用于奥曲肽标记。［铟-111-DTPA-d-Phe1］奥曲肽有 γ 射线、内转换和俄歇电子 3 种衰变形式。释放高能量 β-粒子，可以标记在连接有双功能螯合剂 DOTA 的奥曲肽或是 Octreotate 上。镥-177 标记的奥曲肽类似物发射 β 和 γ 射线，已经进入临床研究阶段；目前该类似物是应用最为广泛的。对于进展期转移性 NET，铟-111，钇-90，镥-177 标记的复合物控制肿瘤的比例分别为 41％～81％、44％～88％和 23％～40％，缩小肿瘤的比例分别为 8％～30％、6％～37％和 38％。在一项纳入 504 例恶性 NET 的大型研究中，镥-177 标记的类似物对 30％患者的肿瘤直径减小 50％以上，其中完全缓解的病例为 2％，病变稳定的比例为 51％。对于生存的数据尚未得出。目前 PRRT 在美国和欧洲尚未获得应用批准。但是基于上述非常有前景的初步数据，一项大型的Ⅲ期临床试验正在美国和欧洲进行。ENETS 2012，NANET 2010，Nordic 2010 以及 ESMO 指南均将 PRRT 列为试验性治疗。

肝移植治疗已在多种转移性肝脏肿瘤的治疗中被弃用。但是在转移性 NET 中肝移植仍然具有一定地位。1982—2009 年间有 213 位欧洲 NET 患者（50％为功能性 NET）接受了肝移植治疗，总的 5 年生存率为 52％，无病生存率为 30％。在不同的研究中术后死亡率为 10％～14％。这些数据与美国器官分配网络的数据相似。该网络的 150 例 NET 肝转移行肝移植治疗的数据显示 5 年生存率为 49％。在不同的研究中，对于不良预后重要的预后判断因素有：在肝移植的同时进行联合脏器切除术、低分化肿瘤、肝大、年龄大于 45 岁、十二指肠或胰腺原发肿瘤、肝外转移、广泛肝内转移（转移瘤体积＞50％）、Ki-67 增殖指数＞10％、E-Cadherin 异常染色。ENETS 2012 指南总结认为肝移植应当被看做是一种姑息性治疗，只是偶尔能够达到治愈的效果。因此指南推荐肝移植适用于那些具有威胁生命的功能性症状且对其他现有治疗无效的患者，或是那些非功能性的，但同样目前其他治疗方法均失败的患者。

# 第十六章　膀胱癌和肾细胞癌

## Bladder and Renal Cell Carcinomas

Howard I. Scher，Jonathan E. Rosenberg，Robert J. Motzer

（汤星星　杨勇　译）

## 膀胱癌

在整个尿路中，肾盂、输尿管、膀胱直至尿道近端的 2/3 均覆盖移行上皮细胞，尿路上皮肿瘤可发生于上述任何部位：其中 90％的恶性肿瘤发生在膀胱，8％在肾盂，2％在输尿管或尿道。膀胱癌是男性第四常见的肿瘤，在女性则排名第十三，预计 2013 年一年中全美就有 72 570 例新发病例，并导致 15 120 例患者死亡。膀胱癌发病死亡比接近 5：1，其中以低致死性的浅表性膀胱癌更常见，而高致死性的浸润性或转移性膀胱癌较少见。男性膀胱癌患病率是女性的 4 倍，白人是黑人的 2 倍，中位发病年龄是 65 岁。

尿路上皮癌表现为多中心性，一旦确诊，治疗后随着时间容易在尿路上皮的其他部位复发。因此，只要尿路上皮存在，持续的复查是有必要的。

### 流行病学

50％的男性和 40％的女性患尿路上皮癌与吸烟有关。与不吸烟者比较，吸烟男性发生尿路上皮癌的风险增加 2～4 倍，即使在戒烟 10 年后依然如此。此外，接触苯类物质，使用非那西丁、萘氮芥类药物，以及外放疗也可能与之有关。长期接触环磷酰胺也会增加风险。使用维生素 A 可能具有一定的预防作用。血吸虫病（在许多发展中国家发现的一种寄生虫）也可能会增加膀胱尿路上皮鳞状细胞癌和移行细胞癌的患病风险。

### 病理

膀胱癌临床分为 3 种：75％为浅表性，20％为浸润性，5％为转移性。根据肿瘤的生长方式和浸润深度对膀胱内发生的肿瘤进行分期。TNM 分期见图 16-1。将近一半的浸润性肿瘤最初为浅表性，后来进展为浸润性。肿瘤分级包括低级别（高分化）和高级别（低分化），低级别肿瘤很少会进展至更高的分期，但高级

第
一
部
分

肿
瘤
学

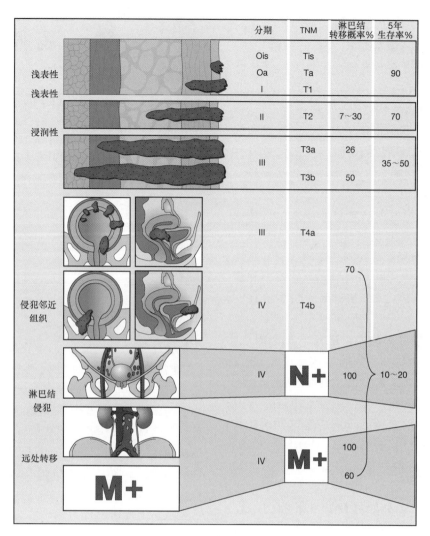

| | 分期 | TNM | 淋巴结转移概率% | 5年生存率% |
|---|---|---|---|---|
| 浅表性<br>浅表性 | Ois<br>Oa<br>I | Tis<br>Ta<br>T1 | | 90 |
| 浸润性 | II | T2 | 7~30 | 70 |
| | III | T3a<br>T3b | 26<br>50 | 35~50 |
| 侵犯邻近组织 | III | T4a | | |
| | IV | T4b | 70 | |
| 淋巴结侵犯 | IV **N+** | | 100 | 10~20 |
| 远处转移 **M+** | IV **M+** | | 100<br>60 | |

图 16-1（见书后彩图） 膀胱癌分期

别肿瘤则相反。

在美国，超过95％尿路上皮癌为原发的移行上皮癌，3％为鳞癌伴角化过度，2％为腺癌，小细胞癌（通常伴随癌旁症状）不到1％。腺癌发生于膀胱顶部的脐尿管残余处或尿道旁组织。副神经节瘤、淋巴瘤、黑色素瘤较少见。移行上皮癌、低级别乳头状肿瘤最常见，这类肿瘤质地较脆、易出血，复发率较高，很少进展为更加致命的浸润性肿瘤。相比之下，原位癌（CIS）属于高级别肿瘤，容易进展为致命的肌层浸润性癌。

## 发病机制

膀胱癌具有多中心性、易于复发的特点，说明病变的上皮有导致肿瘤发生的倾向。分子基因学研究提示浅表性和浸润性肿瘤各有不同的分子学机制。低级别非浸润性乳头状癌会组成性激活酪氨酸激酶受体Ras信号转导通路，高表达成纤维细胞生长因子受体3

和磷酸肌酸-3激酶α亚结构突变。相比之下，CIS和浸润性肿瘤TP53和RB基因突变的频率较高。在膀胱癌的所有临床分期（包括 Tis、T1、T2 或更高分期）内，如有 p53、p21 和（或）RB 基因突变的肿瘤，则肿瘤的复发、转移、死亡率会更高。

## 临床表现、诊断、分期

80％～90％患者表现为血尿，提示外生型肿瘤。膀胱是肉眼血尿来源最常见的来源，40％来自膀胱，但是良性膀胱炎（22％）血尿的可能性更高，超过膀胱癌（15％）。镜下血尿更常见于前列腺疾病（25％）。只有 2％膀胱癌患者会出现镜下血尿。一旦发现血尿又没有其他明确原因时，需进一步进行尿细胞学检查，泌尿系统 CT、MRI 或静脉肾盂造影（IVP），膀胱镜检。筛查无症状血尿患者可提高早期膀胱癌的诊断率，但无法提高患者存活时间。除了血尿，刺激症状是第二大最常见的症状。输尿管梗阻会导致患侧腰痛。作为首先出现的症状，转移性症状少见。

内镜检查包括麻醉下观察膀胱内是否有乳头状占位。于膀胱内置入软镜，收集尿液送细胞学检查。观察的项目具体应当包括肿物的部位、大小、数量和生长方式（乳头状或实体性）。观察到的所有肿瘤都应仔细切除，同时肿瘤下方的肌肉也应一并切除以评估浸润深度。其他区域应取随机活检明确有无 CIS。使用记号标记肿瘤是否被彻底切除。如尿细胞学阳性，但膀胱内未发现病变，则应进一步检查上尿路是否有肿瘤存在。进一步行超声、CT 和（或）MRI 检查了解肿瘤是否侵透膀胱达膀胱外脂肪（T3），同时也了解局部淋巴结情况。远处转移通常通过胸腹部 CT、MRI 或骨扫描明确。

## 治疗　膀胱癌

膀胱癌的治疗根据其是否浸润肌层及是否有淋巴结转移或远处转移而不同。T 分期越高，转移可能性越大。

### 非肌层浸润性膀胱癌

治疗至少应包括内镜下膀胱肿瘤的彻底切除，术后可辅以膀胱内灌注治疗。是否需要膀胱灌注治疗取决于肿瘤的病理亚型、数量、浸润深度、是否伴随 CIS 及治疗史。该型膀胱癌治疗后的复发率高达 50%，其中 5%～20% 进展为更高分期。通常，单发乳头状肿瘤经尿道手术切除即可，CIS 和复发肿瘤经尿道手术切除后应配合膀胱内灌注治疗。

灌注治疗通常在以下两种情况使用：彻底的内镜下切除后辅助治疗防止复发，或消除内镜切除术不能控制的微小病灶。弥散性 CIS、复发、肿瘤面积超过膀胱内表面 40%、T1 期肿瘤都是灌注治疗的适应证。标准的膀胱内灌注治疗是卡介苗（BCG）灌注治疗，先灌注 6 周，再持续灌注 1 年以上。其他灌注药物还包括丝裂霉素、干扰素、吉西他滨等。疗法的常见副作用包括排尿困难、尿频等，药物依赖，骨髓抑制或接触性皮炎。膀胱内灌注 BCG 很少引发与多处肉芽肿感染相关、需要抗结核疗法治愈的系统性疾病。

肿瘤切除后，患者第一年每 3 月复查一次，监测是否出现复发。复发可以出现在尿路上皮的任何位置，包括肾盂、输尿管或尿道。无论是局部复发还是新发病灶，术后都应行 BCG 灌注或膀胱内化疗药物（如吡柔比星或吉西他滨）治疗。部分患者需进行膀胱切除术。肾盂或输尿管内的肿瘤应在内镜检查发现时一并切除，或经肾盂灌注治疗。肿瘤内镜途径无法完全切除的前列腺尿道的肿瘤需进行膀胱前列腺切除术。

### 肌层浸润性膀胱癌

肌层浸润性膀胱癌的治疗主要包括原发病灶的控制和术后微转移病灶的系统性化疗。在美国，根治性膀胱切除术是标准术式，但对部分患者会采用保留膀胱的手术，这一手术方法包括内镜下全部切除肿瘤，膀胱部分切除术，或内镜切除联合化疗、外放射治疗。在某些国家，外放射治疗是标准治疗方法。在美国，外放射治疗通常限定于不适合进行根治性膀胱切除的患者、局部肿瘤无法切除的患者或实验性膀胱保留术的一部分。

膀胱切除手术的适应证包括：肿瘤浸润肌层且不适合进行局部切除、非肌层浸润性肿瘤不适合进行保守治疗（如多中心肿瘤，频繁复发或对灌注药物耐药）、高级别 T1 肿瘤尤其是 CIS、膀胱症状明显（如尿频或血尿）严重影响生活质量。

在根治性膀胱切除术前需进行术前评估。手术包括切除膀胱和盆腔淋巴结，并进行尿流改道。术中需做冰冻病理以明确淋巴结转移情况。如转移明确，手术不适合进行。在男性，根治性膀胱切除包括切除前列腺、精囊、近端尿道。勃起功能障碍在术后较为常见，可通过术中保留功能相关神经来避免。在女性，手术范围包括切除膀胱、输尿管、子宫、输卵管、卵巢、阴道前壁及其周围的筋膜。

尿流改道包括多种术式：回肠膀胱术将尿液直接从输尿管引导至腹壁，通过去管状化的肠道在体表重建储尿；还有原位新膀胱术。大约 25% 的男性接受原位新膀胱手术，其中 85%～90% 患者无尿失禁发生。经皮造口的储尿囊术式需间断导尿。原位新膀胱的禁忌证包括：肾功能不全，无法自己导尿，CIS 或尿道肿瘤。膀胱内弥散性 CIS 是其相对禁忌证，取决于尿道肿瘤复发风险。溃疡性结肠炎或克罗恩病会影响术中肠道的取用。

当肿瘤局限于膀胱顶时，可考虑进行膀胱部分切除术，手术切缘离肿瘤应超过 2cm，同时应除外 CIS 的可能，也要保证术后有足够的膀胱容量。5%～10% 的病例做的是该手术。输尿管或肾盂内的肿瘤可进行肾输尿管全长切除术，同时输尿管膀胱连接处进行袖状切除。

术后复发概率与肿瘤分期、是否有淋巴结转移或脉管侵犯、是否有神经侵犯均有关。在肿瘤复发的人群中，复发的中位时间大约是 1 年。长期结果则随着肿瘤的病理学和组织学关系变化而有所差异。术中切除淋巴结的数量也是一个预测因子，无论淋巴结是否有肿瘤转移。

对于肌层浸润性膀胱癌患者，化疗配合膀胱切除术或放疗可以有效提高患者的生存期。术前（新辅助）化疗已被充分研究，可以提高 5%～15% 的治愈率，而术后（辅助）化疗患者获益并不明确。对于大部分患者，单纯化疗并不足以治疗疾病。新辅助化疗的应用越来越普遍，但仍未被充分利用。实验性研究正研究对于那些已经内镜彻底切除肿瘤的患者，联合放疗和化疗是否可以提高保留膀胱的概率。

## 转移性膀胱癌

转移性膀胱癌的首要治疗目标是在局部病灶手术切除后，使患者通过单纯化疗或以化疗为主的综合治疗达到完全缓解。使用预后因子可以估计患者化疗达到完全缓解的概率，预后因子包括 KPS 行为状态评分（<80%）、肿瘤转移方式是结节状的还是内脏性的（肝、肺、骨等）。对于具有 0、1、2 个危险因子的患者，其完全缓解概率分别为 38%、25% 和 5%，中位生存期分别为 33、13.4、9.3 个月。如患者 KPS 评分较低，或有内脏或骨转移，则很少长期存活。患者的风险不同，化疗毒性也不同，在部分高危患者中，使用联合化疗方案，治疗相关死亡率高达 3%～4%。但对于大部分患者，化疗是可耐受的，可以延长出现肿瘤相关症状的时间，缓解相关症状，但只有少数患者可以完全缓解。

## 化疗

已发现数种对膀胱癌有效的化疗药物，包括顺铂、紫杉醇、吉西他滨等。标准疗法通常包括 2 种、3 种甚至 4 种药物的联合应用。常用的化疗方案有：MVAC 方案（氨甲蝶呤，长春新碱，多柔比星，顺铂），GC 方案（吉西他滨，顺铂），GPC 方案（吉

西他滨，紫杉醇，顺铂）；化疗总体缓解率超过 50%。MVAC 方案是标准方案，主要不良反应包括中性粒细胞带来的毒性减少、发热、黏膜炎、肾功能减退、听觉减退、外周神经炎等，这也限制其临床应用，促进了其他替代性疗法的发展。目前，GC 方案的应用更为普遍，有研究显示与 MVAC 方案相比，GC 方案具有相似的缓解率和中位总体生存期，但白细胞减少、发热和黏膜炎发生率降低。GC 方案中，血小板减少和贫血更常见。GPC 方案疗效不如 GC。

上述方案同时用于新辅助化疗和辅助化疗。在一项随机化研究中，膀胱切除术前的患者接受 3 周期的 MVAC 新辅助化疗，中位（6.5 年）和 5 年生存率（57%）明显优于对照组（仅手术而无新辅助化疗，中位生存期 3.8 年，5 年生存率 42%）。另一项研究结果类似，在该研究中，实验组患者膀胱切除术前或放疗前接受 CMV 方案化疗（顺铂、氨甲蝶呤、长春新碱）。根据复发风险来确定术后是否使用辅助化疗。术后辅助化疗的相关研究由于患者无明显获益而开展得不充分，部分研究甚至提前结束。一项研究发现术后辅助 GPC 方案化疗可以提高生存期，但研究中许多患者因为疾病转移并未接受化疗。另一项研究发现 GC 辅助化疗患者无法获益。因此，如果临床适合则更提倡术前新辅助化疗。对于那些没有接受新辅助化疗且术后病理提示有结节状转移、膀胱外侵犯或脉管侵犯的患者可行辅助化疗。

膀胱癌的治疗原则见表 16-2。

## 肾盂和输尿管肿瘤

肾盂或输尿管肿瘤每年新发病例大约 5000 例，几乎全部都是与膀胱癌生物学和形态学相似的移行细胞癌。该病可能与中国草药制剂中非那西丁和马兜铃酸的使用有关，其中马兜铃酸也可能与巴尔干肾病有关。巴尔干肾病是一种间质性肾炎，常见于保加利亚、希腊、波黑、罗马尼亚等地。此外，上尿路的尿路上皮细胞癌也与遗传性非息肉性结直肠癌有关。

| 表 16-1 | 膀胱癌术后生存率 | |
| --- | --- | --- |
| 分期 | 5 年生存率,% | 10 年生存率,% |
| T2, N0 | 89 | 87 |
| T3a, N0 | 78 | 76 |
| T3b, N0 | 62 | 61 |
| T4, N0 | 50 | 45 |
| 任何 T, N1 | 35 | 34 |

| 表 16-2 | 膀胱癌的治疗原则 |
| --- | --- |
| 类型 | 治疗原则 |
| 非肌层浸润性膀胱癌 | 内镜下肿瘤切除，通常配合术后膀胱内药物灌注治疗 |
| 肌层浸润性膀胱癌 | 膀胱切除术±系统性化疗（术前或术后） |
| 转移性膀胱癌 | 根治或姑息性化疗（基于预后因子选择）±手术 |

最常见的症状为无痛性肉眼血尿，影像学检查常可发现。转移途径类似膀胱癌。对于局限于肾盂或输尿管的低级别肿瘤，应行肾输尿管全长切除术（包括输尿管膀胱连接处的袖状切除），术后 5 年生存率为 80%～90%。浸润性或低分化肿瘤容易原位复发或转移。疾病出现转移建议化疗，方案与膀胱癌相同，预后也与转移性膀胱癌类似。

# 肾细胞癌

肾细胞癌占肾恶性肿瘤的 90%～95%。肾细胞癌对细胞毒性药物抵抗，对生物治疗（例如 IL 2）敏感性不足，对抑制血管生成的靶向药物敏感。不同临床阶段的转移性患者也有零星报道肿瘤自行消失现象。

## 流行病学

肾细胞癌发病率连年增加，目前在美国每年新发病例约 65 000 例左右，死亡人数约 13 700 例。男女比例接近 2：1。高发年龄段为 50～70 岁，但可见于任何年龄。许多环境因素可能与肾细胞癌发病有关，吸烟与之强烈相关。此外，囊性肾病终末期、结节状硬化症患者患肾癌概率也会增加。大部分病例为散发，但家族性发病有报道，VHL 综合征就是其一。VHL 综合征是一种常染色体显性疾病，VHL 基因位于第三号染色体短臂。将近 35% 的 VHL 综合征患者会罹患肾透明细胞癌，其他相关肿瘤包括视网膜血管瘤、脊柱或小脑的成血管细胞瘤、嗜铬细胞瘤、神经内分泌瘤和囊肿、男性附睾囊肿和女性阔韧带囊肿。

## 病理学和基因学

肾肿瘤性质从良性到高度恶性，其组织病理学、基因学和临床表现呈现明显异质性（表 16-3）。临床上根据形态学和组织学对其进行分类，包括：透明细胞癌（60%），乳头状癌（5%～15%），嫌色细胞癌（5%～10%），颗粒细胞瘤（5%～10%）和集合管癌（<1%）。乳头状癌多为双侧、多中心发生；嫌色细胞癌惰性较高；嗜酸细胞瘤被认为是良性肿瘤；与之相比，源自肾髓质的集合管癌虽然少见，但极具侵袭性。其中，透明细胞癌是最主要的病理类型，占据 80% 的转移病例。透明细胞癌源自近端肾小管上皮，基因学显示为染色体 3p 缺失。基因 3p21～26（VHL 基因所在位置）缺失可见于家族性或散发肾细胞癌的患者。VHL 基因编码肿瘤抑制蛋白，该蛋白可调节血管内皮生成因子（VEGF）、血小板生长因子（PDGF）和一系列缺氧蛋白的转运。VHL 基因的失活可导致上述 VEGF、PDGF 受体的过度表达，进而诱导肿瘤血管生成和肿瘤进展。抑制促血管生长因子活性的药物显示出了抗肿瘤的疗效。个体患者的遗传变异多样性已被发现。虽然肿瘤有清晰的克隆来源，而且常包含 VHL 基因突变的共性特点，但根据所包含基因的不同，首发部位和转移部位的肿瘤也常常有很大的不同。这一肿瘤异质性也许与治疗耐药的出现有关。

## 临床表现

肾细胞癌的临床症状主要包括血尿、腹痛、侧腹或腹部肿块。有时可见其他症状，如发热、体重下降、贫血和精索静脉曲张。肿瘤多在影像学检查时意外发现。横断面显像技术（CT、超声、MRI）的广泛应用使得越来越多的早期肾细胞癌得以发现，包括在检查其他疾病时偶然发现的肾肿物。越来越多的肾癌在早期就被发现，使得肾细胞癌患者的 5 年生存率提高，从而保留肾单位的手术（肾部分切除术）得以开展。一系列的癌旁综合征与之有关，包括红细胞增多症、高钙血症、非转移性肝功能不全（Stauffer 综合征）以及获得性血纤维蛋白原异常。只有 3% 的患者会出现红细胞增多症。而贫血更为常见，通常也预示着疾病处于进展期。

对于怀疑肾肿瘤的患者，标准的检查包括腹部和盆腔 CT、胸片、尿液检查和尿液细胞学检查。如胸片提示肿瘤转移，应该进一步进行胸部 CT 检查。MRI 在评价下腔静脉瘤栓方面具有价值。临床上，任何实性肾肿物都应考虑为恶性，除非确认为非恶性。如果未发现转移，应进行手术治疗，即使肿瘤侵犯肾静脉也应进行手术。该疾病需要和肾囊肿、肾良性肿物（腺瘤、血管平滑肌脂肪瘤、嗜酸细胞瘤）、炎性疾病（肾盂肾炎、肾脓肿）、其他原发或转移的肿瘤鉴别。其他可能牵涉肾脏的恶性肿瘤包括肾盂尿路上皮

| 表 16-3 | 肾肿瘤的分类 | | |
|---|---|---|---|
| **肿瘤类型** | **生长方式** | **来源** | **细胞遗传学** |
| 透明细胞癌 | 腺泡样或肉瘤样 | 近端小管 | 3p −，5q +，14q− |
| 乳头状癌 | 乳头状或肉瘤样 | 近端小管 | +7，+17，−Y |
| 嫌色细胞癌 | 固态、管状或肉瘤样 | 远端小管/皮质集合管 | 整臂缺失（1，2，6，10，13，17，21） |
| 嗜酸细胞瘤 | 巢状 | 皮质集合管 | 不明确 |
| 集合管癌 | 乳头状或肉瘤样 | 髓质集合管 | 不明确 |

癌、肉瘤、淋巴瘤、Wilms瘤。但上述肿瘤均较少见，临床仍以肾细胞癌最为常见。

## 分期和预后

根据美国癌症联合会（AJCC）标准对肾细胞癌进行分期（图16-2）。Ⅰ期肿瘤长径小于7cm，限于肾内；Ⅱ期肿瘤长径等于或超过7cm，限于肾内；Ⅲ期肿瘤侵透肾被膜，但未超出肾周筋膜（Ⅲa），或侵犯单个肾门淋巴结（N1）；Ⅳ期肿瘤侵犯周围脏器（除同侧肾上腺），或侵犯多个淋巴结，或远处转移。不同分期肾癌的5年生存率分别为：Ⅰ期超过90％，Ⅱ期85％，Ⅲ期60％，Ⅳ期10％。

## 治疗　肾细胞癌

### 局限性肿瘤

Ⅰ、Ⅱ和部分Ⅲ期肾癌的标准治疗是根治性肾切除术或肾部分切除术。根治性肾切除术包括完整切除肾周筋膜内的全部器官和组织，包括肾脏、同侧肾上腺（部分情况）、肾门淋巴结。是否进行淋巴结清扫存在争议。即使瘤栓侵犯肾静脉或下腔静脉（Ⅲ期），也不妨碍进行肾切除术，不过术中可能需要心肺分流术。肿瘤的切除可使得半数患者生存期延长。

根据肿瘤大小及位置，开放或腹腔镜下的保留肾单位手术适合孤立肾和双侧肾癌的患者。肾部分切除术选择性地切除小的肿瘤，但要求患者对侧肾功能正常。即使对于预后较差的患者，目前尚无可靠的辅助治疗可以改善患者术后预后。

### 晚期肿瘤

对于转移性肾癌的患者，手术作用有限。单一部位的肾切除术术后复发的患者也可能长期存活。转移性肾癌需要肾切除手术的一个适应证是改善患者局部疼痛症状或肿瘤的出血症状。系统性治疗前行减瘤性切除术可改善患者的预后，但仅仅适用于部分Ⅳ期患者。

转移性肾癌对化疗不敏感。细胞因子治疗如IL-2或干扰素-α（IFN-α）有10％～20％缓解率，IL-2在少数患者中可达到长期完全缓解，总之，对于大多数患者细胞因子治疗都不能令人满意。

两项大规模随机研究在证实抗血管生成的药物对肾癌有效性时，情况发生了戏剧性的转变。根据基因学研究，这类抗血管生成药物可以治疗肾癌。这些研究分别探讨了两种口服的抗血管生成的药物：索拉非尼和苏尼替尼，这类药物可以抑制VEGF和PDGF受体的酪氨酸激酶受体的信号转导途径。这两种药物作为细胞因子治疗后肿瘤进展者的二线治疗药物均显示出了疗效，主管部门也因此批准该药物用于晚期肾癌治疗。一项Ⅲ期研究比较了苏尼替尼和IFN-α，显示苏尼替尼疗效更优，安全性也可以接受。这一研究使得苏尼替尼成为晚期肾癌一线治疗的标准。苏尼替尼用法为：口服，50mg/d，连续服用4周后休息2周为一个周期。帕唑帕尼和阿西替尼是这类药品中的新药，一项随机一线Ⅲ期临床研究比较了苏尼替尼和帕唑帕尼作为一线治疗的区别，发现两者疗效相似，但帕唑帕尼乏力和皮肤毒性较小，

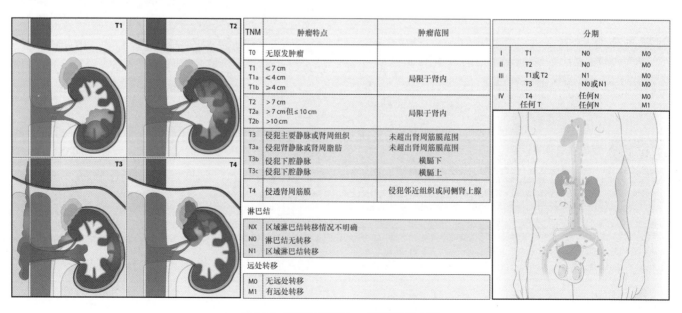

图16-2（见书后彩图）　肾细胞癌分期

患者也因此有更好的生活质量。替西罗莫司和依维莫司是哺乳动物雷帕霉素靶点（mTOR）的抑制剂，对未经治疗的预后不良的患者有活性，对苏尼替尼/索拉非尼不敏感的肿瘤也有活性。接受苏尼替尼或帕唑帕尼作为一线治疗后出现肿瘤进展的患者，序贯使用阿西替尼和依维莫司可以使其继续获益。

转移性肾癌患者的预后差异较大。一项研究发现未进行肾切除术、KPS 评分<80 分、低血红蛋白、高钙血症、乳酸脱氢酶异常都是预后不良的预后因子。具有 0 个、1 或 2 个、3 或更多个危险因子的患者，中位生存期分别为 24、12、5 个月。这类肿瘤的临床发展通常很难预测，因此在开始系统性治疗前最好就开始记录其进展情况。

# 第十七章　良性和恶性前列腺疾病

## Benign and Malignant Diseases of the Prostate

Howard I. Scher，James A. Eastham

（赵强　杨勇　译）

前列腺中良性和恶性病变随着年龄增加而增多。对 80 多岁的男性进行尸检显示，90% 以上的个体具有增生病变，70% 以上的个体具有恶性病变。老年人通常具有相互矛盾的发病和死亡原因，前列腺良恶性疾病在老年人中的高发病率要求使用风险适当的方式进行诊断和治疗，方法是将这些疾病考虑为一系列的状态。每种状态代表一种不同的临床结点，对于它的治疗方法可能是基于当前的症状、出现症状的风险或者是在特定时间段内死于该疾病与其他原因的关系来建议的。对于良性增生性病变，尿频、感染或者梗阻的潜在症状会和药物或者手术干预的副作用和并发症进行权衡。对于前列腺恶性病变，疾病进展、发生症状或癌症死亡的风险会和推荐治疗方法和之前存在合并症的发病率平衡起来考虑。

## 解剖

前列腺位于盆腔，被直肠、膀胱、前列腺周围和背部静脉丛及负责勃起功能的神经血管束、负责被动排尿控制的尿道括约肌所围绕。前列腺由分枝的管泡状腺体构成，呈小叶状分布，周围被纤维肌肉间质环绕。腺泡单元包含一个由上皮、基底和神经内分泌细胞组成的上皮小室，它被基底膜分隔，还有一个由成纤维细胞和平滑肌细胞构成的间质小室。前列腺特异性抗原（PSA）和前列腺酸性磷酸酶（PAP）是上皮细胞产生的。前列腺上皮细胞和间质细胞都表达雄激素受体（AR）并依赖于雄激素生长。睾酮是主要的循环雄激素，它在前列腺腺体内被 5α 还原酶转化为双氢睾酮。

由于环绕尿道的前列腺移行带非恶性细胞的生长，尿道周围的腺体在青春期和 55 岁以后体积会增加。大部分癌症都在周围带产生，在这个区域的癌症可能在直肠指诊（DRE）时被触摸到。

## 前列腺癌

2013 年，在美国，约有 238 590 例前列腺癌确诊病例，有 29 720 例男性死于前列腺癌。在过去的 5 年里，归功于前列腺特异性抗原策略的广泛推广使用，前列腺癌死亡数量绝对值有所下降。但是筛查对于生存的益处尚不明晰。治疗的矛盾点在于尽管前列腺癌的最终确诊率为 1/6，该病依旧是男性的第二大癌症死亡原因，前列腺癌的死亡率为 1/30。

### 流行病学

流行病学研究显示，如果受到影响的一级亲属为 1 位，则被确诊为前列腺癌的风险增加 2 倍，而如果 2 位或 2 位以上，则增加 4 倍。目前的评估是 40% 的早发前列腺癌和所有前列腺癌的 5%～10% 是遗传性的。前列腺癌对各民族影响不同。矫正年龄因素后，相比于白人男性，非洲裔美国男性的前列腺癌发病率更高，肿瘤更大，麻烦的组织类型特点更差。发病率的不同涉及雄激素、细胞色素 P450 C17 和 II 型类固醇 5α 还原酶基因的多态性。

尸检发现的癌症流行性在世界范围内是相似的，而临床疾病的发生是不同的。因此，环境和饮食因素可能在前列腺癌的发生和发展中发挥作用。膳食脂肪（例如在烹饪时形成的 α-亚麻酸或者多环芳香烃）的大量摄入，可能会增加风险。和亚洲女性乳腺癌类似，亚洲男性前列腺癌的风险在其移居到西方后有所增加。保护性因素包括存在于许多豆类中的大豆异黄酮（可抑制 5α 还原酶）、含有异硫氰酸酯萝卜硫素的十字花科蔬菜、在番茄中发现的番茄红素等类视黄醇类物质的摄入以及胆固醇合成的抑制剂（比如他汀类药物）的应用。前列腺癌的发生是一个多步骤的过程。一个早期的改变就是 GSTP1 基因启动子的高甲基化，这导致解毒致癌物的基因功能丧失。前列腺癌多发生在一种被称为增生性炎性萎缩病灶的邻近部位，提示炎症在其中的作用。

## 预防

目前没有药物或者膳食补充被美国 FDA 批准用于前列腺癌的预防，也没有被主要的临床指南所推荐。虽然他汀类药物具有一些保护性影响，但因为死于前列腺癌的男性较少，潜在的风险超过了获益。来自几项大宗的随机双盲化学预防试验将 5α 还原酶抑制剂作为最可能的治疗方法来减少未来前列腺癌诊断的风险。前列腺癌预防试验（The Prostate Cancer Prevention Trial，PCPT）中，大于 55 岁的男性口服安慰剂或可以抑制 1 类亚型的 5α 还原酶抑制剂非那雄胺的结果显示出：在所有年龄组中非那雄胺组（18.4%）较安慰剂组（24.4%）前列腺癌发病率下降了 25%（95%置信区间 19%～31%）。在度他雄胺降低前列腺癌（the Reduction by Dutasteride of Prostate Cancer Events，REDUCE）试验中，4 年前列腺癌发生率他雄胺组降低了相似的23%（P=0.001）。度他雄胺可以抑制 1 型和 2 型 5α 还原酶亚型。但令人担心的是，两个研究到达研究终点时，大部分预防的癌症是低危前列腺癌，在治疗组中具有临床意义的癌症（高 Gleason 评分）轻微增高。没有

一种药物被 FDA 批准用于前列腺癌的预防。相比之下，硒和维生素 E 癌症预防试验（the Selenium and Vitamin E Cancer Prevention Trial，SELECT）囊括了大于 50 岁的非洲裔美国男性和其他大于 55 岁的男性，单独服用维生素 E（4.6%）、硒（4.9%）或联合组（4.6%）的患者相比于对照组（4.4%）并没有显示出在癌症发生率上显著的不同。在内科医生健康研究 II 中也没有看到维生素 E、维生素 C 和硒的获益。

## 临床状态模型

前列腺癌连续性，即从癌前病变的出现到局限于前列腺的侵袭病变，再到导致临床症状最终死亡的转移性病变，可以跨越数十年。为了便于疾病治疗，需要考虑到一系列临床状态下的竞争性风险（图 17-1）。这些状态在实际操作中是基于癌症诊断是否建立、确诊患者在影像学检查中是否发现转移病变以及血液中的睾酮水平来定义的。通过这种方式，个体只存在于一种状态中，并且直到出现进展都处于该状态。每一个评估，给予治疗和特定形式治疗的决定都是基于癌症相对于其他可能存在于个体的致命因素所产生的风险而做出的。它所遵循的是越进展的疾病，就越需要治疗。

对于那些没有癌症诊断的患者，进行检查以发现疾病的决定是基于个体的预期寿命和具有临床意义癌症存在的可能性。对于那些前列腺癌确诊的患者，临床状态模型考虑的是发生症状的可能性或者死于前列腺癌的可能性。因此，已经将所有癌灶进行手术去除

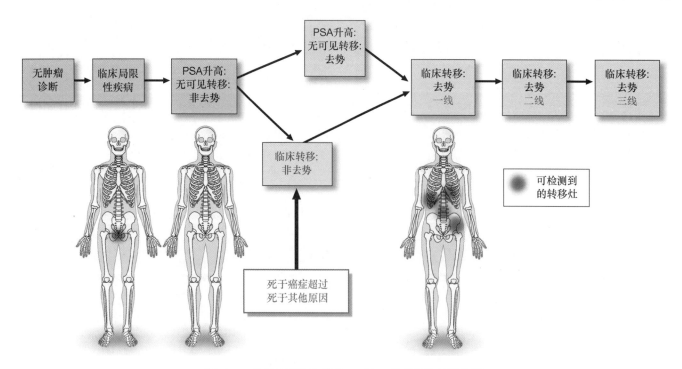

图 17-1 前列腺癌临床状态。PSA，前列腺特异性抗原

的曾具有局限性前列腺癌的患者，只要 PSA 无法测到，那么这些患者就处于局限性疾病的状态。处在某种状态的时间就成为衡量一种干预方式有效性的方法，尽管这种有效性可能数年都无法评估。因为许多具有活动癌症的患者并不处于转移、症状或死亡的风险中，在治愈（所有癌症细胞的清除，是治疗大多数癌症时的首要治疗目标）和癌症控制（疾病的进展速度改变、症状得到控制直到患者死于其他原因临床状态模型）之间，临床状态模型允许差异存在。如果患者没有经受疾病的症状或者没有获得控制疾病的治疗，从患者的角度来看这些在治疗上是等价的。甚至即使在复发明确的时候，即刻的治疗也常常不是必需的。相反，在诊断的时候，干预的需求是基于个人疾病进展速度，涉及正在考虑的治疗方式的风险获益比。

## 筛查和诊断

**体格检查**　追寻前列腺癌诊断的需求是以症状、异常直肠指诊或更典型的血清 PSA 的改变或升高。泌尿系统的病史应该聚焦于出口梗阻、排便、性功能或者射精方式的改变。

直肠指诊关注前列腺的大小、稳定性和腺体内外的异常。许多前列腺癌都发生在周围带，可能通过 DRE 叩击发现。癌典型的表现是质硬、结节状和不规则，而硬结也可能是由于良性前列腺增生（benign prostatic hyperthophy，BPH）或者结石。总之，DRE 异常的男性中 20％～25％ 患有前列腺癌。

**前列腺特异性抗原**　前列腺特异性抗原 PSA（激肽释放酶相关肽酶 3；KLK3）是激肽释放酶相关丝氨酸蛋白酶，可以引起精液凝块液化。前列腺恶性和非恶性上皮细胞都可以产生 PSA，因此它是前列腺特异性，而非前列腺癌特异性。血清中的水平可能因为前列腺炎和 BPH 而升高。DRE 不会显著影响血清中 PSA 水平，但前列腺活检可以使 PSA 水平在未来的 8～10 周内增加 10 倍。血液中循环的 PSA 是没有活性的，主要以和蛋白酶抑制剂 α1-抗凝乳蛋白酶结合的复合体形式及游离（非结合）PSA 形式存在。PSA 与 α2-巨球蛋白或其他蛋白酶抑制剂结合形成复合体的形式要少得多。血液中游离 PSA 很快被肾小球滤过清除，半衰期为 12～18h。和 α1-抗凝乳蛋白酶结合的 PSA 清除速率很慢（估算半衰期为 1～2 周），因为它也是大部分经肾脏清除。如果前列腺被切除，大约 6 周后就基本检测不到 PSA。PSA 免疫组化染色可以被用于确认前列腺癌的诊断。

**以 PSA 为基础的筛查及早期诊断**　PSA 检测在 1994 年被美国 FDA 批准用于前列腺癌的早期诊断，该检测的广泛应用在确诊早期前列腺癌的比重中发挥重要作用：超过 70％～80％ 新诊断的前列腺癌是临床器官局限性的。血液中 PSA 水平与前列腺癌风险及预后具有强烈的相关性。60 岁时独立的 PSA 测量与一生中死于前列腺癌的风险相关曲线下面积（area under the curve，AUC）为 0.90,。大部分（90％）前列腺癌死亡发生在具有超越四分位数 PSA 水平（＞2ng/ml）的男性患者中，尽管只有小部分 PSA＞2ng/ml 的男性患者发展为致命性前列腺癌。即使如此以及来自大型随机前列腺癌筛查试验显示死亡率降低，但 PSA 检测的常规应用仍然存在争议。

美国预防服务工作小组（U.S Preventive Services Task Force，USPSTF）回顾了筛查前列腺癌的证据，做出了明确反对筛查前列腺癌的建议。基于这项回顾的建议陈述被定为 D 级，USPSTF 得出结论："该项服务还没有益处或伤害超过益处的中度或高度的确定性"。从降低前列腺癌死亡率的角度来说，筛查的益处是否超过筛查的坏处、过度诊断和过度治疗是受到公开且合理的质疑。美国泌尿外科协会针对 USPSTF 做出回应，更新了关于前列腺癌筛查的共识声明。它们认为对于 55～69 岁男性患者，针对筛查益处的证据等级是中等的，而针对筛查坏处的证据等级却是高等的。对于该年龄段以外的男性，尚缺乏获益的证据，而筛查坏处（包括过度诊断和过度治疗）的证据却仍存在。AUA 推荐对 55～69 岁的男性考虑 PSA 为基础的筛查需要共同决策，对该目标年龄段的筛查好处可能超过坏处。基于目前已有的证据，此年龄段之外的男性并不推荐将 PSA 为基础的筛查作为常规检查。指南的全部内容可在 www.AUAnet.org/education/guidelines/prostate-cancer-detection.cfm 得到。

用于推荐诊断性前列腺活检的 PSA 标准随着时间逐渐演变。基于最常用的 PSA 界值（总 PSA≥4ng/ml），大部分 PSA 升高的男性在前列腺活检时并没有获得前列腺癌的组织学证据。另外，很多 PSA 低于此界值的男性在他们的前列腺中具有癌症细胞。来自 PCPT 的信息证实，没有一个 PSA 下限值对应的前列腺癌风险可降至 0。PSA 的水平只是确立了一个男性如果进行前列腺活检患前列腺癌的可能性。检查的目标是对于更年轻的可能死于该疾病的患者提高检验的灵敏性，而对于年长的可能死于其他原因疾病的患者降低检测出低度恶性疾病的概率。有症状的前列腺炎患者需要在活检前进行抗生素的治疗。尽管如此，对于没有症状的 PSA 升高的男性患者，常规的抗生素治疗不被强烈推荐。

**前列腺活检**　癌症的诊断是建立在影像引导的穿刺活检。经直肠超声或 MRI 的直接可视化保证了腺体的所

第十七章　良性和恶性前列腺疾病

有区域都被取材。当前的模式建议 12 针的广泛形式，包括周围带及病灶引导的可触结节或者影像学的可疑区域。PSA 异常和活检阴性的男性患者建议进行重复活检。

**活检病理**　每一针活检都要检查是否存在癌症，癌症的总量是以癌症在每一针所占的长度和比例来衡量的。被发现的癌症中，95% 以上是腺癌；剩余的包括鳞癌或移行上皮癌，更罕见的是肉瘤。转移到前列腺的病变很少见，但在一些情况下，结肠癌或膀胱尿路上皮癌可通过直接蔓延侵犯腺体。

当被诊断为前列腺癌时，组织侵袭性的标准是采用 Gleason 分级系统进行衡量的，包括主要和次要的腺体组织学形式，评分从 1 分（分化好）到 5 分（未分化），对每一个肿瘤将主要评分和次要评分相加得到一个总分 2～10 分。肿瘤分化最差的区域（比如具有组织学评分最高的区域）往往决定了肿瘤的生物学行为。也要记录存在或不存在尿道周围侵犯和包膜外侵犯。

**前列腺癌分级**　肿瘤、淋巴结、转移（TNM）分级系统分类包括只是基于 PSA 异常发现的癌症（T1c）、可以触及但临床局限于腺体的癌症（T2）、扩展到腺体外的癌症（T3 和 T4）（表 17-1，图 17-2）。

| 表 17-1 | **TNM 分类** |
|---|---|
| **前列腺癌 TNM 分期系统**[a] | |
| Tx | 原发肿瘤无法评估 |
| T0 | 无原发肿瘤证据 |
| **局限性疾病** | |
| T1 | 临床不显著肿瘤，不可触及或影像学不可见 |
| T1a | 切除组织偶然发现的肿瘤，所占≤5%，不可触及 |
| T1b | 切除组织偶然发现的肿瘤，所占＞5% |
| T1c | 细针穿刺所发现的肿瘤（比如因为 PSA 升高） |
| T2 | 肿瘤局限于前列腺[b] |
| T2a | 肿瘤侵犯一侧叶的一半或更低 |
| T2b | 肿瘤侵犯一侧叶的一半以上，但未侵及两叶 |
| T2c | 肿瘤侵犯两侧叶 |
| **局限进展** | |
| T3 | 肿瘤侵透前列腺包膜[c] |
| T3a | 包膜外侵犯（单侧或双侧） |
| T3b | 肿瘤侵犯精囊 |
| T4 | 肿瘤固定或侵犯除精囊外的临近结构，如外括约肌、直肠、膀胱、肛提肌和（或）盆壁 |
| **转移性疾病** | |
| N1 | 淋巴结阳性 |
| M1 | 远处转移 |

[a] Revised from SB Edge et al（eds）：AJCC Cancer Staging Manual, 7th ed. New York, Springer, 2010；[b] 通过细针穿刺发现的一叶或两叶肿瘤，但不可触及或影像学无可靠显示，被分为 T1c；[c] 侵犯前列腺尖部或侵入前列腺包膜（但未侵透），被分为 T2 而不是 T3

单纯 DRE 不能准确地评估局限在腺体内的疾病范围、包膜侵犯的有无、精囊是否受累、疾病扩展到淋巴结的程度等。因为 DRE 对疾病分级的不准确性，改良 TNM 分级系统包含影像学结果。不幸的是，没有一种检查被证明可以准确地分级或者预测是否为器官局限性疾病、精囊是否受侵或者是否存在淋巴结转移。

TRUS 是最常使用的用于评估原发病灶的影像学技术，但它的主要用途是引导前列腺活检，而不是疾病分级。没有 TRUS 的发现可以一致肯定地暗示前列腺癌的存在。计算机断层扫描（computed tomography，CT）缺乏发现前列腺外侵犯的敏感性和特异性，在淋巴结的可视性方面弱于 MRI。一般而言，利用直肠内线圈进行 MRI 检查在检测前列腺内癌症和评估局部疾病程度方面优于 CT。T1 加权 MRI 在前列腺周围脂肪、前列腺周围静脉丛、精囊周围组织、淋巴结和骨髓产生高信号。T2 加权 MRI 展示了前列腺和精囊的内部结构。大部分癌症是低信号，而正常的周围带是高信号，虽然该技术缺乏敏感性和特异性。MRI 也在计划手术和放疗时具有作用。

核素骨扫描（骨闪烁显像）被用于评估骨质部位的扩散。该检查敏感性很好，但特异性相对较差，因为摄取增加的区域经常和转移性疾病没有关系。愈合的骨折、关节炎、Paget 病和其他一些条件也会引起异常的摄取。真阳性的骨扫描结果在 PSA＜10ng/ml 时不常见，除非肿瘤是高级别。

## 治疗　依据临床状态的前列腺癌

### 临床局限性前列腺癌

临床局限性前列腺癌是在分级研究进行后没有转移的疾病。临床局限性前列腺癌患者可以进行根治性前列腺切除术、放射治疗或者主动监测。治疗的选择需要考虑几个因素：存在症状、不治疗肿瘤会负面影响生活质量和生存时间，因此需要治疗的可能性、针对前列腺使用单一的治疗方式可以达到治愈或者需要局限和系统性治疗达到治愈的可能性。

来自文献的证据没有提供一种治疗方式优于另一种治疗方式的清晰证据。各种治疗的预后比较非常局限，因为缺少前瞻性试验、诊疗偏倚、治疗团队的经验以及终点的不同和肿瘤控制的定义不同。PSA 无复发生存往往被使用，因为对于转移进展或生存的影响可能很多年不明显。根治性手术移除所有前列腺组织后，PSA 6 周内在血液中无法检测到。如果在根治性手术后仍然存在 PSA 或者 PSA 复现，

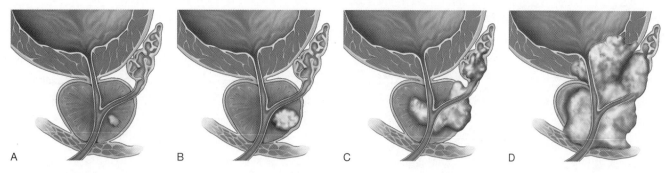

**图 17-2 前列腺癌 T 分期。**（**A**）T1 期：临床不明显的肿瘤，既不能被摸到，影像学也不能发现；（**B**）T2 期：局限在前列腺内的肿瘤；（**C**）T3 期：肿瘤突破前列腺包膜并可能侵犯精囊；（**D**）T4 期：肿瘤固定或侵犯周围结构。81％的患者具有局限性疾病（T1 或者 T2），和 5 年生存率达到 100％相关。另外 12％的患者具有局部性疾病（T3 或者 T4 没有转移），也和 5 年后生存率达到 100％相关。4％的患者具有远处转移（T4 具有转移），和 5 年生存率 28％相关（3％的患者没有分级，这组患者和 5 年生存率 73％相关）（Data from AJCC，http：// seer. cancer. gov/statfacts/html/prost. html. Figure © 2014 Memorial Sloan-Kettering Cancer Center；used with permission.）

应考虑该患者仍然存在肿瘤。相比之下，放疗后 PSA 仍会被检测到，因为即使癌症细胞被全部杀灭，但剩余的前列腺非恶性腺体仍然会产生 PSA。相似的，肿瘤控制在采用主动监测治疗的患者中不好定义，因为 PSA 水平在没有治疗的情况下会继续升高。其他的预后指标包括到客观进展（局部或全身）的时间、癌症特异性生存和总体生存；然而这些预后指标可能需要数年才能评估。

疾病越是进展，局部控制的可能性越低，系统复发的可能性越高。更重要的是在 T1、T2、T3 疾病分类内癌症具有一定范围的预后。一些 T3 期的肿瘤只需使用针对前列腺的局部治疗即可治愈，而一些 T1 的病灶则有很高的系统复发的可能性，需要局部和系统治疗联合才能获得治愈。T1c 的癌症是特别的，单纯分期不能准确地预测预后和选择治疗；也需要考虑其他因素。

**列线图** 为了更好地评估风险和指导治疗的选择，许多组织发展了采用初诊 T 分期、活检 Gleason 评分和基线 PSA 联合的预后模型或列线图。一些使用离散的界值（PSA＜10ng/ml 或≥10ng/ml；Gleason 评分≤6，7 或≥8）；其他则使用将 PSA 数值和 Gleason 评分作为连续变量的列线图。超过 100 个使用治疗前参数的列线图已经被报道来预测是否存在临床显著的前列腺癌、疾病的程度（器官局限 vs.非器官局限；淋巴结阴性或阳性），或者使用特异性局限治疗成功地可能性。基于成功或失败的预测可能性，对于哪些组成高危因素仍然存在相当大的争议。在这些条件下，列线图和预测模型也只能到此为止。究竟多少成功或失败的可能性会导致医师推荐或患者寻求替代治疗是有争议的。例如，对

于年龄更小具有较低治愈可能性的患者，推荐根治手术可能是合适的。通过引入额外的临床参数、生物决定因素、治疗年限等，列线图在不断被改善，这些也可以影响预后，使得治疗决定成为一个动态的过程。

**治疗相关的不良事件** 不良事件的频率因治疗模式和治疗团队的经验不同而变化。例如，根治性前列腺切除术后，尿失禁的发生率在 2％～47％之间，性功能障碍的发生率在 25％～89％之间。差异的一部分是和并发症如何定义及患者或医师是否报道该事件有关的。评估的时间也很重要。手术后，性功能障碍是即刻的，但可能随着时间推移而逆转，而放疗的性功能障碍不是即刻的，但可能随着时间而发展。患者最大的顾虑是对控尿、性功能和排便功能的影响。

**根治性前列腺切除术** 根治性前列腺切除术的目的是切缘干净的情况下完整地切除癌症，通过保留尿道外括约肌维持控尿功能，通过保留位于神经血管束内的自主神经来保留性功能。对于预期寿命 10 年或以上的患者推荐此方式，可以通过耻骨后或者经会阴途径进行手术，或者通过微创机器人辅助或手辅助腹腔镜的方式进行手术。通过考虑治疗前因素和病理性发现的术后列线图可以预测结果。PSA 失败通常被定义为数值超过 0.1 或 0.2ng/ml。缺少特别的标准来指导治疗方式的选择。微创手段提供了更短的住院时间和减少失血的优势。癌症控制率、尿控恢复、勃起功能恢复在开放和微创手术方式之间相当。在决定手术预后方面，外科医生本身是最重要的，而不是使用的手术方式。

使用不同定义的情形下，新辅助激素治疗也被

探索用于改善高危患者手术后的预后。几项检验手术前3~8个月雄激素损耗的大型试验结果显示，血清PSA水平降低96%，前列腺体积降低34%，切缘阳性率降低41%~17%。不幸的是，激素在PSA无复发生存方面并没有产生改善。因此，并不推荐新辅助激素治疗。

前列腺彻底切除手术后尿失禁的相关因素包括高龄和尿道长度，尿道长度影响了保留前列腺尖部远端尿道和远端括约肌的能力。术者的技能和经验也是影响因素。勃起功能的恢复和低龄、手术前勃起质量和神经血管束有无损伤有关。总之，如果双侧神经血管束保留，勃起功能大约在术后6个月开始恢复。如果至少一侧神经血管束损伤，性功能损失一半。总体上，诸如磷酸二酯酶-5抑制剂、尿道内置入前列地尔和海绵体内注射血管扩张剂等药物的出现，使许多患者恢复了满意的性功能。

**放射治疗**　放射治疗可以通过外放射、腺体内置入放射源或两种技术结合的方式给予。

**外放射治疗**　当代外放射治疗要求三维适形治疗计划来增大针对前列腺的剂量而降低暴露于周围正常组织的剂量。相较于单纯三维适形放疗，调强放疗（intensity-modulated radiation therapy，IMRT）允许剂量成形，使得更高的剂量输送到前列腺而周围正常组织的剂量进一步降低。这些进展使得 >80Gy 的照射剂量可以安全的实施，使得局部控制率更高和副反应更低。

放射治疗后的疾病控制已经被不同的标准定义，包括 PSA 降至 <0.5 或 1ng/ml，"非升高"PSA 和治疗结束2年后前列腺活检阴性。目前生化复发的标准定义（Phoenix 定义）是 PSA 较能够达到的最低值升高 2ng/ml 或以上。失败的日期随时定义而不回溯。

放射剂量对于前列腺癌的根治非常重要。在一项代表性的研究中，PSA 谷值 <1.0ng/ml 在接受75.6 或 81.0Gy 的患者中达到90%，而在接受70.2 和 64.8Gy 的患者中则为76% 和 56%。2.5 年时活检的阳性率对于接受 81Gy 的患者为4%，而接受75.6 和 70.2Gy 的患者则分别为27% 和 36%。

总之，相比于手术，放射治疗与更高的肠道并发症（主要是腹泻和直肠炎）频率相关。频率和直肠前壁在接受全量治疗时接受的照射剂量直接相关。在一个系列研究中，在接受中位剂量 75.6Gy 的患者中，2.1%的患者出现了3级直肠或尿道毒性，而3级尿道狭窄需要扩张的患者只有1%，所有患者都接受了经尿道前列腺切除术（transurethral resec-

tion of the prostate，TURP）。对于接受 >70Gy 的患者，混合数据显示3级和4级毒性的发生频率是6.9%和3.5%。勃起功能障碍的发生频率和患者的年龄、术前的勃起功能、使用的剂量和评估的时间相关。放疗后勃起功能障碍和血管供应的破坏相关，而不是与神经纤维的破坏相关。

放疗前新辅助激素治疗具有减少前列腺大小从而在全量照射时减低正常组织的暴露、增加局部的控制率和降低系统复发率的目的。短期的激素治疗可以降低毒性、改善局部控制率，但在具有高危前列腺癌的患者中需要长期治疗（2~3年）来延长PSA复发的时间、降低转移性疾病的风险。对于生存期的影响知之甚少。

**近距离放射治疗**　近距离放射治疗是直接将放射源（粒子）植入前列腺内。它是基于放射能量在组织内的积聚随着距离放射源距离的平方的一个函数而递减的理论（第五章）。目标是向前列腺输送强烈的辐射，降低周围组织的暴露。目前的标准技术根据影像学癌症评估和计算机剂量优化的个体化模板通过将粒子植入从而达到一个更加均质的剂量分布。作为一种门诊手术，植入通过实时影像经会阴途径完成。

近距离照射技术的改进导致了更少并发症和局部失败率的显著降低。在 197 例患者中位随访3年的一系列研究中，5年保险估计的 PSA 无复发生存对于治疗前 PSA 为 0~4ng/ml 的患者为98%，对于术前 4~10ng/ml 的患者为90%，对于术前 >10ng/ml 的患者为89%。在一项单独的 201 例进行了治疗后活检的患者报道中，80%阴性，17%无法确定，3%阳性。该结果随着随访时间的延长没有改变。然而，许多医师感觉粒子植入最好为预后特点较好或中等的患者保留。

近距离放射治疗耐受较好，虽然大部分患者经历了可能持续数月的尿频和尿急。尿失禁在 2%~4% 的病例中出现。更高的并发症发生率在之前接受了 TURP 手术的患者中被观察到，然而那些基础具有梗阻症状的患者则有更高的发生尿潴留和持续性排尿症状的风险。直肠炎在 <2% 的患者中报道。

**主动监测**　虽然前列腺癌是美国男性最常见的癌症，但早期疾病患者诊断更早，诊断频率更高。主动监测（之前被描述成观察等待或延迟治疗）是一种在固定的时间间隔下通过 DRE、PSA 检测和重复前列腺活检进行疾病监测的策略，直到和进展相关的组织病理或血清学改变批准具有治疗意图的治疗。它主要源于以下研究：评估肿瘤分化较好、长时间没有临床显著进展的以老年患者为主的研究；疾病发病率和疾病特异性死亡率之间的对比认识；尸检癌症的高发生率；降低过度治疗的努力尝试。近期的筛查研究预计，50~100 例具有低危疾病的男性患者需要开展治疗以阻止 1 例前列腺癌特异性死亡。

反对主动监测的争论来源于一项瑞典的根治性前列腺切除对比主动监测的随机研究结果。经过 6.2 年的中位随访期，使用根治性前列腺切除术的患者相比于主动监测具有更低的前列腺癌死亡风险（4.6% vs. 8.9%）和更低的转移进展风险（风险比 0.63）。病例的选择是严格的，决定能够预测癌症进展、用了可靠筛选可能从主动监测中获益患者的临床参数是一个集中研究的领域。在一系列前列腺切除的研究中，据估计大约有 10%~15%经过治疗的患者具有不显著的疾病。一套标准包括具有临床 T1c 期肿瘤的患者，即活检 Gleason 评分 6 或以下、涉及三针或以下阳性、每针阳性率少于 50%及 PSA 密度小于 0.15。

关于主动监测的担忧包括即使获取多针病理使用细针穿刺也只有有限的能力来预测病理结果、疾病公认的多病灶性和错失治愈疾病机会的可能性。能够帮助预测哪些患者能够使用主动监测安全地治疗的列线图不断被完善，因为它们预测准确性的改善，预计更多的患者会成为候选者。

## 明确的局部治疗后 PSA 的升高

这个术语应用于一组在手术和（或）放疗后以 PSA 升高为疾病唯一表现的患者。按照定义，在影像学检查上没有发现疾病的证据。对于这些患者，核心问题是 PSA 的升高是否为原发部位的持续性疾病、系统性疾病或两者共同导致的。理论上，原发部位的疾病仍然可能通过额外的局部治疗来治愈。

前列腺切除后推荐放疗的决策是以手术的病理结果为指导的，因为诸如 CT 和骨扫描等影像学检查不提供典型的信息。一些推荐胆碱-11 正电子发射断层成像（positron emission tomography，PET）扫描，但在美国实用性受限。其他的推荐考虑放疗前要进行尿道膀胱吻合口的活检，而其他的治疗则基于其危险性进行经验治疗。预测对挽救性放疗反应性的因素包括手术切缘阳性、根治性前列腺切除标本更低的 Gleason 评分、手术到 PSA 复发的时间间隔、缓慢的 PSA 倍增时间、淋巴结无病灶和放射治疗时较低的 PSA 数值（<0.5~1ng/ml）。如果手术后 PSA 持续升高并不普遍推荐放射治疗，这可能

预示着疾病已经扩散到前列腺区域外，放射治疗可能已不能控制疾病。和其他疾病状态的病例一样，存在着预测成功可能性的列线图。

对于放疗后 PSA 升高的患者，如果在诊断时疾病是可以治愈的、前列腺活检提示持续性疾病、影像学检查没有看到转移性疾病，可以考虑局部挽救性治疗。不幸的是，大部分系列中病例的选择不好定义，发病率非常显著。可选择的治疗方式包括挽救性根治性前列腺切除术、挽救性冷冻治疗、挽救性放疗和挽救性不可逆电穿孔法。

手术或放疗后 PSA 升高可能提示有或无局部复发的亚临床或微转移性病变。在这些情况下，治疗的需要部分依赖于扫描时患者发展为临床上可检测到的转移性疾病和在什么时间内发生的可能性预估。患者在根治性前列腺切除后发生生化复发直到证实转移性疾病才接受系统性治疗的一系列研究显示，并不总是需要即刻治疗。总体来讲，影像学发现的转移性进展中位时间为 8 年，63%的 PSA 升高的患者在 5 年的时候仍没有发现转移。进展相关的因素包括根治性前列腺切除标本的 Gleason 评分、复发的时间和 PSA 倍增时间。对于那些 Gleason 评分≥ 8 分的患者，转移性进展的可能性在 3、5、7 年的分别是 37%、51%和 71%。如果复发的时间小于 2 年和 PSA 倍增的时间很长（>10 个月），相对于 PSA 倍增时间较短（<10 个月），在相同的时间间隔下转移性疾病的比例是 23%、32%和 53% vs. 47%、69%和 79%。PSA 的倍增时间也是生存的预后因子。在一个系列研究中，死于疾病的所有患者 PSA 倍增时间都在 3 个月或以下。

如果 PSA 倍增时间在 12 个月或以下，大多数医师建议进行治疗。PSA 升高状态下预测转移扩散、发生症状或死于疾病的风险的困难在于，大部分患者在发生转移前都接受了一些形式的治疗。即便此，预测模型仍在不断完善。

## 转移性疾病：非去势

非去势性转移性前列腺癌的状态包括具有影像学可见的转移性病灶及睾酮处于非去势水平（>150ng/dl）的男性患者。患者可能是新近诊断或者在局部疾病治疗后出现复发。转移性疾病的症状包括来自骨转移的疼痛，虽然很多患者在广泛转移时没有任何症状。不常见的症状包括和骨髓压迫（骨髓痨）、脊髓压迫或凝血障碍。

标准的治疗方式是通过药物或手术去除/降低雄

激素水平和（或）应用雄激素拮抗剂阻断雄激素和雄激素受体的结合。超过90%的男性激素来源于睾丸；<10%是肾上腺合成的。手术睾丸切除术是"金标准"，但因为有效药物治疗的存在而很少被采用，另一原因是以间歇为基础的激素的广泛应用，患者在特定的时间段内接受治疗，之后有意停止治疗（以下将进一步讨论）（图17-3）。

**降低睾酮的药物**　可以降低睾酮的药物治疗包括促性腺素释放激素（gonadotropin-releasing hormone，GnRH）激动剂或拮抗剂、17,20-裂解酶抑制剂、CYP17抑制剂、雌激素和孕激素类药物等。这些药物中，GnRH类似物，如醋酸亮丙瑞林、醋酸戈舍瑞林等，最初使促黄体素、促卵泡激素的生成增加，随后是垂体内受体的下调，从而产生化学去势的效应。随机对照研究显示相对于己烯雌酚（diethylstilbestrol，DES），GnRh类似物具有改进的安全性（特别是降低了对心血管的毒性）并且有相同的功效，它们是在此基础之上获得批准的。睾酮最初的升高可能导致疾病的临床闪烁。因此，这些药物对具有显著梗阻症状、癌症相关疼痛或脊髓压迫的患者是相对禁忌的。GnRH拮抗剂（比如地加瑞克）可以在48h内达到去势的水平，而没有睾酮的最初升高，不会造成疾病的闪烁。雌激素（如己烯雌酚）因为诸如液体潴留、静脉炎、血栓事件和卒中等血管并发症的风险而很少应用。孕激素类药物单独使用效果稍差。

降低睾酮的药物与雄激素去除综合征有关，后者包括潮热、虚弱、乏力、性欲丧失、阳痿、肌肉减少症、贫血、人格改变和抑郁等表现。脂肪、肥胖和胰岛素抵抗的变化及糖尿病、心血管疾病风险的增加等也会发生，类似于代谢综合征。骨密度降低可能随着时间恶化并导致临床骨折风险的增加。对于之前存在由于性腺功能减退、糖皮质激素使用或饮酒等因素造成的骨量减少的患者而言，这是特别令人担忧的，但经常不受重视。基线骨折风险可以通过使用骨折风险平复量表（the Fracture Risk Assessment Scale，FRAX）来进行评估。为减少骨折的风险，患者通常被建议口服钙剂和维生素D进行补充，同时使用双磷酸盐或RANK受体拮抗剂地若单抗。

**抗雄激素治疗**　第一代非甾体类抗雄激素药物（如氟他胺、比卡鲁胺和尼鲁米特）可以通过结合雄激素受体阻止雄激素与受体结合，最初被允许用于阻止与GnRH激动剂治疗相关的血清睾酮升高带来的疾病闪烁。当抗雄激素治疗单独进行时，睾酮水

第一部分　肿瘤学

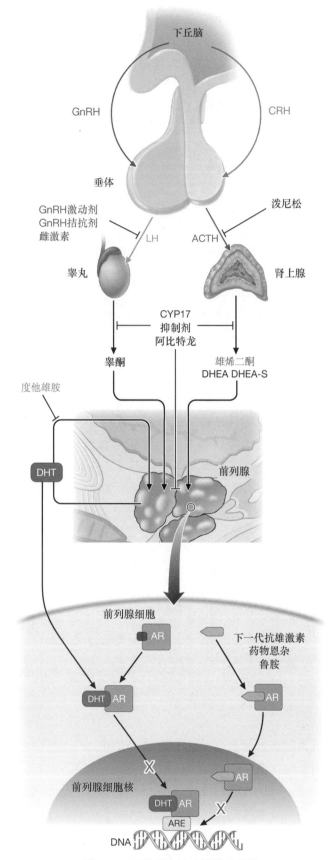

**图 17-3　不同激素治疗的作用位置**

ACTH，促肾上腺皮质激素；AR，雄激素受体；ARE，雄激素受体元件；CRH，促皮质素释放激素；DHEA，脱氢表雄酮；DHEA-S，硫酸脱氢表雄酮；DHT，双氢睾酮；GnRH，促性腺素释放激素；LH，促黄体素

平通常会增加到基线水平以上，但相对于睾酮降低治疗，它们很少引起潮热、性欲降低、肌肉减少、性格改变和骨丢失。男性女乳症仍然是一个显著的问题，但用他莫昔芬能部分缓解。

大部分报道的随机试验显示当抗雄激素治疗单独应用时肿瘤特异性预后要稍差。已经有转移的患者即使应用 150mg 比卡鲁胺（所推荐剂量的 3 倍），相对于采用手术去势，仍和更短的进展时间、更短的生存相关。即便如此，一些患者可能为了获得生活质量的改善而接受潜在的稍差肿瘤预后。

联合雄激素阻断、使用一种抗雄激素药物联合一种 GnRH 类似物或手术睾丸切除和三倍剂量的雄激素阻断（包含了一种 5α 还原酶抑制剂的加入），三种方法都没有显示出较雄激素剥夺单药方案更加优越，故不再被推荐。实际工作中，使用一种 GnRH 激动剂治疗的大部分患者都会在最初的 2～4 周接受一种抗雄药物治疗，来防止闪烁的发生。

**间歇性雄激素剥夺治疗（intermittent androgenic deprivation therapy，IADT）** 以一种"开或关"的形式使用激素最初是为了阻止对雄激素剥夺治疗抵抗的细胞选择，以此减少副反应。该假说的内容是，允许内生的睾酮水平上升可以使雄激素剥夺治疗幸存的细胞诱导到一个正常的分化途径。根据假说，允许幸存细胞在雄激素存在的条件下增殖，接下来对雄激素剥夺治疗的敏感性会得到保留，发展为去势抵抗状态的机会就会降低。应用于临床，雄激素剥夺治疗在超过最大反应点的情况下将会维持 2～6 个月。一旦治疗停止，内生的睾酮水平就会增加，与激素治疗相关的症状就会减轻。PSA 的水平开始上升，在某种水平下，治疗重新开始。应用这种方式，多个循环的退化和增殖已经在个体患者中得到证实。间歇治疗增加、降低或者没有改变对雄激素剥夺治疗敏感的总体时间仍然未知。这种治疗方法是安全的，但仍然需要长期的数据来评估低 PSA 水平患者的病程。一项随机研究显示了间歇治疗与持续治疗具有相似的生存时间，但间歇治疗组具有轻度增高的前列腺癌特异性死亡率，而持续治疗组则具有较高的心血管疾病死亡率。间歇治疗可以被很好地耐受。

**雄激素剥夺治疗的预后** 各种雄激素剥夺/阻断策略的抗前列腺癌效应相似，预后可被推测：一个最初的反应，然后一段稳定期，期间肿瘤细胞变得惰性和停止增殖，随后经历一段不同的时间段后 PSA 升高、肿瘤重新生长，变为了去势抵抗的病变。对于大部分患者来说这是不可避免而致命的。

雄激素剥夺治疗是不能治愈癌症的，因为当疾病初步诊断时，可以在去势状态下幸存的细胞就是存在的。考虑到疾病的表现，PSA 水平在 60%～70% 的患者中恢复到正常水平，可测量的病变在大约 50% 的患者中缩小；骨扫描的改善发生在 25% 的患者中，但大部分患者处于稳定状态。反应的持续时间和生存时间与雄激素剥夺治疗首次开始时的疾病程度呈负相关性，反之，6 个月时 PSA 的下降程度已经显示具有预兆性。在大规模的试验中，PSA 谷值被证明具有预兆性。

激素治疗是否应该作为一种辅助性治疗方式在原发病灶手术或放疗后给予，或者是否需要等到 PSA 复发、转移性疾病或存在症状被证实，是一个有待商讨问题。支持早期治疗的试验相对于所报道的好处往往动力不足或者被批评方法学理论批判。一项试验显示接受放疗和三年雄激素剥夺治疗的患者与单独接受放疗的患者的生存优势，对照组因结果不良而受到批判。另一项试验将具有阳性淋巴结的患者随机分配到即刻药物或手术去势组，相比于观察组，结果显示治疗组的患者具有生存优势（P=0.02），该试验受到批判，因为大约 5 年和 8 年的生存分布置信区间在两组间具有交叉。一项大型的在局限进展或无症状转移性疾病的患者中对比早期和延迟激素治疗（睾丸切除或 GnRH 类似物）的随机研究显示，早期治疗的患者在从 M0 期到 M1 期、疼痛发展、死于前列腺癌等方面具有更小的可能性。该试验受到批判，因为在延迟治疗组治疗被延误的时间太长。值得注意的是，美国临床肿瘤协会仍然推荐延迟治疗，直至疾病复发、预后被重新评估。这些指南不支持即刻治疗。

## 转移性疾病：去势

去势抵抗前列腺癌（castration-resistant prostate cancer，CRPC）被定义为：虽然通过药物或手术方式进行了雄激素抑制而且睾酮的测量水平是 50ng/ml 或更低，但疾病仍然进展。PSA 的升高暗示着有通过雄激素信号轴的持续信号，这是一系列致癌改变的结果，包括雄激素合成酶的过度表达可以导致肿瘤内雄激素水平升高，以及受体自身的过度表达使得即使在雄激素很低的水平仍然可以发出信号。CRPC 的大部分病例并不是耐激素的，如此认为可能会拒绝患者安全和有效的治疗。CRPC 有很多表现途径。对于一些患者，表现为 PSA 的升高而没有影像学的改变和新的症状。而对另外一些患者，可能表现为 PSA 的升高和骨转移病变的进展，伴或不伴症状。还有一些患者会显示软组织病变，伴或不伴骨转移，其他的会有内脏的播散。

对于个体患者，首先需要明确所记录的去势状态。正在接受单纯抗雄激素治疗的患者如果出现血清睾酮水平升高，应该首先接受一种 GnRH 类似物或者睾丸切除治疗，然后观察治疗的反应。对于使用抗雄激素治疗联合一种 GnRH 类似物治疗的患者应该停止抗雄激素治疗，因为大约 20% 的患者会对选择性的抗雄激素治疗中止产生反应。

**化疗和新药** 到 2009 年，多西他赛是唯一证明可延长寿命的系统性疗法。作为一个单药，该药在 50% 患者中降低 PSA 水平，使 25% 的患者出现可测量的疾病逆转，且之前存在的疼痛和预防未来癌症相关的疼痛方面都有所改善。从那以后，已有 6 种具有不同作用机制的药物已经被证实可延长寿命并被 FDA 批准，这 6 种药物的作用目标是肿瘤细胞本身或转移过程的其他方面。第一种是 sipuleucel-T，是第一种研究显示能延长寿命之生物治疗方法的用药，方法是将抗原呈递细胞在体外激活，受到抗原冲击致敏，然后被重新输注回体内。第二种是卡巴他赛，一种非交叉耐药的紫杉类药物，显示了治疗后多西他赛疗效优于米托蒽醌。这之后是 CYP17 抑制剂醋酸阿比特龙，此药物降低了肿瘤、肾上腺和睾丸内的雄激素水平，第四代抗雄激素药物恩杂鲁胺，它相较于第一代化合物具有更高的雄激素受体结合能力，但在抑制受体复合物的核定位和 DNA 结合方面是独特的。醋酸阿比特龙和恩杂鲁胺都是第一批在随机对照Ⅲ期试验的基础上批准的用于化疗后患者的药物——进一步暗示这些肿瘤并不是都耐激素。醋酸阿比特龙的适应证不久就被扩展到化疗前的患者，它是基于使用协同主要终点（影像无进展生存和总体生存）的第二个试验。恩杂鲁胺观察到了相似的结果，它的扩展适应证也同样让人期待。Alpharadin（氯化镭-223）是一种释放 α 射线的亲骨的放射性同位素，也被证实可以延长具有骨病灶相关症状患者的寿命。Alpharadin 临床研究结果证明骨的微环境作为治疗的靶点不依赖于肿瘤自身的直接作用，因为在试验中没有观察到 PSA 的下降。值得注意的是除了生存获益，该药物还降低了显著的骨事件的发生。

其他以骨为靶点的药物，如双膦酸盐和 RANK 配体抑制剂地诺单抗，可以保护与雄激素剥夺治疗相关的骨丢失，也可以通过针对骨的破骨细胞降低骨相关事件的发生率。在一项试验中，地诺单抗在骨相关事件方面显示优于唑来膦酸，但具有轻度升高的下颌骨坏死的频率。

在临床实践中，大部分患者寻求避免化疗，都首先接受生物药物和（或）批准适应证的新的激素类药物治疗。在开始治疗前定义治疗的目标对于个体患者的治疗是很重要的，因为对于不同的疾病表现治疗的标准有明确的定义。例如，sipuleucel-T 对于具有症状或内脏转移的患者不适用，因为对于疾病的影响发生较晚。相似的，alpharadin 对于疾病主要在软组织或者没有引起症状的骨病变的患者并不适用。

**疼痛治疗** 继发于骨转移病变的疼痛治疗是治疗的一个主要部分。最佳的缓解要求评估症状是否来源于可能来临的或正在影响脊髓、马尾或颅底的转移灶或颅底，这些最好使用外放射治疗，正如单一部位的疼痛。神经症状要求紧急评价，因为如果不快速评估处理，功能丢失可能是永久的。因为疾病往往是混杂的，所有一个部位的缓解经常被没有接受放疗的单独位置的急诊症状紧随。在这些情况下，除了醋酸阿比特龙、多西他赛和米托蒽醌，亲骨的放射同位素如 alpharadin 或 β 射线发射物[153]Sm-EDTMP（Quadramet）是可以被考虑的，每一种都是被证实批准用于前列腺癌转移所造成的疼痛缓解。

# 良性病变

## 良性前列腺增生

良性前列腺增生（Benign Prostatic Hypertrophy，BPH）是造成男性下尿路症状发生的病理过程。这些来源于下尿路功能异常的症状又进一步分为梗阻性症状（排尿踌躇、排尿费力、尿流降低、尿滴沥、排尿延长、排空不全）和刺激性症状（尿频、尿急、夜尿、急迫性尿失禁、排尿量小）。下尿路症状和其他 BPH 的后果都不仅是因为质量效应，也可能是由于前列腺增大和年龄相关的逼尿肌功能异常相结合造成的。

| 治疗 | 良性前列腺增生 |
| --- | --- |

一般使用一种经过验证的、可重复性的参数来衡量症状，该参数用于判定疾病的严重程度和对治疗的反应性——AUA 症状指数（AUA's Symptom Index，AUASI），国际前列腺症状评分（the International Prostate Symptom Score，IPSS）也被采用（表 17-2）。系列的 AUASI 对于患者在接受不同方

| 表 17-2 | AUA 症状指数 | | | | | | |
|---|---|---|---|---|---|---|---|
| 回答的问题 | AUA 症状评分（每行圈选一个数字） | | | | | | |
| | 没有 | 5 次中少于 1 次 | 少于一半 | 约一半 | 超过一半 | 经常 | |
| 过去的一月，排尿后经历没有完全排空膀胱的感觉有多少次？ | 0 | 1 | 2 | 3 | 4 | 5 | |
| 故去的一月，排尿后少于 2 小时再次排尿有多少次？ | 0 | 1 | 2 | 3 | 4 | 5 | |
| 过去的一月，当你排尿的时候有多少次停止又开始反复多的排尿？ | 0 | 1 | 2 | 3 | 4 | 5 | |
| 过去的一月，你发现排尿不能等待有多少次？ | 0 | 1 | 2 | 3 | 4 | 5 | |
| 过去的一月，排尿减弱有多少次？ | 0 | 1 | 2 | 3 | 4 | 5 | |
| 过去的一月，有多少次需要加压或用力排尿？ | 0 | 1 | 2 | 3 | 4 | 5 | |
| 过去的一月，晚上入睡后直到早上起床有多少次典型的起床排尿？ | （无） | （1次） | （2次） | （3次） | （4次） | （5次） | |

缩写：AUA：American Urological Association
来源：MJ Barry et al. J Urol 148：1549，1992. 获准使用.

式治疗时的随访是很重要的。无症状的患者不考虑腺体的大小都不需要治疗，反之，排尿无力、肉眼血尿、反复感染或膀胱结石的患者可能需要手术治疗。在具有症状的患者中，尿流率测定可以发现那些具有正常尿流率而不可能从治疗获益的患者，膀胱超声可以发现那些具有大量排尿后残余尿而可能需要干预的患者。压力-流量（尿动力）研究可以发现膀胱原发功能障碍。如果存在血尿以及手术前评估尿液流出道，推荐使用膀胱镜。上尿路影像建议对具有血尿、结石病史或之前存在尿路问题的患者使用。

症状缓解是大部分 BPH 患者寻求治疗的原因，因此 BPH 的治疗目标通常是这些症状的缓解。α-肾上腺受体阻滞药被认为通过降低膀胱出口的交感紧张来治疗 BPH 的动力问题，因此降低了膀胱出口的阻力、改善尿流。5ARI 被认为通过减少前列腺体来治疗 BPH 的静态问题，具有相似但延迟的效应。它们已经被证实在阻止 BPH 进展方面可以获益，通过前列腺体积、发生疾病尿潴留的风险和进行 BPH 相关手术的风险来进行估量。α-肾上腺受体阻滞药和 5ARI 作为联合治疗的应用寻求在阻止 BPH 进展的情况下提供症状的缓解。

另一类已经显示对继发于 BPH 的下尿路症状具有缓解作用的药物是 PDE5 抑制剂，目前主要用于勃起功能障碍。PDE5 抑制剂的所有三种药物都可在美国获得，包括西地那非、伐地那非和他达那非，三种药物显示对继发于 BPH 的症状治疗是有效的。尽管如此，考虑到磷酸二酯酶抑制剂（如西地那非）因为潜在的低血压效应需要和 α-受体阻滞药（如坦索罗新）单独给药的情况，PDE5 抑制剂的应用不是没有争议的。更新的药物类型已经被应用于 BPH 的继发症状。BPH 产生的症状经常和膀胱过度活动产生的症状共存，对于膀胱过度活动症

状的最常用的药物是抗胆碱能类药物。这引起了评估抗胆碱能类药物治疗 BPH 相关症状有效性的多个研究进行。手术治疗目前认为是二线治疗，通常对药物治疗试验后的患者保留。手术治疗的目的是降低前列腺大小，有效地降低尿流阻力。

手术治疗方式包括 TURP、经尿道切开或通过耻骨后、耻骨上经会阴途径将腺体移除。经尿道超声引导激光前列腺切除术、支架和温热疗法也被采用。

# 第十八章　睾丸癌
## Testicular Cancer

Robert J. Motzer，Darren R. Feldman，George J. Bosl
（赵强　杨勇　译）

来源于原始生殖细胞恶性转化的睾丸原发性生殖细胞肿瘤（GCT）占所有睾丸肿瘤的 95%。GCT 很少发源于性腺外的位置，包括纵隔、后腹膜以及非常罕见的松果体。该疾病因其影响患者的年龄较轻、肿瘤细胞分化的全能性和可治愈性而显著。新诊断的患者大约有 95% 可以治愈。GCT 治疗的经验使得预后得以改善。

## 发病率和流行病学

目前美国每年睾丸 GCT 的发病率大约为 8000 例，导致近 400 例死亡。该肿瘤大部分发生在

20~40 岁之间的男性。≥50 岁的男性睾丸肿物应该被认为是淋巴瘤，除非在其他方面证明。GCT 在白人中的发病率比非洲裔美国人高出 4~5 倍，斯堪迪维尼亚和新西兰已经观察到了比美国更高的发病率。

## 病因学和遗传学

隐睾与数倍高的 GCT 风险相关。腹部隐睾比腹股沟隐睾的风险更高。如果可能，睾丸固定术应该在青春期前完成。早期睾丸固定术降低了 GCT 的风险，增加了保留睾丸的可能。不能带入阴囊的腹部隐睾应该切除。一侧睾丸 GCT 的男性患者大约有 2% 会在另一个睾丸发生原发性肿瘤。睾丸女性化综合征和家族史增加了睾丸 GCT 的风险，Klinefelter 综合征和纵隔 GCT 相关。

12 号染色体短臂［i（12p）］的染色体易位可以为 GCT 确诊。12p 拷贝数过量几乎在所有的 GCT 中存在，可以是 i（12p）的形式或是增加的 12p 带状染色体异常形式，但 12p 上所涉及的致病基因还没有确定。

## 临床表现

无痛性睾丸肿物是睾丸恶性肿瘤的特征性表现。更常见的是，患者表现为睾丸不适或水肿则提示附睾炎和（或）睾丸炎。在这种情况下，抗生素的实验性治疗是合理的。然而，如果症状持续存在或仍然有不适感，那么就需要睾丸超声检查。

只要考虑到睾丸恶性肿瘤和持续性或疼痛性的睾丸肿大，就需要睾丸超声检查。如果发现睾丸肿物，就应该进行腹股沟根治性睾丸切除术。因为睾丸从生殖嵴发育而来，它的血供和淋巴引流都来自腹腔并随着睾丸降入阴囊。采用腹股沟方式是为了避免违背解剖障碍和允许新的扩散途径。

腹膜后转移所带来的疼痛非常常见，必须和肌肉骨骼痛相区别。肺转移所带来的呼吸困难不常发生。血清人绒毛促性腺激素（hCG）水平升高的患者可能表现为男性乳房发育。诊断的延误与更晚期的疾病和可能更差的预后相关。

GCT 的分期分析包括血清甲胎蛋白（AFP）、hCG 和乳酸脱氢酶（LDH）的确定。睾丸切除后，通常要进行胸部、腹部和盆腔的计算机断层扫描（CT）。Ⅰ 期疾病局限于睾丸、附睾或者精索。Ⅱ 期疾病局限于腹膜后（局部）淋巴结。Ⅲ 期疾病是后腹膜腔以外的疾病，涉及横隔上淋巴结区域或内脏。分期可能是"临床化的"——只是通过体格检查、血液标志物和影像学定义——或者"病理性的"——通过手术操作确定。

睾丸的区域性回流淋巴结位于后腹膜腔，血液供应来源于大血管（右侧睾丸）或肾血管（左侧睾丸）。因此，右侧睾丸肿瘤首先受累及的淋巴结是肾血管下方的主动脉腔静脉间淋巴结。而对于左侧睾丸肿瘤，首先受累及的淋巴结为主动脉外侧（主动脉旁）和肾血管下方的淋巴结。两种情况下，接下来的腹膜后淋巴结扩散向下、向对侧，更少见的是向肾门以上。淋巴回流可以向上到达膈肌脚、后纵隔和锁骨上淋巴结。肿瘤的组织学（精原细胞瘤 vs. 非精原细胞瘤）和临床分期决定治疗方案（图 18-1）。

## 病理学

GCT 分为非精原细胞瘤和精原细胞瘤两种亚型。非精原细胞瘤 GCT 在 30 多岁是最常见的，可以表现为胚胎和成年细胞的所有类型。该实体瘤包含四种组织类型：胚胎癌、畸胎瘤、绒毛膜癌和内胚窦瘤（卵黄囊瘤）。绒毛膜癌，包含细胞滋养层细胞和合体滋养层细胞代表了滋养层细胞的恶性分化，总是与 hCG 的分泌有关。内胚窦瘤是胚胎卵黄囊的恶性表现，与 AFP 的分泌相关。纯胚胎癌可能分泌 AFP 或 hCG，或二者同时分泌；该形式是胚胎癌分化的生化证据。畸胎瘤是由来源于两个或多个生殖层（外胚层、中胚层和内胚层）的体细胞类型组成的。这些组织类型的每一种都可能单独存在或者和其他类型混合存在。非精原细胞 GCT 倾向于早期转移到腹膜后淋巴结和肺脏等部位。60% 的患者表现为局限于睾丸的疾病（Ⅰ 期），20% 表现为腹膜后转移（Ⅱ 期），20% 表现为更加广泛的横隔上淋巴结或内脏转移（Ⅲ 期）。

精原细胞瘤大约占所有 GCT 的 50%，中位发病年龄大部分在 40 多岁，一般拥有一个更加惰性的临床病程。80% 的患者表现为 Ⅰ 期疾病，大约 10% 的患者表现为 Ⅱ 期疾病，10% 的患者表现为 Ⅲ 期疾病；肺或其他内脏转移非常少见。当一个肿瘤包含精原细胞瘤和非精原细胞瘤两种成分时，患者的治疗是由具有更强侵袭性的非精原细胞瘤成分导向的。

## 肿瘤标志物

血清肿瘤标志物 AFP 和 hCG 的严密监测在 GCT 患者的治疗中是非常重要的，因为这些标志物对于疾病的诊断、预后、监测治疗反应及复发的早期发现等方面是很重要的。大约 70% 表现为播散性非精原细胞

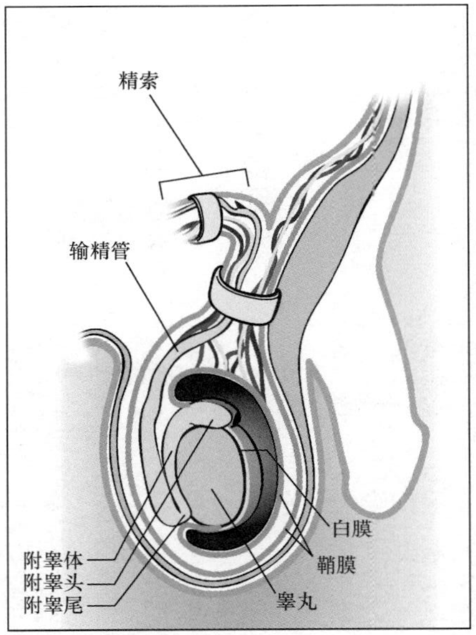

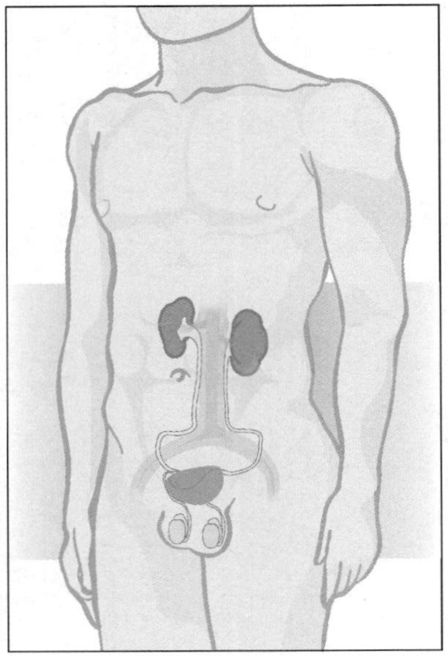

| 分期 | 疾病程度 | 治疗选择 | |
| --- | --- | --- | --- |
| | | 精原细胞瘤 | 非精原细胞瘤 |
| IA | 只有睾丸变累，没有血管或淋巴管侵犯(T1) | 观察、化疗或放疗 | 观察 |
| IB | 只有睾丸变累，有血管或淋巴管侵犯(T2),或累及精索(T3)或阴囊(T4) | 观察、化疗或放疗 | RPLND或化疗 |
| IIA | 腹膜后淋巴结<2cm | 放疗 | RPLND +/- 辅助化疗或化疗、随后RPLND |
| IIB | 腹膜后淋巴结2~5cm | 放疗或化疗 | 化疗、随后RPLND |
| IIC | 腹膜后淋巴结>5cm | 化疗 | 化疗、随后RPLND |
| 远处转移 | | | |
| III | 转移的常见部位包括远处（或者腹膜外）淋巴结、肺、肝脏、骨骼和大脑 | 化疗 | 化疗，通常随后进行手术（活检或切除） |

| 分期 | 疾病程度 |
| --- | --- |
| pT1 | 肿瘤局限在睾丸和附睾，没有血管或淋巴管侵犯，肿瘤可能侵入白膜，但未侵犯到鞘膜 |
| pT2 | 肿瘤局限在睾丸和附睾，有血管或淋巴管侵犯；肿瘤可能侵透白膜并侵犯及鞘膜 |
| pT3 | 肿瘤侵犯精索，具有或不具有血管淋巴管侵犯 |
| pT4 | 肿瘤侵犯阴囊，具有或不具有血管淋巴管侵犯 |

图 18-1 生殖细胞肿瘤分期和治疗。RPLND，腹膜后淋巴结清扫。RT，放疗

精索
输精管
附睾体
附睾头
附睾尾
白膜
鞘膜
睾丸

第十八章 睾丸癌

GCT 的患者，其血 AFP 和 hCG 水平升高。虽然 hCG 浓度在非精原细胞瘤和精原细胞瘤患者中都有可能升高，AFP 的浓度只在非精原细胞瘤患者中升高。AFP 水平在具有精原细胞瘤患者中的升高暗示着一种隐蔽的非精原细胞瘤成分可能存在，该患者应该按照非精原细胞 GCT 来治疗。LDH 水平的特异性比 AFP 和 hCG 低，但在转移性非精原细胞瘤患者中有 50%～60% 会升高，而在进展性的精原细胞瘤患者中有高达 80% 会升高。

AFP、hCG 和 LDH 水平应该在睾丸切除前后进行监测。增高的血清 AFP 和 hCG 浓度按照一级动力学降解；hCG 的半衰期是 24～36h，AFP 的半衰期是 5～7 天。AFP 和 hCG 在治疗期间和治疗后应该认真地化验。hCG 和 AFP 的复现或者这些标志物按照预期的半衰期未能降解，都是疾病持续状态或肿瘤复发的提示。

## 治疗 睾丸癌

### Ⅰ 期非精原细胞瘤

影像学和查体无疾病证据、血清 AFP 和 hCG 浓度正常或根据已知的半衰期降至正常的患者具有临床 Ⅰ 期疾病。20%～50% 的此类患者会具有腹膜后淋巴结转移（病理分期 Ⅱ 期），但 95% 的患者仍会被治愈。根据由病理学（见以下）决定的复发风险，监测、保留神经的腹膜后淋巴结清扫（retroperitoneal lymph node dissection，RPLND）或者辅助化疗［1 到 2 个周期的博莱霉素、依托泊苷和顺铂（BEP）］根据现存的手术经验和患者医师的偏好可能是适当的选择。如果原发肿瘤没有证据证实淋巴管或血管侵犯并局限在睾丸内（T1，临床 Ⅰ A 期），那么复发的风险只有 10%～20%。因为超过 80% 的 Ⅰ A 期非精原细胞瘤患者通过单纯睾丸切除可以获得治愈，RPLND（或辅助化疗）不具有生存获益，所以监测是首选的治疗方案。如此一来就避免了具有急性和长期毒性潜在风险的过度治疗。监测要求仔细随访患者，规律性地进行胸片、查体、腹部 CT 扫描和血清肿瘤标志物检测。复发的中位时间大约是 7 个月，晚期复发（>2 年）很少见。依从性差的患者可以考虑 RPLND 或辅助 BEP 化疗。

如果存在血管或淋巴管侵犯或者肿瘤侵透被膜、侵到精索或阴囊（T2 到 T4，临床 Ⅰ B 期），那么复发的风险大约是 50%，可以考虑 RPLND 和辅助化疗。1 到 2 个周期的辅助 BEP 化疗可以将复发风险降低到 3%～5%。所有三种方式（监测、RPLND 和辅助 BEP）可以治愈临床 Ⅰ B 期 95% 以上的患者。

RPLND 是睾丸区域淋巴结（腹膜后淋巴结）清除的标准手术方式。手术清除了引流原发部位和原始登陆区域邻近的淋巴结组。标准的（改进双侧）RPLND 清除了所有含有淋巴结的组织直到大血管的分叉处，包括同侧的髂淋巴结。该手术主要的长期影响是逆行射精引起的不育。保留神经的 RPLND 可以保留大约 90% 患者的正向射精功能。病理 Ⅰ 期患者通常是观察，只有 <10% 复发的患者要求额外的治疗。进行 RPLND 时如果发现淋巴结受累，那么根据腹膜后疾病的程度需要作出是否需要辅助化疗的决定（见下方 "Ⅱ 期非精原细胞瘤"）。因此，小于 20% 的患者需要化疗，三种方式中，RPLND 引起化疗晚期毒性的患者数量是最低的。

### Ⅱ 期非精原细胞瘤

具有局限性、单侧腹膜后淋巴结肿大最大径 ≤2cm 和正常 AFP、hCG 水平的患者既可以使用改善的双侧保留神经的 RPLND 治疗，也可以使用化疗。适当的 RPLND 后局部复发率非常低。依据疾病的程度，手术后的治疗选择包括监测或 2 个周期的辅助化疗。监测是对于切除的低负荷转移患者的首选（肿瘤淋巴结直径 ≤2cm 和 <6 个淋巴结受累），因为这部分患者的复发率是 1/3 或者更少。对于那些复发的患者，风险导向的化疗是适应证（见以下进展性 GCT 部分）。因为在具有 "高负荷" 转移的患者中复发率 ≥50%（>6 个淋巴结受累或任何受累的淋巴结最大径 >2cm，或淋巴结外侵犯），2 个周期的辅助化疗应该被考虑，因为它可以治愈 ≥98% 的患者。每隔 3 周的由依托泊苷、顺铂联合或不联合博莱霉素的方案是有效的并可以很好地耐受。

AFP 或 hCG 水平的升高暗示腹膜以外的转移性疾病；全量（非辅助性）化疗在这种情况下使用。有证据支持对于具有更大（>2cm）或双侧腹膜后淋巴结的患者，支持化疗也为首选治疗（见以下进展性 GCT 部分）。

### Ⅰ 期和 Ⅱ 期精原细胞瘤

腹股沟睾丸切除后即刻进行腹膜后放射治疗或者监测到复发时治疗都能对 Ⅰ 期精原细胞瘤达到接近 100% 的治愈。从历史观点上说，放疗是主要的治疗方式。但是相比于监测无生存获益，所报道的放疗和继发恶性肿瘤的相关性及放疗，使许多医师对依从性强的患者支持监测。大约15％的患者会复发，复发的患者可以使用化疗。长期的随访是必要的，因为30％的复发发生在2年内，5％发生在5年后。单药卡铂也被作为放疗的替代品进行了研究；结果是相似的，但缺乏长期的安全性数据，后腹膜腔仍然是最常见的复发部位。

一般来说，非巨大的腹膜后疾病（ⅡA期和小的ⅡB期）使用后腹膜腔放疗进行治疗。大约90％腹膜后肿物直径小于3cm的患者可以获得无复发生存。因为巨大肿瘤放疗后的复发率较高，对于ⅡC期和一些ⅡB期的患者初始化疗是优先的。对于和历史对照相比具有更低复发率的ⅡA期和小的ⅡB期精原细胞瘤，化疗已经被研究作为放疗的替代选择。这些结果，和那些证明接受放疗和化疗的患者继发肿瘤和心血管疾病的发病临床升高三倍的研究一起，已经使得一些专家对所有的Ⅱ期精原细胞瘤患者更倾向于化疗。

## 进展性GCT的化疗

不考虑组织类型的情况下，所有ⅡC期和Ⅲ期患者及大部分ⅡB期GCT都采用化疗。每周期顺铂100mg/m² 联合依托泊苷500mg/m² 的联合化疗方案治愈了的70％～80％患者，用或不用博莱霉素，依赖于风险分层（见以下）。完全反应（体检和影像学检查上所有肿瘤的临床证据全部消失以及AFP、hCG正常时间≥1个月）在单纯化疗后60％的患者出现另外10％～20％的患者手术切除含有活性的残存病灶后获得疾病治愈。低剂量的顺铂引起了劣性的生存率。

4个周期的BEP方案毒性是很大的。虽然恶心、呕吐已被现代的止吐药物显著减缓，恶心、呕吐和脱发还是在大部分患者中出现。骨髓抑制是常见的，症状性的博莱霉素肺毒性在约5％的患者中出现。由于中性粒细胞减少所致败血症或博莱霉素引起呼吸衰竭的治疗相关死亡发生在1％～3％的患者中。因骨髓抑制而降低剂量很少适应。长期持久的损害包括肾毒性（肾小球滤过率降低和持续的镁丢失）、耳毒性、周围神经病变和不育。当博莱霉素通过每周弹丸注射的方式给予的时候，雷诺氏现象在5％～10％的患者中出现。其他小血管破坏的证据（比如暂时性缺血性发作和心肌梗死）很少见到。

## 以风险为导向的化疗

基于不是所有的患者都能被治愈以及考虑到治疗可能引起显著的毒性，患者被分为"低危""中危"和"高危"组，这是依据国际生殖细胞癌协作组所制订的治疗前临床特点而划分的（表18-1）。对于低危患者，治疗的目标是最大有效性的同时具有最小的毒性。对于中危和高危患者，治疗的目标是发现更有效且具有可耐受毒性的治疗方法。

标志物的界值包含在GCT的TNM（原发肿瘤、局部淋巴结和转移）分期系统中。因此，TNM分期是依据解剖（位置和疾病的程度）和生物学特性的（标志物状态和组织学特点）。基于非肺内转移的有无，精原细胞瘤要么是低危，要么是高危。精原细胞瘤没有高危疾病类型。标志物水平和原发位置在定义精原细胞瘤风险方面没有作用。非精原细胞瘤有低危、中位和高危类型，基于肿瘤的原发位置、非肺内脏转移的有无和标志物水平。

对于90％的低危GCT患者，4个周期的EP或3个周期的BEP方案化疗可以产生持久的完全反应，具有很小的急慢性毒性和很低的复发率。当不使用博莱霉素时，肺毒性是没有的，或治疗限于9周时，肺毒性很少见；具有中性粒细胞减少性发热的骨髓抑制更少见；治疗相关的死亡率可以忽略。大约75％的中危患者和50％的高危患者在使用4个周期的BEP方案化疗后获得持久性的完全缓解，没有证据显示哪一方案更加优越。

**化疗后手术** 化疗完成后的转移残余病灶的切除是治疗的重要部分。如果初始组织类型是非精原细胞瘤，标志物数值已经恢复，所有位置的残余病

| 表 18-1 | 国际生殖细胞癌协作组对于进展性生殖细胞肿瘤的风险分类 | |
|---|---|---|
| 风险 | 非精原细胞癌 | 精原细胞癌 |
| 低危 | 性腺或腹膜后原发<br>不存在非肺的内脏转移<br>AFP<1000ng/ml<br>β-hCG<5000mIU/ml<br>LDH<1.5×正常上限 | 任何原发部分<br>不存在非肺的内脏转移<br>任何LDH、β-hCG |
| 中危 | 性腺或腹膜后原发<br>不存在非肺的内脏转移<br>AFP 1000～10 000ng/ml<br>β-hCG 5000～50 000mIU/ml<br>LDH 1.5～10×ULN | 任何原发部分<br>存在非肺的内脏转移<br>任何LDH、hCG |
| 高危 | 纵隔原发<br>存在非肺的内脏转移<br>AFP>10 000ng/ml<br>β-hCG>50 000mIU/ml<br>LDH>10×UNL | 无 |

缩写：AFP，α-胎蛋白；hCG，人类绒毛膜促性腺激素；LDH，乳酸脱氢酶

来源：From International Germ Cell Cancer Consensus Group.

灶都应该被切除。一般来说，腹膜后残余病灶应该采用改良型双侧 RPLND。很少要求用胸廓切开术（单侧或双侧）和颈部切开移除残余的纵隔、肺实质或颈部淋巴结疾病。在切除的标本中，有活性的肿瘤（精原细胞瘤、胚胎癌、卵黄囊瘤或绒毛膜癌）占 15%，成熟畸胎瘤占 40%，坏死的碎片或纤维占 45%。畸胎瘤或有活性疾病的概率在纵隔残余病灶中最高。如果坏死的碎片或成熟畸胎瘤存在，进一步的化疗是不必要的。如果存在有活性的肿瘤但没有完全切除，应该给予额外 2 个周期的化疗。

如果初始组织类型是纯精原细胞瘤，成熟畸胎瘤很少出现，最常见的发现是坏死碎片。对于残存的腹膜后疾病，因为化疗后的广泛纤维化完全的 RPLND 在技术上是困难的。当影像学异常在 CT 扫描上不存在，推荐进行观察。正电子发射断层扫描（positron emission tomography，PET）的阳性发现和残余病灶中具有活性的精原细胞瘤有关，应该进行手术或活检。

## 挽救性化疗

20%～30% 的进展期 GCT 患者对于一线化疗没有产生持久性的完全反应。长春花碱、异环磷酰胺和顺铂（VeIP）作为二线化疗方案可以治愈约 25% 的患者。如果患者具有睾丸原发肿瘤、之前经包含顺铂的一线化疗后完全缓解、继而出现复发，那么他们更有可能获得持久性的完全反应。此套方案中紫杉醇代替长春花碱（TIP）与大约 2/3 患者的持久性缓解相关。相反，对于具有原发纵隔非精原细胞瘤或者一线化疗未达到完全缓解的患者，VeIP 标准剂量的挽救性治疗则很少获益。此类患者通常使用高剂量的化疗和（或）手术切除进行治疗。

由剂量加强、高剂量卡铂联合高剂量依托泊苷组成的化疗同时使用周围血干细胞支持，可以在 25%～40% 的使用包含异环磷酰胺挽救性化疗的患者产生完全反应。大约一半的完全反应会是持久性的。高剂量疗法是此类患者的标准治疗方式，已经被建议作为所有具有复发或难治性疾病患者的治疗选择。当被囊括到高剂量联合方案中时，紫杉醇是有活性的。在一些复发性的患者中，治愈仍然是可能的。

## 性腺外 GCT

性腺外 GCT 患者的预后和治疗依赖于肿瘤组织类型和原发部位。所有具有性腺外 GCT 诊断的患者应该进行睾丸超声检查。几乎所有的腹膜后或纵隔精原细胞瘤患者都会对 BEP 或 EP 具有持久性的完全反应。具有原发性腹膜后非精原 GCT 的患者临床特点和睾丸来源原发肿瘤的患者类似，仔细的评估可以在大约 2/3 的患者中发现睾丸原发性 GCT 的证据。相比之下，原发性纵隔非精原 GCT 患者与较差的预后相关；1/3 患者通过标准的治疗可以治愈（4 个周期 BEP）。新近诊断为纵隔非精原细胞瘤的患者具有高危疾病，应该考虑进入检验可能具有更高有效性的临床试验中。另外，纵隔非精原细胞瘤和血液异常相关，包括和之前化疗不相关的急性粒细胞性白血病、骨髓增生异常综合征和原发性血小板减少。这些血液异常对治疗非常耐受。任何原发部位的非精原细胞瘤可能变为其他的恶性组织类型，如胚胎横纹肌肉瘤或腺癌。这被称为恶性转化。i（12p）已经在转化的细胞类型中发现，暗示了 GCT 的克隆源性。

一组具有不明组织来源、中线分布并且和 AFP、hCG 分泌无关的分化较差肿瘤的患者已经被描述；一些（10%～20%）患者通过标准的包含顺铂的化疗可以治愈。25% 的此类肿瘤（顺铂反应性部分）存在 i（12p），证明了它们来源于原始生殖细胞。这个发现也对顺铂为基础的化疗反应性具有预测性，代表可以长期生存的可能性。这些肿瘤具有异质性；神经上皮肿瘤和淋巴瘤也可能以这种方式存在。

## 不育

不育是 GCT 治疗的一项重要后果。之前存在的不育或者生育障碍常常存在。在睾丸 GCT 患者中至少 50% 的患者在诊断时具有无精症和（或）少精症。射精障碍和 RPLND 相关，生殖细胞破坏可能是包含顺铂的化疗引起的。保留神经的技术可以保留腹膜后神经，已经接受该手术的候选者发生逆行射精的可能性降低。在化疗后一些患者的生精功能复现。尽管如此，因为生殖障碍损害的重大风险，应该在治疗前就将精液分析和精子库精子冷冻保存推荐给所有患者。

# 第十九章　妇科恶性肿瘤

## Gynecologic Malignancies

Michael V. Seiden

（燕鑫　高敏　宋楠　郑虹　译
高雨农　审校）

## 卵巢癌

### 发病率和病理学

"卵巢癌"通常是来源于卵巢或卵巢附近的多种不同恶性肿瘤的统称。在美国以及其他常规进行宫颈肿瘤筛查的国家中，"卵巢癌"是死亡率最高的妇科恶性肿瘤。在 2014 年，美国的卵巢癌新发病例约为 21 980 例，死亡病例为 14 270 例。卵巢是一个复杂的充满活力的器官，在女性 11 岁至 50 岁间，卵巢负责卵子成熟、排卵等滤泡发育成熟过程，并周期性地生成性激素。这些复杂的并且相互关联的生理功能是通过卵巢内不同的细胞之间协同工作完成的，而所有这些细胞均具有形成肿瘤的潜能。目前最常见、恶性程度最高的卵巢肿瘤起源于卵巢的上皮组织，也可以来源于输卵管、子宫体或子宫颈周围特化的上皮细胞。卵巢上皮性肿瘤包括良性肿瘤（50%），恶性肿瘤（33%）和交界性肿瘤（16%）。年龄与罹患卵巢恶性肿瘤的风险有关，年轻女性更倾向于罹患卵巢良性肿瘤。最常见的卵巢上皮性恶性肿瘤是浆液性癌（50%）；诸如黏液性癌（25%）、子宫内膜样癌（15%）、透明细胞癌（5%），以及移行细胞癌（Brenner 瘤）（1%）等种类仅占卵巢恶性肿瘤的小部分。相比之下，卵巢性索间质肿瘤是指起源于卵巢甾体激素生成细胞的一类肿瘤，同样具有不同的病理类型和临床表现，这主要取决于肿瘤组织中激素产生的类型和数量。而起源于卵巢生殖细胞的肿瘤与男性的睾丸肿瘤具有非常相似的生物学行为（第十八章）。

原发于乳腺、结肠、阑尾、胃和胰腺的肿瘤也可以转移到卵巢。由分泌黏液的胃肠道癌转移而来的双侧卵巢肿物被称为 *Krukenberg* 瘤。

### 上皮性卵巢癌

**流行病学和病理组织学**　女性终身罹患卵巢癌的风险约为 1 : 72（1.6%），其中大多数人为卵巢上皮性肿瘤。不同组织学类型的上皮性肿瘤具有独特的分子特征。整体而言，女性上皮性卵巢癌的发病高峰年龄是 60 岁，但是其年龄跨度很大，在女性的成年期均可发病（20 多岁至 90 多岁）。上皮性卵巢癌的不同组织学亚型具有独立的相关危险因素。浆液性癌是最常见的卵巢上皮性癌，未生育女性以及曾在会阴部使用滑石粉等的女性患此类型肿瘤的频率较高，其他发病因素还包括肥胖和激素替代治疗。而保护性因素包括口服避孕药、多产和母乳喂养。这些保护性因素被认为与抑制排卵，以及减少了与排卵相关的卵巢上皮或输卵管伞部的浆液性上皮的炎症有关。其他的保护性因素如输卵管绝育等，可能通过阻断来源于阴道的致癌因素对卵巢上皮（或者输卵管远端伞部）的影响而发挥作用。黏液性肿瘤通常与女性吸烟史有关，而子宫内膜样肿瘤和透明细胞肿瘤通常与子宫内膜异位症病史有关。

目前已有相当多的证据提示卵巢浆液性癌的前驱细胞可能实际上是由输卵管伞部的细胞通过伸展或转移至卵巢表面而来；或者通过在排卵期将肿瘤形成前后脱落的输卵管细胞捕获至退化的卵巢滤泡内而来。通过对输卵管上皮进行仔细的组织分子学检测已经证明了确实存在分子组织学异常，这种异常被命名为浆液性输卵管上皮内癌变（serous tubular intraepithelial carcinoma，STIC）。在对具有高风险 *BRCA1* 和 *BRCA2* 基因生殖系突变的女性进行预防性输卵管卵巢切除术的病例中发现存在高比例的 STIC，而在没有上述突变的卵巢癌患者中也存在一定比例的 STIC。

**遗传风险因子**　不同的遗传综合征潜在增加了女性罹患卵巢癌的风险。大约有 10% 的卵巢癌患者具有两种 DNA 修复基因中的一种基因的生殖系突变。DNA 修复基因包括：*BRCA1*（染色体 17q12~21）和 *BRCA2*（染色体 13q12~13）。遗传了一个突变的等位基因单独拷贝的个体患乳腺癌和卵巢癌的风险很高。虽然通过家族中男性成员的遗传经过几代可以掩盖这种基因型，但是这些女性大多数具有明确的家族史，即家族中具有多个乳腺癌或卵巢癌患者。具有 *BRCA1* 生殖系突变的女性罹患卵巢癌的终身风险为 30%~50%，在 40 多岁和 50 多岁时罹患卵巢癌的风险显著提高，这些妇女中最常见的恶性肿瘤仍是乳腺癌。具有 *BRCA2* 突变的女性则表现出较低的外显率，罹患卵巢癌的风险为 20%~40%，通常是在 50 多岁和 60 多岁时发病，罹患胰腺癌的风险也有轻度上升。同样，具有 DNA 错配修复基因突变的女性患者如 2 型 Lynch 综合征（*MSH2*，*MLH1*，*MLH6*，*PMS1*，*PMS2*），在 40 多岁和 50 多岁时罹患卵巢癌的风险逐年增加 1%。最后，一小部分家族性卵巢癌女性患者可能具有

其他 *BRCA* 相关基因的突变，如 *RAD*51、*CHK*2 等等。在这些特定人群中的筛查研究显示，目前包括动态的 CA125 肿瘤标志物检测和超声检查在内的筛查技术，对于早期发现及治愈疾病的作用是非常有限的。因此建议具有这些生殖系突变的女性在完成生育以后进行预防性卵巢和输卵管切除术，最好在 35～40 岁完成手术。早期预防性卵巢切除还可以减少约 50% 的乳腺癌发病风险，从而保护这些女性避免继发乳腺癌。

**临床表现** 卵巢肿瘤几乎不产生疼痛，除非发生扭转。因此典型症状通常与肿瘤对周围脏器的压迫有关，或者来源于转移灶。病灶局限于卵巢的患者常会有以下较明显的症状：盆腔不适感，饱胀感，还可能会有大小便习惯的改变。不幸的是，这些症状通常会被患者及其健康管理团队忽视掉。可以确信的是，高度恶性卵巢肿瘤在疾病的早期就会发生转移。与其他卵巢上皮性恶性肿瘤不同，这些肿瘤倾向于从腹膜腔脱落并产生与腹腔内肿瘤扩散相关的症状。最常见的症状包括数月之久的渐进性不适，通常混合有以下症状：胃灼热，恶心，早饱，消化不良，便秘和腹痛。体征包括由于腹水的累积导致的腹围快速增长，这一典型信号可以提醒患者及其医生同时出现的胃肠道症状是与严重的病理类型有关的。影像学评估会发现典型的附件混合型肿物和腹水。实验室评估通常会发现 CA125 显著升高。CA125 是一种脱落黏液蛋白（Muc16），它与卵巢癌有关但并不特异。卵巢癌可以经血行转移和淋巴转移，但是没有典型的临床表现。卵巢癌可以分为四期。Ⅰ 期局限于卵巢，Ⅱ 期局限于盆腔，Ⅲ 期局限于腹腔（表 19-1）；上述三个期别还应细分为数个亚期，其中最常见的是 Ⅲc 期，此期肿瘤已在腹腔内形成瘤块，约 60% 的患者首诊时为 Ⅲc 期。Ⅳ 期包括实质脏器转移（肝、肺、脾）、腹壁或胸膜转移。其余 40% 的患者大约均匀地分布于其他各期，尽管黏液性肿瘤和透明细胞肿瘤以 Ⅰ 期更为常见。

**筛查** 在美国女性恶性肿瘤患者中，卵巢癌的死亡率位居第 5 位。早期患者是可以治愈的，晚期患者则几乎没有治愈的可能性。因此，开发有效的筛查策略无疑具有重要的意义。已知不同的影像学检查技术均适用于卵巢的观察，其中最好的检查方法就是阴道超声。早期肿瘤常常产生蛋白并且能在血液中被检测到，例如 CA-125 和 HE-4。然而，在中年女性中，卵巢癌的发生率低；在 50～60 岁的女性中，仅大约有 1/2000 的人携带无症状和无法检测到的肿瘤。因此，有效的筛查技术必须敏感，更重要的是特异性要高，从而减少假阳性结果的例数。即使一项筛查技术具有 98% 的特异性和 50% 的敏感性，也仅有大约 1% 的阳性预测值。在一项对 55～74 岁的女性人群进行的大型随机研究中将主动筛查与常规标准检查进行了对比，筛查组包含每年进行 6 次 CA125 检测和 4 次阴道超声检查，结果显示这种筛查不能有效地减少死于卵巢癌的风险；与此相反的是，在筛查组中由于诊断性操作产生的并发症的发病率却明显升高。虽然一系列研究均正在评估不同筛查措施的有效性，目前仅推荐在临床试验中对一般风险的女性进行卵巢癌筛查。

## 治疗 卵巢癌

对于局限于卵巢的肿物，诊治的首要原则是明确肿物的良恶性，如果肿瘤是恶性的，则需要明确肿瘤是卵巢原发肿瘤还是转移瘤。卵巢转移瘤的原发部位可以是结肠、阑尾、胃（Krukenberg 瘤）和乳腺。通常需要进行患侧输卵管卵巢切除术，如果病理提示为卵巢原发恶性肿瘤，则需要进行全子宫切除，对侧输卵管卵巢切除，大网膜切除和盆腔淋巴结取样以及腹膜腔的随机活检。之所以扩大手术范围，是因为约有 30% 的卵巢癌即使肉眼探查局限于卵巢但实际上已有腹膜腔和（或）周围淋巴结的转移。

如果腹腔内已经形成瘤块，则需要进行最大限度的肿瘤细胞减灭术，包括部分肠管切除、脾切除，在一些病例中甚至需要进行更广泛的上腹腔手术。肿瘤细胞减灭术后可见的残余病灶越小，患者的预

| 表 19-1 | 妇科恶性肿瘤的分期和生存率 | | | | | | |
|---|---|---|---|---|---|---|---|
| 分期 | 卵巢癌 | 5 年生存率,% | 子宫内膜癌 | 5 年生存率,% | 宫颈癌 | 5 年生存率,% |
| 0 | — | | — | | 原位癌 | 100 |
| Ⅰ | 局限于卵巢 | 90～95 | 局限于宫体 | 89 | 局限于子宫 | 85 |
| Ⅱ | 局限于盆腔 | 70～80 | 累及宫颈 | 73 | 超出子宫但未达骨盆壁 | 65 |
| Ⅲ | 腹腔内扩散 | 20～50 | 超出子宫外但是局限于真骨盆或淋巴结转移 | 52 | 扩散至骨盆壁和或阴道下 1/3 或肾积水 | 35 |
| Ⅳ | 腹腔外扩散 | 1～5 | 超出真骨盆或累及膀胱或直肠 | 17 | 侵犯膀胱或直肠黏膜或超出真骨盆 | 7 |

后越好。切除后无肉眼可见残余病灶的患者中位生存期为 39 月，而可见残余病灶的患者中位生存期为 17 月。减瘤术后患者通常需要进行铂类和紫杉醇类药物的化疗。关于术后辅助化疗是采用静脉化疗还是通过导管进行腹腔化疗的争论一直存在。有 3 个随机研究证实，腹腔化疗可以提高患者的生存率，但是受限于腹腔给药途径技术和腹腔化疗较高的毒副反应，腹腔化疗目前仍不能被广泛接受。对于一部分腹腔内已经形成瘤块的卵巢癌患者，另外一种治疗方法是在减瘤手术之前进行几个疗程紫杉醇联合铂类的化疗（也称新辅助化疗），新辅助化疗后进行减瘤手术，获得的无肉眼残留病灶满意肿瘤细胞减灭术的比例更高，而且手术并发症的发生率更低。两项研究已经证实，新辅助化疗后进行肿瘤细胞减灭术与传统的初次肿瘤细胞减灭术后辅助化疗相比较，卵巢癌患者获得的总生存期是相当的。

经过理想的肿瘤细胞减灭术辅以铂类药物为基础的化疗［通常采用卡铂的剂量为曲线下面积（AUC）＝6 的剂量，紫杉醇按照 $175mg/m^2$ 计算剂量输注 3h，21 天一个周期］，晚期卵巢癌患者的反应率达 70%，40%～50% 患者完全缓解（CA-125 正常，CT 检查正常及体检正常）。不幸的是，仅有一小部分对治疗完全反应的患者将保持缓解状态。75% 完全反应的患者将在完成初始治疗后 1～4 年内复发。CA-125 升高是复发的首个信号；目前的证据还不能明确对复发患者进行早期干预能否改善患者的生存。复发性卵巢癌患者通过多种的化疗药物可以得到有效的控制，但不能治愈。最终所有复发卵巢癌患者都会产生化疗耐药，届时常会出现顽固性腹水，肠管动力减弱，肠梗阻，或因肿瘤浸润导致的肠管不蠕动等假性肠梗阻。临床上为缓解肠梗阻进行的姑息性手术，用以减轻肿块导致的压迫或疼痛的局部放疗，或者姑息性化疗可能会有效。在复发性卵巢癌中反应率超过 15% 的化疗药物包括吉西他滨、拓扑替康、脂质体多柔吡星、培美曲赛和贝伐珠单抗。大约有 10% 的卵巢癌存在 HER2/neu 阳性表达，对这些患者采用曲妥珠单抗治疗可能有效。

卵巢癌患者的 5 年生存率与肿瘤分期有关：Ⅰ期 85%～90%，Ⅱ期 70%～80%，Ⅲ期 20%～50%，Ⅳ期 1%～5%（表 19-1）。卵巢低度恶性浆液性癌具有与高度恶性浆液性癌完全不同的分子特征，总体而言这类肿瘤对化疗的反应率低。对这些患者针对抑制 RAS 和 BRAF 下游激酶的靶向治疗

正在验证中。卵巢低度恶性潜能肿瘤的治疗方式主要是手术治疗，化疗和放疗均不能改善生存。

## 卵巢性索间质肿瘤

**流行病学、临床表现和前驱症状**　卵巢性索间质肿瘤约占卵巢肿瘤的 7%。在美国，每年预期有约 1800 例新发患者。卵巢性索间质肿瘤最常见于 50 多岁和 60 多岁的女性，但是也可以呈现年龄的两极化分布，包括儿科患者。这类肿瘤起源于卵巢的间质成分，包括甾体激素生成细胞和成纤维细胞。本质上所有这类肿瘤均具有低度恶性潜能，表现为一侧附件的实性肿物。常见三类临床表现：腹部包块、卵巢扭转、瘤内出血或肿瘤破裂导致的腹痛；因肿瘤分泌激素产生的症状和体征。

最常见的激素生成肿瘤包括卵泡膜细胞瘤，颗粒细胞瘤或发生于儿童的幼年型颗粒细胞瘤。这些雌激素生成肿瘤常表现为儿童乳房触痛以及同性性早熟假性青春期，月经过多，月经稀发，或绝经前妇女停经，或者绝经后妇女不规则出血。在有些女性患者中，雌激素相关的继发恶性肿瘤（如子宫内膜癌或乳腺癌）可以和卵巢性索间质肿瘤同时发生。同样，如果子宫内膜癌患者伴随出现一侧卵巢的实性肿瘤时，要考虑到这个卵巢肿瘤有可能是潜在的颗粒细胞瘤。Sertoli-Leydig 瘤患者由于产生睾酮、雄烯二酮或 17 酮甾体激素，临床常常表现为多毛、男性化，偶可见库欣综合征。纤维瘤不产生激素，临床表现为一个孤立的实性肿物，常常伴有腹水，偶有胸水，被称为 Meigs 综合征。这些肿瘤的亚型在个体中具有不同的遗传学异常，这使得患者容易罹患间质细胞肿瘤。例如，幼年型颗粒细胞瘤和 Sertoli-Leydig 瘤患者合并 Ollier 病（多发内生软骨瘤病）或 Maffucci 综合征，卵巢环管状性索肿瘤患者合并 Peutz-Jeghers 综合征，卵巢纤维瘤患者合并 Gorlin 病。实际上所有颗粒细胞瘤、少数幼年型颗粒细胞瘤和卵泡膜瘤均具有明确的体细胞点突变，其位于 FOXL2 基因 C134W，由 402 位点的半胱氨酸被鸟嘌呤取代所产生。大约 30% 的 Sertoli-Leydig 瘤在 RNA 处理基因 DICER 的 RNA Ⅲ b 区存在突变。

### 治疗　卵巢性索间质肿瘤

卵巢性索间质肿瘤的主要治疗方法是手术切除。大多数患者的肿瘤局限于卵巢。对于那些存在转移

灶的患者或者初次手术切除后复发的小部分患者，手术治疗仍会获得较长的生存期，常常超过 10 年。由于这些肿瘤生长缓慢，对化疗相对不敏感，存在转移灶的患者病变通常起源于腹膜（类似卵巢上皮性癌），故而常常需要进行肿瘤细胞减灭术。虽然尚无明确的资料证实对转移病灶或复发病灶进行减瘤术可以延长患者的生存期，但有充足的资料显示切除复发病灶的患者可以生存数年，某些患者甚至生存数十年。此外，大块的腹膜转移病灶具有出血倾向，有时会导致致命的并发症，这使得手术切除尤显重要。化疗可能会有效，一般倾向于使用治疗上皮性卵巢癌或生殖细胞肿瘤的化疗方案。在临床试验中贝伐珠单抗有一定的效果，但是尚未被批准应用于此类肿瘤的治疗。由于这类肿瘤常常产生高水平的米勒管抑制物（MIS）、抑制素和甲胎蛋白（预防 Sertoli-Leydig 瘤），检测血清中这些蛋白质表达水平的升降可以反映患者体内的肿瘤负荷的改变，因此可以作为肿瘤标志物用于监测肿瘤复发。

## 卵巢生殖细胞肿瘤

卵巢生殖细胞肿瘤（相对应于睾丸）是指生殖细胞来源的肿瘤。这些全能细胞具有向各种组织类型分化的潜能，因此卵巢生殖细胞肿瘤涵盖了一批组织学类型特异的肿瘤，包括良性畸胎瘤和多种恶性肿瘤。良性畸胎瘤（或称为皮样囊肿）是最常见的卵巢生殖细胞肿瘤，好发于年轻女性。这些肿瘤常常表现为含有已分化的、来源于三个胚层的、不同组织类型成分的复杂混合体。在老年女性中，这些已分化的肿瘤可以产生恶性转化，最常见的是鳞状细胞癌。恶性生殖细胞肿瘤包括无性细胞瘤、卵黄囊瘤、未成熟畸胎瘤、胚胎性癌和绒癌。这类肿瘤尚无已知的统一的遗传学异常。一些无性细胞瘤存在原癌基因 c-Kit 突变［见于胃肠道间质瘤（GIST）］，而一些卵巢生殖细胞瘤亚型则存在 12 号染色体等臂染色体异常（见于睾丸癌）。此外，一些无性细胞瘤可以合并卵巢发育不良。源于基因型为 XY 性腺的无性细胞瘤的鉴别非常重要，因为他突出了为了降低罹患性腺母细胞瘤的风险而鉴别和切除对侧性腺的必要性。

**临床表现** 卵巢生殖细胞肿瘤可以发生于各个年龄段的女性，但是高峰发病年龄出现在 20 岁上下。生殖细胞肿瘤典型的临床表现是大的卵巢肿物，查体时表现为可触及的下腹部或盆腔肿物。类似于性索间质肿瘤，卵巢生殖细胞肿瘤可以发生突然的扭转或出血，

表现为急腹症。一部分卵巢生殖细胞肿瘤可以产生较高水平的人绒毛膜促性腺激素（hCG），当肿瘤发生于年轻女孩时可导致同性性早熟青春期。与上皮性卵巢癌不同，此类肿瘤易于淋巴结或血行转移。而与睾丸癌类似，一些肿瘤可以生成 AFP（卵黄囊瘤），或 hCG（胚胎癌，绒癌和一些无性细胞瘤），因此可作为此类肿瘤的肿瘤标志物。

### 治疗 卵巢生殖细胞肿瘤

卵巢生殖细胞肿瘤常常发生于生育年龄女性，并且双侧肿瘤少见（无性细胞瘤除外，10%～15% 为双侧肿瘤。），因此常用的治疗方式是一侧卵巢切除或输卵管卵巢切除术。由于盆腔淋巴结和腹主动脉旁淋巴结转移较为常见，可能影响治疗方案的选择，因此术中需要仔细探查盆腹腔淋巴结。如果淋巴结有异常增大，要尽可能予以切除。卵巢恶性生殖细胞肿瘤的患者通常需要进行博来霉素、足叶乙甙和顺铂（BEP）的联合化疗。通过上述治疗，包括晚期病例在内的大多数患者是可以治愈的。因为肿瘤对化疗高度敏感，肿瘤复发时再行化疗也是可以治愈的，所以，在患者和医疗保健小组对严密随访的执行充满信心的前提下，对未进行辅助治疗的 I 期患者可以进行密切随访。

卵巢的无性细胞瘤对应于睾丸的精原细胞瘤。早期患者的 5 年无病生存率为 100%，Ⅲ 期患者达到 61%。虽然肿瘤对放疗高度敏感，但是放疗可以导致许多患者不育。BEP 方案化疗效果不差于放疗，而且不会导致不育。不完全切除术后采用 BEP 方案化疗的患者 2 年无病生存率达 95%。因此目前 BEP 方案化疗是无性细胞瘤的首选治疗方案。

## 输卵管癌

输卵管远端的伞部悬挂于卵巢表面，当卵巢皮质排卵时，输卵管伞部捕获卵子，经由输卵管管腔将卵子运送至子宫。输卵管恶性肿瘤是典型的浆液性肿瘤。以前的学说认为这种恶性肿瘤极其少见，但是更仔细的组织学检查提示许多"卵巢恶性肿瘤"实际上起源于输卵管远端伞部（见上）。这些患者通常表现为附件肿物，像卵巢癌一样通过腹膜腔进行早期扩散。铂类和紫杉醇类药物化疗对该病有效，该病在本质上与卵巢癌的生物学行为是类似的（表 19-1）。

# 宫颈癌

## 世界范围宫颈癌发病情况

宫颈癌是全世界女性第二高发且死亡率极高的恶性肿瘤。人群中广泛的高危型人乳头瘤病毒（HPV）感染以及在很多地区没有普及宫颈巴氏涂片（Pap smear）筛查是这种恶性肿瘤发病率及死亡率高的可能原因。每年全世界宫颈癌新发病例约 50 万例，平均死亡病例约 24 万例。宫颈癌在美洲中部及南部、加勒比海地区，以及非洲南部及东部发病率明显高于其他地区。而非洲地区宫颈癌的死亡率则是不成比例地高于其他地区。在美国，2014 年宫颈癌的新发病例为 12360 例，死亡病例为 4020 例。发达国家目前关注于发现针对 HPV 检测的高科技筛查技术，例如使用宫颈液基薄层细胞学标本发现非典型增生细胞的同时利用自动聚合酶链反应技术检测高危型 HPV 的基因成分。在医疗资源有限的地区，目检宫颈醋酸染色后的改变从而进行进一步诊断成为减少宫颈癌死亡率的有效方法。高危型 HPV 病毒疫苗的研发促使在尚未开始性生活的女孩和男孩中普及疫苗注射的经济性、社会可接受性和可行性策略研究迫在眉睫。

## HPV 感染和预防性疫苗

HPV 是绝大多数女性浸润性宫颈癌的主要病因。这种双链 DNA 病毒感染宫颈移行带区的上皮细胞。目前已发现 60 余种 HPV 亚型，其中大约 20 种亚型与宫颈上皮的重度非典型增生和癌变相关。HPV-16 和 HPV-18 两种亚型与宫颈上皮重度非典型增生的发生相关性最高，因此美国食品和药物管理局批准的两种 HPV 疫苗均主要针对这两种亚型。大多数性生活活跃的成年人均为 HPV 的易感人群，而其中多数女性在没有任何治疗的情况下可以将病毒清除。含 8000 碱基的 HPV 基因组编码 7 种早期基因，最为大家所熟知的是 $E6$ 和 $E7$，它们分别可以结合 $RB$ 和 $p53$。高危型 HPV 编码 $E6$ 和 $E7$ 分子，这些分子可以有效阻止正常细胞周期检查点调控蛋白发挥功能，导致细胞永生而不能转化为正常宫颈上皮。很少一部分感染了 HPV 的女性不能清除体内病毒，HPV 病毒继而整合到宿主的基因中。通常从 HPV 感染到发生宫颈重度非典型增生至少需要数月时间，而更为常见的情况为需要数年时间。从上皮非典型增生到宫颈癌大约需要几年，甚至 10 年时间，而且在感染病毒的永生化上

皮细胞内几乎均伴有不能确定的基因突变。

HPV 感染，特别是发生上皮非典型增生的高危因素包括多个性伴侣、性生活开始的年龄过早和性病病史。吸烟是一个辅助因素；烟瘾大的人感染 HPV 后更容易发生上皮非典型增生。HIV 感染患者，尤其是 $CD4^+$ T 细胞数减少者感染 HPV 后更容易发生重度非典型增生，并且从感染 HPV 到发生宫颈癌的潜伏期更短。使用有效的抗病毒治疗可以减少 HPV 感染后发生上皮非典型增生的风险。

目前，获得批准上市的疫苗是针对 HPV-16 和-18 晚期蛋白 L1 和 L2 研制的重组蛋白疫苗。对没有开始性生活的女性进行疫苗注射可以大大减少 HPV 16 和 18 型感染以及随之发生的上皮非典型增生。除了 HPV-16 和-18 型，疫苗对其他亚型 HPV 感染也有部分抑制作用。但是注射了疫苗的女性仍然有受到其他 HPV 亚型感染的可能，因此仍需定期进行宫颈巴氏涂片筛查。虽然缺乏随机对照研究的数据支持宫颈巴氏涂片的作用，但是在发达国家普及宫颈巴氏涂片筛查工作后宫颈癌发病率和死亡率显著下降的事实说明了其有效性。此外，根据目检宫颈醋酸染色后的改变，及时治疗宫颈病变也可以降低 30% 宫颈癌的死亡率。虽然，在宫颈细胞学检查的同时使用聚合酶链反应和其他分子技术检测 HPV 可以提高诊断宫颈病变的敏感性，但是其代价是对大量只是短期暂时出现 HPV 感染而无需药物干预的女性进行诊断。

## 临床表现

绝大多数宫颈癌是与 HPV 感染相关的鳞状细胞癌。宫颈腺癌同样与 HPV 感染相关，而且发生于宫颈管内；多数情况下通过目检无法看到病变，因此做宫颈巴氏涂片筛查时常常被漏诊。此外宫颈恶性肿瘤还包括少见的非典型上皮肿瘤、类癌、小细胞癌、肉瘤和淋巴瘤等。

巴氏涂片筛查的主要作用是发现无症状宫颈癌前病变，即鳞状上皮的非典型增生。患者发展到宫颈浸润癌阶段通常会出现同房后阴道出血、月经间期出血或月经量过多等症状。持续阴道黄色分泌物，伴异味也是常见表现。盆腔及骶骨部位疼痛通常提示疾病发展到晚期，因为疼痛的出现是由于宫颈肿瘤或转移淋巴结向盆腔扩散累及神经丛所致。同样，如果宫颈肿瘤或转移淋巴结扩散累及盆壁组织，则会出现由于肾盂积水导致的腰痛或由于髂血管受压导致的深静脉血栓。在进行查体时，最常见的体征是宫颈部位的肿物。

影像学检查不能影响宫颈癌的临床分期，但却为制订适宜的治疗方案提供重要信息。CT 扫描可以发现由于盆壁转移导致的肾盂积水，但是它评估其他盆腔结构并不准确。核磁共振成像（MRI）对于评估子宫旁和宫颈旁软组织转移更为准确。这些转移通常会沿着支持子宫在盆腔中保持位置的阔韧带和主韧带扩散。正电子发射断层扫描（PET）是评估盆腔情况特别是淋巴结（盆腔、腹主动脉旁和斜角肌淋巴结）转移最为准确的手段。这项技术似乎更有预后价值，而且比 CT、MRI 或淋巴造影更为准确，特别是对于检查腹主动脉旁区域。

Ⅰ期宫颈癌是指肿瘤仍局限于宫颈部位，而Ⅱ期意味着肿瘤扩散至上段阴道壁或宫颈旁软组织。Ⅲ期宫颈癌是指肿瘤扩散至下段阴道壁或沿宫旁组织转移至盆壁，而Ⅳ期宫颈癌则为肿瘤转移至膀胱或直肠，或出现远处转移。病灶微小的Ⅰ期宫颈癌可以有几种手术方式可以选择。若患者为年轻有生育要求的女性，可以选择宫颈根治术，即切除宫颈和宫颈旁组织，并将宫体和阴道断端进行吻合。局限宫颈的肿瘤若体积较大，可以选择进行根治性手术或放疗联合顺铂为基础的同步化疗。这一期别疾病治愈的概率较高。若肿瘤体积较大且扩散到阴道或宫颈旁软组织甚至达到盆壁，应选择同步放化疗。由于肿瘤对化疗和现有的大部分生物制剂不敏感，复发和转移宫颈癌的治疗效果欠佳。贝伐珠单抗是一种可以抑制肿瘤相关血管生成的单克隆抗体。目前有研究显示其在治疗转移性宫颈癌中有一定疗效。

# 子宫体癌

## 流行病学

子宫体部位的肿瘤包括几种不同类型。大多数肿瘤起源于子宫内膜腺体，称之为子宫内膜腺癌。少部分肿瘤也可起源于子宫平滑肌，其中多数为良性，称之为子宫平滑肌瘤；少数为恶性，称之为子宫肉瘤。在美国，子宫内膜样腺癌是最常见的妇科恶性肿瘤。2014 年，大约有 52 630 名女性罹患子宫体癌，其中 8590 例患者死于此病。这些肿瘤在形成过程中经历了多步骤演变，而雌激素在促进子宫内膜腺体增生方面起了很重要的作用。过多暴露于雌激素环境是发展为子宫内膜癌的危险因素。相反，孕激素可促进子宫腺体成熟，具有保护作用。因此，对于内源性雌激素过高或服用雌激素类药物的女性，如无孕激素拮抗，则发生子宫内膜癌的风险增加。肥胖女性、暴露于无拮抗雌激素者或体内存在具有分泌雌激素的肿瘤（如卵巢颗粒细胞瘤）的女性均是发生子宫内膜癌的高危人群。此外，使用他莫昔芬治疗的患者，因他莫昔芬在乳腺组织中具有抗雌激素活性，而在子宫内膜组织中表现为雌激素样活性，所以也会增加子宫内膜癌的发病风险。PTEN 抑癌基因缺失，PIK-3CA/AKT 通路激活和突变可能成为致癌的二次事件。癌症基因组图

宫颈癌的分期

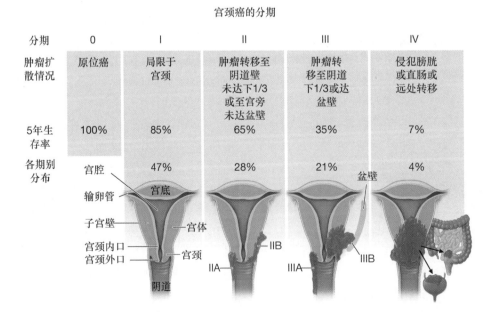

| 分期 | 0 | I | II | III | IV |
|---|---|---|---|---|---|
| 肿瘤扩散情况 | 原位癌 | 局限于宫颈 | 肿瘤转移至阴道壁未达下1/3或至宫旁未达盆壁 | 肿瘤转移至阴道下1/3或达盆壁 | 侵犯膀胱或直肠或远处转移 |
| 5年生存率 | 100% | 85% | 65% | 35% | 7% |
| 各期别分布 | | 47% | 28% | 21% | 4% |

图 19-1　宫颈癌分期的解剖图示（根据部位、肿瘤扩散情况、各期别分布和 5 年生存率）

第一部分　肿瘤学

谱研究网络已将子宫内膜样肿瘤分为四种亚型：强突变、微卫星不稳定超突变、低拷贝数和高拷贝数。不同亚型有不同的自然病史，针对这些不同亚型的治疗应该个体化。子宫内膜浆液性癌占子宫体上皮性癌的5%～10%，其独特的分子特性更近似于来源于卵巢或输卵管的浆液性癌。

存在 DNA 错配修复基因突变的女性，罹患子宫内膜样腺癌的风险增加。DNA 错配修复基因突变还与 Lynch 综合征密切相关，后者也被称为遗传性非息肉病性结肠癌（HNPCC）。这些个体存在 MSH2、MLH1 的胚系突变，少部分病例存在 PMS1 和 PMS2 突变，从而导致微卫星不稳定和高突变。携带这些突变的个体典型表现为具有肿瘤家族史，结肠癌发病率明显增加，卵巢癌和其他一些肿瘤的发病率也有所增加。HNPCC 的中年女性每年患子宫内膜癌的风险为4%，与同龄未患 HNPCC 的女性相比，总发病风险增加大约 200 倍。

## 临床表现

大多数子宫体肿瘤的患者均表现为绝经后阴道流血，是因恶变的子宫内膜脱落所致。绝经前的女性常表现为经间期不规则出血。这些症状常促使女性就诊，因此大多数患者发现时为早期，肿瘤局限于子宫体。确诊需通过子宫内膜活检。子宫上皮性肿瘤可能会扩散至盆腔或腹主动脉旁淋巴结，也可转移至肺，但在早期的临床表现中较少见。子宫内膜浆液性癌的播散方式更近似于卵巢癌，患者表现为播散性腹膜转移，有时伴腹水。子宫肉瘤的患者常表现为盆腔痛，淋巴结转移不常见，更倾向于发生腹腔内疾病或肺转移。

### 治疗　子宫体癌

大多数子宫内膜癌患者病变局限于子宫，（75%为Ⅰ期，表19-1），常规治疗包括全子宫及双附件切除。淋巴结切除与否并不改善预后，但可提供与预后相关的信息。淋巴结转移诊断为Ⅲ期，占子宫内膜癌患者的13%。早期子宫内膜癌患者中，肿瘤分级和肌层浸润深度是两个重要的预后因素。对于恶性程度低和（或）微小浸润的早期内膜癌患者术后可予观察。恶性程度高或深肌层浸润（ⅠB期，13%）的内膜癌患者易出现盆腔转移或阴道壁转移，术后需进行阴道近距离照射加以预防。

对于局部转移或远处转移（3%的患者）且恶性程度低的肿瘤者可采用孕激素治疗。分化差的肿瘤对激素治疗不敏感，需采用化疗。化疗在辅助治疗

中的作用目前还在研究中。化疗对转移性病变起到姑息治疗的作用。针对 AKT-mTOR 通路的靶向治疗药物目前还在研究中。

Ⅰ期患者的 5 年生存率为 89%，Ⅱ期为 73%，Ⅲ期为 52%，Ⅳ期为 17%（表 19-1）。

# 妊娠滋养细胞肿瘤

## 概论

妊娠滋养细胞疾病是一组疾病的统称，从良性葡萄胎到绒毛膜癌皆包括在内。持续性滋养细胞疾病可转化为绒癌，多数继发于葡萄胎妊娠后，偶尔也病发于正常妊娠后。最常见的滋养细胞肿瘤是部分性和完全性葡萄胎。葡萄胎妊娠的发生率在全球差异很大，在西方发达国家发生率约为每 1500 次妊娠中有 1 次葡萄胎，而东南亚国家发生率明显升高。饮食中胡萝卜素和动物脂肪缺乏导致葡萄胎发生率增加。

## 危险因素

滋养细胞肿瘤是滋养细胞的增生或持续存在所致，病灶多数位于子宫内，也可因继发于异位妊娠而出现在输卵管内。危险因素包括饮食营养摄入不足、环境因素以及受孕年龄（小于 16 岁或超过 50 岁受孕，疾病发生概率明显升高）。年长女性妊娠发生葡萄胎概率为 1/3，这与老化的卵子导致异常受精的风险增高有关。多数滋养细胞肿瘤是和完全性葡萄胎相关的，染色体均来自于父系导致的二倍体（故称为孤雄二倍体）。通常是由空卵与单精子受精后父系 NDA 自身复制所致。镜下特征：滋养细胞增生同时有绒毛水肿；如果假孕持续超过 12 周，间质内液体逐渐累积导致"水肿性改变"；在完全性葡萄胎中无胎儿发育。

部分性葡萄胎是由卵子和双精子受精导致的三倍体，其中 2/3 遗传物质来源于父系。镜下结构见水肿性改变不明显，有胎儿发育。多于早孕晚期或中孕早期发生流产。实验室检查可发现异常增高的 HCG 和 AFP。约 5% 部分性葡萄胎会变成持续性滋养细胞疾病。完全性和部分性葡萄胎可以是非侵蚀性或侵蚀性生长。完全性葡萄胎发生子宫肌层浸润的概率少于 1/6，部分性葡萄胎的发生概率会更低。

## 侵蚀性滋养细胞疾病的介绍

在发达国家葡萄胎的临床表现和传统教科书上相

比差异很大。发达国家女性在家中即可进行早期妊娠检测，在很早期就能应用多普勒超声了解胎儿和宫腔情况，进而评价宫内是否为活胎。因此，在这些国家大多数女性在很早期就可检测到葡萄胎，临床表现仅仅是早孕症状，如恶心、停经、乳房压痛。

早期清除完全性和部分性葡萄胎，多数女性病情自然缓解，连续监测 HCG 水平下降，这些患者不需要化疗。持续性 HCG 水平不下降或 HCG 水平升高表示滋养细胞疾病持续或生长活跃，需要进一步治疗。15%～25% 的女性在葡萄胎后会出现持续性滋养细胞疾病。

缺少产前保健的女性，葡萄胎的主要症状可能表现为严重危害生命的先兆子痫或子痫；甲状腺功能亢进征象。清除子宫内大量葡萄胎可能导致严重威胁生命的合并症，如子宫穿孔、大量出血、心力衰竭、成人呼吸窘迫综合征（ARDS）。

患者如果存在 HCG 升高、远处转移、病灶持续，可以根据多种评价方式来进行预后评分，对于高危患者需要联合化疗。一般而言，非肺部的远处转移、很高水平的 HCG、前次妊娠是正常足月妊娠的均是高危因素，有上述高危因素的患者需要联合化疗。

第一部分
肿瘤学

---

### 治疗　侵蚀性滋养细胞疾病

手术在某些情况下仍有重要价值，如子宫内孤立病灶持续存在（特别是已完成生育的患者）或为了控制病灶出血；但是对于葡萄胎妊娠清除后 HCG 持续未正常或 HCG 升高的患者首选治疗方案仍为化疗。对于有保留生育功能要求或存在远处转移的患者来说，化疗也是治疗的首选方案。有效的化疗可使 HCG 降为正常，故 HCG 水平是评价化疗疗效的重要指标。甲氨蝶呤或更生霉素单药可治愈 90% 的低风险转移性滋养细胞肿瘤患者。高危患者（HCG 高水平，妊娠终止至化疗开始的间隔在 4 个月或以上，脑或肝转移，甲氨蝶呤治疗失败）应采用联合化疗方案，对于有远处转移的患者联合化疗方案也可达到完全缓解。常见的联合化疗方案有 EMA-CO，即依托泊苷、甲氨蝶呤、更生霉素和环磷酰胺、长春新碱交替用药。顺铂＋博莱霉素＋依托泊苷/长春新碱同样是常见的联合化疗方案。高危患者的完全缓解率可达 80%。已治愈的女性可再次妊娠，且没有证据显示会增加胎儿或母体的合并症发生风险。

---

# 第二十章　神经系统的原发和转移性肿瘤

## Primary and Metastatic Tumors of the Nervous System

Lisa M. DeAngelis，Patrick Y. Wen
（李文斌　李岩　闫冬梅
李珊　汪云超　译）

在美国每年大约有 52 000 人被诊断为原发脑肿瘤，其中至少有一半为恶性肿瘤且死亡率高。在脑原发肿瘤中神经胶质瘤约占 30%，其中 80% 为恶性肿瘤；另外脑膜瘤占 35%，前庭神经鞘瘤占 10%，中枢神经系统（CNS）淋巴瘤约占 2%。每年大约有 150 000 人被诊断为脑转移瘤，其发病率是原发性脑肿瘤的三倍多。患有其他系统性肿瘤的患者，大约 3%～5% 会转移至软脑膜和脊髓硬膜外腔，这也是导致神经系统功能障碍的一个主要原因。

## 对神经系统的原发和转移性肿瘤患者的处理方法

### 临床特征

所有脑部肿瘤的临床症状可大致分为两类：一般症状和特异性症状。患者常同时具备上述两类症状（表 20-1）。一般或非特异性症状包括：头疼、伴或不伴恶心或呕吐、认知困难、人格改变、步态失调。当脑肿瘤及周边水肿体积增大时，常导致颅内压增高或脑脊液（CSF）循环直接压力增高，从而引起脑积水，这时便会产生一般的非特异性症状。脑肿瘤引发的典型头疼常在早晨最为明显，并在当天逐渐改善，然而这种典型头疼特征只发生在少数患者中。大多数患者头疼常表现为全头疼痛，也可为患侧头疼，偶尔也表现为伴随有视觉盲点的单侧搏动性头疼。人格改变可表现为淡漠、与社会环境的分离和抑郁。特异性症状或单侧体征包括：轻偏瘫、失语、视野缺损。出现单侧体征常说明疾病处于亚急性期并进行性加重。当患者出现单侧视野缺损时常被忽略，直到因视野缺损导致人身伤害（如交通事故）时才被发现。语言障碍有可能被错误地认为是言语混乱。癫痫是脑肿瘤的常见症状，约有

## 表 20-1 脑瘤患者的症状和体征

| | 高级别胶质瘤（%） | 低级别胶质瘤（%） | 脑膜瘤（%） | 脑转移瘤（%） |
|---|---|---|---|---|
| **广义** | | | | |
| 认知功能受损 | 50 | 10 | 30 | 60 |
| 轻偏瘫 | 40 | 10 | 36 | 60 |
| 头疼 | 50 | 40 | 37 | 50 |
| **侧索** | | | | |
| 癫痫 | 20 | 70+ | 17 | 18 |
| 失语 | 20 | <5 | | 18 |
| 视野缺损 | — | — | — | 7 |

25%的脑转移瘤或恶性神经胶质瘤患者出现该症状，在出现癫痫症状的恶性神经胶质瘤中约90%为低级别胶质瘤。所有由脑肿瘤引发的癫痫，无论是否有明显的临床表现，均被认为是特异性症状。

### 神经影像

对可疑脑肿瘤患者，首选头颅核磁共振（MRI）检查同时还需给予钆造影剂行对比增强扫描。无法行MRI检查的患者（如：心脏起搏器植入者），行X射线计算机断层扫描（CT）检查。对于原发性或转移性脑恶性肿瘤，行钆造影对比增强扫描有时可见被周边脑白质水肿带包绕的肿瘤中央坏死区。低级别胶质瘤用钆造影剂增强扫描时常无明显强化，进一步行MRI液体衰减反转恢复脉冲序列（FLAIR）扫描有助于鉴别。脑膜瘤在MRI上有特征性表现，它在硬脑膜基础上形成了硬膜尾征，可以产生压迫症状，但不侵犯脑实质。硬脑膜转移瘤或硬脑膜淋巴瘤也有相似影像学表现。许多原发和转移性肿瘤在影像学上存在特征性表现，当肿瘤处于特殊部位无法行手术干预时，常可借助影像学检查建立诊断（如脑干胶质瘤）。术前功能性核磁共振检查可明确感觉、运动或语言皮层区，利于手术方案的制订。正电子发射计算机断层显像（PET）能帮助测定在MRI中占位病变的代谢活性。核磁灌注和波谱成像能对了解组织结构或血流是否通畅有帮助。这些技术有助于区分恶性肿瘤经过放射治疗和化学治疗后出现的坏死和进展，也有助于鉴别类似低级别胶质瘤样表现的高级别胶质瘤。

对于诊断脑肿瘤，神经成像是唯一必须要做的检查。虽然一些肿瘤标志物升高提示有可能出现脑转移［如睾丸癌患者β-绒毛膜促性腺激素（β-hCG）升高］，但实验室检查对于诊断提供的帮助并不大。其他一些检查，例如：脑血管造影、脑电图（EEG）或者腰椎穿刺，也是如此。

## 治疗　脑肿瘤

颅内恶性肿瘤的治疗包括对症治疗和对肿瘤本身的治疗。针对肿瘤的治疗基于肿瘤特定类型，治疗方法包括外科手术、放射治疗和化学治疗。而对症治疗，适用于所有类型脑肿瘤。多数高级别脑恶性肿瘤常伴有导致神经系统功能障碍和颅内压增高的脑实质周围水肿。糖皮质激素对减少病灶周围水肿和改善神经系统功能有很好的效果，常在用药数小时内即可起效。常选用地塞米松，因为其盐皮质激素活性较低。初始剂量通常为12~16mg/d，可分次口服或静脉输入，两种给药方式效果相当。虽然糖皮质激素能迅速改善症状和体征，但长期使用有可能引起很多的副作用，包括：失眠、体重增加、糖尿病、类固醇肌病和性格改变。因此，在针对肿瘤的治疗中病情改善时，糖皮质激素要逐步减量。

有癫痫发作的脑肿瘤患者，需用抗癫痫药物治疗。如果患者没有发作癫痫，无需给予抗癫痫药物预防癫痫发作。应避免选择有肝微粒体酶诱导作用的抗癫痫药，如：左乙拉西坦、托吡酯、拉莫三嗪、丙戊酸和拉科酰胺。其他药物如苯妥因和卡马西平，使用较少，因为他们有较强的肝微粒体酶诱导作用，能干扰糖皮质激素和化疗药物的代谢，从而影响其他系统恶性肿瘤或原发脑肿瘤的治疗。在高级别脑胶质瘤及脑转移瘤中，20%~30%的患者有可能发生血栓栓塞性疾病。因此对住院期间卧床为主的患者应给与预防性抗凝药物治疗。存在深静脉血栓或肺栓塞患者给与治疗剂量的抗凝剂是安全的，且不会增加肿瘤出血的风险。对抗凝治疗有绝对禁忌证的患者（如近期行开颅手术），可以给予下腔静脉滤器植入。

## 原发性脑肿瘤

### 发病机制

大部分原发性脑肿瘤的发病原因目前尚不明确，暴露在电离辐射下（脑膜瘤、神经胶质瘤、神经鞘瘤）和免疫抑制（原发中枢神经淋巴瘤）是明确的危险因素。目前还未证实暴露于磁场下（如使用移动电话）、头部损伤、食用含有氮-亚硝基化合物的食物，以及职业风险因素是否会导致脑肿瘤的发生。一小部分患者有脑肿瘤家族史，其中一些家庭中患有遗传综合征（表 20-2）。

**表 20-2** 遗传综合征与原发性脑瘤

| 综合征 | 遗传 | 基因/蛋白 | 相关的肿瘤 |
|---|---|---|---|
| 多发性错构瘤综合征 | 常染色体显性 | PTEN 突变（ch10p23） | 发育不良性小脑神经节细胞瘤（多发性错构瘤综合征）、脑膜瘤、星形细胞瘤、乳腺癌、子宫内膜癌，甲状腺癌、毛根鞘瘤 |
| 家族性神经鞘瘤 | 散发遗传 | INI1/SNF5 突变（ch22q11） | 神经鞘瘤、神经胶质瘤 |
| 遗传性肠息肉综合征 | 常染色体显性 | APC 突变（ch5q21） | 髓母细胞瘤、胶质母细胞瘤、颅咽管瘤、家族性息肉病、多发性骨瘤、皮肤软组织肿瘤 |
| 戈林综合征（基底细胞母斑综合征） | 常染色体显性 | Patched1 基因突变（ch9q22.3） | 髓母细胞瘤、基底细胞癌 |
| 李-弗美尼综合征 | 常染色体显性 | P53 突变（ch17p13.1） | 神经胶质瘤、髓母细胞瘤、肉瘤、乳腺癌、白血病、其他 |
| 多发性内分泌腺瘤 1（维尔纳综合征） | 常染色体显性 | Menin 突变（ch11q13） | 垂体瘤、恶性神经鞘瘤、甲状旁腺和胰岛细胞瘤 |
| 多发性神经纤维瘤 1（NF1） | 常染色体显性 | NF1/神经纤维瘤蛋白突变（ch17q12～22） | 神经鞘瘤、星形细胞瘤、视神经鞘瘤、脑膜瘤、神经纤维瘤、神经纤维肉瘤、其他 |
| 多发性神经纤维瘤 2（NF2） | 常染色体显性 | NF2/merlin 突变（ch22q12） | 双侧前庭神经鞘瘤、星形细胞瘤、多发性脑膜瘤、室管膜瘤 |
| 结节性硬化症（TSC）（布尔纳维尔病） | 常染色体显性 | TSC1/TSC2 突变（ch9q34/16） | 室管膜下巨细胞星形细胞瘤、室管膜瘤、神经胶质瘤、神经节细胞瘤、错构瘤 |
| Turcot 综合征 | 常染色体显性、常染色体隐性 | APCª 突变（ch5）hMLH1（ch3q21） | 神经胶质瘤、髓母细胞瘤、家族性结肠息肉、恶性腺瘤 |
| Von Hipple-Lindau（VHL） | 常染色体显性 | VHL 基因突变（ch3p25） | 成血管细胞瘤、视网膜血管瘤、肾细胞癌、嗜铬细胞瘤、胰腺肿瘤及囊肿、中耳内淋巴囊肿 |

ª 各种 DNA 错配修复基因突变可以导致类似的临床表现，也被称为 Turcot 综合征。该综合征易患非息肉性大肠癌和脑肿瘤

缩写：AD，常染色显性；APC：结肠腺瘤性息肉病；ch：染色体；PTEN：人第 10 号染色体缺失的磷酸酶及张力蛋白同源的基因；TSC：结节性硬化症

与其他恶性肿瘤一样，脑肿瘤是一系列连续的基因突变的结果。包括肿瘤抑癌基因的缺失（如：*p53* 和位于人第 10 号染色体的磷酸酯酶与张力蛋白同源物 *PTEN*）、原癌基因的扩增和过表达，如表皮生长因子受体（*EGFR*）和血小板衍生生长因子受体（*PDGFR*）。这些基因突变的累积最终导致细胞无限生长及肿瘤形成。

几种脑肿瘤发病的分子机制已经取得了重要的进展，包括胶质母细胞瘤和髓母细胞瘤。形态上难以区分的胶质母细胞瘤，可根据分子表达谱分为四个亚型：①经典型，表现为 EGFR 信号通路过度激活；②前神经型，表现为 PDGFRA 过度表达，异柠檬酸脱氢酶（*IDH*）1 和 2 突变以及神经相关标志物的表达；③间充质型，定义为存在间质细胞标志物的表达和 *NF1* 的缺失；④神经型，以 EGFR 信号通路的过度激活和神经相关标志物的表达为特征。上述亚型在临床中的应用目前正在研究中。髓母细胞瘤是另外一种研究较为深入的脑原发性肿瘤，也被分为四个分子亚型：①Wnt 亚型：编码 β-catenin 蛋白的基因发生变异，该亚型预后最好。②SHH 亚型：存在 *PTCH1*、*SMO*、*GLI2* 或 *SUFU* 基因突变，该亚型预后尚可。③第三种亚型存在 *MYC* 高表达，该亚型预后最差。④第四种亚型以 17 号等臂染色体（17q）为主要表现。目前针对某些髓母细胞瘤亚型尤其 SHH 亚型的靶向治疗正在研究中。

# 内在的恶性肿瘤脑实质内 "恶性" 肿瘤

## 星形细胞瘤

星形细胞瘤推断是来源于胶质细胞的浸润性肿瘤。世界卫生组织（WHO）根据病理特征将其分为四种预后等级：Ⅰ级（毛细胞型星形细胞瘤，室管膜下巨细胞星形细胞瘤）；Ⅱ级（弥漫型星形细胞瘤）；Ⅲ级（间变性星形细胞瘤）；Ⅳ级（胶质母细胞瘤）。Ⅰ级和Ⅱ级为低级别星形细胞瘤，Ⅲ级和Ⅳ级为高级别星形细胞瘤。

**低级别星形细胞瘤** 该肿瘤多发生于儿童和年轻人。

**Ⅰ级星形细胞瘤** 毛细胞型星形细胞瘤（WHOⅠ级）是儿童最常见脑肿瘤。小脑为典型发病部位，

也可见于神经轴的任何部位，包括视神经和脑干。常表现为伴有增强附壁结节的囊性病变。肿瘤界限清楚，如能完全切除，该病可治愈。巨细胞室管膜下星形细胞瘤，常发生于有结节性硬化症患者的脑室壁，该病常无需干预，但也可行手术切除，或给予西罗莫司（雷帕霉素）靶蛋白抑制剂治疗（mTOR）。

**Ⅱ级星形细胞瘤** 该肿瘤好发于年轻人，常伴有癫痫发作。在 MRI 检查中为非强化灶，但 T2/FLAIR 信号增强（图 20-1）。尽管该肿瘤呈浸润性生长难以完全切除，但若一般情况允许仍应行最大程度的手术切除。放射治疗（RT）对患者有益，但无论在手术后给予放射治疗或推迟至疾病进展后给予，二者在总生存时间上无明显差别。越来越多证据显示，化疗药物如替莫唑胺，一种口服烷化剂，对一些患者有益。大多数患者会逐渐转变为恶性星形细胞瘤，中位生存期大约为 5 年。

**高级别星形细胞瘤**

**Ⅲ级（间变性大细胞型）星形细胞瘤** 在高级别星形细胞瘤中占 15%～20%。大多发生在 40 和 50 岁肿瘤高发年龄。治疗上与胶质母细胞瘤相同，手术推荐最大程度安全切除肿瘤，术后给予放射治疗同步替莫唑胺辅助化疗，或术后仅给予放射治疗或替莫唑胺治疗。

**Ⅳ级星形细胞瘤（胶质母细胞瘤）** 在高级别星形细胞瘤中，胶质母细胞瘤占大多数，是最常见恶性原发脑肿瘤，美国每年新发病例超过 1 万例。胶质母细胞瘤常发生于 60 至 70 岁老人，常伴有头疼、癫痫发作或局灶性神经功能障碍。在 MRI 检查中表现为包绕中心坏死区的环形强化病灶，伴病灶周围水肿（图 20-2）。肿瘤呈高度浸润性生长，主瘤体周边呈 T2/FLAIR 信号增强区提示存在肿瘤细胞浸润。胶质母细胞瘤的治疗包括：最大程度肿瘤切除、切除后的全脑及局部放射治疗（6000cGy，分成 30 次，200cGy/次），同时给予替莫唑胺同步化疗，放疗结束后继续给予 6～12 个月的替莫唑胺辅助化疗。该治疗方案与单独放射治疗相比，中位生存期增加至 14.6 个月，而单独放射治疗仅为 12 个月；2 年生存率增加至 27%，单独放射治疗为 10%。存在 DNA 修复酶 $O^6$-甲基鸟嘌呤-DNA 甲基转移酶（MGMT）的患者对替莫唑胺耐药，预后较差。然而，存在 MGMT 启动子甲基化的患者，可导致 MGMT 基因沉默，蛋白合成降低，该类患者的预后较好。手术后瘤床植入含有卡莫司汀的生物可降解聚合物，也会改善患者的预后。

尽管给予最佳治疗，胶质母细胞瘤仍会复发，复发后可再次手术切除、予卡莫司汀晶片，以及交替化疗方案。再次放射治疗很少使患者受益。贝伐单抗，一种人源化血管内皮生长因子（VEGF）单克隆抗体，对复发胶质母细胞瘤有一定疗效，可增加无进展生存期，减轻瘤旁水肿和减少糖皮质激素的使用（图 20-3）。对复发胶质母细胞瘤的治疗，要结合患者的情况给予个性化治疗，综合考虑患者既往治疗方案、复发时间、患者的一般情况和生活质量。如果可以，复发的患者要尽可能地参加临床试验。目前针对胶质母细

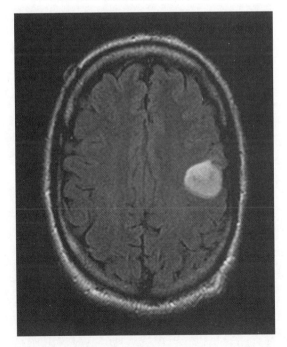

**图 20-1　MRI 的液体衰减反转恢复脉冲序列（FLAIR）可见左额叶低级别星形细胞瘤。这种病灶无增强。**

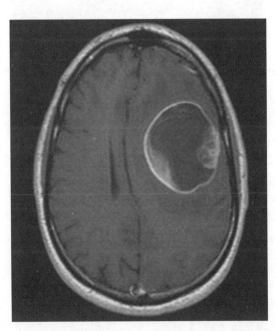

**图 20-2　左额叶大的囊性胶质母细胞瘤在钆剂注射后 MRI T1 加权像成像图**

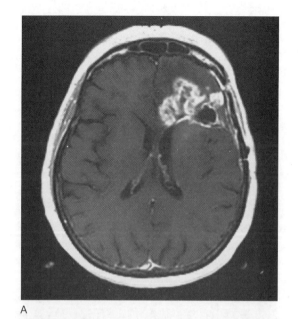

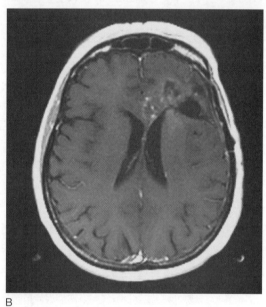

**图 20-3** 复发胶质母细胞瘤 T1 增强相的磁共振成像钆剂注射后在 MRI T1 加权像胶质母细胞瘤成像图。给予贝伐单抗药物前（**A**）、后（**B**）的成像。请注意强化和占位效应降低

胞瘤的新型治疗方法正在评估中，包括直接作用于酪氨酸激酶受体和信号转导通路的分子靶向药物；抗血管生成药物，特别是作用于血管内皮生长因子受体的药物；更易透过血脑屏障的化疗药物；基因治疗；免疫治疗；通过增强对流输注向肿瘤组织或脑周围组织内注入放射性标记药物和针对肿瘤的细胞毒性药物。

在高级别星形细胞瘤患者中，最重要的不良预后因素包括：老年、胶质母细胞瘤的组织学特征、较低的行为状态评分（KPS 评分）和肿瘤无法切除。肿瘤组织中无 MGMT 启动子甲基化的患者存在肿瘤细胞修复酶，导致替莫唑胺耐药且预后较差。

**大脑胶质瘤病** 一种临床少见的中枢神经系统肿瘤性疾病，可表现为高度浸润性生长、病理组织学等级易变的非强化肿瘤，涉及 2 个及以上脑叶。这种肿瘤最初生长缓慢，但最终会生长迅速，预后很差。治疗包括放射治疗和替莫唑胺化疗。

## 少突神经胶质瘤

少突神经胶质瘤在脑胶质瘤中占 15％～20％。WHO 将其定为高分化少突神经胶质瘤（Ⅱ级）或间变性少突神经胶质瘤（AO）（Ⅲ级）。少突神经胶质瘤有独特的病理学特征：细胞核均一、圆形、胞浆肿胀透明，呈"煎蛋"样改变、血管网状生长。一些肿瘤包含有少突神经胶质瘤和星形细胞瘤，这些混合瘤，或称为少突星形细胞瘤（OA），分为高分化 OA（Ⅱ级）或间变性少突星形细胞瘤（AOA）（Ⅲ级）。

在治疗效果及疾病预后方面，Ⅱ级少突神经胶质瘤和 OA 通常都比单纯的星形细胞瘤要好。在年轻人身上，这些肿瘤的表现与Ⅱ级星形细胞瘤类似。该肿瘤无增强且常存在部分钙化。这类肿瘤应该给予手术治疗，必要时可以给予放疗和化疗。患者的中位生存期超过 10 年。

在第 4 年和第 5 年，AOA 则表现为易变的恶性程度更高的肿瘤。这些肿瘤对治疗的反应比Ⅲ级星形细胞瘤更敏感。61％～89％的 AO 患者和 14％～20％的 AOA 患者会发生 1 号染色体短臂和 19 号染色体长臂（1p/19q）的联合性缺失，该联合缺失由 19p 与 1q 的不平衡异位导致。存在 1p/19q 联合性缺失的肿瘤对甲基苄肼、洛莫司汀、长春新碱（PCV）或替莫唑胺化疗敏感，对放射治疗亦敏感。AO 患者和 AOA 患者的中位生存期是 3～6 年，但是具有联合染色体缺失的肿瘤患者，如果给予放射治疗和化疗，他们的中位生存期可长达 10～14 年。

## 室管膜瘤

室管膜瘤是来源于脑室表面的室管膜细胞的肿瘤。室管膜瘤约占儿童肿瘤的 5％，好发部位是颅后窝第四脑室壁。虽然成年人也可以患颅内室管膜瘤，但它们常常发生在脊柱，尤其好发于有黏液性乳头状组织的脊髓终丝。如果能够完全切除室管膜瘤，那么这个疾病是有可能治愈的。部分切除的室管膜瘤会复发并需要放射治疗。不太常见的间变性室管膜瘤更具侵略性需经手术切除和放射治疗，而化疗效果有限。室管膜下瘤是起源于脑室壁，生长缓慢的良性病变，通常不需要治疗。

## 其他少见脑胶质瘤

神经节细胞胶质瘤和多形性黄色瘤型星形细胞瘤好发于年轻成年人。这些肿瘤生物学行为类似生长缓慢的Ⅱ级脑胶质瘤并可采用相同方式进行治疗。脑干胶质瘤通常好发于儿童和年轻成人，尽管给予放疗和化疗，但预后很差，中位生存期只有1年。神经胶质肉瘤是一种既包含星形胶质细胞又包含肉瘤的肿瘤，治疗方法同胶质母细胞瘤。

## 原发性中枢神经系统淋巴瘤

原发性中枢神经系统淋巴瘤（PCNSL）一种罕见的非霍奇金淋巴瘤，占原发性脑肿瘤的不到3%。目前病因尚不清楚，其发病率正在增加，特别是免疫功能正常的人群。

在免疫功能正常的患者体内，原发性中枢神经系统淋巴瘤由弥漫大B细胞淋巴瘤组成。原发性中枢神经系统淋巴瘤也可发生于免疫功能减低的患者，通常是那些感染了人类免疫缺陷病毒（HIV）的患者或接受免疫抑制治疗的器官移植患者。在免疫功能减低患者的原发性中枢神经系统淋巴瘤中，表现为典型的免疫母细胞性大细胞的病理特点并且更具有侵袭性。这些患者的免疫功能通常都严重低下，$CD_4$计数不到50/ml。通常，Epstein-Barr病毒（EBV）在与HIV相关的原发性中枢神经系统淋巴瘤的发病中起重要作用。

在原发性中枢神经系统淋巴瘤患者中，免疫功能正常患者发病年龄（平均60岁）大于患有HIV相关性原发性中枢神经系统淋巴瘤的患者（平均31岁）。原发性中枢神经系统淋巴瘤常表现为肿块，伴随神经精神症状、颅内压增高症状、单侧体征或者癫痫发作。

MRI增强扫描显示，原发性中枢神经系统淋巴瘤通常表现为强化明显的肿瘤（图20-4）。免疫功能正常的患者往往比免疫抑制患者有更多的单发病灶，经常累及基底核、胼胝体或脑室周围。虽然原发性中枢神经系统淋巴瘤的影像学特征往往是典型的，但有时也很难同高级别神经胶质瘤、感染、脱髓鞘病变相区分。为获得组织学诊断，立体定向活检是必要的。只要有可能，应在取得活检组织后再给予糖皮质激素，因为糖皮质激素可溶解淋巴瘤细胞从而形成非诊断性组织。此外，患者应进行HIV检测并通过PET/CT或CT、脊柱MRI、脑脊液分析和眼裂隙灯检查进行疾病程度评估。有时也可进行骨髓活检和睾丸超声检查。

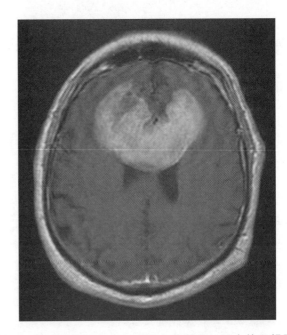

**图20-4** 钆剂注射后在MRI T1加权像可见一巨大的双额原发性中枢神经系统淋巴瘤（PCNSL）。脑室周围的位置和弥漫性增强模式是该淋巴瘤的特征。

### 治疗　原发性中枢神经系统淋巴瘤

原发性中枢神经系统淋巴瘤对糖皮质激素、化疗和放疗比其他原发性脑肿瘤更加敏感。这些治疗方法长期有效并可明显延长患者生存期。大剂量甲氨蝶呤，一种阻断DNA合成的叶酸拮抗剂，其治疗原发性中枢神经系统淋巴瘤的有效率在35%和80%之间，且患者中位生存期能够达到50个月。甲氨蝶呤与其他化疗药如阿糖胞苷联合应用能使有效率达到70%～100%。全脑放疗联合以甲氨蝶呤为基础的化疗可以延长患者的无进展生存期但总生存无差异。此外，放疗可引起迟发型神经毒性反应，尤其是当患者年龄超过60岁时。因此，全剂量放射治疗常被省略，但可使用减量全脑放疗。抗CD20单克隆抗体利妥昔单抗在原发性中枢神经系统淋巴瘤中具有活性，因此经常与化疗药物联合应用来治疗原发性中枢神经系统淋巴瘤。对有些患者来说，大剂量化疗并使用自体干细胞解救可以更好地预防肿瘤复发。在原发性中枢神经系统淋巴瘤中，至少50%的肿瘤患者最终会复发。对既往没有接受过放射治疗的复发肿瘤患者可给予放射治疗，再次应用甲氨蝶呤及其他药物（如替莫唑胺、利妥昔单抗、丙卡巴肼、拓扑替康和培美曲塞）。大剂量化疗联合自体干细胞解救对部分复发患者有效果。

### 免疫功能减退的原发性中枢神经系统淋巴瘤患者

免疫功能低下的原发性中枢神经系统淋巴瘤患者体内会产生多发环形强化病变，这些病变很难与转移、感染（如弓形虫病）做区分。明确疾病诊断通常需进行脑脊液细胞学检查，EB病毒DNA检测，弓形虫病血清学检测，脑PET高代谢可区分肿瘤与感染，必要时可行脑组织活检。由于高活性抗反（逆）转录病毒药物的问世，艾滋病毒相关性原发性中枢神经系统淋巴瘤的发病率已经有所下降。这些患者可以接受与全脑放疗、大剂量甲氨蝶呤药物化疗和高效抗逆转录病毒治疗。对于器官移植患者，减少免疫抑制剂的使用可以改善其预后。

### 髓母细胞瘤

髓母细胞瘤是儿童脑肿瘤中最常见的恶性肿瘤，约占所有儿童原发性中枢神经系统肿瘤的20%。它们起源于粒细胞祖细胞或脑室区的多能祖细胞。大约有5%的儿童患有基因突变的遗传性疾病，这种疾病可以使儿童易患髓母细胞瘤。在这些遗传疾病中最常见的是格林综合征，它是由于patched-1（*PTCH-1*）基因突变导致的，PTCH-1是Sonic Hedgehog（Shh）信号通路的重要组成部分。由腺瘤性息肉病基因（*APC*）突变和家族性腺瘤性息肉病导致的Turcot综合征，也与髓母细胞瘤的发病率升高有关。组织学上，髓母细胞瘤是由大量肿瘤细胞组成，染色质丰富深染、核圆、玫瑰花形结构（荷马-赖特花环状，Homer-Wright rosette）。患者表现为头痛，有共济失调和脑干受侵征象。MRI表现为位于颅后窝的明显强化病灶，有时可伴脑积水。肿瘤病灶在脑脊液的种植播散很常见，治疗方法包括最大范围的手术切除、脑脊髓照射以及化疗，化疗药物有顺铂、洛莫司汀、环磷酰胺和长春新碱等。约70%的患者可长期存活，但通常以明显的神经认知功能损害为代价。目前研究的主要目标是提高患者生存率的同时尽量减少长期并发症。

### 松果体区肿瘤

多种肿瘤可出现于松果体区域。典型表现为头痛、视觉症状和脑积水。患者可有帕里诺综合征（Parinaud syndrome），表现为双眼同向上视运动麻痹和调节障碍。有些松果体瘤（如松果体细胞瘤和良性畸胎瘤）可以简单地通过外科手术切除。生殖细胞瘤对放射治疗敏感，而松果体母细胞瘤和恶性生殖细胞肿瘤则需要进行脑脊髓放疗和化疗。

## 脑实质外"良性"的肿瘤

### 脑膜瘤

随着临床上各种症状的出现，越来越多的人需要进行神经影像学检查，因此脑膜瘤患者的诊出率越来越高。脑膜瘤是当今最常见的原发性脑肿瘤，大约占总数的35%左右。其发病率随年龄增长而增加。他们通常好发于女性以及患有2型神经纤维瘤的患者，更好发于既往有过头颅照射史的患者。

脑膜瘤起源于硬脑膜并且由脑膜上皮肿瘤细胞（蛛网膜帽细胞）组成。它们大多位于大脑凸面，尤其是矢状窦旁，但也可发生在颅底及沿背部脊髓生长。世界卫生组织将脑膜瘤按组织学分类分为3个级别，侵略性逐级递增：Ⅰ级（良性）、Ⅱ级（非典型性）和Ⅲ级（恶性）。

许多脑膜瘤是在对患者进行与之无关的神经影像学检查时偶然间发现的。它们的临床表现同样是头痛、癫痫发作或局灶性神经功能缺失。影像学检查中表现为部分钙化的，伴明显强化的起源于硬脑膜的髓外肿瘤（图20-5）。偶尔它们会带有一个硬膜尾，这个硬膜尾由增厚、增强的硬膜组成，就像是从团块中延伸出来的一条尾巴。脑膜瘤的主要鉴别诊断是硬脑膜转移瘤。

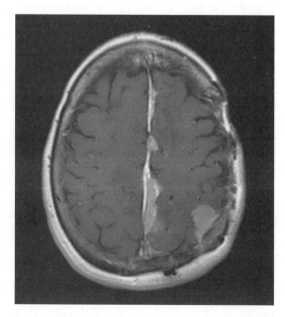

**图20-5** 钆剂注射后在MRI T1加权像见多个沿大脑镰和左顶叶的脑膜瘤

第一部分 肿瘤学

如果脑膜瘤较小且无症状，那么没必要进行干预，并且病灶可以通过序列磁共振成像进行检查来发现。对于较大的、有症状的病灶应切除。如果病灶能够实现完全切除，那么患者就能够被治愈。不能完全切除的肿瘤往往会复发，尽管Ⅰ级肿瘤的复发率很低。对于那些不能被切除或只能部分切除的肿瘤，可以通过外照射放疗或立体定向放射外科（SRS）治疗。这些治疗也同样有益于那些手术后肿瘤复发的患者。激素治疗和化疗疗效目前尚未被证实。

那些罕见的类似于脑膜瘤的肿瘤有血管外皮细胞瘤和孤立性纤维瘤。这些肿瘤都可以手术治疗和放疗，但有较高的局部复发或全身转移的倾向。

## 神经鞘瘤

神经鞘瘤一般是良性肿瘤，起源于施万细胞（Schwann cell）和脊神经根。最常见的神经鞘瘤，也被称为前庭神经鞘瘤或听神经瘤，起源于第Ⅷ对脑神经的前庭部分，约占原发性脑肿瘤的9%。2型神经纤维瘤病的患者通常双侧前庭神经鞘瘤发病率也高。起源于其他脑神经，如三叉神经（第Ⅴ对脑神经）的神经鞘瘤非常少见。1型神经纤维瘤病与脊神经根的神经鞘瘤发病率增加相关。

前庭神经鞘瘤常在神经影像学检查中偶然发现，或因出现进行性单侧听力下降、眩晕、耳鸣或不常见的脑干和小脑压迫症状而发现。在MRI检查中表现为强化明显的病灶、扩大的内耳道并常延伸到小脑脑桥角（图20-6）。鉴别诊断为脑膜瘤。非常小的、无症状的病灶可通过序列磁共振成像观察到。较大的病灶应进行手术或立体定向放射外科（SRS）治疗。最佳的治疗方法将取决于肿瘤的大小、临床症状和患者的意愿。对于那些前庭神经鞘瘤较小并且听力相对完整的患者，早期手术干预可以增加保留听力的机会。

## 垂体瘤

垂体瘤约占原发性脑肿瘤的9%。分为功能性和无功能性肿瘤。功能性肿瘤通常是分泌激素的小腺瘤（直径<1cm）并引起特定的内分泌综合征（例如，生长激素分泌型肿瘤引起的肢端肥大症，促肾上腺皮质激素分泌型肿瘤导致的库欣综合征，以及催乳素分泌型肿瘤导致的溢乳、闭经和不孕）。无功能性垂体瘤往往是大腺瘤（直径>1cm），因占位效应而产生症状，如头痛、视力障碍（如双颞侧偏盲）和垂体功能减退。催乳素瘤对多巴胺激动剂（如溴隐亭和卡麦角林）反

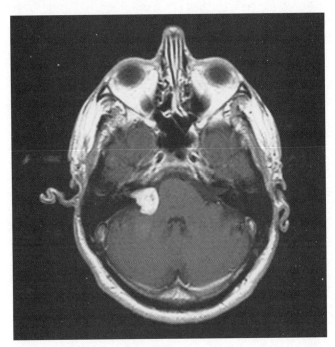

**图20-6　右前庭神经鞘瘤在MRI成像图（钆剂注射后）**磁共振增强相显示一个右前庭神经鞘瘤。可以看出，这些肿瘤已经累及内耳道。

应良好。其他垂体肿瘤通常需要手术治疗，有时需要放疗或放射外科手术治疗和激素治疗。

## 颅咽管瘤

颅咽管瘤是一种少见的良性肿瘤，起源于残存的拉特克氏囊（Rathke's Pounch）。颅咽管瘤常位于蝶鞍之上，呈实性或囊实性，伴部分钙化。该肿瘤存在两个发病高峰，分别为儿童和55～65岁。临床表现为头痛、视力障碍、儿童生长停滞和成人垂体功能减退。治疗方法包括手术，放射治疗，或二者联合治疗。

## 其他良性肿瘤

**胚胎发育不良性神经上皮肿瘤（DNT）**　胚胎发育不良性神经上皮肿瘤是良性的幕上肿瘤，通常发生在颞叶。他们通常发生于儿童和青壮年，具有较长的癫痫发作病史。手术切除可以治愈。

**表皮样囊肿**　表皮样囊肿是鳞状上皮包裹的、由角蛋白填充的囊肿。他们通常发生在桥小脑角和鞍内及鞍上区。症状可表现为头痛、脑神经异常、癫痫发作或脑积水。影像学检查表现脑外病变特点，类似于脑脊液但扩散受限。治疗方法为手术切除。

**皮样囊肿**　如同表皮样囊肿，皮样囊肿起源于在神经管闭合期保留下来的上皮细胞。它们包含表皮和真皮结构，如毛囊、汗腺和皮脂腺。与表皮样囊肿不

同，这些肿瘤通常有一个中线的位置。它们最经常发生在颅后窝，尤其是小脑蚓部，第四脑室及鞍上池。在影像学表现上，皮样囊肿类似于脂肪瘤，T1相呈高信号，T2相呈多样信号。有症状的皮样囊肿可通过手术治疗。

**胶质囊肿** 这些囊肿通常出现在前第三脑室，可能出现头痛，脑积水和罕见的突发死亡。手术切除可治愈，或第三脑室造瘘术可以缓解梗阻性脑积水同时给予充分的治疗。

# 神经皮肤综合征（PHAKOMATOSES）

许多遗传性疾病的特点是皮肤病变和脑肿瘤的风险增加。这些疾病中的大部分有常染色体显性遗传与可变外显率。

## 神经纤维瘤病 1 型（NF1）（多发性神经纤维瘤病）

NF1 是一种常染色体显性遗传疾病，发生率为 1/2600～3000，约一半以上病例是家族聚集性的，其余的都是由父母发生了新的突变引起的。*NF1* 基因位于染色体 17q11.2，编码神经纤维瘤蛋白，是三磷酸鸟苷酶（GTPase）-活化蛋白（GAP）调节 ras 通路的信号转导。*NF1* 突变可引起一系列的神经系统肿瘤，包括神经纤维瘤、丛状神经纤维瘤、视神经胶质瘤、星形细胞瘤和脑膜瘤。除了神经纤维瘤，表现为多发的软橡皮肿样皮肤肿瘤，NF1 的皮肤表现还有牛奶咖啡斑和腋窝雀斑样色素沉着。NF1 还常伴有称为 Lisch 结节的虹膜错构瘤，伴嗜铬细胞瘤、胫骨假关节、脊柱侧凸、癫痫和（或）智力发育迟滞。

## 神经纤维瘤病 2 型（NF2）

NF2 较 NF1 少见，发生率为 11/25 000～40 000，它是一种常染色体全外显性遗传疾病。如同 NF1，近一半的 NF2 病例来源于新的基因突变。NF2 基因定位于 22 号染色体长臂（22q），编码一种细胞骨架蛋白-梅林蛋白（Moesin，埃兹蛋白，根蛋白样蛋白），具有肿瘤抑制作用。90% 以上的 NF2 患者罹患双侧的前庭神经鞘瘤、多发脑膜瘤、脊髓室管膜瘤和星形细胞瘤。双侧前庭神经鞘瘤的治疗目的是尽可能长时间地保留听力，因此具有一定的挑战性。这些患者也可能有弥漫性施万细胞瘤，可能影响脑、脊髓或周围神经，伴后囊下晶状浑浊和视网膜错构瘤。

## 结节性硬化症（布尔尼维利病）

这是一种常染色体显性遗传疾病，发病率约为 11/5000～10 000。它是由 *TSC1* 或 *TSC2* 基因突变造成的。*TSC1* 位于染色体 9q34，编码错构瘤蛋白，*TSC2* 基因位于染色体 16p13.3，编码马铃薯球蛋白。错构瘤蛋白和马铃薯球蛋白组成一种复合体，可抑制 mTOR 细胞信号转导和负性调节细胞周期。结节性硬化症患者可能有癫痫发作、智力减退、皮脂腺瘤（面部血管纤维瘤），鲨革斑，色素脱失斑，甲周纤维瘤、肾血管平滑肌脂肪瘤和心脏横纹肌瘤。这些患者室管膜下结节、皮质结节以及室管膜下巨细胞星形细胞瘤（SEGA）的发生率增加。患者需要服用抗癫痫药物来控制癫痫发作。SEGA 不需要一直进行治疗干预，但最有效的治疗是服用 mTOR 抑制剂西罗莫司或依维莫司，以减少癫痫发作、减少 SEGA 肿瘤的大小。

# 脑转移瘤

起源于血行播散的脑转移瘤常与肺原发或肺转移瘤相关。大多数脑转移瘤位于灰质白质交界处，因这一区域分布有终末微动脉，血管内的肿瘤细胞容易停留在此处。脑转移灶的分布大致与颅内血流量的分布相同，幕上转移占 85%，15% 发生在颅后窝。脑转移瘤最常来源为肺和乳腺恶性肿瘤；黑色素瘤是最容易发生脑转移的肿瘤，尸检中发现脑转移的比例高达 80%（表 20-3）。其他肿瘤（如卵巢癌和食管癌）很少转移至大脑。前列腺癌和乳腺癌也易转移至硬脑膜，形成类似于脑膜瘤的转移灶。软脑膜转移常源于血液系统恶性肿瘤、乳腺癌和肺癌。前列腺癌和乳腺癌患者有可能会因转移而出现脊髓压迫症，并且发生中轴骨转移的概率很高。

| 表 20-3 | 常见原发肿瘤发生神经系统转移的比例 | | |
| --- | --- | --- | --- |
| | 脑转移 % | 柔脑膜转移 % | 硬脑膜脊髓压迫 % |
| 肺 | 41 | 17 | 15 |
| 乳腺 | 19 | 57 | 22 |
| 黑色素瘤 | 10 | 12 | 4 |
| 前列腺 | 1 | 1 | 10 |
| 消化道 | 7 | — | 5 |
| 肾 | 3 | 2 | 7 |
| 淋巴瘤 | <1 | 10 | 10 |
| 肉瘤 | 7 | 1 | 9 |
| 其他 | 11 | — | 18 |

缩写：ESCC，硬膜外脊髓压迫；GIT，胃肠道；LM，柔脑膜转移

## 脑转移瘤的诊断

脑转移瘤最好的检查手段是磁共振成像，核磁上可见到边界清楚的病灶（图 20-7）。瘤周水肿的情况也差异很大，有时候病灶范围很大，但瘤周水肿范围很小，但有时病灶很小但瘤周水肿的范围很大。注射造影剂后可见到环形强化或弥漫性强化。颅内转移瘤有时会发生出血，尽管黑色素瘤、甲状腺癌和肾癌是最

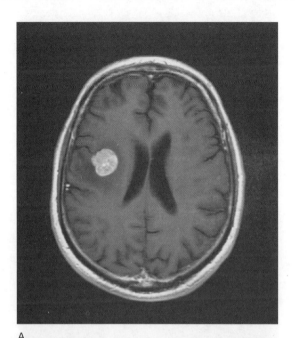

A

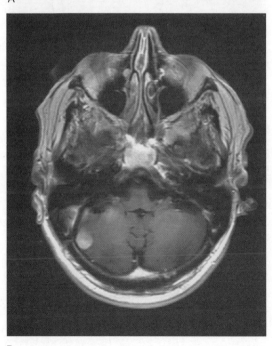

B

**图 20-7** 钆剂注射后在 MRI T1 加权像见来自非小细胞肺癌的多发脑转移瘤病变累及右侧额叶（**A**）和右侧小脑半球（**B**），病变为弥漫性增强，未见中心坏死

容易发生出血的肿瘤，但脑转移灶出血最常见的原发肿瘤是肺癌，因为它占脑转移瘤的大多数。脑转移瘤的影像表现是非特异性的，其他病变也可以有类似的表现，比如感染（脑脓肿）、脱髓鞘病变、结节病、既往治疗过的患者发生的放射性坏死，或是肿瘤患者出现的第二肿瘤——脑原发肿瘤。然而，对大多数脑转移患者来说，活检不是诊断所必需的，因为在特定的临床情况下，单独的影像学诊断通常就足够了，因为他们已经有一个已知的全身性癌症。然而，大概有 10% 的全身性癌症患者可能会出现脑转移，但原发灶不容易取得活检，那么对于脑转移灶就应该积极进行组织检查以明确诊断。

---

### 治疗　脑转移瘤

#### 确定性治疗

脑转移灶的数目和位置往往决定了治疗的选择。患者的整体情况和对系统性疾病目前及未来的控制情况也是主要的决定因素。约一半的脑转移瘤患者是单发病灶，另一半为多发病灶。

#### 放射治疗

脑转移瘤的标准治疗是全脑放射治疗（WBRT），通常总剂量为 3000cGy，分割成 10 次完成。80% 的患者在接受了糖皮质激素和放疗后可迅速缓解症状，但这种治疗手段不是治愈性的。中位生存期仅为 4～6 个月。近来，立体定向放射（SRS）通过各种技术手段，包括伽玛刀、直线加速器、质子束和射波刀，都可以提供高剂量的精准放疗，通常一次治疗就可完成。SRS 可有效控制可视病灶，在 80%～90% 的患者可提高局部控制率。此外，有一些患者通过 SRS 治愈了他们的脑转移瘤，而这在接受 WBRT 的患者中是非常罕见的。但是，SRS 只适用于 3cm 或更小直径的病灶，且患者转移灶的数目也只能在 3 个或 3 个以下。在 SRS 基础上联合全脑放疗可以提高疾病控制率，但并没有延长生存期。

#### 手术

随机对照试验表明，手术切除单个脑转移灶后再接受 WBRT 优于单独进行 WBRT。切除 2 个病灶或单个引起症状的肿块，特别是如果病灶压迫了脑室系统时，手术切除也是有益的。尤其对那些放疗不敏感的肿瘤（比如肾癌）等，手术是令患者获益的。手术切除能快速缓解症状和延长生存期。在

脑转移瘤完全切除术后接受 WBRT 可提高疾病控制率，但不延长生存期。

## 化学治疗

化学治疗（化疗）对脑转移瘤的治疗作用有限。来源于某些肿瘤类型的转移灶对化疗高度敏感，如生殖细胞瘤和小细胞肺癌，可对针对潜在恶性肿瘤选择的化疗方案产生应答。越来越多的数据表明脑转移病灶对化疗敏感，如病变携带有某种靶位点，小分子靶向治疗也是有效的。最显著的例子是对携带有 EGFR 突变的肺癌患者，用 EGFR 抑制剂治疗是有效的。抗血管生成剂贝伐珠单抗也在中枢神经系统转移瘤的治疗中被证明是有效的。

## 软脑膜转移

软脑膜转移也被称为癌性脑膜炎，脑膜癌病，或在某些特定肿瘤中，称为白血病或淋巴瘤性脑膜炎。在血液系统恶性肿瘤中，急性白血病是最常见的转移到蛛网膜下腔的肿瘤，在淋巴瘤中侵袭性弥漫性淋巴瘤也非常容易转移至蛛网膜下腔。实体肿瘤中，乳腺癌、肺癌和黑色素瘤也常以这种方式播散转移。肿瘤细胞沿着脊椎骨或颅骨的动脉循环或偶尔通过静脉系统逆行流动到达蛛网膜下腔形成转移灶。此外，软脑膜转移可由脑转移瘤直接发展而来，并且在 40% 切除小脑的患者中也发现有软脑膜转移。

### 临床特征

软脑膜转移临床上会出现沿神经轴的多个神经平面症状和体征，如腰与颈神经根病、脑神经病变、癫痫发作、思维混乱、脑积水或颅内压增高等。局灶性损害如偏瘫或失语很少由软脑膜转移直接引起，除非有直接的脑部浸润，这种情况下常有脑部病变存在。乳腺癌、肺癌，或黑色素瘤患者如果有新发的肢体疼痛应考虑到脑膜转移的可能性。

### 实验室及影像学诊断

软脑膜转移的诊断是比较困难的，因为目前难以在蛛网膜下腔中找到肿瘤细胞。当马尾或脊髓有明确的癌结节存在、脑神经或蛛网膜下腔有强化时，核磁诊断是明确的（图 20-8）。约 75% 的患者依据影像学可以明确诊断，实体瘤转移患者阳性率更高。如果脑脊液中能找

第一部分

肿瘤学

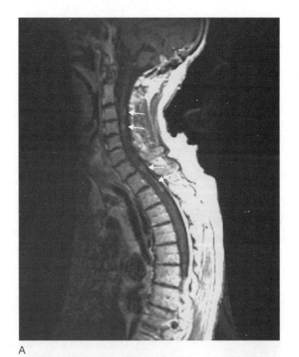

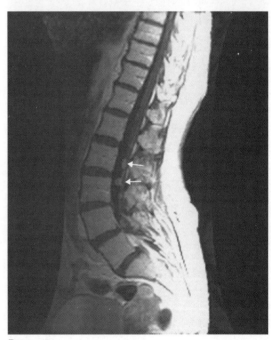

**图 20-8** 乳腺癌广泛柔脑膜转移 T1 增强核磁扫描乳腺癌广泛柔脑膜转移在 MRI 成像图（钆剂注射后）沿脊髓背侧（**A**）和马尾（**B**）分布的多发结节

到肿瘤细胞则诊断是明确的，目前被认为是诊断的金标准。然而，只有 50% 的患者在第一次行腰椎穿刺脑脊液细胞学检查时结果是阳性的，在送检 3 次脑脊液标本后仍有 10% 的漏诊率。脑脊液细胞学检查对血液系统恶性肿瘤更有效。脑脊液异常包括蛋白质浓度和白细胞计数升高。不到 25% 的患者会出现脑脊液葡萄糖下降，这是有意义的。有条件的情况下，利用流式细胞术等手段确

定脑脊液中肿瘤标志物或克隆样增生的分子是可以的。肿瘤标志物对实体瘤通常是特异的，染色体或分子标志物对血液系统恶性肿瘤患者意义更大。新技术，如细胞捕获，可提高脑脊液中肿瘤细胞的识别率。

## 治疗　软脑膜转移

软脑膜转移目前不能治愈，只能姑息性治疗。对已经引起症状的部位进行放射治疗，例如侵及颅骨的脑神经病变，可缓解疼痛，一定程度上可改善功能。全神经轴的放疗毒性广泛，如骨髓抑制、胃肠道放射性损伤，疗效也有限。能通过血脑屏障的全身化疗药物应该是有效的，另外，鞘内化疗会有帮助，特别是对血液系统恶性肿瘤。可以选择通过脑室置管（Ommaya 储液囊）而不是腰椎穿刺进行鞘内化疗。有几种药物可以到达蛛网膜下腔，但抗瘤谱较窄，这种疗法的疗效也差强人意。此外，脑脊液循环通路障碍会影响药物在蛛网膜下腔的弥散。手术治疗对软脑膜转移的作用非常有限，脑室腹腔分流术能缓解颅内压增高，但是也会影响化疗药物在脑脊液中的分布。

# 硬膜外转移

3%～5%的恶性肿瘤患者会发生硬膜外转移，脊髓或马尾神经受压时会引起相应的神经系统症状。最常见的转移到硬膜外腔的是那些转移到骨的恶性肿瘤，如乳腺癌和前列腺癌。淋巴瘤可侵犯压迫骨，但它也可以在不破坏骨质的情况下侵犯椎间孔，导致脊髓压迫症。胸锥是最易受侵犯的，其次是腰椎和颈椎。

## 临床特征

几乎所有硬膜外转移的患者都有背部疼痛的症状，疼痛可早于神经系统症状之前的数周或数月出现。疼痛通常会在卧位时加重；相反，卧位往往会缓解关节疼痛。约50%的患者会出现下肢无力，感觉功能障碍，约有25%的患者会有括约肌功能障碍。

## 诊断

诊断确立主要依靠影像学检查，全脊柱核磁共振成像是最好的检查手段（图20-9）。诊断椎管或硬膜外病变不需要增强扫描。任何有严重背痛的癌症患者都应接受核磁共振检查。腹平片、骨扫描、CT扫描都

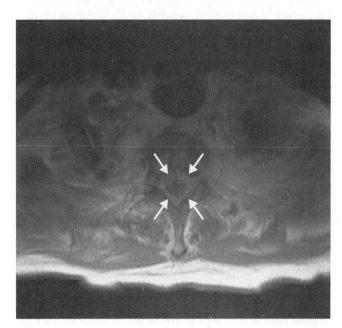

**图 20-9**　钆剂注射后在 MRI T1 加权像见食管癌转移至胸段脊髓的环周硬膜外转移瘤

可以显示骨转移，但只有核磁共振能充分地显示硬膜外肿瘤。对不能进行 MRI 检查的患者来说，CT 脊髓显像可以显示硬膜外腔。硬膜外肿瘤的鉴别诊断包括硬膜外脓肿，急性或慢性血肿，以及罕见的髓外造血。

## 治疗　硬膜外转移

硬膜外转移患者需要立即治疗。一项随机对照试验证明了手术切除后接受放射治疗要优于单独放疗。然而，患者必须能够耐受手术切除，特别是椎管前位肿瘤患者的手术选择是充分暴露和完全切除。另外，对放射敏感的肿瘤患者，放疗是治疗的主要方法，如淋巴瘤，还有无法接受外科手术的患者。化疗很少用于硬膜外转移，除非患者仅存在轻微或无神经系统损害且为对化疗高度敏感的肿瘤，如淋巴瘤或生殖细胞瘤。对于在出现严重神经功能障碍前进行治疗的患者，治疗后一般情况多良好。对于采用手术治疗的患者，肢体轻瘫的恢复要优于仅进行放疗患者，但常由于广泛的肿瘤转移预后欠佳。

# 治疗相关的神经系统毒性

## 放射治疗毒性

放疗会引起中枢神经系统多种毒副反应。通常是以接受放疗的时间关系来定义的：急性期反应（在放

疗后的几天内），早期延迟性反应（数月），或晚期延迟性反应（年）。一般来说，急性期和早期延迟性反应容易处理并且不会导致持续性的损害，而晚期延迟性不良反应通常是持续甚至是会逐渐加重的。

**急性中毒** 脑组织的毒性反应通常发生在放疗期间。放疗可引起血脑屏障的暂时性破坏，引起水肿加重和颅内压增高。通常表现为头痛、嗜睡、恶心和呕吐，这些反应都可以通过给予糖皮质激素来预防和治疗。脊髓放疗通常没有放疗急性期毒性。

**早期延迟性不良反应** 早期延迟性不良反应通常是在完成颅脑放射治疗的数周至数月内出现，常由于局灶性脱髓鞘病变引起。临床上可能表现为无症状或再次出现既往的神经系统功能障碍或者症状恶化。这期间在患者放疗后的核磁/CT 上有时可见到类似于肿瘤的对比增强病变，对恶性神经胶质瘤患者来说，这被称为"假性进展"，因为它在 MRI 上的表现类似于肿瘤复发，而实际上是由于治疗有效而产生的局部炎症和组织细胞坏死。在接受化疗，特别是替莫唑胺同步放疗时发生率更高。假性进展能自行消退，如果症状明显，可行手术切除。早期迟发性不良反应罕见表现为嗜睡综合征，主要发生在儿童。

在脊髓，放疗早期延迟性不良反应表现为 Lhermitte 征，表现为当患者屈颈时出现肢体或沿脊柱的蔓延的感觉异常。尽管令人恐惧，但这是良性病变，可自行缓解，并不会引起更严重的症状。

**晚期迟发性不良反应** 晚期迟发性不良反应是最严重的，因为常常是不可逆的，并会导致严重的神经功能障碍。脑组织的晚期不良反应表现为多种形式，最常见的包括放射性坏死和白质脑病。放射性坏死是在 CT/MRI 上有对比增强表现的坏死组织，并伴有明显水肿。这与假性进展的表现相同，但通常在放疗后几个月到几年后出现，并伴有临床症状。临床症状与体征包括癫痫和由于坏死所在部位引起的定位性表现。坏死是由大脑脉管系统受射线照射而引起的纤维素样坏死和血管闭塞。它类似于肿瘤的影像学表现，但却不是肿瘤，在 PET 扫描中表现为低代谢，灌注 MR 序列中灌注减低。常需手术切除来明确诊断和治疗，除非糖皮质激素可以有效控制病变。有一些报道认为高压氧或抗凝治疗可以有一些改善，但这些方法的实用性值得商榷。

全脑放疗较局部放疗更易出现白质脑病。在 T2 或磁共振成像液体反转恢复序列（FLAIR），大脑半球脑白质可见有双侧对称的弥漫性增强信号。可能由于萎缩和脑室扩大的原因，脑室周围这种表现更明显。患者临床上会出现认知功能障碍，步态异常，尿失禁，并会随着时间的推移而加重。这些症状类似于压力正常性脑积

水，放置脑室腹腔分流管可改善一些患者的症状，但不能完全恢复正常。年龄增加是白质脑病而非放射性坏死的一个危险因素，导致放射性坏死的原因尚不明确。

如果垂体或下丘脑包含在放疗野内，其他晚期的神经系统毒性还包括内分泌功能障碍。对中枢神经系统肿瘤或头颈部肿瘤进行放疗多年后可出现第二肿瘤，明确诊断需要进行手术切除或活检。此外，放疗可引起动脉粥样硬化加重，导致脑血管病或颈动脉斑块加重诱发卒中。

外周神经系统对放射治疗相对抵抗。外周神经很少受到放疗射线的影响，但神经丛更容易受到损害。神经丛病变更常见于臂丛神经而非腰骶部。它必须与神经丛肿瘤进展相鉴别，后者在 CT/MR 或 PET 扫描上可见这一区域的肿瘤浸润。临床上，肿瘤进展通常会引起疼痛，而放疗引起的神经丛病变不伴随疼痛。放疗引起的神经丛病变也常常有患肢淋巴水肿。两者都会出现感觉丧失和肢体无力。

## 化疗不良反应

化疗药物的剂量限制性毒性首先是骨髓抑制，其次是神经毒性（表 20-4）。一些常用的化疗药物都会

| 表 20-4 | 肿瘤患者常用药物所致神经系统毒性 |
|---|---|
| **急性脑病（谵妄）** | **癫痫发作** |
| 甲氨蝶呤（大剂量 IV, IT） | 甲氨蝶呤 |
| 顺铂 | 依托泊苷（大剂量） |
| 长春新碱 | 顺铂 |
| 天冬酰胺酶 | 长春新碱 |
| 甲基苄肼 | 天冬酰胺酶 |
| 5-氟尿嘧啶（±左旋咪唑） | 氮芥 |
| 阿糖胞苷（大剂量） | 卡莫司汀 |
| 亚硝基脲（大剂量或动脉） | 达卡巴嗪（经动脉或大剂量） |
| 异环磷酰胺 | 白消安（高剂量） |
| 依托泊苷（大剂量） | **脊髓病变（鞘内药物）** |
| 贝伐珠单抗（PRES） | 甲氨蝶呤 |
| **慢性脑病（痴呆）** | 阿糖胞苷 |
| 甲氨蝶呤 | 塞替派 |
| 卡莫司汀 | **周围神经病变** |
| 阿糖胞苷 | 长春花碱 |
| 氟达拉滨 | 顺铂 |
| **视力丧失** | 甲基苄肼 |
| 他莫昔芬 | 依托泊苷 |
| 硝酸镓 | 替尼泊苷 |
| 顺铂 | 阿糖胞苷 |
| 氟达拉滨 | 紫杉烷 |
| **小脑功能障碍/共济失调** | 苏拉明 |
| 5-氟尿嘧啶（±左旋咪唑） | 硼替佐米 |
| 阿糖胞苷 | |
| 甲基苄肼 | |

缩写：IT，鞘内；IV，静脉；PRES，可逆性后部脑病综合征

引起化疗相关的周围神经病变，神经病变的类型因药物而异。长春新碱会引起感觉异常、运动功能障碍、自主神经功能紊乱（肠梗阻常见），但很少会感觉丧失，脑神经损害罕见。顺铂引起神经纤维感觉缺失可导致感觉性共济失调，但极少会引起皮肤感觉丧失和肢体无力。紫杉类药物主要会导致感觉神经病变。硼替佐米和沙利度胺也会引起神经病变。

脑病和癫痫是常见的化疗药物毒副反应。异环磷酰胺可引起严重的脑病，停止用药可逆转该毒性，对于症状严重者可应用亚甲蓝。氟达拉滨也会造成严重脑病，并且可能是永久性的。贝伐珠单抗和其他抗血管内皮生长因子的药物可以引起可逆性后部脑病综合征。顺铂可引起听力丧失，偶有前庭功能障碍。抗CTLA-4 单克隆抗体，如伊匹单抗，可引起自身免疫性垂体炎。

# 第二十一章　骨与软组织肉瘤及骨转移瘤

## Soft Tissue and Bone Sarcomas and Bone Metastases

Shreyaskumar R. Patel, Robert S. Benjamin

（樊征夫　译）

肉瘤是少见的（占全部恶性肿瘤<1%）发生于骨与软组织的间叶细胞肿瘤。尽管少数源自神经外胚层，这类肿瘤通常来自中胚层，其生物学特点与更常见的上皮性恶性肿瘤有显著差异。肉瘤可发生于任何年龄段；其中15%发生于15岁以下儿童，40%发生于55岁以上成人。肉瘤是儿童最常见实体性肿瘤之一，在儿童癌症第五大常见的死亡原因。肉瘤可以分为两部分，来源于骨组织的肉瘤和来源于软组织的肉瘤。

## 软组织肉瘤

软组织包括肌肉、肌腱、脂肪、纤维组织、滑膜组织、血管和神经。大约60%的软组织肉瘤发生于四肢，其中下肢的发生率是上肢的3倍。30%发生于躯干，这其中40%发生于腹膜后腔。其余10%发生于头颈部。

## 发病率

2013年美国的新发软组织肉瘤约为11 410例。不计年龄因素，年均发病率是3/100 000，但存在年龄差异。软组织肉瘤在全部人群的恶性肿瘤中占0.7%，在儿童恶性肿瘤中占6.5%。

## 流行病学

良性软组织肿瘤的恶变罕见，例外的是恶性周围神经鞘瘤（神经纤维肉瘤，恶性神经鞘瘤），它可以来自于多发性神经纤维瘤病患者的神经纤维瘤。软组织肉瘤存在几种发病因素。

**环境因素**　虽然很少涉及创伤及外伤史，软组织肉瘤可以发生于由此前手术、烧伤、骨折或者异物植入造成的瘢痕组织。化学致癌物如多环芳烃、石棉和二恶英可能与肿瘤发病机理有关。

**医源性因素**　骨与软组织肉瘤可以发生在接受过放疗的患者。肿瘤几乎总是发生在接受过辐射的地方，危险性随时间延长而增加。

**病毒**　1型HIV感染患者的卡波西肉瘤（KS）、经典型KS及HIV阴性男性同性恋的KS，是由人类疱疹病毒8（HHV-8）引起。其他肉瘤均非由病毒引起。

**免疫因素**　先天性或获得性免疫缺陷，包括治疗导致的免疫抑制均可增加患肉瘤风险。

## 遗传因素

Li-Fraumeni综合征是一种家族性癌症综合征，受累个体的抑癌基因p53基因异常，造成软组织肉瘤（乳腺癌、骨肉瘤、脑瘤、白血病和肾上腺癌）及其他恶性肿瘤发病风险升高（第三章）。1型神经纤维瘤病（NF-1，外周型，von Recklinghausen病）以多发神经纤维瘤和牛奶咖啡斑为特征。神经纤维瘤偶尔会恶变成为恶性外周神经鞘瘤。NF-1基因位于17号染色体的近着丝粒区域，编码的神经纤维瘤蛋白是一种抑癌蛋白，具有5′-三磷酸鸟苷（GTP）酶激动活性，可以抑制Ras基因功能（第二十章）。遗传性视网膜母细胞瘤患者Rb-1位点（染色体13q14）的基因突变与幸免于视网膜母细胞瘤者骨肉瘤的发生相关，还与非放疗所致软组织肉瘤的发生相关。其他软组织肿瘤，包括硬纤维瘤、脂肪瘤、平滑肌瘤、神经母细胞瘤和副神经节瘤，偶尔也表现出家族性倾向。

90%的滑膜肉瘤发生特征性的染色体易位t（X；18）（p11；q11），涉及18号染色体上者称为SYT的细胞核转录因子，以及 X 染色体上的 2 个断裂点。于 X 染色体第 2 个断裂点 （SSX2） 易位的患者，可能比易位涉及 SSX1 的患者具有更好的生存预后。

Ⅱ型胰岛素样生长因子 （IGF） 由某些软组织肉瘤生成，可能具有自分泌生长因子的作用，并且作为移动因子促进转移的扩散。IGF-Ⅱ 通过 IGF-Ⅰ 受体刺激肿瘤生长，但其促移动作用是通过其他受体实现的。如果大量生成，IGF-Ⅱ 可导致低血糖症。

## 分类

大约 20 种软组织肉瘤的确认是基于它们向正常组织分化的类型。例如，横纹肌肉瘤显示出骨骼肌纤维的交叉横纹特征；平滑肌肉瘤含有交错成簇的类似平滑肌的梭形细胞；脂肪肉瘤含有脂肪细胞。不能准确描述特征的一组肉瘤，则被称作未分类肉瘤。所有骨的原发肉瘤均可以发生于软组织 （例如，骨外骨肉瘤）。恶性纤维组织细胞瘤 （MFH） 中有许多过去被划为纤维肉瘤或其他肉瘤的多形性亚型，其特征是由梭形 （纤维） 细胞和圆 （组织） 细胞混合组成，排列为席纹状，常见巨细胞和多形性区域。其中明显有一部分免疫组化提示有分化，尤其是成肌性分化，很多 MFH 现在被确定为低分化平滑肌肉瘤，未分化多形性肉瘤 （UPS） 和黏液纤维肉瘤的称呼正在取代 MFH 和黏液性 MFH。

从治疗角度，多数软组织肉瘤可以一并考虑。但是，某些特定的肉瘤具有明显不同的特点。例如，脂肪肉瘤的行为表现多样。多形性与去分化脂肪肉瘤的行为类似其他高度恶性肉瘤，相比之下，高分化脂肪肉瘤 （称为非典型性脂肪性肿瘤更恰当） 缺乏转移潜能，黏液性脂肪肉瘤不常出现转移，它们的转移倾向于不常见的含脂肪部位，例如腹膜后腔、纵隔、皮下组织。横纹肌肉瘤、Ewing 肉瘤及其他小细胞肉瘤显示出比其他软组织肉瘤更强的侵袭性和化疗敏感性。

胃肠间质瘤 （GIST），以前被分类为胃肠道平滑肌肉瘤，目前认为是软组织肉瘤中一种独特的类型。肿瘤的细胞来源于控制胃肠蠕动类似小肠间质 Cajal 细胞。大部分恶性胃肠间质瘤具有激活 c-kit 基因的突变，导致非配体依赖性的磷酸化过程，以及 KIT 受体酪氨酸激酶的活化，导致肿瘤发生。大约 5%～10% 肿瘤患者具有血小板来源生长因子受体 α （PDGFRA） 的突变。相对 KIT 与 PDGFRA 突变的野生型 GISTs，可能在 SDH B，C 或 D 表现出突变，并可能由 IGF-Ⅰ 通路驱动。

## 诊断

无症状肿块是最常见表现。查体可发现因挤压、牵拉、神经或肌肉卡压引起的机械性症状。任何新发、持续存在或生长的肿块均应进行活检，采取切割活检 （粗针穿刺活检） 或小的切开活检，活检位置要包含在后续手术范围内，而不能妨碍最终的切除。淋巴结转移发生率为 5%，但滑膜肉瘤、上皮样肉瘤、透明细胞肉瘤 （软组织黑色素瘤）、血管肉瘤和横纹肌肉瘤例外，它们的淋巴结转移率达 17%。肺实质是最常见的转移部位。例外的是，GISTs 易转移至肝脏；黏液性脂肪肉瘤易转移至脂肪组织；透明细胞肉瘤可转移至骨。中枢神经系统转移少见，但可出现于腺泡状软组织肉瘤。

**影像学评估** 原发瘤最适合的影像学评估是在四肢或头颈用 X 线平片与核磁共振 （MRI），在胸部、腹部或腹膜后腔间隙用计算机断层扫描 （CT）。X 线摄片与 CT 扫描对于发现肺部转移十分重要。根据症状、体征或组织学的提示，可能还需要其他影像检查。

## 分期和预后

组织学分级、与深筋膜层的关系及原发瘤的大小，是最重要的预后因素。当前的美国癌症联合会 （AJCC） 分期系统如表 21-1 所示。预后与分期相关，治愈通常出现在非转移患者中，但是小部分转移患者仍可能治愈。大部分Ⅳ期患者 12 个月内死亡，但有些患者可能因病灶进展缓慢而长期生存。

### 治疗 骨与软组织肉瘤及骨转移瘤

对于 AJCC Ⅰ期患者，仅手术治疗就足够了。AJCC Ⅱ期患者需要考虑辅助放疗。AJCC Ⅲ期患者可能会获益于辅助化疗。AJCC Ⅳ期患者主要治疗是化疗，添加或不添加其他治疗手段。

## 手术

软组织肉瘤易于沿筋膜面生长，使周围软组织受压形成假膜，造成肉瘤具有良好包膜的外观。毫无疑问这是有欺骗性的，因为这种病灶 "剥除"，或者边缘切除，将导致 50%～90% 的局部复发率。包括活检部位切缘阴性的广泛切除，对于局限性病变是标准的外科治疗。放疗和 （或） 化疗的辅助使用，可以提高局部控制率与保肢手术的可行性，使局部控制率 （85%～90%） 达到根治性切除和截肢术的

| 表 21-1 | 美国 AJCC 肉瘤分期系统 | | |

| 组织学分级（G） | 肿瘤大小（T） | 淋巴结（N） | 远处转移（M） |
| --- | --- | --- | --- |
| 高分化（G1） | ≤5cm（T1） | 无转移（N0） | 无转移（M0） |
| 中分化（G2） | >5cm（T2） | 转移（N1） | 转移（M1） |
| 低分化（G3） | 累及浅筋膜（Ta） | | |
| 未分化（G4） | 累及深筋膜（Tb） | | |
| 疾病分期 | 5 年生存率，% | | |
| Ⅰ期 | 98.8 | | |
| A：G1，2；T1a，b；N0；M0 | | | |
| B：G1，2；T2a；N0；M0 | | | |
| Ⅱ期 | 81.8 | | |
| A：G1，2；T2b；N0；M0 | | | |
| B：G3，4；T1；N0；M0 | | | |
| C：G3，4；T2a；N0；M0 | | | |
| Ⅲ期 | 51.7 | | |
| G3，4；T2b；N0；M0 | | | |
| Ⅳ期 | <20 | | |
| A：任-G；任-T；N1；M0 | | | |
| B：任-G；任-T；任-N；M1 | | | |

水平。在无法得到阴性切缘、放疗的风险具有禁忌性，或者神经血管结构受累以至于切除会造成肢体功能上的严重后果的情况下，保肢方法可以考虑。

## 放疗

外照射放疗是保肢手术改善局部控制的辅助手段。术前放疗使得照射野和照射剂量均更小，但会导致更高的伤口并发症发生率。术后放疗则需要更大的照射野，因为整个手术瘤床都需要包括在内，为补偿手术区的低氧状态，也需要更大照射剂量。这些会导致更高的远期并发症发生率。近距离放射治疗或核素治疗，因为放射源置于瘤床内，可以达到类似的效力（低级别肿瘤除外），而耗时与费用均更低。

## 辅助化疗

化疗对于 Ewing 肉瘤/PNET 和横纹肌肉瘤是主要治疗方法。包括 14 个随机对照试验的 meta 分析显示基于多柔比星（阿霉素）的化疗方案可以显著提高局部控制与无病生存时间。总生存对全身部位提高 4%，对肢体部位提高 7%。最新的包括 4 个追加的多柔比量与异环磷酰胺联合化疗临床试验的 meta 分析，报告了化疗具有 6% 的显著性生存获益。一个包括蒽环类药物与异环磷酰胺及生长因子类辅助的化疗方案使得肢体高危险性（高度恶性或大于 5cm 的原发或局部复发肿瘤）软组织肉瘤的总生存

提高了 19%。

## 进展期肿瘤

转移性软组织肉瘤大部分难以治愈，但达到完全缓解的患者中有接近 20% 可以长期生存。所以治疗目的是通过化疗（< 10%）和（或）手术（30%～40%）使病情完全缓解。尽可能切除转移灶，是治疗的必要组成部分。转移灶的再次切除仍能使有些患者获益。最有效的两个化疗药是多柔比星和异环磷酰胺。它们在肉瘤治疗中表现出显著的量效关系。吉西他滨单药或联合多西他赛是已经证实有效的二线方案，尤其对未分化多形性肉瘤（UPS）和平滑肌肉瘤。达卡巴嗪也有一定的效果。紫杉醇类选择性地对血管肉瘤有效，长春新碱、依托泊苷和伊利替康对横纹肌肉瘤和 Ewing 肉瘤有效。帕唑帕尼是一种血管内皮生长因子、血小板源生长因子（PDGF）和 c-kit 基因的抑制剂，已经被批准用于化疗失败的脂肪肉瘤以外的进展期软组织肉瘤。伊马替尼以 KIT 和 PDGF 酪氨酸激酶为靶点，是进展/转移 GIST 和隆突性皮肤纤维肉瘤的标准用药。伊马替尼目前也推荐为完全切除的原发 GIST 的辅助治疗。对于高危险性 GIST，伊马替尼 3 年期辅助用药似乎优于 1 年期用药，尽管最佳治疗时间尚不清楚。

第二十一章 骨与软组织肉瘤及骨转移瘤

# 骨的肉瘤

## 发病率与流行病学

骨的肉瘤较软组织肉瘤更为少见；2013 年美国有新发肿瘤病例 2890 例，在新发恶性肿瘤中骨肉瘤仅占 0.2%。少数骨的良性病变具有恶变潜能。内生软骨瘤和骨软骨瘤可以转变为软骨肉瘤；骨纤维结构不良、骨梗死和骨 Paget 病可以转变为未分化多形性肉瘤（UPS）和骨肉瘤。

## 分类

**良性肿瘤** 常见的良性骨肿瘤包括内生软骨瘤、骨软骨瘤、软骨母细胞瘤和软骨黏液样纤维瘤等软骨来源肿瘤；骨样骨瘤和骨母细胞瘤等骨来源肿瘤；骨纤维瘤和韧带样纤维瘤等纤维组织来源肿瘤；骨血管瘤等血管来源肿瘤以及骨巨细胞瘤等不明来源肿瘤。

**恶性肿瘤** 最常见恶性骨肿瘤是浆细胞瘤。最常见的前四位非造血系统恶性骨肿瘤是骨肉瘤、软骨肉瘤、Ewing 肉瘤和 UPS。少见骨恶性肿瘤包括脊索瘤（脊索来源）、恶性骨巨细胞瘤、牙釉质瘤（来源不明）和骨血管内皮细胞瘤（血管来源）。

**美国肌肉骨骼学会分期系统** 按照美国肌肉骨骼学会分期系统将骨的肉瘤基于组织学分级与在间室的位置进行分期。罗马数字反映肿瘤的分级：Ⅰ期是低度恶性，Ⅱ期是高度恶性，Ⅲ期包括任何级别而发生淋巴结与远处转移者。此外，肿瘤还有一个字母代表在间室中的位置。A 表示肿瘤在间室内（即局限于肿瘤初始所在的软组织间室），B 表示肿瘤在间室外（即侵犯至邻近软组织间室或邻近骨）。肿瘤-淋巴结-转移（TNM）分期系统详见表 21-2。

## 骨肉瘤

骨肉瘤是一种可以产生类骨质（未矿化的骨）或骨的梭形细胞肿瘤，几乎占所有骨肉瘤的 45%。大约 60% 的骨肉瘤出现于 10～20 岁之间的儿童与青少年，大约 10% 出现于 20～30 岁，40～60 岁之间发生的骨肉瘤常常继发于放疗或由先前存在的良性病变恶变而来，如 Paget 病。男性发病大约是女性的 1.5～2 倍。骨肉瘤好发于长骨干骺端，最常见累及部位是股骨远端、胫骨近端和肱骨近端。骨肉瘤分类复杂，但 75% 属于经典型，包括成骨性、成软骨性和成纤维性骨肉瘤。其余 25% 的骨肉瘤按照以下特点分为不同亚型

| 表 21-2 | 骨的肉瘤 TNM 分期系统 | | | |
|---|---|---|---|---|
| 肿瘤大小（T） | TX | 原发性肿瘤无法评估 | | |
| | T0 | 没有原发性肿瘤的证据 | | |
| | T1 | 肿瘤最大直径≤8cm | | |
| | T2 | 肿瘤最大直径＞8cm | | |
| | T3 | 原发骨出现跳跃灶 | | |
| 区域淋巴结（N） | NX | 区域淋巴结无法评估 | | |
| | N0 | 无区域淋巴结转移 | | |
| | N1 | 区域淋巴结转移 | | |
| 远处转移（M） | MX | 远处转移无法评估 | | |
| | M0 | 无远处转移 | | |
| | M1 | 有远处转移 | | |
| | M1a | 肺转移 | | |
| | M1b | 其他远处转移 | | |
| 组织学分级（G） | GX | 分级无法评估 | | |
| | G1 | 高分化-低级别 | | |
| | G2 | 中分化-低级别 | | |
| | G3 | 低分化-高级别 | | |
| | G4 | 未分化-高级别（Ewing 肉瘤是 G4） | | |
| **肿瘤分期** | | | | |
| Ⅰ A 期 | T1 | N0 | M0 | G1，2 低级别 |
| Ⅰ B 期 | T2 | N0 | M0 | G1，2 低级别 |
| Ⅱ A 期 | T1 | N0 | M0 | G3，4 高级别 |
| Ⅱ B 期 | T2 | N0 | M0 | G3，4 高级别 |
| Ⅲ 期 | T3 | N0 | M0 | 任何 G |
| Ⅳ A 期 | 任何 T | N0 | M1a | 任何 G |
| Ⅳ B 期 | 任何 T | N1 | M0 | 任何 G |
| | 任何 T | 任何 N | M1b | 任何 G |

①按临床特征，如下颚骨肉瘤、放疗后骨肉瘤或 Paget 骨肉瘤；②按照形态学特征，如毛细血管扩张性骨肉瘤、小细胞性骨肉瘤或上皮样骨肉瘤；③按位置特征，如骨旁骨肉瘤或骨膜骨肉瘤。诊断需要综合临床、影像和病理特点。患者通常表现出受累部位的疼痛与肿胀。普通摄片显示虫蚀状的破坏灶，针状骨膜反应（日射现象）及软组织肿块边缘的骨膜新骨形成层（Codman 三角）。原发瘤的 CT 扫描最适合确定骨破坏及钙化方式，核磁共振（MRI）则最适合确定髓内及软组织累及范围。胸片及 CT 扫描用于发现肺转移。骨骼系统转移需要作骨扫描或氟脱氧葡萄糖正电子发射断层扫描（FDG-PET）。几乎所有骨肉瘤都是血供丰富。血管造影对诊断没有帮助，但它是评估术前化疗反应的最敏感检查。病理诊断尽可能采取粗针穿刺活检，或者切开活检，但切口位置要设置得当，而不能影响保肢切除手术。多数骨肉瘤是高度恶性。长期生存最重要的预后因素是对化疗的反应。骨肉瘤的标准治疗是术前化疗加保肢手术（80% 以上患者可以实

第一部分 肿瘤学

现）加术后化疗。有效的化疗药物有多柔比星、异环磷酰胺、顺铂、大剂量甲氨蝶呤加亚叶酸钙解毒。已经使用的这些药物的不同组合方式，几乎表现出同样的有效性。四肢骨肉瘤的长期生存率介于 60％～80％。骨肉瘤对放射线不敏感，放疗不作为常规治疗手段。骨的 UPS 被认为是骨肉瘤家族的一员，采取类似的治疗原则。

## 软骨肉瘤

软骨肉瘤占所有骨的肉瘤的 20％～25％，是一种成年人多见的肿瘤，发病高峰在 30～60 岁。它好发于扁骨，尤其是肩带与骨盆带骨，但也可发生于长骨的干骺端。软骨肉瘤可以原发，也可以由内生软骨瘤恶变而来，还可以极少地由骨软骨瘤的软骨帽恶变而来。软骨肉瘤自然病程缓慢，通常表现出疼痛与肿胀。影像学上表现为叶片状外观，带有软骨基质的斑点状或环状钙化。X 光片或组织学上均难以鉴别低度恶性软骨肉瘤与良性病变。所以临床病史与查体可以影响诊断。新发的疼痛、炎性体征及肿块进行性增大则提示恶性可能。组织学分类复杂，但大多数肿瘤属于经典型。如同其他骨的肉瘤，高度恶性的软骨肉瘤易发生肺转移。大部分软骨肉瘤对化疗耐药，手术切除原发及复发灶，包括肺转移灶，是主要治疗手段。这一原则不适用于两种组织学变异。去分化软骨肉瘤含有高度恶性的骨肉瘤或对化疗敏感的恶性纤维组织细胞瘤成分。间叶性软骨肉瘤是一种少见的含有小细胞成分的亚型，也对系统性化疗敏感，治疗原则同 Ewing 肉瘤。

## Ewing 肉瘤

Ewing 肉瘤占骨的肉瘤的 10％～15％，常见于青少年，发病高峰在 10～20 岁。它通常累及长骨骨干，也好发于扁骨。平片可表现出特征性的"葱皮样"骨膜反应和广泛的软组织肿块，CT 或 MRI 可以更好显示病变。肿物由成片的单一蓝染小圆细胞组成，易与淋巴瘤、胚胎型横纹肌肉瘤和小细胞癌混淆。mic-2 基因（位于 X 和 Y 染色体的假常染色体区域）产物 p30/32 是一种 Ewing 肉瘤（及其他 Ewing 家族肿瘤，有时称为 PNET）的细胞表面标志物。大多数 PNET 发生于软组织；包括外周神经外胚层肿瘤、Askin 肿瘤（位于胸壁）和鼻腔神经胶质瘤。通过品红染色可以检测出细胞质充满糖原，也是 Ewing 肉瘤细胞的特征。与本病（以及 PNETs）相关的基因异常是第 11、12 染色体长臂的相互易位，即 t（11；22），产生一种

功能未知的嵌合体基因产物，它来自于 11 号染色体的 fli-1 基因和 22 号染色体的 ews 基因。本病具有非常强的侵袭性，因此视为一种系统性疾病。常见的转移部位是肺、骨与骨髓。全身化疗是主要治疗方法，常在术前进行。多柔比星、环磷酰胺或异环磷酰胺、依托泊苷、长春新碱和放线菌素 D 是有效药物。拓扑替康或伊利替康联合烷化剂经常用于复发肿瘤。抗 IGF-I 受体抗体联合哺乳动物免疫抑制剂雷帕霉素（mTOR）的靶向治疗在难治性病例中显示出积极的效果。原发灶的局部控制包括通常为保肢手术的外科切除或放疗。位于肘部或小腿中段远侧的肿瘤，经过有效治疗 5 年生存率可以达到 80％。首次发病的 Ewing 肉瘤是一种可以治愈的肿瘤，即使已经出现明显的转移灶，尤其是对于 11 岁以下的儿童。

## 骨转移瘤

对于前列腺癌、乳腺癌、肺癌、肾癌、胆囊癌、甲状腺癌、淋巴瘤和肉瘤，骨骼是常见的转移部位。骨转移瘤 80％来自于前列腺癌、乳腺癌和肺癌。骨的转移瘤比原发恶性肿瘤更常见。肿瘤常常通过血行转移到达骨，但也可以表现为软组织肿块的局部侵犯。按照频率递减的顺序，最常见的受累部位依次是椎体、股骨近端、骨盆、肋骨、胸骨、肱骨近端和颅骨。骨转移可以没有症状，也可以产生疼痛、肿胀、脊髓或神经根受压、病理骨折或骨髓痨（骨髓置换）。在骨破坏的患者中可以出现高钙血症的症状。

疼痛是最常见症状。它通常呈数周的渐进过程，一般限于局部，而且夜间疼痛更明显。当后背疼痛的患者出现神经系统的症状或体征时，提示需要立即评估脊髓压迫的可能性。骨转移会对癌症患者的生活质量造成重大影响。

骨转移可以造成溶骨、成骨或两者兼有。造成溶骨是因为肿瘤产生直接引起促进骨吸收的物质（维生素 D 样类固醇、前列腺素或甲状旁腺激素相关肽）或诱导破骨细胞生成的细胞因子（白介素 1 和肿瘤坏死因子）。造成成骨是因为肿瘤产生可以激活成骨细胞的细胞因子。一般单纯溶骨性病灶最适合 X 线平片检查，但病灶小于 1cm 时可能表现不明显。溶骨性病灶更容易出现高钙血症和产生包含羟脯氨酸的多肽，提示骨基质的破坏。成骨活动显著时，病灶易于通过放射性核素骨扫描（因为对新骨生成敏感）来发现，X 线片则表现为骨密度增高或硬化。成骨病灶会造成血清碱性磷酸酶水平的增高，如果广泛成骨，可以发生低钙血症。尽管有些肿瘤主要产生溶骨性病灶（如肾

癌），另一些肿瘤主要产生成骨性病灶（如前列腺癌），大多数转移癌产生溶骨、成骨混合性病灶，并可以由先前主要类型的病灶发展而来。

对于老年患者，尤其是女性，需要鉴别脊柱转移癌与骨质疏松症。骨质疏松时皮质骨可以完好，而骨转移常常造成皮质骨破坏。

## 治疗　骨转移瘤

骨转移瘤的治疗基于原发性恶性肿瘤和症状。有些骨转移瘤可以治愈（霍奇金淋巴瘤），其他的则以姑息治疗为目的。局部放疗可以缓解疼痛。激素抑制剂对激素敏感肿瘤有效（前列腺癌的雄激素抑制剂，乳腺癌的雌激素抑制剂）。锶-89、钐-153和镭-223是亲骨性放射性核素，具有抗肿瘤效果并能够缓解症状。地诺单抗是一种结合于RANK配体的单克隆抗体，可以抑制破骨细胞活力并增加骨矿质密度。双膦酸盐（如帕米膦酸类）可以缓解疼痛并抑制骨吸收，因此可以使乳腺癌和多发性骨髓瘤等溶骨性转移患者维持骨矿质密度并减低病理性骨折风险。推荐密切监测血清中电解质与肌酐。女性乳腺癌患者每月注射双膦酸盐可以预防骨相关临床事件的发生，并可能减低骨转移的发生风险。当转移灶扩大且对放疗不敏感，导致承重骨的完整性受到影响时，提示需要预防性内固定。患者总生存与潜在的肿瘤的预后相关。终末期患者的骨痛尤为常见；需要包括足量的麻醉性镇痛剂的充分镇痛方案。

# 第二十二章　原发灶不明肿瘤

## Carcinoma of Unknown Primary

Gauri R. Varadhachary，James L. Abbruzzese

（高海成　译　步召德　审校）

原发灶不明肿瘤（CUP）是经活组织检查证实恶性肿瘤而经过全面检查其解剖学上原发部位仍不明确的肿瘤。世界范围内，CUP是十种最常诊断的肿瘤之一，大约占所有肿瘤的3％～5％。大多数研究者将CUP归为上皮性肿瘤，而不包括淋巴瘤、转移性黑色素瘤及转移性肉瘤，因为这些肿瘤有其特殊的以组织学和分期为依据的治疗方案。

得益于精细的影像检查、强大的免疫组化技术及基因组和蛋白组学工具的应用，CUP中"不明来源"的概念受到了挑战。另外，由于在数种肿瘤中靶向治疗的有效应用，使得对CUP的治疗从过去的经验主义向个体化治疗前进。肿瘤表现为CUP的原因尚不清楚。一种假说认为原发肿瘤在播散之后消退或许因为太小所以尚无法探查到。有可能CUP在发生发展的连续过程中，其原发病灶被包裹或被人体自身的免疫防御清除。作为可能之一，CUP也许代表着一种特定的恶性肿瘤生物学行为，这种行为导致肿瘤转移扩散增加或与原发肿瘤共存状态。原发灶不明转移癌能否真正作为对一组有独特基因及表型的肿瘤的诊断尚不确定。

## CUP的生物学

寻找CUP肿瘤中特有异常的研究目前尚无阳性发现，1号和2号染色体的异常及其他复杂的细胞遗传学异常可见诸报道。70％的有转移癌或未分化癌的患者被发现非整倍体异常。多种基因的过度表达，包括Ras，bcl-2（40％），her-2（11％）和p53（26％～53％），被发现于CUP标本中，但它们对于治疗及生存均无影响。CUP与原发灶已知的转移癌中血管生成的程度的关系也被评估，但未发现一致的发现。使用SQM质谱平台，对一系列CUP患者的研究表明总的突变率低得惊人（18％）。在使用涉及P13K/AKT通路、MEK通路、受体及其下游效应器的研究中，未发现新的低频突变位点。然而，在挑选的患者身上运用新的"深度测序"技术有可能发现一致的异常。

## 临床评估

初始的CUP评估有两个目标：根据转移病灶的病理学结果寻找原发肿瘤以及确定病变范围。获取CUP患者的完整病史是必需的，这包括特别注意患者之前的手术史、切除的病灶及与可能存在的与家族遗传性肿瘤有关的家族史。应根据临床表现进行恰当的体格检查，包括男性的直肠指诊和女性的乳腺和妇科查体。

**血清肿瘤标志物和细胞遗传学的作用**　大多数肿瘤标志物的升高（包括CES、CA-125、CA 19-9和CA 15-3）没有特别意义，无助于确定原发病灶。患有腺癌和成骨性转移瘤的男性应该检查前列腺特异性抗原（PSA）。患有未分化或低分化癌（特别是中线肿瘤）的患者，β-hCG 和 AFP 升高提示性腺外生殖细胞（睾丸）肿瘤的可能。随着免疫组化技术的应用，很少需要用到细胞遗传学研究了。

**影像检查的作用**　在没有禁忌证的情况下，基线胸部、腹部、骨盆增强计算机断层扫描（CT）是检查标准。这些检查有助于发现原发肿瘤，评估病变范围，选择最适宜的活检部位。较早的研究表明，通过腹部和盆腔 CT 扫描，可以发现 20%～35% 的原发肿瘤——尽管按照目前的定义，这些患者所患并非 CUP。这些研究也揭示隐匿的原发肿瘤发病率为 20%；而通过更精细的影像检查，这个数字已经降至不超过 5%。

对于发现转移癌，特别是伴有孤立性腋窝淋巴结肿大的转移癌的女性，应进行乳腺 X 线照相检查。对于腋窝淋巴结肿大及可疑的隐匿乳腺癌而乳腺超声及 X 线照相检查阴性的女性患者，乳腺核磁共振（MRI）可作为随访方式。这些影像检查结果会影响到手术治疗；乳腺 MRI 阴性预示着进行乳房切除手术时可切除较少的乳腺组织。

对于鳞状细胞癌和颈部 CUP（颈部淋巴结肿大但原发肿瘤未知）的常规检查包括 CT 扫描或 MRI 以及侵入性操作，包括间接和直接喉镜、支气管镜和上消化道内镜检查。同侧（或双侧）分期式的扁桃体切除术也推荐用于这些患者。18-氟脱氧葡萄糖正电子发射断层显像（18-FDG-PET）对这类患者也是有用的，可指导活组织检查，确定病变范围，便于采用合适的治疗方式，包括确定放疗区域和帮助监测病情。较小的包含原发肿瘤（如果发现）和转移癌的放疗区域可以降低慢性口干症的风险。目前已有多项研究评估颈部鳞状细胞癌 CUP 患者进行 PET 检查的效用，其中 21%～30% 的患者发现了头颈部原发肿瘤。

PET 对于评估其他部位 CUP（颈部淋巴结指示部位以外）的诊断意义仍存争议，不推荐常规化使用。PET-CT 对于准备接受手术切除孤立转移灶的患者是有用的，因为原发灶之外的病变会影响手术计划。

侵入性研究，包括上消化道内镜、结肠镜和支气管镜检查，应仅限于有症状或实验室、影像或病理检查异常，显示进行上述侵入性检查很有可能发现原发癌的患者。

**病理结果的意义**　对于最易获得的活检标本的详细病理学检查是 CUP 患者必须做的检查。典型的病理评估结果包括苏木精-伊红染色和免疫组化检测。

**光学显微镜评估**　由切除或粗针穿刺活检（而非只进行细针穿刺抽吸）获取的合格的软组织使用苏木精-伊红染色，然后进行光学显微镜检查。在光学显微镜下，60%～65% 的 CUP 是腺癌，5% 是鳞状细胞癌。剩余的 30%～35% 是低分化腺癌、低分化上皮癌或低分化肿瘤。少数病例诊断为神经内分泌癌（2%），混合性肿瘤（腺鳞癌或肉瘤），或未分化肿瘤（参见表 22-1）。

**免疫组化分析的意义**　免疫组化染色是用过氧化物酶标记的抗体对应特定的肿瘤抗原，用来确定肿瘤家系。可以做的免疫组化染色越来越多，但在 CUP 病例中，更多不意味着更好。免疫组化染色应与患者的临床表现及影像检查结果结合起来，选择最佳治疗方案。临床医师与病理医师的交流也很重要。没有哪种染色具有 100% 特异性，因此应避免过度解读。PSA 和甲状腺球蛋白组织标志物分别在前列腺癌和甲状腺中存在，是当前特异性最高的肿瘤标志物。然而这两种肿瘤很少表现为 CUP，所以这些检测较少使用。图 22-1 简单展示了 CUP 中免疫组化染色的规则。表 22-2 列出了对进一步确定肿瘤家系可能有用的其他检测。综合解读这些检测结果有助于提高诊断精确性，但也会使过程复杂化。随着免疫组化染色的应用，耗时且昂贵的电子显微镜分析已经很少用到。

有超过 20 种亚型的角蛋白（cytokeratin，CK）介导了各种细胞和肿瘤中不同分子量和表达量的丝状体。特定 CK 亚型的单克隆抗体已被用于帮助根据原发灶对肿瘤进行分型。在腺癌 CUP 中最常用的 CK 染色是 CK7 和 CK20。CK7 发现于肺、卵巢、子宫内膜、乳腺和包括胰胆管癌在内的上消化道肿瘤，而 CK20 在正常情况下在胃肠道上皮、尿道上皮和梅克尔细胞表达。细胞核 CDX-2 转录因子，一种肠道器官发生必需的同源基因的表达产物，经常用于胃肠道腺癌的辅助诊断。

甲状腺转录因子-1（TTF-1）核染色在肺癌和甲状腺癌中为典型性阳性。大约 68% 肺腺癌和 25% 肺鳞状细胞癌中 TTF-1 呈阳性，这可以帮助在胸腔积液、纵隔和肺实质中鉴别原发肺癌和肺转移癌。

巨囊状病纤维蛋白-15，一种 15kDa 的单聚体蛋白，是顶浆分泌分化的标志物，可在 62%～72% 的乳

| 表 22-1 | 原发灶不明的肿瘤的组织学类型 |
|---|---|
| **组织学** | **比例（%）** |
| 高-中分化腺癌 | 60 |
| 鳞状细胞癌 | 5 |
| 低分化腺癌，低分化癌 | 30 |
| 神经内分泌癌 | 2 |
| 未分化癌 | 3 |

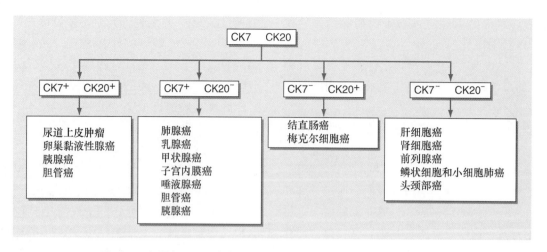

图 22-1　角蛋白（CK7 与 CK20）在原发灶不明的肿瘤诊断中的应用

| 表 22-2 | 免疫组化染色在 CUP 诊断中的应用 |
|---|---|
| 可能的原发肿瘤 | 常用的辅助 CUP[a] 鉴别诊断的免疫组化染色 |
| 乳腺 | ER，GCDFP-15，乳腺珠蛋白，Her-2/neu |
| 卵巢/苗勒氏管 | ER，WT-1，CK7，PAX8，PAX2 |
| 肺腺癌 | TTF-1（细胞核），天冬氨酸蛋白酶 A，表面活性蛋白 A 前体（SP-A1） |
| 生殖细胞 | β-hCG，AFP，OCT3/4，CKIT，CD30，SALL4 |
| 前列腺 | PSA，AMACR/P5045，P5015，PSMA |
| 肠道 | CK7，CK20，CDX-2，CEA |
| 神经内分泌源 | 嗜铬粒蛋白，突触素，CD56 |
| 肉瘤 | 肌间线蛋白，Ⅷ因子，CD31，平滑肌肌动蛋白，MyoD1 |
| 肾 | RCC，CD10，PAX8 |
| 肝细胞癌 | Hep par-1，Arg-1，TTF-1（细胞质） |
| 黑色素瘤 | S100，波形蛋白，HMB-45，酪氨酸酶，melan-A |
| 尿路上皮 | CK7，CK20，血栓调节蛋白 |
| 间皮瘤 | 钙结合蛋白，WT-1 |
| 淋巴瘤 | LCA，CD3，CD4，CD5，CD20，CD45 |
| 鳞状细胞癌 | P63，p40，CK（5/6） |

[a] 多个染色联合应用比单个染色在发现原发肿瘤病灶上效果更好。即使经过优化，也没有 100% 敏感性或特异性的免疫组化染色组合（如卵巢黏液癌可表现为肠道肿瘤标志物阳性）

腺癌中检测到。UROⅢ，一种高分子量的角蛋白以及血栓调节蛋白和 CK20，是用来诊断尿道上皮来源肿瘤的标志物。

免疫组化染色成组应用能更好地诊断某些疾病。例如，TTF-1/CK7[+] 和 CK20[+]/CDX-2[+]/CK7-表型已被报道分别强烈提示肺和下消化道癌——尽管这些组合尚未在无原发肿瘤人群中经过前瞻性研究确认。免疫组化染色并非没有局限性，有许多因素会影响到组织抗原性（抗原修复、标本处理和固定），对肿瘤细胞（细胞核、细胞质、细胞膜）染色结果的解读对照正常组织，观察者间与观察者内的变异性，以及组织异质性不足（活检组织太小）等。在确定是否需要取更多组织以进行病理评估的问题上，与病理医师的交流至关重要。

**原发病灶组织分子分析的意义**　在原发病灶未知的情况下，要开始对 CUP 的治疗是很困难的。目前影像检查结合免疫组化染色能诊断约 20%～30% 的 CUP 患者。基因表达研究的应用有望提高这一比例。定量逆转录酶聚合酶链（RT-PCR）和 DNA 基因芯片技术最常用于基因表达分析。

神经网络程序被用于从基因表达分析结果中发现预判性的结论。通常，从已知肿瘤（转移灶尤佳）中获得的一系列基因分析结果用于训练软件。然后该程序被用于预测测试肿瘤的原发灶，而用于测试的肿瘤已被推测很大程度上为 CUP。常见恶性肿瘤的综合基因表达数据库已经成为现实，也可用于 CUP 的诊断。这些方法在测试已知的原发肿瘤及其转移灶时已被证明有效。

基于 mRNA 或 microRNA 的原发病灶组织的分子分析已在前瞻性和回顾性的 CUP 临床试验中被研究。大多数 CUP 研究评估探针的表现——尽管在确认这些探针的有效性方面存在这样的挑战，即按照定义，原发肿瘤的诊断无法被证实。因此，目前评估原发灶分子分析依赖间接的方法，包括与免疫组化、临床表现及潜在原发灶对比。通过这些措施，这些分析可似是而非地揭示约 70% 患者的原发病灶。唯一的以结果为基础的研究是一项单组研究，按照分子分析指导治疗的患者中位生存期为 12.5 个月。考虑到非随机设计、统计偏差、混淆变量（包括使用了主观的序列分

第一部分　肿瘤学

析)、治疗及 CUP 的异质性，从这项研究中很难获得关于治疗影响的确切结论。还需要更多研究以更好地理解原发病灶组织分析工具对临床决策的影响，以及如何用这些试验补充免疫组化染色，进而指导治疗。

## 治疗 原发灶不明肿瘤

### 总则

CUP 的治疗正在缓慢前进。大多数弥散性 CUP 患者的中位生存期是 6～10 个月。全身化疗是大多数弥漫性病灶患者的初始治疗，但认真整合手术、放疗甚至周期性的观察对这种情况的治疗也很重要（图 22-2 和 22-3）。预后因素包括体力状态、部位、转移灶数目、化疗反应及血清乳酸脱氢酶（LDH）水平。Culine 及其同事使用体力状态和血清 LDH 水平建立了一个预后模型，可以将患者分入两个结局不同的亚组。未来的前瞻性试验可使用这个模型。临床上，有些 CUP 患者诊断为预后较好的子集。包括弥散病灶的 CUP 在内的其他患者则预后不佳。

### 预后较好的 CUP 患者的治疗

**孤立性腋窝淋巴结肿大的女性** 孤立性腋窝淋巴结肿大的女性腺癌或癌患者通常根据病理结果接受 II/III 期乳腺癌治疗。如果这些患者的乳腺 X 射线照相和超声检查为阴性，则她们要做乳腺 MRI 检查。如果乳腺 MRI 结果为阳性，则对同侧乳房进行放疗。化疗和激素治疗根据患者的年龄（绝经前或绝经后）、肿大淋巴结体积和激素受体情况决定（参见第 10 章）。在开始乳腺癌治疗计划之前，要确保病理结果符合乳腺癌表现（形态学，免疫组化乳腺癌标志物包括雌激素受体、乳腺珠蛋白、GCDFP-15、HER-2 基因表达）。

### 腹膜种植转移的女性患者

原发性腹膜乳头状浆液性癌（PPSC）用于描述实验室检查（CA-125 升高）和病理结果符合卵巢癌表现，但经阴道超声或开腹探查未发现卵巢原发肿瘤的 CUP。研究表明，卵巢癌和 PPSC 同为苗勒氏管来源的肿瘤，有相似的基因表达谱。与卵巢癌患者类似，PPSC 患者也适用肿瘤细胞减灭术，之后再进行紫杉醇和铂类为基础的辅助化疗方案。在一项纳入 258 名接受了肿瘤细胞减灭术和化疗的腹膜转移癌患者的回顾性研究中，22% 的患者对化疗有反应，其中位生存期是 18 个月（11～24 个月）。但是，并非所有的女性腹膜转移癌都是 PPSC。仔细进行病理学检查有助于诊断结原发结肠癌（CDX-2$^+$，CK-20$^+$，CK7$^-$）或胰胆管癌甚至是误诊的腹膜间皮瘤（钙结合蛋白阳性）。

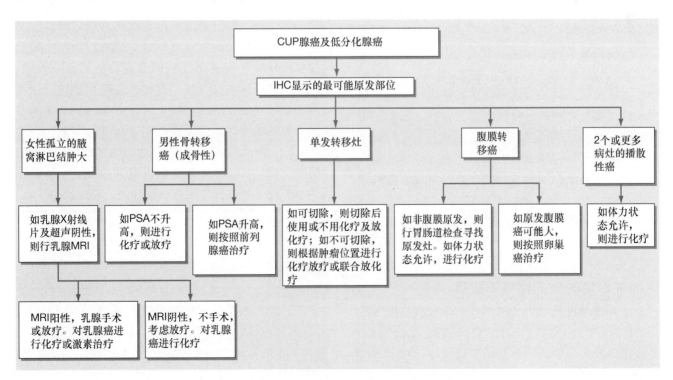

图 22-2 原发灶不明的腺癌及低分化腺癌的治疗框架

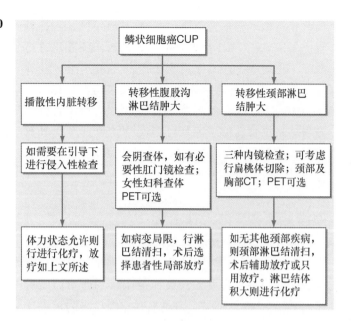

图 22-3 原发灶不明的鳞状细胞癌治疗框架

第一部分

肿瘤学

## 合并中线病变的低分化癌

低分化或未分化癌同时合并中线病变的男性患者应该评估性腺外生殖细胞恶性肿瘤的可能。如果依此进行诊断和治疗，通常对以铂类为基础的联合化疗效果较好。报道有效率超过 50%，长期生存率达 10%～15%。老年患者（尤其吸烟者）合并中线病变更可能患有肺或头颈部癌。

## 神经内分泌癌

低级别神经内分泌癌经常进展缓慢，治疗决策根据症状与肿瘤大小来制定。尿 5-HIAA 和血清嗜铬粒蛋白可能升高，可作为随访标志物。通常使用生长抑素类似物单药治疗激素相关症状（腹泻、面部潮红、恶心）。特定的局部治疗或全身治疗仅限于患者有继发于转移灶明显长大而产生的局部疼痛或内分泌治疗未能控制激素相关症状的情况。高级别神经内分泌癌按照小细胞肺癌治疗，对化疗有效；20%～25% 显示完全有效，高达 10% 的患者生存超过 5 年。

## 颈部淋巴结肿大的鳞状细胞癌

伴有颈部淋巴结肿大的早期鳞状细胞癌患者适于淋巴结清扫和放疗，可以达到长期生存的效果。尽管联合放化疗或诱导化疗经常应用，且对于 N2/N3 淋巴结肿大的患者有益，化疗对这类患者的作用尚不明确。

## 单发转移灶

单发转移灶的患者也能获得好的治疗结果。有些病变限于局部的患者适用较激进的三联治疗，无病生存期延长及偶尔的治愈都有可能。

## 成骨性骨转移伴 PSA 升高的男性

成骨性仅见于骨骼的转移癌是一种少见的情况，血清 PSA 升高或肿瘤染色 PSA 阳性可以提供确切的前列腺癌证据。尽管需要排除其他原发肿瘤（肺癌最常见），这些 PSA 水平升高的患者适用前列腺癌的激素治疗。

## 播散性 CUP 的治疗

伴有肝、脑、肾上腺转移的疾病通常预后较差。非浆液性乳头状原发性腹膜癌有很多鉴别诊断，主要是胃肠道肿瘤，包括胃、阑尾、结肠和胰胆管系统。

传统上，以铂类为基础的联合化疗方案用于治疗 CUP。过去 20 年里，许多广泛使用的化疗方案进行了研究，包括紫杉醇-卡培他滨、吉西他滨-顺铂、吉西他滨-奥沙利铂及伊立替康和氟尿嘧啶为基础的化疗方案。这些经验性的化疗药物总的有效率 25%～40%，化疗的中位生存期为 6～13 个月。

除了上述亚群外，还有一小组已确定的免疫组化的患者。这些患者通常根据临床病理表现得出一个诊断，然后按照假定的原发肿瘤进行治疗。尽管这样选择针对那种原发肿瘤的药物能提高有效率，但也不能保证一定有效。这些患者可以适用以铂类为基础的广谱抗肿瘤药物，或参与临床试验、根据试验需要接受基因组及蛋白组学检查。目前，对有些 CUP 类型，我们尚无有效的药物，对某些肿瘤的治疗存在重叠，原发灶组织以及肿瘤分子学特征评估十分重要，或可带来可供选择的治疗方法。

## 总结

CUP 患者应该在临床和病理数据的基础上，进行有目的的检查，以寻找原发灶。按照病理及组织学标准，某些患者亚群预后较好，可以从更激进的治疗方法中潜在获益，延长预期生存期。但是，对于多数晚期 CUP 患者来说，由于对细胞毒性治疗产生早期耐药，其预后仍较差。目前研究的焦点已从经验性地化疗试验转移到了理解转移癌的表型、原发病灶组织分析及评估 CUP 患者的分子靶点。

# 第二十三章　副肿瘤综合征：内分泌学/血液学

## Paraneoplastic Syndromes：Endocrinologic／Hematologic

J. Larry Jameson，Dan L. Longo

（刘笑然　严颖　冉然　张如艳　译
邱立军　邵彬　李惠平　审校）

肿瘤细胞能够产生多种物质，这些物质可以促进人体内分泌、血液、皮肤以及神经系统的反应。副肿瘤综合征是指伴随良性或恶性肿瘤，但并非或侵犯直接引起影响的症状。如小细胞肺癌（SCLC）和嗜银细胞瘤等神经内分泌来源的肿瘤细胞可分泌广谱的多肽激素，是引起副肿瘤综合征的主要原因。不过，几乎所有类型的肿瘤都具有分泌激素、促进细胞因子及免疫学应答的潜能。通过对副肿瘤综合征范畴的仔细研究发现，我们对其认知尚不全面。一些与副肿瘤综合征相关的预兆、临床症状和代谢模式改变等，在肿瘤的鉴别诊断和治疗中往往被忽视。因此，在肿瘤患者出现非典型临床症状时，应考虑副肿瘤综合征。本节中将着重讨论与潜在肿瘤相关的内分泌学以及血液学的副肿瘤综合征。

## 内分泌副肿瘤综合征

**病因学**　体内激素来源可以分为生理性分泌和病理性分泌。生理性分泌指的是激素的产生来源于正常组织细胞，而病理性分泌则指激素的产生来源于异常的组织细胞。例如促肾上腺皮质激素（ACTH）由垂体前叶正常的促皮质激素细胞分泌，然而该激素也可由 SCLC 肿瘤组织所分泌。人体中各种激素大部分由相应的重要内分泌器官分泌，还有很少的一部分可能由其他多种组织分泌。因此病理性分泌通常是组织表达产生量变而不是绝对变化。病理性分泌已经被根深蒂固地理解为由肿瘤细胞分泌过量激素所导致的异常生理状态。然而，除了异常高的激素水平，病理性分

泌的特征还包括激素的异常调节（如反馈调节缺陷），或者是多肽的异常加工。

目前有多种分子机制对病理性激素分泌的产生进行了诠释，其中少数属于基因重排理论。例如甲状旁腺基因（PTH）的易位导致 PTH 在非甲状旁腺组织中的高表达，其原因是基因重排导致了 PTH 的表达被非正常基因调节元件所控制。由上述类似机制引发的临床症状还包括目前研究较为广泛的白血病和淋巴瘤，它们也是由于基因的重排导致细胞生长相关基因不受控制，引发细胞异常分化和功能改变。尽管基因重排是导致部分激素病理性分泌的原因，但是它仍属于小部分，正如许多肿瘤与多肽的过度产生相关一样。其中细胞的去分化可能是多数激素病理性分泌的主因。众所周知，多数肿瘤都呈现低分化状态，一些特定的肿瘤分泌物，比如人绒毛膜促性腺激素（hCG）、甲状旁腺激素相关蛋白（PTHrP）、α-甲胎蛋白，早期发育阶段才会表达。不过，不同肿瘤也有特定激素种类分泌的倾向（如鳞状细胞癌会特异性分泌 PTHrP），这说明肿瘤的去分化程度是不同的，或者细胞内只是部分信号通路发生异常激活。这些激素的表达谱可能预示了细胞内一些与转录抑制相关的表观遗传改变、微RNA（miRNA）表达变化以及其他与细胞分化相关的信号通路的变化。

在小细胞肺癌中，与分化相关的信号通路研究相对深入。其神经内分泌表型部分是由具有"碱性螺旋-环-螺旋"结构的转录因子——人无刚毛鳞甲同源蛋白 1（hASH-1）所调控的，这一转录因子在 SCLC 中异常高表达，并与 ACTH 的病理性分泌相关。hASH-1 的活性可被 Split 家族多毛强化子-1（HES-1）和 Notch 所抑制，从而阻断细胞生成。因此，这些转录因子的异常表达似乎与细胞的增殖和分化有关。

很多副肿瘤内分泌综合征已经通过其症状和过量分泌特定种类的激素与某种肿瘤联系起来。总之，特定表现的综合征有其特定的来源（表 23-1）。最常见的副肿瘤内分泌综合征包括来自 PTHrP 及其他因子分泌过量所致的高钙血症，因血管加压素过量所致的低钠血症，以及异位 ACTH 导致的 Cushing 综合征。

## 异位 PTHrP 产生所致高钙血症

**病因学**　20% 以上的癌症患者会出现恶性肿瘤性体液性高钙血症（HHM）。HHM 最常见于肺、头颈部、皮肤、食管、乳腺、泌尿生殖道的肿瘤以及多发性骨髓瘤和淋巴瘤。HHM 有一些确切的体液诱发因

| 表 23-1 | 异位激素生成导致的副肿瘤综合征 | |
|---|---|---|
| 副肿瘤综合征 | 异位激素 | 常见肿瘤[a] |
| **常见** | | |
| 癌性高钙血症 | 甲状旁腺激素相关蛋白（PTHrP） | 鳞癌（头颈部肿瘤、肺癌、皮肤癌），乳腺癌，泌尿生殖系肿瘤，胃肠道肿瘤 |
| | 1,25-二羟维生素 D | 淋巴瘤 |
| | 甲状旁腺素（PTH）（罕见） | 肺癌，卵巢癌 |
| | 前列腺素 $E_2$（$PGE_2$） | 肾癌，肺癌 |
| 抗利尿激素分泌失调综合征（SIADH） | 血管加压素（抗利尿激素） | 肺癌（鳞癌、小细胞癌），胃肠道肿瘤，泌尿生殖系肿瘤，卵巢癌 |
| 库欣综合征 | 促肾上腺皮质激素（ACTH） | 肺癌（小细胞癌、细支气管肺泡癌、腺癌、鳞癌），胸腺肿瘤，胰岛细胞瘤，甲状腺髓样癌 |
| | 促肾上腺皮质激素释放激素（CRH）（罕见） | 胰岛细胞瘤，类癌，肺癌，前列腺癌 |
| | 糖依赖性胰岛素释放肽（GIP），促黄体素（LH）/人绒毛膜促性腺激素（hCG），其他 G 蛋白偶联受体（罕见） | 肾上腺大结节样增生 |
| **少见** | | |
| 非胰岛细胞肿瘤相关性低血糖 | 胰岛素样生长因子-Ⅱ（IGF-Ⅱ） | 间质瘤，肉瘤，肾上腺肿瘤，肝癌，胃肠道肿瘤，肾癌，前列腺癌 |
| | 胰岛素（罕见） | 宫颈癌（小细胞癌） |
| 男性女性化 | hCG[b] | 睾丸癌（胚胎癌、精原细胞瘤），生殖细胞瘤，绒毛膜癌，肺癌，肝癌，胰岛细胞瘤 |
| 腹泻或肠道运动增强 | 降钙素[c] | 肺癌，结肠癌，乳腺癌，甲状腺髓样癌 |
| | 血管活性肠肽（VIP） | 胰腺癌，嗜铬细胞瘤，食管癌 |
| **罕见** | | |
| 癌源性骨软化症 | 调磷素［人成纤维细胞生长因子 23（FGF23）］ | 血管外皮细胞瘤，成骨细胞瘤，纤维瘤，肉瘤，巨噬细胞瘤，前列腺癌，肺癌 |
| 肢端肥大症 | 生长激素释放激素（GHRH） | 胰岛细胞瘤，细支气管肺泡癌，及有些类癌 |
| | 生长激素 | 肺癌，胰岛细胞瘤 |
| 甲状腺功能亢进 | 促甲状腺激素（TSH） | 葡萄胎，胚胎性肿瘤，卵巢甲状腺瘤 |
| 高血压 | 肾素 | 肾小球旁细胞瘤，肾癌，肺癌，胰腺癌，卵巢癌 |

[a] 表中列出的只是最常见的肿瘤。对多数异位激素综合征来说，几乎所有肿瘤均有分泌一种或多种激素的记录。[b] hCG 是由滋养细胞肿瘤原位分泌的。某些肿瘤可分泌 hCGα 和 hCGβ 亚单位比例失调的 hCG。高水平的 hCG 因其与 TSH 受体结合力弱而极少导致甲亢。[c] 降钙素由甲状腺髓样癌原位产生，为其肿瘤标志物。如果不导致临床症状，异位激素的产生可能只是一个与肿瘤相关的附带现象。过量且无规律产生的激素如 ACTH、PTHrP 和血管加压素可能导致肿瘤发病率的增加并使治疗方案复杂化。此外，副肿瘤内分泌综合征可能是一种潜在恶性却未被发现的肿瘤的临床表现。

素，但由 PTHrP 过度分泌所导致最为常见。PTHrP 除作为循环体液因子外，骨转移瘤（如乳腺癌、多发性骨髓瘤）可生成 PTHrP 从而导致局部溶骨性病变和高钙血症。PTHrP 也可通过促瘤生存和趋化因子通路影响肿瘤的发生和进展。

PTHrP 和 PTH 结构性相关，它与 PTH 受体结合，解释了 HHM 和甲状旁腺功能亢进的生物化学表现的相似性。PTHrP 在骨骼发育中发挥关键作用，并可在其他组织包括皮肤、骨髓、乳腺和毛囊中起到调节细胞增殖和分化的作用。PTHrP 在恶性肿瘤中的作用机制尚未完全明确，但在荷瘤组织的生长和细胞传

代中经常见到与 HHM 相关的 PTHrP 分泌。PTHrP 表达由在许多恶性肿瘤中具有活性的 hedgehog 通路和 Gli 转录因子所激活。许多肿瘤产生的转化生长因子 β（TGF-β）也可通过活化 Gli 通路而激活 PTHrP。某些原癌基因的突变，如 Ras，也可活化 PTHrP 表达。在成人 T 细胞淋巴瘤中，由人 T 细胞嗜淋巴细胞病毒 1（HTLV-1）分泌的反式激活蛋白 Tax 可刺激 PTHrP 启动子活化。骨的转移性损伤较其他部位的转移更易产生 PTHrP，表明骨组织分泌可产生 PTHrP 生成的细胞因子（如 TGF-β），或是产生 PTHrP 的转移瘤在骨组织中有选择性生长优势。PTHrP 可活化促瘤生存

的 AKT 通路和趋化因子受体 CXR4。因此，原癌基因的突变、病毒或细胞转录因子的异常表达以及局部的生长因子均可能刺激 PTHrP 的产生。另外，除了 PTHrP 在 HHM 中的作用，PTHrP 通路也可能为阻碍肿瘤生长的治疗提供潜在的靶点。

HHM 另一个比较常见的原因是 1,25-二羟维生素 D 过量产生。如高钙血症相关的肉芽肿性疾病，淋巴瘤可产生转换酶，将 25-羟维生素 D 转换为活性更高的 1,25-二羟维生素 D，从而导致胃肠道钙吸收的增加。引起 HHM 的其他原因包括肿瘤介导的溶骨性细胞因子和炎症介质的产生。

**临床表现** HHM 的典型表现存在明确恶性肿瘤病史的患者实验室常规检查发现高钙血症。相对少见，恶性肿瘤患者首发症状就是高钙血症。当血钙水平明显增高 [>3.5mmol/L（>14mg/dl）]，患者可能会出现乏力、精神状态改变、脱水，或肾结石。

**诊断** 不支持原发性甲状旁腺功能亢进症，而支持诊断为 HHM 的特征包括：恶性肿瘤病史、近期刚发现高钙血症和非常高的血清钙水平。与甲状旁腺功能亢进症相似，甲状旁腺激素相关肽分泌引起的高钙血症常伴随高尿钙症和低磷血症。HHM 患者通常有代谢碱中毒，而不是高氯性酸中毒，后者常见于甲状旁腺功能亢进症患者。进行甲状旁腺素（PTH）检测有利于除外原发性甲状旁腺功能亢进症；因为 HHM 患者甲状旁腺素水平明显降低。约 80% 的恶性肿瘤高钙血症患者存在甲状旁腺激素相关肽（PTHrP）升高，进行检测可以明确诊断。淋巴瘤患者可能存在 1，25-二羟维生素 D 水平的升高。

### 治疗 恶性肿瘤的体液性高钙血症

HHM 的治疗原则为低钙饮食，药物治疗，或静脉输液治疗。盐水补液（通常 200~500ml/h）是用来稀释血清钙和促进尿钙排泄；但存在心功能不全，肝功能不全或肾功能不全的患者慎用。利尿剂呋塞米（静脉注射 20~80mg）或其他袢利尿剂能够增强钙的排泄，但在威胁生命的高钙血症治疗中价值较小。只有在充分补液后才能使用袢利尿剂，并需要密切监测出入量。口服磷（如中性磷 250mg 3~4 次/日），直至血清磷>1mmol/L（>3mg/dl）。双膦酸盐类药物如帕米膦酸二钠（静脉注射 60mg~90mg），唑来膦酸（静脉注射 4mg~8mg），和依替膦酸 [7.5mg/（kg·d），连续 3~7 天]，可以在 1~2 天内降低血清钙，几周内抑制钙的释放。双膦酸盐类药物的输注可重复，或口服双膦酸盐类药物

可用于慢性治疗。严重高钙血症如无条件或不能及时进行补液和双膦酸盐治疗，应该进行透析治疗。目前主要用双膦酸盐类药物进行治疗，以前使用过的药物如降钙素和光辉霉素疗效较差。需要快速纠正的严重高钙血症可以考虑降钙素（2~8U/kg，皮下注射，每 6~12h 一次）治疗。淋巴瘤、多发性骨髓瘤，或白血病相关的高钙血症可能对糖皮质激素治疗有效（如泼尼松 40~100mg，分 4 次口服）。

## 异位抗利尿激素分泌：肿瘤相关的抗利尿激素分泌异常综合征

**病因学** 正常情况下抗利尿激素（也称为血管加压素）是垂体后叶产生的一种抗利尿作用的激素。肿瘤异位抗利尿激素的分泌是抗利尿激素分泌异常综合征（SIADH）产生的常见原因，至少一半的小细胞肺癌患者会发生 SIADH。SIADH 也可以由一些非肿瘤因素引起，包括中枢神经系统（CNS）创伤，感染，和药物。SIADH 的代偿性反应，如减轻口渴，可能减轻低钠血症的发展。尽管如此，过量抗利尿激素长期产生，则控制口渴的渗透阈（osmostat）和下丘脑的抗利尿激素分泌可能发生重调。此外，由于肾的利尿作用的减低，摄入的游离水（口服或静脉注射）能快速加重低钠血症。具有神经内分泌功能的肿瘤（如小细胞肺癌、类癌）是异位抗利尿激素产生的最常见的来源，但其他类型的肺癌，中枢神经系统病变、头颈部癌、泌尿生殖系统肿瘤、消化道肿瘤和卵巢等部位的癌也能引起异位抗利尿激素的分泌。这些肿瘤中抗利尿激素基因的激活机制尚不明确，但常伴随临近的催产素基因的表达，提示存在该位点处抑制作用。

**临床表现** 大部分异位抗利尿激素分泌的患者没有症状，常因常规生化检查出低钠血症而被发现。如果存在症状，可表现为：无力、嗜睡、恶心、意识模糊、精神沮丧和癫痫发作。症状严重可以反映出患者起病迅速和存在严重的低钠血症。通常低钠血症发展缓慢，但在静脉补液或调整用药后可能加重。

**诊断** 异位抗利尿激素分泌的诊断要点与其他原因引起的 SIADH 相同。在尿渗透压正常或增高的情况下可表现为低钠血症和血清渗透压的下降。尿钠一般正常或增加，除非存在尿量显著减少。诊断时需要排除其他原因引起的低钠血症，如肾功能不全、肾上腺功能不全或甲状腺功能减退。应该考虑到生理性的抗利尿激素分泌刺激来源（中枢神经系统病变、肺疾

病、恶心），适应性循环机制（低血压、心力衰竭、肝硬化），以及药物（包括许多化疗药物），也可以引起低钠血症。抗利尿激素的测定一般不是诊断的必要条件。

| 治疗 | 异位抗利尿激素：肿瘤相关的抗利尿激素分泌异常综合征 |

大多数存在异位抗利尿激素分泌的患者低钠血症会持续数周或数月。除非患者存在精神状态改变或癫痫发作的风险，一般低钠血症应该逐渐进行纠正。针对潜在恶性肿瘤的治疗能够减少异位抗利尿激素的分泌，但起效缓慢。限制入量，使其少于尿量，再加上不显性失水，通常能够有效地纠正低钠血症。对摄入水或静脉输液的种类和量进行严格的监测，对限制入量很重要。除非患者存在尿量显著减少，否则口服盐胶囊和盐是没有作用的。去甲金霉素（150～300mg，口服，3～4次/日）能够有效抑制抗利尿激素对远端肾小管的作用，但该药起效缓慢（1～2周）。考尼伐坦，是非肽类 $V_2$ 受体拮抗剂，可以口服（20～120mg，每日2次）或静脉注射（10～40mg）治疗，与限制入量相结合，能有效治疗等容量性低钠血症。托伐普坦（15mg/d，口服）是另一种抗利尿激素拮抗剂。根据治疗反应剂量可以增加到 30～60mg/d。严重低钠血症（Na<115meq/L）或出现精神状态改变的患者可能需要高渗盐水（3%）或生理盐水治疗，同时联合呋塞米治疗，增加水的排泄。钠的校正速度应该缓慢 [0.5～1meq（L·h）]，防止快速液体流动和脑桥中央髓鞘溶解症的发生。

## 异位 ACTH 分泌引起的库欣综合征（Cushing's syndrome）

**病因学** 异位 ACTH 分泌占库欣综合征的 10%～20%。该综合征常见于神经内分泌肿瘤。小细胞肺癌是异位 ACTH 分泌发生最常见的原因，其次是类癌和嗜铬细胞瘤。异位 ACTH 分泌是由前阿片黑素细胞皮质激素（POMC）基因表达增加而引起的，它编码促肾上腺皮质激素、促黑素细胞激素（MSH）、β 促脂素，以及其他几种多肽。在许多肿瘤中，编码 ACTH 的 POMC 基因在第 3 外显子近侧的内部启动子的作用下大量异常表达，但由于表达产物缺少蛋白加工的信号序列，所以并不分泌 ACTH。ACTH 产量的增加主要来自垂体相同启动子位点作用下的量少、但不受调控的 POMC 的表达。然而由于肿瘤缺乏很多加工 POMC 多肽的酶，一般大量的无生物活性的片段和相当为数较少的完全加工的活性 ACTH 一起释放。

罕见情况下，胰岛细胞癌、小细胞肺癌、甲状腺髓样癌、类癌和前列腺癌产生促肾上腺皮质激素释放激素（CRH）。当 CRH 水平足够高时，CRH 能引起垂体细胞增生和库欣综合征。产生 CRH 的肿瘤有时也产生 ACTH，从而使 ACTH 产生存在一种旁分泌机制。

非 ACTH 依赖型库欣综合征的一种明确的机制涉及肾上腺结节中的许多 G 蛋白偶联受体的异常表达。这种机制中抑胃肽（GIP）受体的异常表达已被研究得十分清楚。在这种情况，膳食诱导 GIP 的分泌，进而异常刺激肾上腺的发育及糖皮质激素的产生。

**临床特征** 在有记录的异位 ATCH 患者中，只有少部分的患者有高皮质醇血症的临床症状。异位 ACTH 综合征患者通常出现无显著的体重增加及向心性的脂肪重新分布，这可能是由于暴露于过量糖皮质激素的时间相对短暂造成，也可能是因为恶病质减少了体重增加和脂肪堆积的倾向。异位 ACTH 综合征存在与其他病因的库欣综合征（如：垂体腺瘤、肾上腺腺瘤、医源性糖皮质激素过多）不同的临床特征。异位 ACTH 综合征的代谢表现主要为水肿、高血压、低血钾症、碱血症、葡萄糖耐受不良，以及间歇性类固醇精神病。极高水平的 ACTH 通常造成色素明显加深，同时来源于 POMC 前体肽的 MSH 活性也增加。异源性 ACTH 患者其糖皮质激素水平过高会导致明显的皮肤脆弱和容易瘀伤。此外，高水平皮质醇往往抑制肾脏 II 型 β-羟类固醇脱氢酶活性。该酶通常使皮质醇失活并阻止皮质醇与肾盐皮质激素受体的结合。因此，除了 ACTH 刺激肾上腺产生大量的盐皮质激素外，高水平的皮质醇也会通过盐皮质激素受体发挥作用，导致严重的低钾血症。

**诊断** 对于已知的恶性肿瘤来说，异位 ACTH 综合征的诊断通常并不困难。尿游离皮质醇水平上下波动，但却比正常值高 2～4 倍，血浆 ACTH 水平通常大于 22pmol/L（>100pg/ml）。因此 ACTH 水平如果受到抑制，将可以排除该诊断，提示为 ACTH 非依赖性库欣综合征（例如，肾上腺或外源性糖皮质激素）。相比于垂体源性 ACTH，大多数的异源性 ACTH 并不会对糖皮质激素抑制产生应答。因此，在大约 80% 的垂体源性 ACTH 腺瘤中，大剂量地塞米松（8mg 口服）能抑制早上 8 点的血浆皮质醇水平（相对基数减少 50%），然而在大约 90% 的异位 ACTH 综合征中，血浆皮质醇水平不受明显抑制。支气管和其他类癌并不适用于上述原则。因为这些异源性 ACTH 可以表现为反馈调节，无法与垂体腺瘤相鉴别，包括能被大剂量地塞米松抑制，以及 ACTH 会对肾上腺阻滞剂甲吡酮产生反应。当 ACTH 的来源不清楚时，如果需要，岩下窦插管能用来评估 ACTH 依赖性库欣综合征患者。经 CRH 刺激后，岩下窦：外周ACTH＝3：1，则强烈提示垂体源性 ACTH。影像学检查（CT 或磁共振成像）也可用于对可疑类癌的评估，以及可进行活检和通过特殊染色对产生的激素进行鉴定。条件允许，正电子发射断层扫描或奥曲肽扫描也可识别某些 ACTH 的来源。

## 治疗　异位 ACTH 引起的库欣综合征

异位 ACTH 综合征的发病率高。由于过量的皮质醇，患者可能会产生抑郁或人格改变。代谢紊乱，如糖尿病和低血钾，会使患者疲惫加重。伤口愈合不良，易感染会使肿瘤的手术变得复杂，病原体如卡氏肺孢子虫和真菌引起的机会性感染往往是异位 ACTH 患者的死亡原因。由于肿瘤和凝血因子的改变，患者产生静脉血栓栓塞症的风险也会增加。根据原发肿瘤的预后和治疗计划，减少皮质醇的措施也经常被使用。对原发肿瘤进行治疗可以减少 ACTH 的水平，但很少能将皮质醇的水平减少到正常水平。肾上腺切除术对于大多数患者并不实用，但在恶性肿瘤手术时或肿瘤不可切除但预后良好（如类癌）时应该考虑。治疗与异位 ATCH 相关的皮质醇增多症时，最常用酮康唑（300～600mg 口服，每日 2 次），甲吡酮（250～500mg，每 6h 口服一次），米托坦（3～6g 分 4 次剂量，逐渐减量维持低水平的皮质醇）或其他能阻断类固醇激素合成或作用的药物。应该使用糖皮质激素替代治疗以预防肾上腺皮质功能不全。不幸的是，尽管进行治疗，许多患者最终仍是病情恶化。

## IGF-Ⅱ 过度产生所造成的肿瘤诱导性低血糖症

间质瘤、血管外皮细胞瘤、肝肿瘤、肾上腺癌和其他各种大型肿瘤已被报道能产生过量的胰岛素样生长因子Ⅱ（IGF-Ⅱ）前体，该前体能与胰岛素受体微弱结合也能与 IGF-Ⅰ 受体紧密结合，从而导致胰岛素样作用。编码 IGF-Ⅱ 的基因位于染色体 11p15 区域，且是一个印迹基因（基因表达只来源于单个亲本等位基因）。IGF-Ⅱ 基因的双等位基因表达发生在部分肿瘤中，意味着在这些肿瘤中失去了基因诱导机制的甲基化作用及印迹遗传。除了 IGF-Ⅱ 的产生增加外，由于循环结合蛋白的复杂改变，IGF-Ⅱ 的生物利用度也会增加。增加的 IGF-Ⅱ 对生长激素（GH）和胰岛素具有抑制作用，从而导致 IGF 结合蛋白 3（IGFBP-3）、IGF-Ⅰ，以及酸不稳定性亚单位（ALS）的减少。ALS 和 IGFBP-3 正常隔绝 IGF-Ⅱ，减少 ALS 和 IG-FBP-3 使得 IGF-Ⅱ 被一种更容易进入胰岛素靶向组织的小循环复合物所取代。因为这个原因，虽然造成了低血糖，但循环 IGF-Ⅱ 的水平并没有显著增加。除了 IGF-Ⅱ 介导的低血糖症外，肿瘤可能会占据肝脏从而减少糖异生。

在多数情况下，能造成的低糖血症的肿瘤在临床上是非常明显的（大小通常大于 10cm），且低血糖的形成与空腹节食有关。通过与低血糖症状相关的低血清血糖水平和受抑制的胰岛素水平的测量进行诊断。血清 IGF-Ⅱ 水平可能并不会增加（IGF-Ⅱ 检测并不能检测到 IGF-Ⅱ 前体），但在大多数肿瘤中 IGF-Ⅱ mR-NA 的表达增加。任何与低血糖相关的药物都应该被排除。如果可能，对原发恶性肿瘤的治疗会减少低血糖的倾向。为了预防低血糖，频繁的进餐及静脉注射葡萄糖常常是有必要的，尤其是在睡觉或空腹时。此外胰高血糖素和糖皮质激素也被用来提高葡萄糖的产量。

## 人绒毛膜促性腺激素

hCG 是由 α 和 β 亚基组成，以全段甲状腺素产生，其二聚体的形式具有生物活性，游离亚基的形式无活性。完整的异位 hCG 通常由睾丸胚胎性肿瘤、生殖细胞肿瘤、性腺外的生殖细胞瘤、肺癌、肝细胞癌和胰岛细胞瘤生成，滋养细胞肿瘤也可产生异位 hCG。hGGα 亚单位的产生在肺癌和胰岛细胞癌最常见。对于男性，高的 hCG 水平会刺激睾丸间质细胞中类固醇和芳香化酶活性的提高，从而导致雌激素的生成增多以及男性乳腺发育。男性性早熟或男性乳房发育提示需要进行 hCG 检测，并考虑睾丸肿瘤或者其他原因导致的异位 hCG 肿瘤的可能。大多数妇女没有症状。hCG 很容易检测。治疗应针对引起 hCG 升高的恶性肿瘤。

## 肿瘤性骨软化症

低磷性肿瘤性软骨症，又称肿瘤性骨软化症（tumor induced osteomalacia，TIO），以显著的血清磷减少和肾性磷丢失为主要特征，继而导致肌肉无力、骨痛及骨软化症，血清钙和甲状旁腺激素水平正常，1,25-二羟维生素 D 减低。肿瘤性骨软化症通常是由良性间叶细胞肿瘤引起，如血管外皮细胞瘤、纤维瘤和骨巨细胞瘤，多位于四肢骨骼或头部。在肉瘤以及前列腺癌、肺癌的患者中也有报道。肿瘤切除后，症状可以缓解，证明它是由体液介导的。尿磷酸盐循环因子又被称为调磷因子（phosphatonin），它抑制了肾小管对磷酸盐的重吸收，并且抑制了肾脏中 25-羟维生素 D 向 1,25-二羟维生素 D 的转化。调磷因子已经被确认为纤维母细胞生长因子 23（fibroblast growth factor 23，FGF23）。在一些肿瘤性骨软化症患者（不是全部患者）中，FGF23 水平会提高。FGF23 与 Klotho 蛋白、肾 FGF 受体形成三元复合物来减少肾对磷酸盐的重吸收。治疗包括：尽可能切除肿瘤，补充磷酸盐和维生素 D。对于表达生长抑素受体-Ⅱ的肿瘤患者，奥曲肽治疗可以用来减少磷酸盐的丢失。奥曲肽扫描对于检测这类肿瘤也可能是有用的。

# 血液学综合征

在骨髓增殖性疾病患者中，粒细胞、血小板和嗜酸性粒细胞计数升高大多数是由于基础病导致的骨髓成分增生引起的，而不是归类于副肿瘤综合征。在实体瘤患者中，副肿瘤性的血液学综合征比内分泌综合征更少有特征性表现，因为在大多数此类肿瘤中（表 23-2），相关的异位激素或者细胞因子还未被识别。副肿瘤综合征的程度与肿瘤病程相平行。

## 红细胞增多症

大多数副肿瘤性的红细胞增多症由肿瘤细胞的促

| 表 23-2 | 副肿瘤性血液学综合征 | |
|---|---|---|
| 综合征 | 蛋白质 | 与综合征相关的代表性肿瘤 |
| 红细胞增多症 | 促红细胞生成素 | 肾细胞癌、肝细胞癌、小脑血管母细胞瘤 |
| 粒细胞增多症 | G-CSF、GM-CSF、IL-6 | 肺癌、胃肠道癌、卵巢癌、泌尿生殖系统癌、霍奇金淋巴瘤 |
| 血小板增多症 | IL-6 | 肺癌、胃肠道癌、乳腺癌、卵巢癌、淋巴瘤 |
| 嗜酸性粒细胞增多症 | IL-5 | 淋巴瘤、白血病、肺癌、 |
| 血栓性静脉炎 | 不明 | 肺癌、胰腺癌、胃肠道癌、乳腺癌、泌尿生殖系统、卵巢癌、前列腺癌、淋巴瘤 |

缩写：G-CSF，粒细胞集落刺激因子；GM-CSF，粒细胞-巨噬细胞集落刺激因子；IL，白细胞介素

红细胞生成素的异位产生引起的。异位产生的促红细胞生成素刺激骨髓红细胞生成并提高血细胞比容。肿瘤细胞产生的其他淋巴因子和激素可以刺激促红细胞生成素的释放，但尚未被证实能够引起红细胞增多症。

大多数红细胞增多症患者血常规检测发现红细胞压积升高（男性＞52％，女性＞48％）。大约 3％的肾细胞癌患者、10％的肝细胞癌患者以及 15％的小脑血管母细胞瘤患者中有红细胞增多症。在大多数病例中，红细胞增多症是无症状的。

由于肾细胞癌、肝细胞癌及中枢神经系统肿瘤导致的红细胞增多症患者应接受红细胞总数的检测，所以如果红细胞总数升高，那就需要检测血清促红细胞生成素的水平。上述肿瘤患者，有促红细胞生成素水平的升高，且无其他导致红细胞增多的原因（例如：引起 $O_2$ 亲和力升高增加的血红蛋白病），则此类患者患有副肿瘤综合征。

### 治疗　红细胞增多症

肿瘤切除通常能消除红细胞增多症。如果肿瘤不能被切除，也不能通过放疗或化疗有效的治疗，静脉切开放血术可以控制红细胞增多症引起的相关症状。

## 粒细胞增多症

接近 30％的实体瘤患者有粒细胞增多症（粒细胞计数＞8000/$\mu$l）。在大约一半的合并粒细胞增多症的肿瘤患者中，粒细胞增多症有一个可识别的非副肿瘤性病因（感染、肿瘤坏死、使用糖皮质激素等）。在其他患者尿及血清中有刺激骨髓细胞增生的蛋白质。肺癌、卵巢癌及膀胱癌及其肿瘤细胞株已经被证实能够产生粒细胞集落刺激因子（granulocyte colony-stimulating factor，G-CSF）、粒细胞-巨噬细胞集落刺激因子（granulocyte-macrophage colony-stimulating factor，GM-CSF）和（或）白细胞介素 6（interleukin 6，IL-6）。然而，大多数患者粒细胞增多症的病因并不明确。

粒细胞增多症的患者几乎都无症状，而且白细胞分类计数并未向不成熟粒细胞的形式转移。粒细胞增多症出现在 40％的肺癌和胃肠道癌患者、20％的乳腺癌患者、30％的脑癌和卵巢癌的患者、20％的霍奇金淋巴结患者，以及 10％的肾细胞癌患者中。晚期患者比早期患者更可能伴有粒细胞增多症。

副肿瘤性的粒细胞增多症不需要治疗，肿瘤被成

功治疗后粒细胞增多症即消失。

## 血小板增多症

35％血小板增多症（血小板计数＞400 000/μl）患者伴有肿瘤的诊断。IL-6 在体内和体外都能刺激血小板的生成，是副肿瘤性血小板增多症的可能病因。一部分的血小板增多症肿瘤患者，其血浆 IL-6 的水平是升高的。另一个可能病因是促血小板生成素，一种能够刺激巨核细胞增殖和血小板生成的肽类激素。在大多数病例中，血小板增多症的病因尚不明确。

血小板增多症的患者几乎都无症状，在肿瘤患者中，血小板增多症与血栓形成无明确的联系。血小板增多症出现在 40％的肺癌和胃肠道癌患者、20％的乳腺癌、子宫内膜癌和卵巢癌的患者、10％的淋巴结患者中。血小板增多症的患者相比无血小板增多症的患者，分期可能更晚、预后更差。在卵巢癌，IL-6 可以直接促进肿瘤的生长。除了治疗潜在的肿瘤本身之外，副肿瘤血小板增多症不需要额外的治疗。

## 嗜酸性粒细胞增多症

嗜酸性粒细胞增多症存在于不到 1％的癌症患者中。肿瘤及来源于淋巴瘤或白血病患者的肿瘤细胞系可能会产生刺激嗜酸性粒细胞的生长的 IL-5。IL-5 在淋巴瘤及白血病中的转录激活可能与表达 IL-5 及其他细胞因子的基因所在的 5 号染色体的长臂易位有关。

嗜酸性粒细胞增多症患者通常无症状。存在于 10％的淋巴瘤患者，3％的肺癌患者，偶尔出现于宫颈癌、肾癌及乳腺癌患者。嗜酸性粒细胞显著升高（＞5000/L）的患者会出现气促及喘息。胸部 X 光片可能会显示嗜酸性粒细胞浸润在肺内渗出及活化所致的弥漫肺浸润。

| 治疗 | 嗜酸性粒细胞增多症 |

标准治疗是针对恶性疾病本身进行：肿瘤应该切除或者进行放疗或化疗。在大部分有嗜酸性粒细胞增多症相关的气促症状的患者中，口服或吸入糖皮质激素可使症状缓解。IL-5 拮抗剂存在但在临床应用中尚未被评估。

## 血栓性静脉炎

深静脉血栓形成和肺栓塞是癌症患者中最常见的血栓形成事件。游走性或复发性血栓性静脉炎可能是癌症的初始临床表现。接近 15％的深静脉血栓形成或肺栓塞的患者确诊患有癌症。与内脏肿瘤尤其是胰腺癌共存的外周静脉血栓形成者被称为特鲁索综合征。

**发病机制** 癌症患者更易出现血栓栓塞是因为他们经常卧床或制动，肿瘤可能会阻塞或减慢血流。接受手术的癌症患者术后深静脉血栓的形成是普通人的 2 倍。长期留置静脉导管也更易凝血。除此之外，肿瘤细胞或相关的炎症细胞里释放的促凝剂或凝血因子，血小板的黏附或聚集都可能会促进凝血。促进血栓栓塞的特殊分子尚未明确。

化疗药物，尤其是与内皮损伤有关的药物，会诱导静脉血栓形成。接受化疗的癌症患者静脉血栓形成的年风险约 11％，比一般人群的风险高 6 倍。博来霉素、左旋门冬酰胺、沙利度胺类似物、铂类为基础的方案以及高剂量的二甲磺酸丁酯（白消安，马利兰）和卡莫司汀都与风险的增高相关。

除了癌症及其治疗导致的继发性血栓栓塞，原发性血栓性疾病也可能与癌症相关。例如，抗磷脂抗体综合征与广泛的病理表现相关。约 20％的抗磷脂抗体综合征患者患有癌症。而在有癌症与抗磷脂抗体的患者中，35％～45％会出现血栓形成。

**临床表现** 深静脉血栓形成的癌症患者通常会出现下肢肿胀或疼痛，查体时会表现触痛、温度升高及发红。肺栓塞患者会出现呼吸困难、胸痛和晕厥，查体时会发现心动过速、发绀和低血压。大约 5％的诊断为深静脉血栓形成的无癌症病史的患者在 1 年内会诊断出癌症。最常见的与血栓栓塞相关的肿瘤包括肺、胰腺、胃肠、乳腺、卵巢及泌尿生殖系统肿瘤；淋巴瘤和脑肿瘤。经历过全麻手术的癌症患者深静脉血栓形成的风险为 20％～30％。

**诊断** 癌症患者的深静脉血栓形成通过对下肢静脉的阻抗容积描记技术或双侧加压超声检查来诊断。有不可压缩静脉段的患者会出现深静脉血栓形成。如果加压超声正常而临床高度怀疑深静脉血栓形成，应行静脉造影寻找管腔充盈缺损。D-二聚体升高在癌症患者深静脉血栓预测中的价值不如无癌症患者；其升高可见于 65 岁以上无血栓证据的患者，很可能是凝血酶沉积增加和老化的结果。

有肺栓塞症状和体征的患者应行胸片、心电图、动脉血气分析和通气灌注扫描进行评估。有（与通气）不匹配的节段性灌注缺损者，存在深静脉血栓。通气-灌注表现可疑的患者应进行上述提到的检查来评估其下肢是否存在深静脉血栓。如检出深静脉血栓，患者应抗凝。如未检出深静脉血栓，他们应考虑进行肺血管造影检查。

初步表现为血栓性静脉炎或肺栓塞发作的并无癌症的患者除了详细的病史和体格检查外，无需额外检查肿瘤。鉴于（肿瘤）有很多可能的原发部位，对无症状患者进行诊断性检查不经济。但如果血凝块对标准治疗无效或发生于少见部位或血栓性静脉炎为游走性或复发性，提示需要努力寻找潜在的肿瘤。

## 治疗 血栓性静脉炎

诊断为深静脉血栓或肺栓塞的癌症患者初始治疗时应静脉应用普通肝素或低分子肝素至少 5 天，1～2 天内应开始加用华法林。应调整华法林剂量使国际标准化比值（INR）在 2～3 之间。有近端深静脉血栓和肝素抗凝相对禁忌证的患者（出血性脑转移或心包积液）应考虑下腔静脉放置滤网（Greenfield 滤网）来预防肺栓塞。华法林应使用 3～6 月。一种替代方法是应用低分子肝素 6 个月。行大手术的癌症患者应考虑肝素预防或使用气动靴。接受化疗的乳腺癌患者和导管植入的患者应考虑预防。指南推荐住院的癌症患者和接受沙利度胺类似物的患者接受低分子肝素或低剂量阿司匹林预防。化疗中常规预防血栓有争议，美国临床肿瘤学会并未推荐。

# 第二十四章 神经系统副肿瘤综合征和自身免疫性脑炎

Paraneoplastic Neurologic Syndromes and Autoimmune Encephalitis

Josep Dalmau，Myrna R. Rosenfeld
（李文斌 康庄 陈建新 汪云超 译）

副肿瘤性神经障碍（paraneoplastic neurologic disorder，PND）是一种肿瘤相关综合征，它可以影响整个神经系统（表 24-1）。这种综合征的作用机制不同于转移或任何与肿瘤相关的并发症，例如凝血障碍、休克、代谢和营养障碍、感染，以及肿瘤治疗过程

**表 24-1　神经系统的副肿瘤综合征**

| 典型综合征：常与肿瘤发生相关 | 非典型综合征：与肿瘤发生关系不明 |
| --- | --- |
| 脑脊髓炎 | 脑干脑炎 |
| 边缘叶脑炎 | 僵人综合征 |
| 小脑变性（成人） | 坏死性脊髓病 |
| 眼阵挛-肌阵挛 | 运动神经元病 |
| 亚急性感觉神经元疾病 | Guillain-Barreé 综合征 |
| 肠道麻痹或假性梗阻 | 亚急性和慢性混合性感觉- |
| 皮肌炎（成人） | 运动神经病变 |
| Lambert-Eaton 肌无力综合征 | 神经病变相关的浆细胞病和 |
| 肿瘤或黑色素瘤相关的视网膜病变 | 淋巴瘤 |
| | 神经血管炎 |
| | 单纯自主神经病变 |
| | 急性坏死性肌病 |
| | 多发性肌炎 |
| | 肌肉血管炎 |
| | 视神经病变 |
| | BDUMP |

缩写：BDUMP，双侧弥漫性葡萄膜黑色素细胞增生症

中的副作用。60% 患者在肿瘤疾病诊断前即可出现神经症状。在临床上，PND 致残率约占所有肿瘤患者的 0.5%～1%，在神经母细胞瘤或小细胞肺癌（SCLC）中大约占 2%～3%，胸腺瘤或硬化性骨髓瘤中占 30%～50%。

## 发病机制

大部分 PND 是受肿瘤表达的神经元蛋白介导的免疫反应调控。在中枢神经系统（CNS）的 PNDs 中，已被证实存在多种与抗体相关的免疫反应（表 24-2）。这些抗体与患者的肿瘤相互反应，常通过监测其在血清或脑脊液的表达预测肿瘤发生。当抗原位于细胞内，常表现为 CD4+ 和 CD8+ T 细胞广泛浸润、小胶质细胞活化、胶质细胞增生以及多种神经元缺失。在神经元发生退行性改变时浸润性 T 细胞常与其密切接触，推测这在发病中起重要作用。在这些 PND 中，T 细胞介导的细胞毒性作用可直接促进细胞死亡。因此，大部分 PND 的发病是由体液和细胞免疫机制共同参与介导完成的。这些复杂的免疫病理机制可能是许多情况下治疗耐药的基础。

与针对细胞内抗原的免疫应答紊乱相反，表达于中枢神经系统神经元细胞表面或神经肌肉接头处的抗原对免疫治疗更加敏感（表 24-3，图 24-1）。这些功能障碍发生与肿瘤关系不明，可能会影响儿童和青少年，越来越多的证据表明这些功能障碍受抗体调控。

其他的 PND 也可能是由免疫介导的，虽然它们的

| 表 24-2 | 细胞内抗原抗体，相关神经疾病综合征以及相关的肿瘤 | |
|---|---|---|
| 抗体 | 相关神经疾病综合征 | 相关肿瘤 |
| 抗-Hu（AN-NA1） | 脑脊髓炎，亚急性感觉神经疾病 | SCLC |
| 抗-Yo（PCA1） | 脑脊髓炎，亚急性感觉神经疾病 | 卵巢乳腺 |
| 抗-Ri（ANNA2） | 小脑变性，阵挛，脑干脑炎 | 乳腺，妇科，SCLC |
| 抗-Tr | 小脑变性 | 霍奇金淋巴瘤 |
| 抗-CRMP5（CV2） | 脑脊髓炎，舞蹈症，视神经炎葡萄膜炎，周围神经病变 | SCLC，胸腺瘤，其他 |
| 抗-Ma 蛋白 | 边缘，下丘脑，脑干脑炎 | 睾丸（Ma2），其他（Ma） |
| 抗-amphiphysi 恢复蛋白，双极细胞抗体，其他[a] | 僵人综合征，脑脊髓炎肿瘤相关的视网膜病变（CAR），黑色素瘤相关的视网膜病变（MAR） | 乳腺，SCLC SCLC（CAR），黑色素瘤 |
| 抗-GAD | 僵人综合征，小脑综合征，边缘叶脑炎 | 罕见肿瘤（胸腺瘤） |

[a] 各种被证实的靶抗原

缩写：CRMP，断裂反应介导蛋白；SCLC；小细胞肺癌

| 表 24-3 | 突触抗原表面抗体、神经疾病综合征以及相关肿瘤 | |
|---|---|---|
| 抗体 | 神经疾病综合征 | 相关肿瘤 |
| 抗-AChR（肌肉）[a] | 重症肌无力 | 胸腺瘤 |
| 抗-AChR（神经元）[a] | 自律神经节障碍 | SCLC |
| 抗-VGCC[b] | LEMS 小脑变性 | SCLC |
| 抗 NMDAR[a] | 抗-NMDAR 脑炎 | 青年女性畸胎瘤，（儿童和男性很少患病） |
| 抗-LGI1[c] | 边缘叶脑炎，低钠血症，面臂强直或肌张力障碍性癫痫 | 少数胸腺瘤 |
| 抗-Caspr2[c] | 莫旺综合征，神经性肌强直 | 胸腺瘤，前列腺癌 |
| 抗-GABA$_B$R[d] | 边缘叶脑炎，癫痫 | SCLC，神经内分泌疾病 |
| 抗-GABA$_A$R[d] | 突发癫痫性脑炎及癫痫持续状态，较少伴发眼阵挛及僵人综合征 | 少数胸腺瘤 |
| 抗-AMPAR[d] | 复发边缘叶脑炎 | SCLC，胸腺瘤，乳腺癌 |
| Glycine recep-tor[d] | 硬性脑脊髓炎，僵人综合征 | 少数胸腺瘤，肺癌 |
| Anti-DPPX[d] | 焦虑，肌阵挛，震颤，癫痫，过度惊吓反射症，硬性脑脊髓炎 | 有频繁腹泻或肿瘤伴发恶病质状态 |

[a] 这些抗体的直接致病作用已经被研究证实。[b] 抗-VGCC 抗体对 LEMS 有致病作用。[c] 以前被命名的电压门控性钾通道抗体（VGKC）；现在包含在术语 VGKC-合成蛋白中。除了 LGI1 和 Caspr2 外，抗 VGKC-合成蛋白抗体的重要性仍不确定（抗原未知，免疫治疗反应也未确定）。[d]这些抗体有可疑致病性

缩写：AChR，乙酰胆碱受体；AMPAR，α-氨基-3-羟基-5-甲基异唑-4-丙氨酸受体；Caspr2，接触蛋白-相关蛋白-2；DPPX，2 肽-肽酶-类似蛋白-6；GABA$_B$R，γ-氨基丁酸 B 受体；GAD，谷氨酸脱羧酶；LEMS，重症肌无力综合征；LGI1，富亮氨酸胶质瘤失活基因 1；NMDAR，N-甲基天冬氨酸受体；SCLC，小细胞肺癌；VGCC，电压门控性钙通道

抗原仍然未知。其中包括许多神经炎性病变综合征以及肌肉疾病。此外，仍有许多典型 PND 综合征的病人抗体表达为阴性。但对于其他的 PND，发病原因仍不清楚。这些病因不明的 PND，许多出现在肿瘤终末期的神经系统疾病中，还有一些与浆细胞疾病相关联，同时也与一些没有炎性浸润或没有免疫球蛋白、冷球蛋白、淀粉样蛋白沉积的淋巴瘤相关联其中包括肿瘤终末期严重神经病变，浆细胞病，无炎症浸润性淋巴瘤，免疫球蛋白、冷球蛋白或淀粉样蛋白蓄积。

## 对副肿瘤神经功能障碍患者的处理方法

关于 PND 的诊断和治疗有三个重要的观点：首先它主要发生在肿瘤出现之前；其次，这种神经综合征临床表现发展迅速，并在短时间内出现严重的神经功能障碍；再有，如果对肿瘤进行及早的控制，往往可以有效改善患者的预后。因此，作为内科医生应重视该疾病的早期诊断并采取治疗措施。

### 中枢神经系统和背根神经节的 PND

当脑部、脊髓和背根神经节出现临床症状时，PND 的诊断往往要结合临床表现、影像学和脑脊液的实验室检查。抗神经元抗体（表 24-2 和表 24-3）有助于 PND 的诊断，但是仅有 60%～70% 的中枢神经系统 PND 和低于 20% 的周围神经系统 PND 可以应用神经元或神经血管的结合抗体进行诊断。

磁共振成像（magnetic resonance imaging，MRI）扫描和脑脊液检查对排除由于肿瘤直接播散而导致的神经系统并发症非常重要，尤其是对于转移瘤和软脑膜疾病。对于大多数 PND 来说，MRI 检查并不具有特异性。副肿瘤边缘叶脑膜炎常于颞叶中央部见典型 MRI 异常表现（见下文），但这种表现有时也可在其他疾病中出现，例如：非副肿瘤自身免疫性边缘叶脑膜炎和人-6 型疱疹病毒性脑膜

第
一
部
分

肿
瘤
学

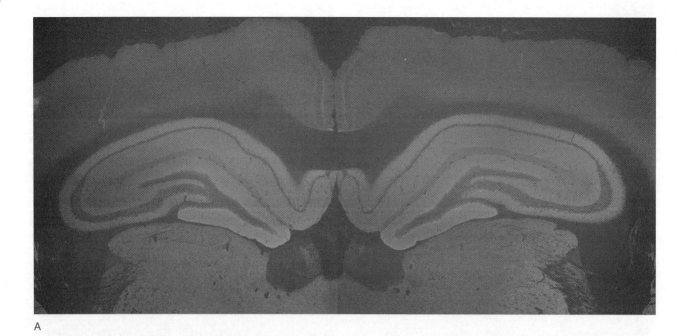

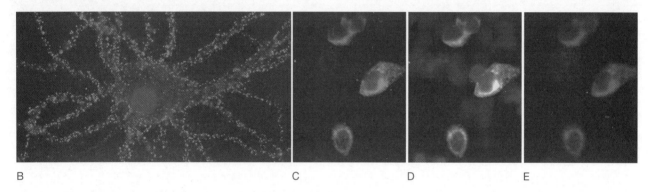

**图 24-1（见书后彩图）**　为含抗-NMDA 受体的脑炎和卵巢畸胎瘤的患者中，抗 N-甲基-d-天冬氨酸（NMDA）受体 **GluN1 亚基抗体。**（**A**）带有患者抗体的大鼠脑冠状位切面免疫荧光（绿色荧光）显像。活性区主要位于海马区，该区域富含 NMDA 受体。（**B**）这张图显示大鼠海马神经元细胞的抗体反应性，强绿色荧光产生是由于抗体抵抗 NMDA 受体 GluN1 亚基的作用引起的。（**C～E**）HEK 细胞（人肾细胞系）转染表达 NMDA 受体的图像，显示了患者的抗体（**C**）以及商业化单克隆抗体对 NMDA 受体的作用活性（**E**）；患者抗体反应活性仅在表达 NMDA 受体的细胞（**D**）（From J Dalmau et al：Lancet Neurol 7：1091，2008；with permission）

炎（HHV-6）（图 24-2）。中枢神经系统或背根神经节 PND 患者的脑脊液中往往出现轻度至中度细胞数增多（其中单核细胞数小于 200，主要以淋巴细胞为主），并且伴有蛋白质含量的增加，有可变的寡克隆带的出现。在诊断 PND 方面，目前并没有特异性的电生理学检查方法。虽然活检对除外其他疾病非常有意义，但活检检查很难获取受累的病变组织（例如：转移瘤）。所以说，病理性检查结果对 PND 诊断并无特殊意义。另外，对病变组织进行活检非常困难，尽管病理学检查对排除其他疾病有重要作用，但对 PND 诊断却缺乏特异性。

## 神经和肌肉的 PND

　　如果涉及周围神经、神经-肌肉接头处及肌肉方面的疾病，对于 PND 诊断经常是建立在临床表现、电生理及病理学结果的基础上。当患者出现累及外周神经、神经-肌肉接头处或肌肉的症状时，特异性的 PND 诊断应建立在临床检查、电生理学表现及病理学基础之上。患者的病史，伴随症状（例如：伴有厌食，体重下降）以及综合征类型有助于对肿瘤进行研究和分析。例如，小细胞肺癌（SCLC）伴随肌无力综合征（Lambert-Eaton，LEMS）应该行胸

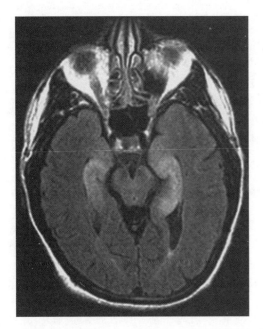

**图 24-2　边缘叶脑炎并有 LGI1 抗体的一例患者液体衰减翻转恢复序列磁共振成像图像，**注意颞叶内侧的异常高信号。

部和腹部 CT（computed tomography，CT）检查或全身 PET 扫描（positron emission tomography，PET），如果检查结果为阴性，在神经学诊断后的至少三年内要定期做肿瘤筛查。相反，对于像多发性肌炎这种与肿瘤相关性很低的疾病是否需反复行肿瘤学筛查尚存在争议。血清和尿液免疫固定检查可用于原因不明的外周神经病变诊断。若检查为单克隆丙种球蛋白病，提示需进一步进行相关检查明确是否存在 B 细胞或浆细胞恶性肿瘤。对于副肿瘤性神经系统疾病，抗神经元抗体是非常有意义的诊断指标，但它往往受到抗-CV2/CRMP5 和抗-Hu 的限制。

对于任何类型 PND，若抗神经元抗体阴性，其诊断需依赖于是否存在肿瘤并除外其他肿瘤相关或孤立性神经病变。CT 和 PET 扫描相结合可以检测一些其他检查方法未发现的肿瘤。对于睾丸生殖细胞肿瘤和卵巢畸胎瘤，超声与腹部和盆腔 CT 或 MRI 相结合可以检测出 PET 检查遗漏的肿瘤。

# 特异性副肿瘤神经综合征

## 副肿瘤性脑脊髓炎和局灶性脑膜炎

脑脊髓炎是一种累及神经系统的多灶性炎性进程，受侵部位可包括脑组织、脑干、小脑和脊髓，该病经常与背根神经节和自主神经功能紊乱相关。对于任何

患者，其临床表现主要取决于受累部位，但病理学检查常提示病变范围超出产生临床症状的区域。几个临床病理综合征可以单独或同时出现：①皮质脑炎，可以"持续性部分癫痫发作"为表现。②边缘性脑炎，表现为意识混乱、抑郁、易怒、焦躁、严重的短期记忆障碍、复杂部分性癫痫发作及痴呆表现（MRI 上常显示单侧或双侧颞叶内侧异常，在 T2 加权像和 FLAIR 序列上更易观察到）。③脑干脑炎：表现为眼球运动障碍（包括眼球震颤，斜视性眼阵挛，核上及核下瘫），脑神经麻痹，构音困难，吞咽困难和中枢性自主神经功能障碍。④小脑步态和肢体共济失调⑤脊髓炎，患者可出现上肢或下肢运动神经元症状，肌阵挛，肌肉僵直和麻痹。⑥自主神经功能障碍指累及多节段的轴突，包括下丘脑、脑干和自主神经（详见副肿瘤周围神经系统疾病，见下文）。心律失常、体位性低血压和中枢性肺换气不足是脑脊髓炎死亡的主要原因。

副肿瘤性脑脊髓炎和局灶性脑炎常与 SCLC 相关，但其他恶性肿瘤中也可出现。对于 SCLC 伴上述综合征的患者，可在血清和脑脊液中检测出抗-Hu 抗体，但抗-CRMP5 抗体较少出现，还有一些患者可能会出现舞蹈症，葡萄膜炎和视神经炎。Ma 蛋白抗体与边缘性脑炎、下丘脑脑炎及脑干脑炎有关，偶尔也会出现小脑病变表现（图 24-3），部分患者会发展为嗜睡、晕厥及严重运动功能减退。边缘性脑炎以及病变累及到下丘脑、基底节和上半部脑干的患者在 MRI 扫描中多有一些异常的表现。肿瘤相关的抗体详见表 24-2。

## 治疗　脑脊髓炎和局灶性脑炎

多数类型的副肿瘤脑炎和脑脊髓炎治疗效果欠佳。假如对肿瘤的治疗取得了满意的效果，那么对于脑炎和脑脊髓炎治疗而言，往往可以稳定症状或部分改善神经功能障碍，如果针对肿瘤的治疗反应良好，偶尔也会出现副肿瘤脑炎或脊髓炎症状的稳定或部分神经功能的改善。目前仍缺乏有关该疾病治疗的对照研究，但专家推荐治疗初始应用糖皮质激素。如果几天内治疗无效，患者可进一步采取静脉内注射免疫球蛋白（IVIg）或血浆置换，然后采用利妥昔单抗或环磷酰胺进行免疫抑制治疗。约 30％ 的抗-Ma2 相关性脑炎患者对抗肿瘤治疗（睾丸生殖细胞肿瘤）及免疫治疗有效。

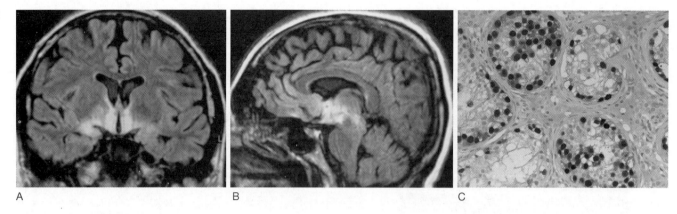

A                 B                 C

**图 24-3**（见书后彩图）　抗-Ma2 相关性脑炎患者的肿瘤 MRI 和肿瘤病理（**A** 和 **B**）液体衰减翻转恢复序列 MRI 显示颞叶内侧、下丘脑以及脑干上部的异常高信号影。（**C**）这一图像是患者睾丸切除后经特殊绿色荧光标记（Oct4）的睾丸横切面。阳性细胞（棕色）是小管内生殖细胞瘤细胞。

第一部分　肿瘤学

## 具有细胞表面抗体或突触蛋白抗体的脑炎（表 24-3）

这些疾病非常重要的原因有 3 个：①它们不论是否伴有肿瘤都能够发生。②一些症状主要出现在青年和儿童。③尽管症状严重，患者通常对抗肿瘤治疗和免疫治疗具有良好反应（例如：糖皮质激素，免疫球蛋白，血浆置换，利妥昔单抗，环磷酰胺）。

具有天门冬氨酸（NMDA）受体抗体的脑炎患者（图 24-1）通常发生在年轻女性和儿童，但在男性及老年患者中也可出现。该疾病在症状进展时有特征性表现，包括类似病毒感染的前驱症状，几天后出现严重精神症状，记忆力减退，癫痫发作，意识水平下降，异常运动（口面部，四肢和躯干运动困难，肌张力异常），自主神经功能失衡，频发性肺通气不足。4% 患者以可表现为单一症状发作如单纯型神经病。12%～24% 患者可出现临床复发（12% 出现在疾病诊断的最初 2 年内）。大多数患者有蛛网膜下腔抗体合成，可能通过浆细胞浸润大脑和脑膜所致（图 24-4 A）。这个综合征经常被误诊为病毒性或特发性脑炎、神经阻滞剂恶性综合征或流行性脑炎。许多患者最初由精神科医生怀疑患有急性精神性疾病。相关的畸胎瘤检测取决于年龄和性别：12 岁及以上的女性患者 46% 具有单侧或双侧卵巢畸胎瘤，而 12 岁以下女孩只有不到 7% 伴有畸胎瘤（图 24-4 B）。在男性患者中，很少发现肿瘤。年龄超过 45 岁的患者大多数为男性；其中大约 20% 患者有肿瘤（如乳腺癌、卵巢癌、肺癌）。

具有富亮氨酸胶质瘤失活基因 1 蛋白抗体的脑炎患者年龄多大于 50 岁（65% 为男性），该类患者常表

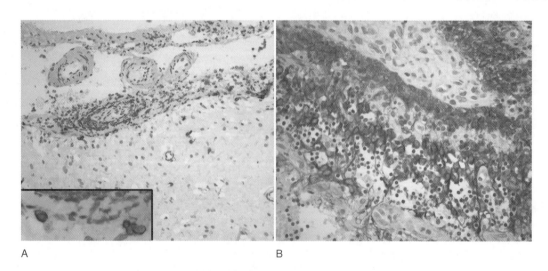

A                           B

**图 24-4**（见书后彩图）　含抗-N-甲基-d-天门冬氨酸受体的脑炎病理学结果。患者脑膜和脑中见浆细胞浸润（棕色细胞；CD138 染色）（**A**）；插图是放大的浆细胞。（**B**）畸胎瘤患者的神经元和神经细胞突起（棕色细胞；MAP2 染色）；神经元表达 NMDA 受体（没有显示）。（From E Martinez-Hernandez et al；Neurdogy 77：589，2011，with premission）

现为记忆减退、癫痫发作（边缘系统脑病），并伴有低钠血症及睡眠障碍。在少数脑炎患者以肌阵挛样动作发生为先兆，称为面部与上肢的肌张力异常或癫痫强直性发作。不足 10% 的患者伴有胸腺瘤。

具有接触素相关蛋白 2（Caspr2）抗体的脑炎患者主要见于年龄超过 50 岁患者，常伴有莫氏综合征（脑炎、失眠、意识障碍、幻觉、自主神经功能紊乱和神经性强直），较少出现边缘系统脑炎、神经性强直和神经性疼痛。大约 30%～40% 的患者有胸腺瘤。

具有 γ 氨基丁酸 B 型（GABA_B）受体抗体的脑炎患者通常与边缘系统脑炎和癫痫发作有关。在少数情况下，患者发展为小脑症状和斜视眼阵挛。50% 患者患有小细胞肺癌或肺的神经内分泌肿瘤。患者可能具有针对谷氨酸脱羧酶（GAD）的其他抗体，临床意义仍不清楚。在这些患者体内常常发现针对非神经元蛋白质的其他抗体和具有 α-氨基-3-羟基-5-甲基异噁唑-4-丙酸（AMPA）受体抗体，表明这种疾病存在自身免疫性疾病倾向。

具有 GABA_A 受体抗体的脑炎患者可能影响到儿童和成人。当血清和 CSF 中存在高滴度抗体，这种疾病常以癫痫发作和癫痫持续状态为突出表现，常常需要镇静药物诱导昏迷治疗。低血清抗体滴度常与其他自身免疫异常有关，临床表现具有多样性，包括脑炎、癫痫、斜视眼阵挛或僵人综合征。大多数患者没有潜在的肿瘤，但一些患者可能有胸腺瘤。

具有 AMPA 受体抗体的脑炎多发生于中年女性，可进展为急性边缘体统功能紊乱，少数患者突出表现为精神病症状，70% 患者有潜在的肺癌、乳腺癌或胸腺瘤。神经系统症状可能反复出现，对免疫抑制治疗有效，不一定与肿瘤复发有关。

甘氨酸受体（GlyR）抗体阳性的脑炎见于伴强直及肌阵挛的进行性脊髓炎患者和僵人综合征患者（有或无 GAD 抗体）。尽管部分患者存在肺癌、胸腺瘤或霍奇金淋巴瘤，但疾病通常与肿瘤无明显相关性。

具有二肽酶样蛋白 6（DPPX）抗体的脑炎患者表现为中枢神经系统兴奋增高，包括焦虑、幻觉、妄想、震颤、肌阵挛、眼球震颤、癫痫、问或惊厥等症状。部分患者发展为伴强直及肌阵挛的进行性脊髓炎。腹泻、其他胃肠道症状以及明显的消瘦常提示肿瘤的存在，但该疾病与肿瘤的关系尚未证实。这种疾病对免疫治疗有效。

## 副肿瘤性小脑退行性改变

通常这种疾病的前驱症状包括头晕、幻视、视物不清或复视、恶心和呕吐。几天或数周后，患者出现发音困难、步态异常和肢体共济失调、吞咽困难。检查时常见下跳性眼震颤，斜视性眼阵挛少见，也可见脑干功能异常、趾上翻或轻度神经病变。早期 MRI 检查是正常的，后期 MRI 显示小脑萎缩。该疾病起因是浦肯野细胞广泛变性，累及其他小脑皮层神经元、深部小脑神经核和脊髓小脑束。累及的肿瘤为小细胞肺癌、乳腺癌、卵巢癌和霍奇金淋巴瘤。

乳腺癌和妇科肿瘤患者抗 Yo 抗体及霍奇金淋巴瘤患者抗 Tr 抗体的出现是两个典型的免疫反应过程，与单纯小脑退行性改变有关。P/Q 型电压门控钙通道抗体见于一些小细胞肺癌及小脑功能障碍患者，仅在该部分患者中可能发展为 LEMS。小脑功能障碍严重程度实际上可能与表 24-2 中的任何抗体及中枢神经系统 PND 有关。

许多案例报导描述了在给予肿瘤切除、血浆置换、丙种球蛋白、环磷酰胺、利妥昔单抗或糖皮质激素治疗后神经功能改善。然而，大多数副肿瘤性小脑退行性改变患者接受治疗后症状没有改善。

## 副肿瘤性斜视性眼阵挛-肌阵挛综合征

斜视性眼肌阵挛是一种眼球运动障碍疾病，表现为与注视方向无关的不自主、无节律、快速多变的眼球异常运动，常伴有肌阵挛和共济失调。斜视性眼阵挛-肌阵挛可能与肿瘤有关或为肿瘤特发性疾病。当病因是副肿瘤性相关时，通常涉及成人肺癌和乳腺癌、儿童神经母细胞瘤、青少年和年轻女性卵巢畸胎瘤。斜视性眼阵挛-肌阵挛的病理机制尚不清楚，但研究表明与小脑顶核抑制解除有关。大多数患者没有抗神经元抗体。一小部分具有共济失调、斜视性眼阵挛和其他眼睛运动障碍的患者出现抗-Ri 抗体，少数患者也可出现肌肉僵硬、喉痉挛、自主神经功能失调和痴呆。最常见的与抗 Ri-相关综合征有关的肿瘤是乳腺癌和卵巢癌。如果肿瘤治疗失败，在成年人这种肿瘤综合征往往进展为脑部病变、昏迷和死亡。免疫治疗［糖皮质激素、血浆置换和（或）丙种球蛋白］除了治疗肿瘤外，对症状改善也有作用。

至少有 50% 斜视性眼阵挛-肌阵挛的儿童有潜在的神经母细胞瘤。经常伴随肌张力减退、共济失调、行为异常和兴奋性增高等症状。患者神经功能症状常在肿瘤治疗及糖皮质激素、促肾上腺皮质激素（ACTH）、血浆置换、丙种球蛋白及利妥昔单抗应用中的得到改善。许多患者遗留精神运动性抑制、行为和睡眠异常。

## 脊髓的副肿瘤综合征

目前有许多脊髓副肿瘤综合征的报道，如近年来有所下降的亚急性神经运动元病和急性坏死性脊髓病。由于对肿瘤疾病治疗的进步，以及对副肿瘤疾病病因学的认识，脊髓副肿瘤综合征的发病率出现下降。一些肿瘤患者出现上、下运动神经元功能障碍或两者兼而有之，类似肌萎缩性脊髓侧索硬化症。目前尚不清楚这些疾病是否存在副肿瘤疾病的病因还是只是单纯地与肿瘤同时出现。有许多独立的个案报道显示具有运动神经元功能障碍的肿瘤患者在肿瘤治疗后神经功能有所改善。对具有迅速进展的运动神经元综合征和血清或脑脊液中出现单克隆球蛋白的淋巴瘤患者应该进行进一步研究。

副肿瘤脊髓炎可以存在上、下运动神经元症状、节段性肌阵挛和僵硬，可能是脑脊髓炎的首发表现。具有水通道蛋白 4 抗体的视神经脊髓炎（NMO）患者在少数情况下可能出现肿瘤的副肿瘤性表现。

## 副肿瘤性僵人综合征

这种疾病的特点是由听觉、感觉或情绪刺激导致渐进性肌肉紧张、僵硬和痛苦的肌痉挛。僵硬主要包括躯干下部和下肢，也可以影响上肢和颈部。有时候只有一个肢体受到影响（僵肢综合征）。睡眠和使用麻醉剂可使症状改善。电生理学检查表现为连续运动单位活动。相关的靶蛋白抗体（GAD，两性蛋白）通过γ-氨基丁酸（GABA）或甘氨酸作为神经递质参与抑制性突触的功能。两性蛋白抗体的存在通常表示一个与小细胞肺癌和乳腺癌有关的副肿瘤性病因。相比之下，GAD 抗体可见于一些肿瘤患者，但更频繁地出现在非副肿瘤性疾病中。GlyR 抗体可见于伴有僵人综合征的患者，这些抗体也可在 PERM 患者中检测到。

僵人综合征的最佳治疗包括对潜在肿瘤的治疗、应用糖皮质激素以及对症性应用药物提高 GABA 传递活性（地西泮、巴氯芬、丙戊酸钠、噻加宾、氨己烯酸）。丙种球蛋白和血浆置换在一些患者能够暂时有效。

## 副肿瘤性感觉神经元病或背根多神经节病

这种综合征的特点是对称性或非对称性感觉缺陷、痛觉迟钝、神经根痛、反射减低或消失。可累及包括脸和躯干在内的身体各部位的各种感觉。特殊感觉如味觉和听觉也会受到影响。电生理学研究表明减少或缺乏感觉神经诱发电位，而神经元传导速度正常或接近正常。这些症状是由于炎症造成的，类似于免疫介导过程，损伤背根神经节，导致脊髓后索神经元丢失和继发性退化。背根、前神经根和周围神经也可能累及。这种疾病通常先于脑脊髓炎和自主神经功能障碍或与之同时发生，具有同样的免疫学和肿瘤学相关性（Hu 抗体，小细胞肺癌）。

作为抗-Hu 相关的脑脊髓炎，治疗方法的焦点是及时治疗肿瘤。糖皮质激素治疗偶尔能够达到临床稳定或疾病改善。丙种球蛋白和血浆置换的疗效尚未得到证实。

## 副肿瘤性外周神经病变

这些疾病可以在肿瘤病程中任何时间发生进展。由于不清楚轴突退行性病变的病因，神经病变发生在肿瘤或淋巴瘤晚期，通常会导致轻度至中度的感觉运动功能缺陷。这些神经疾病往往被同时出现的化疗和其他抗肿瘤治疗的神经毒性所掩盖。相比之下，神经病变在肿瘤早期阶段显示进展迅速，有时伴随肿瘤复发和缓解，以及炎性浸润和轴索缺失或脱髓鞘改变的证据。如果以脱髓鞘为主要变化，丙种球蛋白、血浆置换或糖皮质激素治疗可以改善症状。偶尔可见抗-CRMP5 抗体存在，若检测到抗-Hu 抗体提示同时存在背根神经炎。

淋巴瘤患者偶尔报道出现吉兰-巴雷综合征和臂丛神经炎，但没有明确的副肿瘤性证据。

恶性单克隆丙种球蛋白增多症包括：①与 IgG 或 IgA 单克隆蛋白相关的多发性骨髓瘤和硬化型骨髓瘤；②与 IgM 单克隆球蛋白有关的华氏巨球蛋白血症（Waldenstrom's macroglobulinemia）、B 细胞淋巴瘤、慢性 B 淋巴细胞白血病。这些疾病可能会通过多种机制导致神经病变，包括椎体和盆腔转移压迫神经根和神经丛，周围神经的淀粉样蛋白沉积和副肿瘤性机制。副肿瘤性改变有许多不同特点。大约 50% 硬化型骨髓瘤患者进展为以运动缺陷为主的感觉运动神经病变，类似于慢性炎症脱髓鞘性神经病；一些患者进展为 POEMS 综合征（多神经损害、器官肿大、内分泌病、M 蛋白、皮肤病变）。浆细胞瘤或硬化性损害的治疗通常能够改善神经病变。相反，多发性骨髓瘤相关的感觉运动性或感觉神经性病变更加难以治疗。5%～10% 的华氏巨球蛋白血症患者进展为末梢对称性感觉运动性神经病变，主要累及大型感觉纤维。这些患者血清中存在针对髓鞘相关的糖蛋白和多种神经节苷脂的 IgM 抗体。除治疗华氏巨球蛋白血症，其他治疗包括血浆置换、丙种球蛋白、苯丁酸氮芥、环磷酰胺、氟达拉滨或利妥昔单抗也可以改善神经病变。

神经和肌肉血管炎导致对称或不对称的远端末梢感觉运动神经病变和多变的近端无力。它主要影响老年人，与红细胞沉降率升高和脑脊液蛋白浓度增加有关。小细胞肺癌和淋巴瘤是常见原发性肿瘤。糖皮质激素和环磷酰胺治疗常促进神经功能改善。

周围神经兴奋性增高（神经性肌强直或Isaacs综合征）的特点是起源于末梢神经的自发性和持续性肌肉纤维活性。临床特征包括抽筋、肌肉抽搐（肌束震颤或肌纤维抽搐）、僵硬、延迟性肌肉松弛（假性肌强直）和自发或诱发腕或手足痉挛。受累的肌肉可以发生肥厚，一些患者出现感觉异常和多汗。中枢神经系统功能异常，包括发生情绪改变、睡眠障碍、幻觉和自主症状。肌电图（EMG）显示纤维性颤动，肌束震颤；每组单元成对、三个或多重形态（肌纤维震颤性放电）存在高频率放电。一些存在Caspr2抗体的患者具有莫氏综合征表现，在莫氏综合征患者中有一些存在Caspr2抗体，但在大多数孤立神经性肌强直患者中该抗体呈阴性。这些异常症状的发生常不伴肿瘤存在，如果为副肿瘤性，常见于良性或恶性胸腺瘤以及小细胞肺癌。苯妥英、卡马西平和血浆置换治疗能够改善症状。

副肿瘤性自主神经病变通常作为其他疾病的一部分出现，如LEMS和脑脊髓炎。这种主要在神经节前或神经节后水平以胆碱能或肾上腺素能功能障碍为主的自主神经病变很少发生。患者可以出现严重危及生命的并发症，如胃肠道麻痹性肠梗阻、心律失常和体位性低血压。其他临床特征包括异常瞳孔反应、口干、无汗症、勃起功能障碍和括约肌控制障碍。这种疾病与多种肿瘤相关，包括小细胞肺癌、胰腺癌、睾丸癌、类癌和淋巴瘤。因为自主神经症状可以是脑脊髓炎的表现，因此应进行血清抗-Hu和抗-CRMP5抗体检测。针对神经节（alpha3-type）乙酰胆碱受体的抗体是自身免疫性多神经节病的病因，这种疾病的发生与肿瘤无关。

## 肌无力综合征

肌无力综合征参见《哈里森内科学》（第19版）其他部分。

## 重症肌无力

重症肌无力参见《哈里森内科学》（第19版）其他部分。

## 多发性皮肌炎

多发性肌炎和皮肌炎参见《哈里森内科学》（第19版）其他部分。

## 急性坏死性肌肉病变

这种综合征患者出现肌痛和迅速进展的疲乏无力，累及四肢、咽喉部和呼吸肌，常常导致患者死亡。血清肌酶升高，肌肉活检显示广泛坏死，但炎性改变很少或缺乏，有时存在补体沉积。这种疾病作为各种肿瘤的副肿瘤性表现，包括小细胞肺癌、胃肠道癌症、乳腺癌、肾癌和前列腺癌等。糖皮质激素治疗和肿瘤治疗很少能够控制疾病。

## 副肿瘤性视觉综合征

这组疾病累及视网膜，较少侵犯葡萄膜和视神经。肿瘤相关视网膜病这个术语是用来描述副肿瘤性以光敏性为特征的锥状和杆状细胞功能障碍、渐进性视力和色觉丧失、中心或边缘盲点、夜盲症，视网膜电流图（ERG）检查光感和暗光适应能力减弱。最常见的相关肿瘤是小细胞肺癌。黑素瘤相关视网膜病变见于转移性皮肤黑色素瘤患者。患者出现夜盲症、闪光感、幻觉等急性发作，常常进展到视力丧失。ERG显示正常暗适应过程B波减少。副肿瘤性的视神经炎、葡萄膜炎非常罕见，并可与脑脊髓炎相关。一些副肿瘤性葡萄膜炎和视神经炎患者存在抗-CRMP5抗体。

一些副肿瘤性视网膜病变与血清抗体有关，特异地与视网膜细胞亚群发生结合引起变性，支持免疫介导的发病机制（表24-2）。尽管对糖皮质激素的反应很小，且血浆置换和丙种球蛋白已见报道，但副肿瘤性视网膜病变通常治疗效果不佳。

# 第二十五章　胸腺瘤

## Thymoma

Dan L. Longo

（王亚棋　译　吴楠　审校）

胸腺起源于胚胎时期的第三、四对咽囊，位于胸腔前纵隔内。它是由起源于咽囊的上皮及间质细胞和起源于中胚层的淋巴样前体细胞组成。胸腺是骨髓前体细胞（淋巴母细胞）分化为T细胞的场所。和很多器官一样，胸腺被分隔成若干功能区，也就是皮质和髓质两部分。胸腺皮质约含有85%的淋巴细胞，髓质约含15%的淋巴细胞。原始骨髓祖细胞在皮髓质交界处进入胸腺，首先经过皮质到达腺体周边，随后迁移入髓质，成为成熟 T 细胞。髓质胸腺细胞上的一类表型与成熟的外周血和淋巴结 T 细胞的表型并不容易区分开来。

胸腺有时会出现一些问题，但是胸腺本身的异常疾病却很罕见。如果胸腺发育异常，就会引起 T 细胞发育的严重缺陷以及严重的免疫缺陷（例如，DiGeorge 综合征）。如果胸腺内的淋巴细胞出现瘤变，该疾病即为淋巴瘤。胸腺内产生的淋巴肿瘤，大部分来自前体 T 细胞，称为前体 T 淋巴母细胞淋巴瘤。胸腺中存在罕见的 B 细胞，当它们发生瘤变时，称为纵隔（胸腺）B 细胞淋巴瘤。霍奇金病，尤其是结节硬化型，常累及前纵隔。有报道发现在发生干燥综合征或其他自身免疫性疾病的情况下，结外边缘区淋巴瘤（黏膜相关性淋巴样组织淋巴瘤，MALT 淋巴瘤）会累及胸腺，这类淋巴瘤细胞表面常常表达 IgA 而非 IgM。巨淋巴细胞增生症（Castleman's disease）可累及胸腺。生殖细胞肿瘤和类癌偶尔也出现在胸腺上。当胸腺上皮细胞发生瘤变时，即我们所说的胸腺瘤。

## 临床表现及鉴别诊断

胸腺瘤尽管是一种罕见病，年发病率仅为 0.1/10 万～0.15/10 万，但它是成人前纵隔肿瘤最常见的病因，约占所有纵隔肿瘤的 40%。前纵隔肿瘤的其他主要病因有淋巴瘤、生殖细胞肿瘤和胸骨后甲状腺肿瘤。有些肿瘤，如类癌、脂肪瘤和胸腺囊肿，也可引发放射线肿瘤。在联合化疗治疗恶性肿瘤过程中，青少年和年轻成人患者在治疗后的前几个月内可能会反复出现胸腺组织增生。肉芽肿性炎性疾病，例如肺结核、结节病，会引起胸腺肿大。胸腺瘤最常见的发病年龄是 50～60 岁，儿童中罕见，男女发病率相似。

40%～50% 的患者无症状，肿瘤多在常规胸部 X 线检查时意外发现。当出现症状时，患者可伴有咳嗽、胸痛、呼吸困难、发热、喘息、乏力、体重减轻、盗汗或厌食。胸腺瘤有时可能会阻塞上腔静脉，并可伴有心包积液。约 40% 的胸腺瘤患者会患有与胸腺瘤相关的系统性自身免疫性疾病。约 30% 的患者伴重症肌无力，5%～8% 伴有单纯红细胞再生障碍性贫血，约 5% 伴低丙种球蛋白血症（又称为 Good 综合征）。重症肌无力患者中 10%～15% 伴有胸腺瘤。胸腺瘤伴发多发性肌炎、系统性红斑狼疮、甲状腺炎、干燥综合征（Sjögren's syndrome）、溃疡性结肠炎、恶性贫血、艾迪生病（Addison's disease）、僵人综合征（stiff person syndrome）、硬皮病和全垂体功能减退症

等疾病尚较罕见。一项研究报道，70% 的胸腺瘤患者可发现合并另一系统疾病。

## 诊断和分期

一旦检查发现纵隔肿块，需要手术来确定诊断。初次的纵隔镜检查或小切口开胸手术要获得充分的组织以作出准确的诊断。细针抽吸活检（FNA）很难区分淋巴瘤和胸腺瘤，但在诊断生殖细胞肿瘤和转移癌方面有着更可靠的应用价值。胸腺瘤和淋巴瘤需要足够的组织以供检查肿瘤细胞的形态和结构，从而确保诊断明确，同时获得相关预后信息。

胸腺瘤一旦诊断明确，后续的分期诊断工作通常在手术中予以完成。然而，在某些情况下，胸部计算机断层扫描（CT）可以评估肿瘤局部的侵袭性。磁共振成像（MRI）在后纵隔肿瘤分期中起着明确重要的作用，但是，对于前纵隔肿瘤，它能否给 CT 扫描补充重要信息并不明确。生长抑素受体显像与铟（$^{111}$In）标记的生长抑素类似物在肿瘤的发现和分期方面可能有一定价值。如果无创检查手段没有发现局部广泛性浸润，应最大限度地整块切除肿瘤。如果出现浸润，估计不能完整切除者，可能需要联合新辅助化疗（详见下文"治疗"部分）。

约 90% 的胸腺瘤位于前纵隔内，但有些可能会出现在纵隔其他部位甚至颈部，这主要基于胸腺发育过程中的异常迁移说。

胸腺瘤的分期系统是由 Masaoka 和其同事提出的（表 25-1），该分期系统是一个解剖系统，分期依据侵袭程度的不断增加。根据 Masaoka 分期，胸腺瘤患者各期 5 年生存率分别是：Ⅰ 期，96%；Ⅱ 期，86%；Ⅲ 期，69%；Ⅳ 期，50%。法国胸腺肿瘤研究组（GETT）基于手术切除程度对 Masaoka 分期系统进行了修改，因为手术范围被认为是胸腺肿瘤的一个预后因素。在他们的分期系统中，根据外科医师是否怀疑胸腺瘤与邻近结构粘连，Ⅰ 期肿瘤分为 A 和 B；根据胸腺瘤是否次全切或仅活检，Ⅲ 期肿瘤分为 A 和 B。两个分期系统有高度一致性。

## 病理与病因学

胸腺瘤属于上皮细胞肿瘤，在临床上都具有恶性潜质。区分胸腺瘤的良恶性逐渐失去意义；肿瘤的关键预后因素是其是否具有侵袭性。大约 65% 的胸腺瘤是包膜完整和非侵袭性的，约 35% 具有侵袭性。肿瘤组织中淋巴细胞的比例具有可变性，但遗传学研究表

| 表 25-1 | 胸腺瘤 Masaoka 分期系统 |
|---|---|
| **分期** | **诊断标准** |
| I | 肉眼和显微镜下包膜完整；肿瘤未突破包膜 |
| II | |
| ⅡA | 显微镜下突破包膜 |
| ⅡB | 肉眼可见周围脂肪组织受侵，或与纵隔胸膜、心包严重粘连（但未穿透） |
| III | |
| ⅢA | 肉眼可见邻近组织或器官受侵，如心包、胸膜，但不包括大血管 |
| ⅢB | 肉眼可见邻近组织或器官受侵，包括大血管 |
| IV | |
| ⅣA | 胸膜或心包播散 |
| ⅣB | 淋巴或血行转移 |

| | 各期所占比例（%） | 5 年生存率（%） | 10 年生存率（%） |
|---|---|---|---|
| I | 36 | 95～100 | 86～100 |
| II | 26 | 70～100 | 50～100 |
| III | 22 | 68～89 | 47～60 |
| IV | 10 | 47～69 | 0～11 |

资料来源：From A Masaoka et al：Cancer 48：2485，1981. Updated from S Tomaszek et al：Ann Thorac Surg 87：1973，2009，and CB Falkson et al：J Thorac Oncol 4：911，2009.

明，淋巴细胞是良性的多克隆细胞。肿瘤组织的上皮细胞成分主要是由来源于皮质的圆形或椭圆形细胞或来源于髓质的梭形细胞或两类混合型组成的（WHO 分类；表 25-2）。肿瘤细胞形态学特点并不能可靠地预测其临床生物学行为特征。在某种程度上，这种不可靠性与该分类法的中等可重复性有关系。依据 WHO 分类法，约 90% 的 A 型、AB 型和 B1 型的胸腺瘤没有侵袭性，只有极少数的患者具有癌性的侵袭性组织学特征。胸腺癌具有侵袭性且预后差。

| 表 25-2 | 世界卫生组织（WHO）对胸腺癌的组织学分类 |
|---|---|
| **类型** | **组织学描述** |
| A | 髓质型胸腺瘤 |
| AB | 混合型胸腺瘤 |
| B1 | 皮质为主型胸腺瘤 |
| B2 | 皮质型胸腺瘤 |
| B3 | 分化良好的胸腺癌 |
| C | 胸腺癌 |

| 类型 | 各型所占比例（%） | 预后（10 年无病生存率）（%） |
|---|---|---|
| A | 8 | 100 |
| AB | 26 | 90～100 |
| B1 | 15 | 78～94 |
| B2 | 28 | 83 |
| B3 | 15 | 36 |
| C | 8 | 0～35 |

来源：From S Tomaszek et al：Ann Thorac Surg 87：1973，2009

胸腺瘤常伴有基因改变。最常见的异常染色体是 6p21.3（MHC 位点）和 6p25.2～25.3（通常为杂合性缺失）。有些异常的基因改变在其他类型的肿瘤中也可看到，例如 p53、RB、FHIT 和 APC。胸腺癌可能会过度表达 c-kit 基因，HER2 基因或生长因子受体基因（编码表皮生长因子受体和胰岛素样生长因子受体）。一些研究数据表明 EB 病毒可能与胸腺瘤的发病有一定关系。有些肿瘤过度 p21 蛋白（即 Ras 蛋白）。然而，胸腺瘤发生的分子发病机制仍未明确。在鼠的 7 号染色体上，我们发现了胸腺瘤的一个易感基因位点，但是该基因位点（称为 Tsr1）和人类胸腺瘤的关系并没有得到证实。

## 胸腺切除对伴随疾病的影响

80% 的重症肌无力患者伴有胸腺异常，但是仅 10%～20% 的重症肌无力患者有胸腺瘤。目前，多认为胸腺在打破自我耐受性和生成可特异性识别乙酰胆碱受体的 T 细胞方面发挥着一定作用。与合并胸腺异常（而不是胸腺瘤）的重症肌无力患者相比，尽管重症肌无力伴胸腺瘤患者在胸腺切除术后病情不大可能缓解，但二者病情的严重程度没有明显区别。约 65% 的重症肌无力患者在胸腺切除后至少能获得一些症状改善。在一项大型的研究中，胸腺瘤伴重症肌无力患者和胸腺瘤不伴重症肌无力患同时行胸腺瘤完全切除术，前者有更好的远期生存率。

大约 30%～50% 的单纯红细胞再生障碍性贫血患者伴发胸腺瘤。约 30% 的患者在胸腺切除术后病情缓解。约 10% 的低丙种球蛋白血症患者伴有胸腺瘤，然而，胸腺切除术手术却很少能改善病情。

## 治疗　胸腺瘤

治疗手段取决于肿瘤的分期。对于有包膜和 I 期的胸腺瘤患者，完整的病变切除可治愈 96% 的患者。对于 II 期胸腺瘤，在肿瘤完整切除术后，需要对原发病灶行总量为 30～60Gy 的放射治疗。尽管如此，术后放射治疗获益与否，目前仍未确定。胸腺瘤术后的远期预后，主要取决于 Masaoka 分期和肿瘤的完全切除性。对于 III 期及 IV 期胸腺瘤，患者先行新辅助化学治疗，然后根治性手术，术后联合（或不联合）放射治疗和巩固化学治疗，这种综合治疗方案取有很好的预后。最有效的化疗方案为化疗方案通常包含铂类（顺铂或卡铂）和蒽环类药物。此外，联合环磷酰胺、长春新碱和泼尼松常能提高有效率。在一系列的报道中（病例数均少于 40），患者化疗的有效率为 50%～93%。目前尚无明确的最有效的治疗方

第一部分

肿瘤学

案，亦无相关的随机对照Ⅲ期临床试验报道。新辅助化疗后手术不可完全切除病灶者，接受辅助放射治疗（剂量为50～60Gy）可以有助于减少复发率。

这种综合治疗手段应用于进展期肿瘤，5年生存率≤50%，优于手术联合单纯放射治疗。

有些胸腺癌可表达 c-kit 基因，c-kit 基因突变的患者对伊马替尼反应明显。尽管许多胸腺瘤表达表皮生长因子受体（EGFR），但该受体的抗体以及阻断信号通路的酪氨酸激酶抑制剂，并没有相关的系统性评价。约1/3的患者中，奥曲肽联合泼尼松治疗有效。

# 第二十六章　妊娠期肿瘤
## Neoplasia During Pregnancy

Michael F. Greene，Dan L. Longo

（高雨农　译）

妊娠期肿瘤的发生率1/1000，而所有发生在女性中的复杂肿瘤，发病率小于1%。最常见的发生于孕期的4类肿瘤是：宫颈癌、乳腺癌、黑色素瘤及淋巴瘤（特别是霍奇金淋巴瘤），当然，在妊娠期间各种肿瘤的发生均有报道（表26-1）。除了源自母亲其他器官的肿瘤之外，滋养叶细胞肿瘤始于胎盘。妊娠期肿瘤问题更加复杂，必须考虑：①妊娠对肿瘤病程的实际影响，②恶性肿瘤对母亲及胎儿产生的并发症，③诊断及分期过程对母亲及胎儿发育的潜在影响，④肿瘤治疗对母亲及胎儿发育的影响。通常，最完美的治疗是对母亲及胎儿都好。但是，往往会处在进退两难的

境地，即对母亲治疗有益却对胎儿有伤害，而利于胎儿发育又会伤及母亲。治疗妊娠肿瘤，似乎最好的方法是：如果她没有怀孕，在这种状态下如何治疗？目前，若怀孕，应该如何调整治疗计划？

妊娠伴随着多种生理功能的变化，以至于常常难以判断肿瘤潜在的症状。由于中枢 $CO_2$ 化学感受器敏感度增加，中枢化学感受器对二氧化碳的敏感性增高使得许多妇女在休息或轻微活动时感到呼吸困难而增加每分通气量。50%的妊娠妇女，由于体液量增加，胶体渗透压降低，四肢静脉回流受阻出现可凹性水肿。由血清孕酮水平上升和增大的子宫的机械压力引起的胃肠道蠕动降低会导致出现早期饱腹感、胃肠反流、恶心、呕吐及便秘、痔疮并伴有出血、乳腺增大、密度及"团块"增加。这些变化会使肿瘤诊断延迟或在较晚期才得以诊断。

使半同种异体的胎儿得以保留的母亲妊娠期间免疫系统的生理变化所引发的顾虑是肿瘤与其宿主的关系可能会威胁到宿主母体。父母双方各自一半基因创造了一个新的个体，使母亲与孕体之间产生了许多接触不同抗原的机会。哺乳动物的胎盘是非常有效的繁衍方法，但是，它迫使母亲及胎儿间的免疫系统相适应。这一机制尚未完全知晓，需要进一步研究。它有可能在母亲适应不良的情况下没有发生非特异性免疫钝化反应时完成。多个机制可能包括母体免疫系统"屏蔽"识别胎儿，在母胎界面的母体免疫系统局部钝化，产生胎儿特定的母体免疫耐受从而避免对胎儿的排斥。目前注意转向了 $CD4^+$ 诱导的子集，外围产生的表达 X 染色体的调节性 T 细胞编码转录因子 Foxp3（称为 Tregs）。当这些 Foxp3 细胞在胸腺集中发展，被称为"调节性 T 细胞"，当 Foxp3 表达细胞外周发展，称为"半固化片"。这些调节性 T 细胞抑制对"自我"与外来抗原的免疫反应。他们能够抑制母体对由胎儿表达的父系抗原产生反应，并在随后的妊娠中建立保留耐受同一父系抗原的记忆存储单。不幸的是，在小鼠模型中，由于这些细胞产生的白细胞介素（IL）-10提高了感染李斯特菌和沙门菌的易感性，故不能证明不可缺少的保留移植胎儿。毫无疑问，要了解这个关键的免疫平衡，还有许多工作要做。

## 辐射与妊娠

发育中的胎儿暴露在电离辐射下，可能对胎儿有不良影响，这种潜在不良影响使医生拒绝对妊娠妇女进行成像诊断。首先，必须指出，非常有用的成像技术，如超声波和磁共振共振（MRI）没有任何电离辐

| 表 26-1 | 妊娠期肿瘤的发生率 | |
|---|---|---|
| **类型** | **例（/1000 妊娠）**[a] | **发生率（%）**[b] |
| 乳腺癌 | 1～3 | 25% |
| 宫颈癌 | 1.2～4.5 | 25% |
| 甲状腺癌 | 1.2 | 15% |
| 霍奇金病 | 1.6 | 10% |
| 黑色素瘤 | 1～2.6 | 8% |
| 卵巢癌 | 0.8 | 2% |
| 全身 | 10 | 100% |

[a] 根据 300 万妊娠妇女预测推断（LH Smith et al：Am J ObstetGynecol 184：1504，2001）

[b] 根据病例报道累积，数据尚不精确

射，对胎儿无任何不利影响。而电离辐射对胎儿有 3 种潜在的不良的影响：致畸（诱导解剖出生缺陷）、诱变和致癌。在器官形成的早孕最初三个月阶段，胎儿对致畸最敏感。诱导人类胎儿先天缺陷的电离辐射的剂量是通过对原子弹炸弹爆炸幸存者的研究和非人类的哺乳动物对照实验中推断得到的。这些数据中明确显示，孕早期阶段，胎儿暴露在至少 5rem，或者更大于 10rem 的辐射中可能引起出生缺陷。常见的与一些影像学诊断相关程序相关的胎儿辐射剂量见表 26-2。表 26-2 显示，没有任何过程或诊断选择性组合程序将超过十分保守的 5rem 致畸阈值。妊娠后的致畸作用，主要限于小头畸形，要求辐射超过 25rem。辐射暴露与出生缺陷不成比例令人担心的原因是 2.5% 有出生缺陷的胎儿无辐射暴露，因此，有 2.5% 经过任何成像诊断过程的孕妇可能生产畸形胎儿。自发突变相对少，必须在高剂量（>150rem）的辐射下速率有所增加。由于癌症患儿的相对稀缺和需要最终结果的长期随访，后代致癌的胎儿诊断辐射剂量非常难以衡量。从矛盾的结果和诊断性辐射暴露的小尺度效应来看，即使有影响，也是非常小，没有明显的效果，这是一个不可能证明的事实，也很难使所有人满意。如果没有一个绝对的指征使用电离辐射成像，可以适当考虑利用其他途径获得相应的信息。接触诊断和治疗的放射性核素，特别是放射性碘，会带来特定的风险，但讨论它们超出本章的范围。放射疗法使用的辐射的三个数量级剂量，大于诊断过程的剂量，如果胎儿是在辐射野内，将面临巨大的风险，很少在妊娠期使用。最后，尽管很难证明，但是，不能进行恰当的诊断程序而采用了对后代无影响的诊断程序给妊娠妇女带来更大的不良影响。

| 表 26-2 | 胎儿在常见放射诊断中可能的接受的剂量 |
|---|---|
| **方法** | **胎儿接受剂量** |
| 胸部 X 光检查（2 次） | 0.02～0.07mrad |
| 腹片 | 100mrad |
| 静脉肾盂造影 | ≥1rad[a] |
| 髋关节膜（单一视图） | 7～20mrad |
| 钡灌肠或小肠系列 | 2～4rad |
| 头部或胸部 CT 扫描 | <1rad |
| 腹部和腰椎 CT 扫描 | 3.5rad |
| CT 骨盆测量 | 250mrad |

[a] 暴露剂量取决于膜的数量

缩写：CT，计算机断层扫描

资源：Data from FG Cunningham et al: General considerations and maternal evaluation. In Williams Obstetrics, 21st ed. New York: McGraw-Hill; 2001, pp. 1143-1158

## 妊娠期化疗

对妊娠期间化疗的安全性和有效性不能得出确定结论的原因有很多。现有全部文献中的数据是病例报告或案例系列，数据的质量差及完整性前后矛盾，报告可能来自肿瘤内科、妇产科、儿科医生或其他治疗的医生，且报告往往从自己熟悉的角度出发，而缺少其他专业领域的重要信息。报告通常缺乏用药的关键细节，例如剂量、持续时间及累积剂量，妊娠时间和结果，包括出生体重、孕龄，早产原因及新生儿期的随访。治疗癌症的药物各式各样，通常联合用药。如此形成了这样一个事实，即一个临床试验中，对于每个患者，每一种药物组合几乎是唯一的：剂量、持续时间及用药孕龄，故很难统计哪种药物有何种效率或毒性反应。幸运的是孕期癌症非常罕见，需要相当长一段时间积累足够的信息，找出与某种药物真正有关的毒性（包括先天畸形）。随着肿瘤化疗的快速发展，能精确利用现有所积累的足够多的用药信息，为患者提供有益的建议。虽然，几乎没有任何孕期经验，但肿瘤界已经对妊娠期用药转向更新的、更有效和低毒的药物。最后，鉴于缺少未经治疗的对照组，这可能难以鉴别母亲的状态（恶心，呕吐，发烧，体重减轻，脱水）直接源于恶性肿瘤还是因为用于治疗肿瘤的化疗药物的毒性反应所导致的不良妊娠。

一般来说，在妊娠期间应避免使用有毒的化学治疗，如果有可能，化疗不能在早孕前三个月进行。然而，在中、晚孕期的单药和联合用药对于母亲及胎儿发生毒性反应的频率不高，但关于安全性的数据缺乏。母亲的因素可能影响化疗药物的药理学，如增加了 50% 的血浆体积，改变蛋白质的结合与吸收，增加肾小球滤过率和肝多功能氧化酶的活性，以及第三腔隙羊膜腔。胎盘通过药物外排泵对胎儿保护，但降低胎儿肝脏多功能氧化酶和葡萄糖醛酸化活动，延长了通过胎盘药物的半衰期。有关化疗药物所带来的风险的数据，请参照网络资源（http://ntp.niehs.nih.gov/ntp/ohat/cancer_chemo_preg/chemopregnancy_mono-final_508.pdf）。

因为没有远期的临床实验数据，所以目前还没有最佳的治疗策略。在妊娠期，当恶性肿瘤一经诊断并确定病灶不治疗情况下的自然病程后，治疗计划需要根据孕龄精密制定。有一种极端情况，如果恶性肿瘤发展缓慢，临产将至，需分娩后开始治疗，对母亲的预后不会有想象中的影响，且避免胎儿暴露于化疗药下。如果情况紧急，为避免影响母亲的预后而需要开始全面治疗，妊娠已经超过 24 周，而距预产期尚远，治疗（手术治疗，药物治疗，或二者同时）必须在妊娠期开始，绝对有必要早期终止妊娠，以免胎儿暴露于更多的化疗药物下。最后，如果是孕早期必须尽快开始化疗，为避免母亲的悲惨结局及对胎儿损伤导致的后遗症，则需要考虑治疗性流产。没有完全一样的病例，必须个体化治疗，最好多学科会诊，包括肿瘤内科、肿瘤外科，有必要时还要母胎医学、新生儿科和麻醉学科。妊娠时尽管有激素的影响，但似乎对恶性肿瘤的自然病程很少或没有影响，母亲恶性肿瘤对胎儿的垂直传播也极为罕见。

## 妊娠期宫颈癌

妊娠期宫颈癌的发病率与相应非妊娠年龄发病相比，浸润性宫颈癌大致是 0.45/1000 活产婴儿。原位癌每 750 妊娠妇女，有 1 例发生。大约 1% 的女性在妊娠时确诊为宫颈癌。宫颈癌的早期症状包括阴道淋漓出血或分泌物、疼痛及接触性出血，这些也是妊娠的共同特征。宫颈浸润癌早期表现因为妊娠，可能误诊为宫颈口蜕膜样改变或外翻（宫颈柱状上皮）。孕期宫颈癌伴有的症状平均持续 4.5 个月。大约 95% 的宫颈癌是由人乳头瘤病毒（HPV）感染引起的，其中，70% 的宫颈癌由 HPV16 和 18 型引起。20 岁女性是携带这些血清的高峰年龄，如果在感染之前使用疫苗，将减少携带这些病毒。女性在 30 岁时有清除这些病毒的倾向，而不能清除者则具有患宫颈癌的风险。推荐筛查在首次产前检查和产后 6 周。孕期巴氏涂片检查的宫颈细胞学异常的发生率约为 5%～8%，与同龄非妊娠女性无明显区别。

2012 年公布了多套宫颈癌筛选方案：首先，由美国癌症协会（ACS）、美国阴道镜和宫颈病理学会（ASCCP）与美国临床病理学会（ASCP）提出的方案；其次，由美国预防服务工作组（USPSTF）提出的方案；再有，由美国妇产科医师学院（ACOG）提出的方案。虽然这些方案进行筛选和管理的细节之间略有不同，但普遍认为，女性 21 岁应开始细胞学筛查，每 3 年一次至 29 岁，30 岁以后，筛查如果同时行 HPV 检查可以减少到每 5 年一次。对于异常的细胞学检查的建议略复杂，筛查结果需要根据细胞异常程度（例如，不明意义的非典型鳞状上皮细胞、非典型鳞状上皮细胞，不能排除高度恶性鳞状上皮内病变、低度恶性鳞状上皮内病变或高度恶性鳞状上皮病变）和感染 HPV 情况，年龄和是否为首次异常或持续异常来综合判定。所有有关这些因素的治疗建议讨论超出了本章的范围。非妊娠女性的诊断评估程序在妊娠期为禁忌。在妊娠状态下，一些程序的指征需要修正，总而言之，妊娠期女性宫颈细胞学异常需要经过知识渊博的妇科医生或妇科肿瘤学家的评估检查。

宫颈上皮内瘤变是一种缓慢进展的病变，妊娠期进展为浸润癌的风险较低（0.4%），36%～70% 的低度恶性病变会自然消退。相应地，一些医生在孕期延期明确诊断，直至产后 6 周，存在浸润癌的高风险者除外。如果在孕 16 至 20 周，可疑浸润癌，应该行宫颈锥切诊断，一些病灶也可以得到治疗；然而，由于妊娠期宫颈血管扩张，该过程可能引起大出血，并增加胎膜早破的风险使早产增至 2～3 倍。锥切不应该在产后 4 周内进行。有证据提示妊娠期宫颈癌治疗的唯一指征为浸润性宫颈癌。

浸润性宫颈癌治疗取决于疾病分期、胎龄及母亲对胎儿的渴望程度。如果在孕早期并渴望妊娠，无论胎龄，延迟治疗直至胎儿成熟并平顺分娩是安全的。如果在早孕或中孕，浸润癌可以治愈，则首先推荐流产，其次是明确治疗（第十九章）。如果在早孕患有浸润癌疾病，患者拒绝因治疗而终止妊娠，则必须告知，延迟治疗对母体的安全尚无进一步证实。孕晚期伴有浸润癌的母亲应该给予倍他米松，以促进胎儿肺成熟并尽量早分娩胎儿后立即治疗。大多数患有早期宫颈浸润癌的妇女，如果病灶微小，可以经阴道分娩后开始彻底治疗，一般是宫颈锥切术。如果病变可见，最好剖宫产后行根治性子宫切除。

## 妊娠期乳腺癌

乳腺癌发生每大约 1/3000～1/10 000 活产婴儿。5% 的乳腺癌发生在 40 岁或更年轻女性。绝经前乳腺癌患者中的 25%～30% 在妊娠期诊断。目前已经认识到伴随妊娠的乳腺癌似乎总生存期和无疾病进展期均较差。对于妊娠伴有乳腺癌的定义（PABC），各出版物中有所不同，而一个普遍接受的定义为在妊娠期间或分娩 1 年之内所患乳腺癌。可能有如下的因素导致预后较差妊娠期乳腺癌通常在疾病的晚期确诊，因而预后较差，而晚期诊断经常是由于疾病的早期体征被忽略或被认为是妊娠期乳腺的生正常理变化。无论如何，不应该认为在妊娠期早期不显眼的乳房肿块正常。另一个原因是因为孕期激素环境（雌激素增加 100 倍；孕酮增加 1000 倍）使癌症更具侵袭性。然而，大约 70% 的孕期乳腺癌雌激素受体是阴性的。约 28～58% 的肿瘤表达为 HER2 阳性。生物上更具侵袭性的乳腺癌亚型。另一个不利因素是因为担心治疗对胎儿不良影响而延迟化疗和放疗。患乳腺癌的年轻女性有更大可能 BRCA1 或 BRCA2 基因突变。

孕期乳腺癌诊断（PABC）与非孕期乳腺癌的诊断区别见表 26 中-3 约 20％乳腺癌在孕早期诊断，孕中期为 45％，孕晚期为 35％。孕期与非孕期乳腺癌分期与结局相同存在着争论。孕期乳腺癌肿块初期发现平均为 3.5cm，而非孕期乳腺癌肿块小于 2cm。最常见的表现为肿物和乳头溢液，应及时进行超声及乳房核磁共振检查（如果可用），随后如果肿物实性则肿物切除，如果囊性则行穿刺检查。由于妊娠期乳房密度增加，乳腺 X 线摄影是不太可靠，孕妇乳腺肿块针吸穿刺的往往不能诊断或假阳性。妊娠期间，人多数乳腺肿块是良性的（80％为腺瘤，小叶增生，潴留性囊肿，纤维囊性疾病，纤维腺瘤，或其他罕见的肿块）。

孕期乳腺癌（PABC）与非孕期乳腺癌比较研究的样本量小，并有研究的结果之间有很大的差异，但正规的 Meta 分析，包括多次修正和敏感性分析确认孕期乳腺癌（PABC）临床结局差的风险比，总生存率为 1.44，无疾病进展为 1.60。

虽然通常有过妊娠的女性，具有防止乳腺癌发生的保护因素，但是，具有 BRCA1 和 BRCA2 基因突变携带者的是否还有保护作用有待考证。Cullinane 等（Int J Cancer 117：988，2005），发现 BRCA1 携带者曾妊娠与否与患乳腺癌的风险（比值比为 0.94）无统计学差异。根据妊娠次数与非妊娠的分层风险分析，妊娠对乳腺癌患病无显著保护的趋势。对于 BRCA2 携带者在先前的妊娠患病风险略有增加。在超过 65 000 人-年的国际研究（Andrieu J：Natl Cancer Inst 98：535，2006）中，妊娠对任何突变的携带者患乳腺癌风险无任何显著效果。腋窝淋巴结肿大的分期目前尚存一些争议。在妊娠期进行前哨淋巴结活检存在问题，因为，在大鼠的实验中蓝染料致癌，而胎儿不能屏蔽放射性核素。出于这个原因，许多外科医生更愿意选择腋淋巴结清扫分期。这也是延迟诊断的主要原因，所以妊娠期乳腺癌腋窝淋巴结阳性多于非妊娠妇女。

与孕期患有其他种类恶性肿瘤的建议一样，随着孕早期诊断，应该讨论在胎儿可以存活或无伤害下终止妊娠，以尽可能及时开始干预治疗。在孕早期，外科局部手术切除可以安全地进行，放疗和化疗却具有相当的危险。延迟全身治疗会增加腋窝转移的风险。在中、晚孕期，化疗，特别是蒽环类的联合化疗是安全有效的（第 10 章）。乳房肿瘤切除术经常在辅助化疗之后，氟尿嘧啶和环磷酰胺联合与多柔比星（阿霉素）或表霉素对胎儿没有大的风险。目前开始使用紫杉烷类和吉西他滨，但是，没有更多的安全数据。因为对胎儿神经系统的作用，所以应该避免使用甲氨蝶呤及叶酸拮抗剂。在孕 33 或 34 周后，不应治疗骨髓毒性，以保证在 3 周后分娩时，恢复正常血液计数。孕期内分泌治疗和曲妥珠单抗治疗是不安全的。拉帕替尼的应用只是零星记载，但是没有胎儿畸形的报道。止吐药和集落刺激因子也被认为是安全的。因为化疗药在乳汁中的排泄，特别是烷基化剂，所以产后正在接受治疗的妇女不宜母乳喂养。

妊娠期乳腺癌后的再妊娠似乎不影响复发率和总生存期。一项 Meta 分析发现乳腺癌幸存者妊娠后，可以降低 42％死于乳腺癌的风险。这一发现被"健康幸存者"严重困扰；而女性患有更严重或大范围的疾病时可能更注意避孕。

## 妊娠期黑色素瘤

关于妊娠期间发生的恶性黑色素瘤增加是源于零散的记录或小样本病例报道，这种推测总结到黑色素瘤在孕期发生的频率在升高，并在自然历程中更具侵袭性，部分是由于孕期激素的变化引起的色素沉着（所谓的黑斑病）。然而，更多的流行病学数据表明，在同一个年龄组内，孕期黑色素瘤并不比非孕期多，即在妊娠期黑色素瘤不具有更大的侵袭性，激素与此病变似乎有很少或没有关系。妊娠和非妊娠的病变在肿瘤位置、破溃深度及血管受侵上没有不同。

妊娠期间可疑病灶应该切除活检以明确诊断及治疗。区域淋巴结广泛切除取样是必要的。如果淋巴结受累，则如何处理尚不清楚。一些药物已经证明对黑素瘤具有活性，但没有一个可以在妊娠期间使用。辅助 α 干扰素具有毒性，其在妊娠期间的安全性尚无记录。对进展疾病有效的药物包括达卡巴嗪、IL-2、易普利姆玛（抗体 CTLA-4）、BRAF 基因 V600E 突变和 BRAF 激酶抑制剂。如果出现转移，则需要人工流产，以尽快开始全身治疗（第七章）。

| 表 26-3 | 孕期与非孕期乳腺癌诊断区别 | |
|---|---|---|
| | 妊娠 | 非妊娠 |
| 肿瘤大小 | 3.5cm | 2cm |
| 雌激素受体阳性 | 30％[a] | 67％ |
| HER2 + | 58％ | 10～25％ |
| Ⅱ，Ⅲ期 | 65％～90％ | 45％～66％ |
| 淋巴结阳性 | 56％～89％ | 38％～54％ |

[a] 测量过低可能是由于周围环境雌激素水平升高

据大量文献记载，黑色素瘤是一个有据可查可以通过胎盘转移给胎儿的极少数恶性肿瘤。它好发于头颈部。后代的预后极差，所幸经胎盘传播罕见。

黑素瘤诊断和治疗后妊娠与复发风险增加与否不相关。

## 妊娠合并霍奇金淋巴瘤和非霍奇金淋巴瘤

霍奇金氏病主要发生在生育年龄范围。然而，妊娠女性并不比非妊娠女性多见。在妊娠女性中霍奇金淋巴瘤诊断发病率约为 1/6000 次妊娠。一般表现为淋巴结无痛肿大，好发于左锁骨上区。它可能伴有 B 症状，即发热，盗汗，原因不明的体重减轻。切除活检是首选诊断方法，因为细针穿刺不能发现结构层次——霍奇金淋巴瘤诊断的一个必要成分。分期不受妊娠的影响。中后孕诊断的女性使用联合化疗是安全的，常用的药物：多柔比星、博来霉素、长春碱和达卡巴嗪（ABVD）。一般来说，患者在妊娠早期无症状，渴望妊娠的女性患者可以随访至孕中晚期再安全开始联合化疗。妊娠期间不采用放射治疗，而且放疗也不是妊娠患者的最佳治疗方案。如果在孕早期出现需要治疗的症状，则有证据表明，每周低剂量的长春花碱可以控制霍奇金病症状。安全治疗避免了终止妊娠，不会对妊娠产生不利影响。

非霍奇金淋巴瘤妊娠期间更为少见（约 0.8/100 000 次妊娠），但通常是肿瘤有侵袭性表现，如弥漫性大 B 细胞淋巴瘤、伯基特淋巴瘤，或外周 T 细胞淋巴瘤。诊断依靠于肿瘤组织切除活检而不是针吸活检。评价分期一般限于超声或 MRI 检查。因为单药化疗不可能对侵袭性淋巴瘤有效，所以在孕早期诊断即应及时终止妊娠，随后开始联合化疗。孕中晚期诊断可以采用标准方案化疗，如环磷酰胺、多柔比星、长春新碱和汉泼尼松（CHOP）。据文献报道，经美罗华治疗的母亲分娩胎儿，有一时性 B 细胞发育迟缓，6 个月后即可恢复。相同临床分期的妊娠与非妊娠女性治疗效果相似。

## 妊娠期甲状腺癌

甲状腺癌、黑色素瘤、脑肿瘤和淋巴瘤在总人口中的发病率正在增高。在北美妇女中，甲状腺癌比其他肿瘤类型发病率上升更快。内分泌协会制定了实践指南用于指导妊娠期甲状腺疾病的治疗（http://

www.endocrine.org/~/media/endosociety/Files/Publications/Clinical％20Practice％20Guidelines/Thyroid-Exec-Summ.pdf）。甲状腺结节 1cm 或更大行细针穿刺，如果恶性肿瘤诊断成立，手术通常建议孕中晚期进行。但是，妊娠期的手术并发症将会增至 2 倍。因为甲状腺肿瘤的生长缓慢，手术可以安全地推迟至孕早期以后。甲状腺滤泡癌或早期乳头状癌可以观察至产后。胎儿的甲状腺 12 孕周开始捕获碘并具有很高的亲和力。妊娠期间即使是很小的剂量放射性碘也会使胎儿甲状腺的完全萎缩致使严重后果，因此妊娠期应该避免使用。分娩后放射性碘可安全使用。甲状腺癌史的女性妊娠期间，应该保持甲状腺激素的替代，因为母亲甲减会对胎儿造成的不利影响。哺乳期女性不能进行放射性碘治疗，而且放射性碘治疗后得女性 6～12 个月内不能妊娠。

由于妊娠期的生理变化，评估甲状腺功能具有挑战性。曾经治疗甲状腺癌的女性易患甲状腺功能减退。妊娠对甲状腺激素需求增加，剂量可增加 30％～50％ 才能维持正常功能的。妊娠期总 $T_4$ 水平增高，即目标治疗水平也相应提高（表 26-4）。所以建议实验室妊娠中晚期的特异指标的上限和下限范围应是正常值的 1.5 倍。标准促甲状腺激素（TSH）水平是 < 2.5mIU/L。

## 妊娠滋养细胞疾病

妊娠滋养细胞疾病包括葡萄胎、绒癌、胎盘部位的滋养细胞肿瘤和各种类型的滋养细胞肿瘤。葡萄胎最常见，美国发生率为 1/1500 次妊娠，而亚洲更高。一般情况下，水泡样胎块手术切除后，如果血清 β-人绒毛膜促性腺激素（β-HCG）水平恢复正常，则可以诊断为妊娠滋养细胞疾病。反之，如果血 β-hCG 水平持续升高，则诊断为妊娠滋养细胞肿瘤。绒毛膜癌发生率为 1/25 000 次妊娠。母亲年龄 >45 岁和既往葡萄胎妊娠都是危险因素。既往葡萄胎妊娠史使得绒癌史的再次发生率可高达 1000 倍（发生率 1％～2％）。

| 表 26-4 | 孕期甲状腺功能测试（平均水平） | | | |
|---|---|---|---|---|
| | 非妊娠 | 早孕 | 中孕 | 晚孕 |
| 促甲状腺激素（mIU/L） | 1.38 | 0.91 | 1.03 | 1.32 |
| 总甲状腺素（μg/dl） | 7.35 | 10.98 | 11.88 | 11.08 |

资料来源：根据全国健康和营养调查Ⅲ（NHANES Ⅲ）（OP Soldin et al: Ther Drug Monit 17：303，2007）.

葡萄水泡状胎块的特点是成串的绒毛水肿样改变，滋养细胞增生，无胎儿血管形成。以是否浸润子宫肌层区别侵袭性葡萄胎，胎盘部位滋养细胞肿瘤主要由胎盘植入部位出现的细胞滋养层细胞构成，绒毛膜癌具有两个未分化的滋养层组织滋养细胞和合体滋养细胞的功能而无可辨认的绒毛结构。

葡萄胎可以呈部分性改变，即伴有胎儿组织成分，或完全性无任何胎儿或胚胎组织。部分性葡萄胎有明确的分子起源，通常伴有较少的绒毛结构及极少的持续恶性潜能的较小肿瘤。部分性葡萄胎一般是由于单卵受精于两个精子，形成三倍体。完全性葡萄胎基因类型通常是 46XX，95％源于该类型的精卵结构，单倍体精子与空核卵受精后自身复制（二倍体精子），5％是由于空卵的双精子受精。

葡萄胎经常在早孕出现出血、与孕龄不符的高血β-hCG 水平，超出孕龄的异常增大的子宫，妊娠剧吐，卵泡膜叶黄素囊肿（由于 β-HCG 刺激），甲状腺功能亢进症（由于交叉反应性血 β-hCG 和 TSH），孕 20 周可能发生先兆子痫。完全性葡萄胎盆腔 B 超显示无胎儿部分，回声清亮，增大的子宫中可见水肿的胎盘在及多囊增大的卵巢。最初如果不确诊，而且患者已受孕，应在一个星期的重复检查血 β-hCG。如果 7～10 天内未见胚胎，血 β-hCG 的升高，则为不能存活的胚胎应该终止妊娠。诊断部分性葡萄一般比较困难，因为，可见胎心搏动、胎盘水肿，子宫异常增大及 β-hCG 的升高通常不典型。虽然可见胚胎或胎儿，却很少有正常的解剖结构，经多次超声检查可以作出诊断。经过羊膜穿刺术证明三倍体存在，可以确诊。

葡萄胎需要及时用抽吸刮除术清宫，同时可能伴随非常大量的出血。随着完全性葡萄胎的消除，大约 20％可能导致持续性，浸润性或转移性疾病。部分葡萄胎则只有＜5％的可能性。患者应该行血 β-hCG 的系列测定，直到数值低于正常值下限，并维持至少 6 个月。建议患者至少保证在 12 个月内不能妊娠。

妊娠滋养细胞疾病的诊断有多个标准，但目前的共识使用的指南，采用妇产科国际联合会制定的，列举如下：

1. β-hCG 在 3 周期间（第 1 天，第 7 天，第 14 天和第 21 天）的 4 个高峰值上下浮动 10％；

2. β-hCG 在 2 周期间（第 1 天，第 7 天和第 14 天）的 3 个值的血 β-hCG 水平升高 10％；

3. 清宫后，持续检测到血 β-hCG 超过 6 个月。

有一半的绒毛膜癌继发于葡萄胎后，另一半则源自异位妊娠后，发生于正常足月妊娠后很少。Ⅰ期，病变局限在子宫内；Ⅱ期，病变局限于生殖器结构（～30％的阴道转移）；Ⅲ期，转移至肺部，其他器官无转移；Ⅳ期转移至肝，脑或其他器官。

无转移病灶的患者一般采用单药甲氨蝶呤，每周 30mg/m² 肌肉注射至 β-hCG 正常，或隔日 1mg/kg 体重肌肉注射 4 次，24h 后亚叶酸 0.1mg/kg 静脉注射。超过 90％的患者可以治愈。妊娠 4 个月后，具有非常高的 β-hCG 水平，伴有脑或肝脏转移，

单药甲氨蝶呤很难治愈，需要联合化疗。依托泊苷、甲氨蝶呤、放线菌素 D 与环磷酰胺和长春新碱（EMA CO）交替治疗是最常用的治疗方案，可以使＞80％的患者获得长期生存。脑转移通常由脑部辐射疗法控制，大多数的绒毛膜癌仅靠化疗就可治愈。完成生育的患者，对化疗耐药的患者以及罕见胎盘部位的滋养细胞肿瘤局限在子宫内的患者可以行子宫切除。原因是这些肿瘤是对化疗不敏感。保留子宫的滋养细胞肿瘤患者，治疗后再次妊娠胎儿畸形和本人并发症发生的风险不会增加。

# 第二十七章　肿瘤及其治疗的远期并发症

## Late Consequences of Cancer and Its Treatment

Carl E. Freter，Dan L. Longo
（李厚伸　译　刘巍　审校）

美国有超过一千万的癌症生存者，他们中的绝大多数都留有癌症本身及其治疗带来的诸多痛苦烙印。很多患者将会经历诸多长期问题，包括：医疗问题、社会心理功能紊乱、经济困难、性功能障碍、就业及保险方面的歧视等。这些问题很多都与肿瘤治疗直接相关。随着越来越多的恶性肿瘤患者生存时间逐渐延长，我们越来越认识到不完善的治疗可以影响肿瘤的发病率和病死率。患者每天面对的并发症，恰恰是每天给予他们治疗的肿瘤科医师所面对的。虽然我们已经从儿童白血病、霍奇金淋巴瘤、睾丸癌等长期癌症生存者身上学到了很多癌症治疗相关并发症的知识，但我们未曾停止学习，不断接受更新的治疗方法使患者的生存时间越来越长。新

的"靶向"化疗药物通常具有其自身特有的长期药物毒性作用，我们对于这种毒性的认识尚处在探索学习阶段。癌症生存门诊的数量正在逐步增加，旨在帮助癌症患者监测抗肿瘤治疗药物的远期并发症。

以降低治疗相关性并发症为目标的疗法发展相对缓慢。其中一部分原因是人们对于变更治疗方案的反感，另一部分原因是缺少毒副作用更小的有效的新药来替代现有已知毒性的药物。癌症治疗方法不同，毒副作用的种类也不尽相同。通常，这些毒副作用最终都会对 DNA 造成不可修复的损伤。手术可能造成功能紊乱，包括胃肠道的吸收问题以及部分肢体失去运动能力。放疗会损害终末器官的功能。例如，使前列腺癌患者失去性能力、肺组织纤维化、神经认知功能损失，而且放射线本身就可能是一种直接致癌物。本章中将进一步讨论：化疗药物本身就是一种直接致癌物，且有多种毒副作用。表 27-1 列举了肿瘤治疗的远期并发症。

治疗的首要目标是根除或控制恶性肿瘤。的确，远期并发症的治疗是越来越成功的。这样的结果显著表明发展远期患病率和病死率更低更有效疗法的必要性。同时，治疗时长远的考虑和相关危险因素的评估也是必要的；不应该因担心远期并发症而拒绝有效的或是部分有效的癌症治疗方法。

# 心血管系统功能紊乱

## 化疗药物

癌症化疗药物对心血管的毒性包括心律失常、心肌缺血、充血性心力衰竭、心包疾病和外周血管疾病。由于这些心血管毒性与非癌症治疗导致的并发症难以鉴别，因而很难得到癌症化疗药物明确的病因学。通常来说，提高对正在接受癌症治疗的患者发生非预期的心血管并发症的警觉十分重要。蒽环类药物的心肌毒性是剂量依赖性的，心内膜心肌活检典型的心内膜病理表现为心肌纤维减少。蒽环类药物发生心肌毒性的根本机制是化学性自由基损伤。三价铁离子-多柔比星复合物会损坏 DNA、细胞核与细胞质膜和线粒体。大约 5% 接受过大于 $450 \sim 550 \text{mg/m}^2$ 多柔比星治疗的患者会发生充血性心力衰竭。蒽环类药物的心肌毒性与药物剂量之间，很明显不是那种阶梯函数的关系，而是连续函数的关系。有时在患者身上用药剂量较低时就出现了充血性心力衰竭。高龄、心脏基础疾病、高血压、糖尿病、胸部放疗等都是导致与蒽环类药物

| 表 27-1 | 肿瘤治疗的迟发反应 |
|---|---|
| **手术操作** | **并发症** |
| 截肢 | 功能丧失 |
| 淋巴结清扫 | 淋巴水肿的风险 |
| 造口 | 心理社会学影响 |
| 脾切除 | 脓毒症风险 |
| 术后粘连 | 肠梗阻 |
| 肠吻合 | 吸收不良综合征 |
| **放疗** | **并发症** |
| **器官** | |
| 骨 | 过早终止生长，股骨头坏死 |
| 软组织 | 萎缩，纤维化 |
| 脑 | 神经精神障碍，认知功能障碍 |
| 甲状腺 | 甲状腺功能减退症，Graves 病，癌症 |
| 唾液腺 | 口干，龋齿，味觉障碍 |
| 眼 | 白内障 |
| 心脏 | 心包炎，心肌炎，冠心病 |
| 肺 | 肺纤维化 |
| 肾 | 肾功能障碍，高血压 |
| 肝 | 肝功能障碍 |
| 肠 | 吸收不良，狭窄 |
| 生殖器 | 不孕不育，提前绝经 |
| 其他 | 继发恶性肿瘤 |
| **化疗** | | **并发症** |
| **器官** | **药物** | |
| 骨 | 糖皮质激素 | 骨质疏松症，股骨头缺血性坏死 |
| 脑 | 甲氨蝶呤，阿糖胞苷等 | 神经精神障碍，认知能力下降 |
| 周围神经 | 长春新碱，铂类，紫杉烷类 | 神经病变，听力下降 |
| 眼 | 糖皮质激素 | 白内障 |
| 心脏 | 蒽环类药物，曲妥珠单抗 | 心肌病 |
| 肺 | 博来霉素 甲氨蝶呤 | 肺纤维化 肺敏感性增高 |
| 肾 | 铂类等 | 肾功能障碍，低镁血症 |
| 肝 | 多种药物 | 肝功能障碍 |
| 生殖器 | 烷化剂等 | 不孕不育，提前绝经 |
| 骨髓 | 各种 | 再生障碍性贫血，骨髓增生异常，继发性白血病 |

相关的充血性心力衰竭的重要因素。患者连续应用多柔比星时，患心力衰竭的风险会大大增加。蒽环类药

物相关性充血性心力衰竭治疗比较困难，病死率高达50％，这就使得预防蒽环类药物相关性充血性心力衰竭至关重要。一些蒽环类药物，例如米托蒽醌，与心脏毒性反应相关性不大，并且连续注入疗法与脂质体阿霉素也与心脏毒性反应相关性不大。地佐辛是一种细胞内铁螯合剂，可以降低蒽环类药物的毒性。但鉴于其有限的化疗作用，在一定程度上也限制了它的使用。检测药物对患者的心脏毒性通常定期使用门控心肌显像、心血池显像或心脏超声测定左心室射血分数测试［多门控采集（MUGA）扫描］。最近开始使用心脏核磁共振（MRI）检测药物的心脏毒性。但MRI不是标准且普及的检测手段。出现下列情况需要增加检测频率：药物累积剂量升高，伴有其他危险因素，充血性心力衰竭有明确的新进展，或者出现其他的心功能不全的症状。

除了蒽环类药物，曲妥珠单抗是目前第二位最常见的具有心脏毒性的药物。曲妥珠单抗常用于乳腺癌辅助治疗，有时与蒽环类药物联合使用，可导致累加或可能协同的心脏毒性。与蒽环类药物不同的是，曲妥珠单抗的心脏毒性是非剂量相关性的，并且通常是可逆的，与蒽环类药物对心脏产生的心肌纤维的病理学改变不相关，其本身抑制心肌修复机制的生物学机制也不尽相同。在常规用药3～4次后用功能性心肌测试检测曲妥珠单抗对心脏的药物毒性，检测方法与之前提到的检测蒽环类药物药物毒性的检测方法相同。

其他药物，如拉帕替尼、环磷酰胺、异环磷酰胺、白细胞介素2、普纳替尼、伊马替尼和舒尼替尼等，也具有心脏毒性。

## 放射治疗

放疗时，放射野内包含心脏可导致间质性心肌纤维化、急性或慢性心包炎、血管疾病并且会加速冠状动脉粥样硬化性心脏病的发生，重复或高剂量（＞6000cGy）的放疗会导致更高的风险，同时或不同时应用化疗也会增加心脏毒性。患者在治疗后9个月，急性心包炎的症状达到顶峰，这些症状包括呼吸困难、胸部疼痛和发热。在接受放射治疗5～10年后可能会患慢性缩窄性心包炎。心脏瓣膜病包括由于心肌纤维化导致的主动脉瓣关闭不全或乳头肌功能异常导致的二尖瓣反流。冠状动脉性心脏病的患者，放疗时放射野覆盖心脏区域，会使得患者发生致死性心肌梗死的风险增加3倍。颈总动脉的放疗同样会增加脑梗死的风险。

**放化疗相关性心血管疾病**

治疗放化疗相关性心血管疾病与治疗癌症无关的疾病同等重要。停止应用心血管毒性药物是首要的措施。通常使用利尿剂、抗心律失常药，以限水限钠治疗急性症状。应用血管转化酶抑制剂或一些β受体阻滞药（卡维洛尔）降低后负荷，通常可以使患者明显受益。洋地黄类药物也可能有帮助。

临床上一个新兴起的交叉学科"心脏肿瘤学"，它记录了随访患者化疗后药物心脏毒性的情况。其目的是在心脏毒性药物产生的累积毒性使患者出现症状之前，通过使用更加敏感的检查手段对心脏毒性进行早期干预，也可以通过参加临床试验探索保护心脏的治疗方法。

# 呼吸系统功能紊乱

## 化疗药物

博来霉素产生活性氧自由基并且引起与放射影像相关的局限性肺炎或整个双肺有广泛的肺间质磨玻璃样影，一般情况双肺下叶更重。早期症状通常为非排痰性咳嗽（干咳），伴或不伴发热。这种药物毒性是剂量相关性的，也是剂量限制性的。两肺 $CO_2$ 弥散溶剂量（$DL_{CO}$）是评价药物毒性和治疗恢复的敏感性指标。通常在应用博来霉素治疗前测量 $DL_{CO}$ 的基线值，以用于进行治疗前后对比。能够产生累加效应或协同作用的危险因素包括：年龄、化疗前存在肺部疾病、联合应用其他化疗药物、肺部放疗史和高游离氧浓度。其他化疗药物，如丝裂霉素、亚硝基脲、多柔比星联合放疗、吉西他滨联合多西他赛每周一次应用、甲氨蝶呤、氟达拉滨等也存在显著的肺毒性。造血干细胞移植中心常会使用高剂量烷化剂、环磷酰胺、异环磷酰胺、美法仑，并常会联合全身放疗。这种治疗方式可能会导致严重的肺组织纤维化和（或）肺静脉闭塞疾病。

## 放射治疗

放射性肺炎的危险因素包括：高龄、体能差、放疗前已经存在肺功能受损、放射量与剂量。放疗剂量阈值范围是5～20Gy。放射性肺炎的典型表现是低氧血症和劳力性呼吸困难。体检时可以发现明显的、高音调的 Velcro 啰音，发热、咳嗽和胸膜痛是常见症状。$DL_{CO}$ 是衡量肺功能受损最敏感的指标，并且磨玻璃渗入常常与照射体积比较尖锐的边缘一致，局限性肺炎可能会超出范围发展，甚至有时会牵涉对侧未被照射的肺。

---

| 治疗 | 呼吸系统功能障碍 |
|---|---|

除了应用过亚硝基脲的病例，化疗相关性肺炎和放射性肺炎一般都对糖皮质激素非常敏感。通常使用泼尼松 1mg/kg 来控制急性症状，通过缓慢增加剂量来缓解呼吸系统功能障碍。长期的糖皮质激素治疗要求使用质子泵抑制剂进行胃肠保护、高血糖治疗、高感染风险的治疗以及激素相关性骨质疏松的治疗。治疗肺炎时，仅应用必要剂量的抗生素、支气管扩张剂、氧气和利尿剂就能起到巨大的作用。应该定期去呼吸内科专家常规会诊。研究显示，氨磷汀可以作为肺部放疗的保护用药，但其保护作用尚不确切。氨磷汀还可导致皮疹、乏力、恶心。因而尚未将氨磷汀纳入到标准治疗中。一般认为，转化生长因子 β（TGF-β）是导致放射性肺组织纤维化的主要诱因，这就意味着抗 TGF-β 治疗是治疗放射性肺组织纤维化的发展方向。

---

# 神经系统功能障碍

## 化疗药物

不幸的是，支持治疗水平的不断提高使得治疗手段变得更加积极，癌症患者生存期的延长使得远期的毒性增加，这导致了放化疗引起的神经系统功能障碍的发病率和严重程度均在升高。化疗药物通过改变细胞骨架、轴突运输及细胞代谢机制，直接对髓鞘、神经胶质细胞、神经元产生影响。

长春碱类药物会导致其特有的"手套袜套样感觉障碍"症状，表现为麻木和瘙痒，进而出现运动功能丧失，这种药物并发症是剂量相关性的。末梢感觉运动多发神经病包括深腱反射消失，最初出现痛温觉消失，继而出现本体感觉和振动觉消失。这就要求由经验丰富的肿瘤科医师精心采集患者病史，并进行细致的体格检查决定何时该由于药物毒性而停止用药。毒性较轻的药物，通常其毒性会逐渐完全消退。长春碱类药物有时可导致跛行、自主神经病变、肠梗阻，脑

神经麻痹，严重时甚至可导致中毒性脑病、癫痫、昏迷。

顺铂可导致感觉运动神经病和耳聋，这种不良反应在顺铂剂量＞400mg/m$^2$ 时尤为明显。因此要对化疗前已经存在听力下降的患者行听力检测。鉴于卡铂对听力的损伤较小，对于这类患者，常常将顺铂替换为卡铂进行治疗。

许多药物靶向作用肿瘤细胞中的激酶或 5-氟尿嘧啶的衍生物，会导致触觉迟钝和手足疼痛。这种症状称为手足综合征。这种药物的并发症可在停药后缓解。

根据儿童急性淋巴细胞白血病的生存者的治疗经验，我们详细了解了神经认知功能受损的情况。其中包括蛛网膜下腔应用甲氨蝶呤或应用阿糖胞苷联合预防性颅脑放疗。单独应用甲氨蝶呤会导致急性脑白质病变，其症状特点为可逆性的嗜睡和意识模糊。急性药物毒性与药物剂量相关，特别是当甲氨蝶呤剂量＞3g/m$^2$ 时。年龄越小，患者发生脑白质病变的风险就越高。甲氨蝶呤的亚急性毒性反应发生于治疗后数周，应用糖皮质激素治疗效果较好。甲氨蝶呤药物远期毒性（脑白质变性）多发生于治疗后数月至数年。临床表现为不可逆的进行性认知功能丧失和局部神经体征。同期或不同期联合放疗会加重甲氨蝶呤的药物毒性作用。年轻患者症状更重。

接受辅助化疗的乳腺癌患者通常仅出现化疗相关性神经认知功能障碍。这种症状称为"化疗相关性脑病"，临床表现为记忆力、学习能力、注意力、信息获取速度的下降，其发病机制尚不明确而且没有有效的治疗方法。因而本方面研究必将吸引更多的关注，这将有利于开展有效的治疗或预防措施。

许多肿瘤患者在治疗成功后担忧肿瘤的复发，这种担忧会影响患者的生活，削弱患者的意志。此外，这些患者可能会经历失业、保险、压力、人际关系、经济、性生活方面的问题。肿瘤科医师应该明确向患者询问和强调这些困扰患者的问题，并提供适当的咨询服务或支持服务。在癌症患者和癌症生存者中自杀意念和自杀率相对较高。

## 放疗

放疗引起的急性中枢神经系统（CNS）毒性发生于放疗开始后的数周内，典型表现为恶心、困倦、嗜睡、共济失调，通常与恢复有关。早期延迟性毒性常发生于治疗后的数周至 3 个月内。症状与急性放疗中枢神经系统毒性症状相同，病理上出现可逆

的神经脱髓鞘表现。远期、迟发性放疗损伤发生在放疗结束后 9 个月至 10 年内。最常见的病理学表现是局灶性坏死，糖皮质激素治疗一般有效。弥漫辐射损伤会导致整体的中枢神经系统障碍，计算机断层扫描（CT）或 MRI 上显示的弥漫性白质改变。病理上，小血管改变十分显著，应用糖皮质激素能够改善症状，但不会逆转病理过程。坏死性脑病是最严重的放疗损伤，这种疾病通常也与化疗有关，尤其是应用甲氨蝶呤。

颅脑放疗能够破坏正常的垂体下丘脑轴功能，导致内分泌失调，因而要保持高度的警惕性以识别和治疗这种毒性。

放疗相关性脊髓损伤（脊髓病）具有高度的剂量依赖性，在现代放疗中少见。从颈部前屈向下沿脊柱放射的早期、自限性的闪电样感觉（莱尔米特征）见于治疗后的 6～12 周，症状通常可于数周后消退。由耐辐射性导致的周围神经毒性非常罕见。

## 肝功能障碍

### 化疗药物

标准化疗方案的远期肝功能损害很少见。长期应用甲氨蝶呤、单独应用高剂量化疗药、联合放疗，例如应用骨髓移植的准备剂量时，可以导致肝静脉闭塞性病。这种潜在的致命并发症通常表现为无黄疸性腹水、碱性磷酸酶升高和肝脾肿大。病理可见静脉充血、上皮细胞增生、肝细胞萎缩进展到肝纤维化。在进行任何化疗时，有必要频繁监测肝功能，以避免特异性反应和预期的毒性对患者造成的伤害。

某些核苷类药物能够导致肝功能异常。然而，这种并发症在肿瘤患者中是罕见的。

### 放疗

放疗肝损伤取决于剂量、放射体积、分层情况、既存的肝脏疾病、同步或非同步联合化疗。一般情况下，肝放疗剂量＞1500cGy 可导致肝功能障碍，其剂量-损伤曲线呈急剧下降趋势。放疗诱导的肝病与肝静脉闭塞病密切相关。

## 肾/膀胱功能障碍

顺铂可导致可逆性的肾功能损伤，在患者存在肾基础疾病时还会产生严重的不可逆的肾毒性，并加重

肾损伤的程度。环磷酰胺和异环磷酰胺，作为前体药物主要在肝激活，分解产物（丙烯醛）可以导致出血性膀胱炎。使用异环磷酰胺时，应用自由基清除剂 MESNA（巯磺酸盐美司钠）可预防该并发症。药物相关性出血性膀胱炎可能诱发膀胱癌。

## 生殖内分泌功能障碍

### 化疗药物

烷基化剂会增加男女不孕不育率，发生概率与患者年龄、用药剂量和治疗间期直接相关。治疗时的年龄是不孕不育的重要决定性因素，青春期前患者的药物耐受性最高。卵巢早衰与年龄有关，化疗后恢复月经的女性仍有很高过早绝经的风险。应用低强度烷化剂化疗的男性通常出现可逆性无精子症，环磷酰胺剂量＞9g/m$^2$ 同时应用高强度的治疗（如造血干细胞移植时），会导致长期不孕不育。应向接受潜在杀精化疗的男性推荐精子库。应用促性腺激素释放激素（Gn-RH）类似物保护卵巢的功能（此方法处于试验研究阶段）。辅助生殖技术可以帮助解决化疗相关性不孕不育问题。

### 放疗

青春期前患者的睾丸和卵巢对辐射损伤不太敏感。低剂量辐射就会影响精子的产生，辐射剂量达到 600～700cGy 就会出现完全无精子症。与此相反，辐射剂量＜2000cGy 时可能出现睾丸间质细胞功能障碍，因此，与不能生成精子的辐射量相比，激素功能在较高的辐射剂量下才会丧失。80％的男性前列腺癌患者接受外部放疗后，出现勃起功能障碍。西地那非对于治疗勃起功能障碍有帮助。辐射对卵巢功能的损害与年龄有关，在剂量为 150～500cGy 时发生。更年期提前会导致严重的医疗及心理后遗症。激素替代疗法通常被禁用（如雌激素受体阳性乳腺癌）。必须注意通过补充钙和维生素 D 及口服双膦酸盐以维持骨量，并采用骨密度测定对骨量进行监测。帕罗西汀、可乐定、普加巴林和其他药物可能是控制潮热症状的方法。

接受脑部放疗的儿童癌症长期生存者（例如，急性淋巴细胞白血病生存者）可以改变瘦蛋白生物学特性，导致生长激素缺乏，进而导致肥胖和力量、运动耐量、骨密度的降低。

颈部放疗（例如，霍奇金淋巴瘤）可能导致甲状腺功能减退、Graves 病、甲状腺炎、甲状腺恶性肿

瘤。这样的患者应常规使用促甲状腺激素（TSH）以预防甲状腺功能减退，并抑制 TSH 的持续升高（TSH 持续升高会导致或诱发甲状腺癌）。

## 眼部并发症

糖皮质激素可能会引起白内障，其发病取决于用药持续时间和剂量、放疗、少数口服他莫昔芬病例。眼眶放疗可能会导致失明。

## 口腔并发症

口腔放疗可导致口干症、龋齿、牙列不良发生率增加、味觉改变和食欲降低。应用双膦酸盐可能会导致颌骨坏死。

## 雷诺现象

超过 40% 博来霉素治疗的患者出现雷诺现象，其发病机制尚未明确。

## 继发恶性肿瘤

继发恶性肿瘤是导致已治愈的癌症患者死亡的主要原因，因而要对这些癌症患者是否罹患继发恶性肿瘤进行监测。一系列复杂因素会诱导继发恶性肿瘤的发生，包括年龄、性别、环境暴露、遗传易感性和癌症治疗本身。在某些情况下，原发肿瘤的诱因本身就会增加发生继发恶性肿瘤的风险。肺癌患者罹患食道癌和头颈部位肿瘤的风险增加，反之亦然。这是由于酗酒和吸烟是发生这些肿瘤的共同危险因素。事实上这些患者发生继发性头颈部肿瘤、食管癌、肺癌的风险也有所增加。乳腺癌患者患对侧乳腺癌的风险升高。霍奇金淋巴瘤患者患非霍奇金淋巴瘤的风险升高。遗传性癌症综合征（如多发性内分泌腺瘤、李法美尼症候群、林奇综合征、多发性错构瘤综合征、遗传性肠息肉综合征）都是特定的遗传基础类型继发恶性肿瘤的例子。癌症治疗本身似乎并不会增加患继发恶性肿瘤的风险。DNA 损伤剂所致的 DNA 修复的缺陷可以大大增加发生继发恶性肿瘤的风险。重要的是，与治疗相关的继发恶性肿瘤的风险具有累积效应，经常协同化疗和放疗的作用。因此对这种联合治疗方法，应确保正确地建立治疗计划。密切监测这些患者的情况，必要时可将预防性外科手术作为适当的治疗和随访手段。

## 化疗药物

化疗与以下两种致命性继发恶性肿瘤显著有关：急性白血病和骨髓增生异常综合征。两种类型的白血病已经被陈述。在用烷化剂治疗的患者，急性骨髓性白血病的发生与 5 或 7 号染色体的缺失有关。在一生中发病率 1%～5%，放疗和年龄的增加都会增加患病风险。治疗后 4～6 年这些白血病的发病率达到峰值，治疗 10 年后危险性回落到基线水平。另一种类型的急性骨髓性白血病与应用拓扑异构酶抑制剂治疗有关，治疗会导致染色体 10q23 易位，其发病率 <1%，通常在治疗后 1.5～3 年发病。这两种急性骨髓性白血病都难以治疗，死亡率较高。化疗会加重骨髓增生异常综合征的进展，而这些往往都会导致白血病的进展和预后不良。

## 放疗

放疗是患者发生继发恶性肿瘤的终身危险因素。治疗后 10 年的发病率为 1%～2%，治疗后 25 年的发病率提升到 25% 以上。这些恶性肿瘤包括甲状腺癌、乳腺癌、肉瘤、中枢神经系统肿瘤，这些肿瘤往往恶性程度高、预后不良。乳腺癌是器官、年龄、性别依赖性的放疗相关性继发恶性肿瘤，对于 30 岁以下女性其放疗引起的发病风险较小，但对于 30 岁以上女性的发病风险高于基线水平 20 倍。25 岁霍奇金淋巴瘤女性接受放疗，在 55 岁患乳腺癌的确切风险为 29%。

## 激素治疗

使用他莫昔芬治疗乳腺癌 5 年或更长时间可导致患者罹患子宫内膜癌的风险为 1%～2%。定期监测通常是早期阶段发现肿瘤的有效手段。其他药物与他莫昔芬作为化疗辅助用药治疗乳腺癌获益相比，他莫昔芬导致的子宫内膜癌死亡率相对较低。

## 免疫抑制治疗

在异基因骨髓移植中，特别是应用抗胸腺细胞球蛋白或其他使 T 细胞衰竭的免疫疗法，增加了 EB 病毒相关性 B 细胞淋巴增生紊乱的风险。T 细胞耗竭后 10 年发病率是 9%～12%。如果可能，可间断地进行免疫抑制治疗，这些疾病通常可以完全缓解。

## 随访建议

所有之前提到的癌症患者必须进行肿瘤科医生的终身随访。但随着人口结构的改变，需要培训更多的初级保健医师对于康复期的肿瘤患者进行随访。需要对肿瘤患者进行宣教，让他们了解复发的迹象以及治疗相关的潜在不良反应。如果在之前放射野内出现局部疼痛或扪及异常情况，应及时进行影像学评估。对于接受特定器官放疗的患者，应该常规和定期进行有效的筛查测试（如乳房 X 射线检查和宫颈刮片）。乳腺癌放疗后 10 年内就该开始每年进行乳房 X 光检查。放射野囊括甲状腺组织时，应定期进行甲状腺检查和 TSH 测试。接受烷化剂和拓扑异构酶抑制剂治疗的患者应每 6～12 个月进行一次全血细胞计数。进行外周血涂片以发现血细胞减少、异常细胞。应用骨髓活检和穿刺、细胞遗传学、流式细胞仪、或荧光原位杂交（FISH）技术以评估巨红细胞症的情况。

随着癌症生存者存活时间的延长、数量的增多，癌症生存已日益成为公认的学科。而且，美国医学研究所和国家研究委员会已经出版命为《从癌症患者到癌症生存者：在转变中迷失》的专著。此专著向临床医生提出了照顾癌症生存者的计划，此计划包括全面的抗肿瘤治疗及其远期并发症处理，并且建议进行筛查和随访。表 27-2 列出了各种类型癌症的远期治疗并发症。

## 展望

显而易见，未来的挑战是要将化疗、靶向治疗、生物疗法、放射、外科手术治疗整合以改善患者预后，减少包括抗肿瘤治疗远期并发症在内的药物毒性。这说起来容易，但是不容易实现。随着治疗手段在新患病群体（例如，卵巢癌、膀胱癌、肛门癌、喉癌）中更加有效，我们期待发现远期不良反应的新的高危人群。对于这一人群应认真进行随访，以便早期识别并进行治疗。癌症生存者是肿瘤预防研究中未被充分认识的领域。特别是，儿童癌症生存者患有多种慢性疾病。肿瘤治疗远期并发症的发生率并没有随着年龄的增长而达到一个稳定水平，因此对完全缓解的患者进行密切监测和应用远期并发症少的治疗是非常必要的。

**表 27-2　各种肿瘤的远期治疗并发症**

| 肿瘤类型 | 远期并发症 |
| --- | --- |
| 儿童期肿瘤 | 大部分至少患一种迟发反应 |
| | 30% 的并发症严重程度达到中重度 |
| | 心血管：放疗，蒽环类药物 |
| | 肺：放疗 |
| | 骨骼异常：放疗 |
| | 心理，认知，性功能障碍 |
| | 继发恶性肿瘤是重要致死原因 |
| 霍奇金淋巴瘤 | 甲状腺功能减退：放疗 |
| | 早发冠心病：放疗 |
| | 性腺功能减退：化疗 |
| | 脾切除术后败血症 |
| | 骨髓增生异常 |
| | 急性髓性白血病 |
| | 非霍奇金淋巴瘤 |
| | 乳腺癌、肺癌和黑色素瘤 |
| | 疲劳、心理和性问题 |
| | 周围神经病变 |
| 非霍奇金氏淋巴瘤 | 骨髓增生异常 |
| | 急性白血病 |
| | 膀胱癌 |
| | 周围神经病变 |
| 急性白血病 | 继发恶性肿瘤：血液肿瘤、实体瘤 |
| | 神经精神功能障碍 |
| | 发育迟缓 |
| | 甲状腺异常 |
| | 不孕不育 |
| 骨髓干细胞移植 | 不孕不育 |
| | 移植物抗宿主病（同种异体移植） |
| | 性心理功能障碍 |
| 头颈部肿瘤 | 牙列不良、口干、营养不良：放疗 |
| 乳腺癌 | 他莫昔芬：子宫内膜癌，血栓 |
| | 芳香酶抑制剂：骨质疏松症，关节炎 |
| | 心肌病：蒽环类药物±放疗，曲妥珠单抗 |
| | 急性白血病 |
| | 激素缺乏症状：潮热，阴道干涩，性交痛 |
| | 心理功能障碍 |
| | "化疗脑" |
| 睾丸癌 | 雷诺氏现象 |
| | 肾功能不全 |
| | 肺功能障碍 |
| | 逆行射精：手术 |
| | 15% 出现性功能障碍 |
| 肠癌 | 主要风险是患继发结肠癌 |
| | 生存者生活质量较高 |
| 前列腺癌 | 性无能 |
| | 尿失禁（0～15%） |
| | 慢性直肠炎，前列腺炎/膀胱炎：放疗 |

第二十七章　肿瘤及其治疗的远期并发症

# 第二部分　肿瘤急症
## SECTION 2　Oncologic Emergencies

# 第二十八章　肿瘤急症
## Oncologic Emergencies

Rasim Gucalp，Janice P. Dutcher

（何国礼　译　武爱文　审校）

　　肿瘤引起的急症大致可分为三类：由占位性病变引起的梗阻或压力增高、代谢或激素相关问题（副肿瘤综合征，第二十三章）及与肿瘤治疗相关的综合征。

## 梗阻性肿瘤急症

### 上腔静脉综合征

　　上腔静脉综合征（SVCS）在临床上以上腔静脉（SVC）梗阻为主要表现，常常伴有头颈部、上肢静脉严重的回流障碍。在以 SVCS 为表现的疾病中，恶性肿瘤（如肺癌、淋巴瘤、转移性肿瘤）占据重要地位。随着血管内材料（以长期性的中心静脉置管、起搏器或除颤器为甚）使用增多，良性因素导致的 SVCS 也呈上升趋势，其比例可占所有病例的 40%。肺癌，尤其是小细胞癌和鳞癌，在恶性肿瘤导致的 SVCS 中所占比例为 85%。在年轻成人患者中，恶性淋巴瘤是导致 SVCS 的主要因素。在纵隔肿瘤中，霍奇金淋巴瘤较其他淋巴瘤多见，但它很少引起 SVCS。当 SVCS 发生在一个合并纵隔包块的年轻人身上时，鉴别诊断主要就是淋巴瘤和纵隔原发干细胞肿瘤。睾丸或乳腺来源的转移性恶性肿瘤引起纵隔淋巴结肿大导致 SVCS 的比重不高。其他引起 SVCS 的疾病包括良性肿瘤、主动脉瘤、甲状腺肿、血栓形成、放射治疗引起的纵隔纤维化、组织浆菌病、白塞综合征。其中以 SVCS 为最初表现的白塞综合征，可能是由上腔静脉综合征相关的血栓性炎症引起的。

　　SVCS 的患者通常伴有头颈部的水肿（尤其是眼周）、呼吸困难、咳嗽。其他相关症状包括声嘶、舌肿、头痛、鼻塞、鼻出血、咯血、咽下困难、疼痛、头晕、晕厥和昏睡。弯腰或平躺可能会加重以上症状。SVCS 的主要体征为颈静脉扩张、前胸壁侧支循环开放增多、发绀及颜面部、上肢、胸部水肿。仰卧位时患者的颜面部肿胀和多血症通常会加重。更为严重的症状可表现为突眼、喉舌水肿和反应迟钝。如果梗阻的部位发生在奇静脉以上，临床症状可以是轻微的。症状通常呈进行性加重，但在某些情况下症状会因侧支循环开放而得到减轻。

　　脑和（或）喉水肿的症状和体征虽然很少见，但往往是预后不良的表现且需要紧急评估。肿瘤脑部转移可能比静脉阻塞引起的脑水肿更易导致脑出血。小细胞肺癌合并 SVCS 时较单纯的小细胞肺癌更易发生脑部转移。

　　在安静状态下出现心肺相关症状，尤其是由体位改变引起时，常常意味着明显的气道及血管梗阻和生理储备下降。使用镇静剂和接受全身麻醉的患者更易发生心搏骤停和呼吸衰竭。

　　食管静脉曲张一般不发生在 SVCS 的患者中。静脉综合征是开始于头部的"下行性"性静脉曲张，与门脉高压开始自近心端的"上行性"静脉曲张相反。梗阻如发生在奇静脉的近端，食管的上 1/3 可出现静脉曲张。梗阻如发生在奇静脉远端，整段食管都将出现静脉曲张。静脉曲张性出血常为慢性 SVCS 的晚期表现。

　　上腔静脉梗阻可能引起双侧的乳房水肿及增大。非对称的乳房肿胀常为腋窝静脉或锁骨下静脉梗阻的表现。

　　SVCS 的诊断是以临床依据为主。最显著的胸部影像学表现为上纵隔的扩张，其中右侧更为明显。胸膜渗出仅在 25% 的患者身上出现，也是以右侧多见。胸膜渗出主要是渗出性的，有时也可为乳糜性的。但出现其他特征性表现时，胸片可以是无异常的。CT 可以提供最可靠的纵隔影像。SVCS 的诊断需要确切发现大静脉扩张及其侧支循环开放增多。核磁共振扫描与 CT 相比没有优势。操作娴熟的临床工作者施行有创检查，如支气管镜、经皮穿刺活检、纵隔镜，甚至开胸探查时，可减少以出血为主的各种风险。支气管镜或食管超声引导下的穿刺活检可以安全地诊断该疾病。对于诊断明确的癌症患者，细节性的诊断检查往往是不必要的，在完成胸腔 CT 扫描后治疗即可开始。而对于尚未获得恶性肿瘤组织病理检查结果的患者，细节性的评估是必不可少的。因为这不仅有助于区别良恶性疾病，且有助于明确诊断并决定适当的治疗。

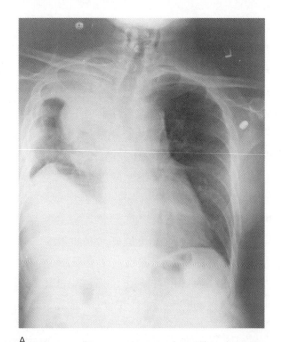

## 治疗　上腔静脉综合征

上纵隔肿物引起的气道梗阻是对生命产生威胁的潜在因素之一。上呼吸道的梗阻需要紧急诊疗。利尿剂合并低盐饮食、抬高头部、氧疗可暂时缓解症状。糖皮质激素对正在缩小的淋巴肿块也许有效，但对肺癌是无效的。

当 SVCS 由非小细胞肺癌和其他转移性实性癌引起时，化疗是主要治疗手段。当原发癌症为肺小细胞癌、淋巴瘤或生殖细胞瘤时，化疗是有效的。SVCS 可发生于 10%～30% 的患者，应用血管内自行扩张支架可使其症状缓解（图 28-1）。早期的支架置入对伴有严重症状的患者是必要的。但须警惕的是，支架置入后回心血流的剧增可促发心力衰竭和肺源性水肿。其他与支架置入相关的并发症包括穿刺部位的血肿、上腔静脉的穿孔、支架移位至右心房、支架断裂、肺水肿等。手术可立即缓解上述良性因素引起的临床问题。

大部分患者在获得足够的侧支循环开放后症状是可以缓解的。SVCS 相关的死亡通常是由基础疾病导致的，而与下腔静脉堵塞关系不大。

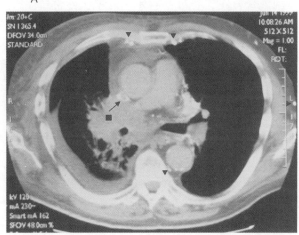

## 成人的上腔静脉综合征与中心静脉置管

长期的中心静脉置管已经变成肿瘤治疗的常规手段。中心静脉置管主要可导致血栓形成。当发生血栓时，应拔除导管并应用抗凝剂以预防栓塞。如果能早期发现由血栓形成引起的 SVCS，则可采取纤维蛋白溶解的治疗方法而不必拔除导管。目前尚不推荐对癌症患者常规使用低剂量华法林或低分子肝素来预防由长期静脉置管引发的血栓。

## 心包渗出/心脏压塞

5%～10% 的癌症患者行尸检时可发现恶性心包疾病。其中相关的癌病理类型主要有肺癌、乳腺癌、白血病、淋巴瘤。胸外恶性肿瘤很少以心脏压塞为最初表现。50% 的癌症患者发生的心包疾病并不是由恶性肿瘤引起，而是与放射、药物相关的心包炎、甲减、特发性心包炎、感染和自身免疫性疾病相关。其中放射性心包炎有两种类型：一种是在数月内发生的

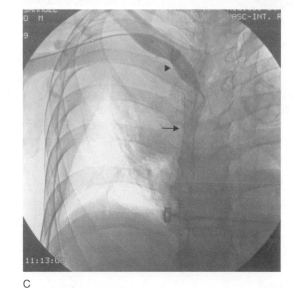

**图 28-1　上腔静脉综合征（SVCS）。A.** 因非小细胞癌引起的 SVCS 复发的 54 岁男性患者的胸片，伴有右侧气管旁肿块及胸膜积液。**B.** 上述同一患者的 CT 显示上腔静脉堵塞肺癌（方形）和侧支循环（箭头）引发的血栓（箭头标示）。**C.** 同一患者的气囊血管形成术（箭头）和网状支架（箭头标示）

常伴有自发性的急性渗出性心包炎；一种是可在放疗20 年后发生且伴有心包膜增厚的慢性渗出性心包炎。

　　大部分有心包转移的患者可无相关症状。而出现的常见症状包括呼吸困难、咳嗽、胸痛、端坐性呼吸困难和虚弱。胸腔的渗出、窦性心动过速、颈静脉扩张、肝大、外周水肿、发绀是最常见的体征。相关的特异性诊断包括奇脉、心音减弱、交替脉（脉搏波在连续心跳的大振幅和小振幅之间变化）、心包摩擦音。这些症状在非恶性肿瘤相关的心包疾病中较少见。90% 患者的胸片和心电图可见异常，但此异常通常为非特异性的。超声心动图是最有价值的检查。心包积液可为浆液性、血性及出血性。心包积液的细胞学检查对大多数患者为诊断性检查。心包积液中的肿瘤标志物水平对恶性心包积液的诊断没有帮助。心包镜结合心包、心包外膜活检可以鉴别心包疾病为恶性或良性。细胞学检查、心包及心外膜活检、心包镜三者的结合可得到最佳的诊断效果。CT 扫描发现心包不规则增厚和局限性淋巴瘤常提示心包渗出为恶性。那些在细胞学检查时发现心包渗出液中有恶性细胞的肿瘤患者，其生存期通常很短，大概为 7 周。

## 治疗　心包渗出/心脏压塞

　　伴或不伴使用硬化剂的心包穿刺术、心包开窗、完全的心包剥离、心包放疗或系统性的化疗是治疗心包疾病的手段。当发生急性心包压塞且出现致死性的血流动力学异常时，需要立即排空心包积液。心包穿刺术可快速排空心包积液。经皮导管穿刺排空心包积液后的复发率为 20%。硬化剂疗法（心包内缓慢滴入博来霉素、丝裂霉素 C、四环素）可能会减少复发率。在局部麻醉下可于 45min 内完成的剑突下心包切开可视为一种治疗选择。胸腔镜下的心包开窗术可应用于治疗良性心包疾病，但约 60%的恶性心包渗出患者在开窗治疗后可复发。对于一部分患者，排空心包积液是矛盾的，原因是这不利于血流动力学稳定。"术后低心输出综合征"可发生在不低于 10% 的接受外科抽液的患者，这些患者生存期极短。

## 肠梗阻

　　肠梗阻及再发的肠梗阻在进展期癌症患者身上很常见，尤其是结直肠癌或卵巢癌的患者。但其他的癌症，如肺癌、乳腺癌和黑色素瘤，也可以转移到腹腔

内引起肠梗阻。结直肠、卵巢、胰腺、胃部来源的癌及部分乳腺来源的癌可导致腹膜的癌扩散，且伴随着大网膜及腹膜表面的浸润，并因此限制肠动力。通常梗阻在腹膜扩散中是多发的。其中黑色素瘤有嗜小肠性，且可能是孤立的，通常切除病灶可延长生存时间。假性肠梗阻可由肿瘤性的肠系膜或肠肌浸润引起。这可能与腹腔神经丛受累或小细胞肺癌的肿瘤性神经源病相关。肿瘤性神经病变是 IgG 类抗体作用于空肠及胃的肌间神经元、黏膜下血管丛引起的。卵巢癌可在外周浸润局部肠管后，引起肠向前性的蠕动性受限，从而导致真性或假性的肠梗阻。

　　肠梗阻的发生通常是隐匿的。最常见的症状是腹痛。腹痛常为绞痛。腹痛也可由腹胀、肿瘤包块或肝大引起。呕吐可为间歇性或持续性。完全性肠梗阻的患者通常可见停止排气排便。体格检查可发现腹胀、腹水、蠕动波、肠鸣音亢进、肿瘤包块。腹平片可发现多发的气液平面或大肠、小肠扩张。急性盲肠扩张至直径大于 12～14cm 时，即可以考虑急诊手术治疗，因为此种情况下肠坏死的可能性大。CT 扫描可以明确诊断病情的进展、梗阻性质、鉴别恶性肿瘤术后梗阻的原因。恶性肠梗阻行 CT 检查常可见梗阻处或前次手术处占位、淋巴结肿大、单个突发的转移灶或梗阻处不规则的肠增厚。对于有肠梗阻症状的患者，尤其是低位性的小肠梗阻患者，CT 小肠钡剂造影检查可以发现远端小肠扩张协助诊断。在这项技术中，水溶液对比剂通过螺旋形管进入十二指肠或小肠近端。发生肠梗阻的癌症患者的预后是非常差的，中位生存期 3～4 月。25%～30% 患者的肠梗阻不是由癌症引起的：术后粘连性肠梗阻是良性病变，长春花碱、麻醉剂或其他药物所致的肠梗阻是可逆的。

## 治疗　肠梗阻

　　对于进展期恶性肿瘤合并肠梗阻的患者，治疗上要综合考虑原发肿瘤的浸润范围、如何进一步增强疗效、患者的预期寿命、主要器官的功能及梗阻的程度。最初的治疗手段应包括外科评估。手术不一定是有效的，而且可能会导致严重并发症，并显著提升死亡率（10%～20%）。某些情况下内镜可诊断和治疗某些恶性肠梗阻。自发扩张的金属支架可以置于幽门、十二指肠、近端空肠、结肠、直肠等处，以缓解那些不经外科治疗的肠梗阻。对于已诊断为腹腔内进展期恶性肿瘤的患者，则应接受延长生命的姑息治疗，如胃肠减压等。经皮内镜或外科胃造口管置入是缓解呕吐及恶心的有效手段。这

即所谓的"排泄性胃造口术"。抗呕吐、抗痉挛及止痛药可让患者保持在院外治疗。奥曲肽可以通过抑制胃肠分泌缓解梗阻症状，糖皮质激素具有抗炎作用亦可缓解肠梗阻。同时它们也具有抗呕吐效果。

## 尿路梗阻

尿路梗阻可见于前列腺癌或妇科恶性肿瘤尤其是宫颈癌的患者。其他引起尿路梗阻的肿瘤包括乳腺、胃、肺、结肠、胰腺或淋巴瘤来源的转移性肿瘤。宫颈肿瘤的化疗可能会引起纤维化及后发的尿路梗阻。膀胱出口的梗阻常由前列腺癌或膀胱颈癌引起并可导致双侧肾积水或肾衰竭。

胁腹痛是尿路梗阻最常见的症状。长期的尿路感染、长期的蛋白尿或血尿的癌症患者应高度怀疑尿路梗阻。完全性无尿及无尿、多尿交替现象可单独出现或同时发生。缓慢、持续的血肌酐水平增高有必要立即评估。肾脏超声是诊断肾积水最经济和最安全的方法。梗阻肾的功能可以经核磁扫描评估。CT扫描可以发现梗阻部位并发现腹膜后肿块和淋巴结肿大。

### 治疗　尿路梗阻

梗阻合并胁腹痛、脓毒症或瘘管形成是立即进行姑息性尿路改道的指征。治疗时可在局部麻醉下置入尿路内部支架。经皮肾造瘘术是一种排泄的替代选择。肾造瘘术的施行与肾盂肾炎密切相关。对于恶性肿瘤导致的膀胱出口梗阻，经耻骨上膀胱造口术可促进尿排泄。在为改善尿路梗阻而采取积极的有创干预措施前，应该权衡其是否有抗肿瘤效果，并评估其逆转肾灌注不足的能力。

## 恶性胆道梗阻

这个常见的临床症状可由发生于胰腺、十二指肠壶腹、胆管、肝或导管周围淋巴结的转移性疾病、肝实质肿瘤所引起。导致胆管梗阻最常见的转移性肿瘤包括胃、结肠、乳腺、肺来源的恶性肿瘤。黄疸、大便颜色变浅、尿色加深、瘙痒、由消化不良引起的体重减轻是常见症状。疼痛及继发感染在恶性胆道梗阻中并不多见。超声、CT扫描、经皮肝穿刺胆管造影或内镜逆行性胆管造影能确定胆道梗阻的部位及原因。

### 治疗　恶性胆道梗阻

姑息治疗仅适用于对药物治疗不敏感并伴有无法忍受的瘙痒、严重吸收不良、感染的患者。射线引导下支架置入、外科搭桥、伴或不伴化疗的放疗都可能缓解梗阻。治疗方法的选择应考虑梗阻的部位（近端或远端）、肿瘤的类型（对放疗、药物是否敏感）及患者的基本情况。对于不伴随瘙痒的患者，胆道梗阻可能是引起无症状性死亡的主要原因。

## 脊髓压迫

恶性脊髓压迫（MSCC）可定义为脊髓及马尾单独或一并受硬膜外肿瘤包块的压迫。判定脊髓压迫最准确的证据是影像学上发现神经鞘压痕及出现相应神经根受压的临床症状。脊髓压迫在癌症患者中的发生率为5%～10%，在近10%的患者中硬膜外肿瘤是恶性肿瘤的首发表现。原发癌往往在最初的评估中即发现。肺癌是引起脊髓压迫最常见的原因。

脊柱较其他部分的骨骼更易受到恶性肿瘤的侵犯。肺、乳腺、前列腺癌经常转移至脊柱。多发性骨髓瘤也经常侵犯脊柱。淋巴瘤、黑色素瘤、肾细胞瘤、泌尿生殖癌也可导致脊髓压迫。胸部脊髓是最常见的受压迫部位（70%），其次依次为腰骶部脊髓（20%）、颈部脊髓（10%）。脊髓多处受压最常见于乳腺癌及前列腺癌的患者。脊髓损害常发生于转移病灶侵犯椎体或椎弓根后扩大并压迫相关的硬脊膜时。导致脊髓压迫的另外一个原因在于椎旁的病灶通过椎间孔直接蔓延。这种情况常见于淋巴瘤、骨髓瘤和儿童肿瘤。实质性的脊髓转移很少通过血行播散引起。髓内的肿瘤可见于肺癌、乳腺癌、肾癌、黑色素瘤、淋巴瘤，且与脑部转移及脑膜疾病密切相关。

扩大的硬膜外肿瘤通过数种机制引起相关损害：脊柱静脉丛梗阻可导致水肿；炎症细胞因子的局部产物可加剧血流波动和水肿形成；压力及血流波动可导致局部缺血。血管内皮生长因子的产物与脊髓的缺氧有关，并且在脊髓受损后作为一个潜在的破坏因素发挥某种的作用。

脊髓压迫最常见的首发症状是局限性的背部疼痛和所累及脊柱的触痛。疼痛在其他神经系统症状出现前会持续数日至数月。疼痛可因运动、咳嗽、打喷嚏而加重。它因平躺时加重而与椎间盘性的疼痛不同。放射性的疼痛较背部局部疼痛少见且发生较晚。发生在颈椎、后腰骶部的放射痛可为单侧，也可为双侧。

来自胸部神经根的放射痛通常是双侧的，患者常将其描述为捆绑性的疼痛，即胸腹部受捆绑时的限制性疼痛。典型的根性放射痛常放射至上肢；在腰部区域，疼痛可放射至下肢。米特氏（Lhermitte's）征是一种放射至背部和四肢、颈部伸曲时加重的刺痛，也许是脊髓压迫的一个早期征象。疾病的晚期可失去对肠和膀胱的控制，这个过程是逐渐加重的。有时患者会因脊髓小脑征失去对运动及感觉功能的控制，而出现共济失调步态。

在体格检查时，直腿抬高、压颈、脊柱叩诊所产生的疼痛可有助于确定脊髓受压的位置。患者可发生肢体末端和躯干的麻木和皮肤感觉异常。发生针刺敏感性的丧失及失去对颤动、方向的敏感性的可能性相当。上肢感觉消失的区域比脊髓受压部位低1～2个的椎骨平面。运动方面的异常症状包括虚弱、强直和不正常的肌紧张。伸肌的足底反射可提示明显的脊髓压迫症状。此时，腱反射也许是亢进的。运动及感觉的缺失通常先于括约肌功能失调出现。伴有自主功能障碍的患者可能出现肛门控制能力下降、会阴敏感性下降和膀胱扩张。肛门收缩反射和球海绵体肌反射的缺失可证实脊髓受累。排空后膀胱残余尿量的评估对可疑病例是有帮助的。残余尿量大于150ml意味着膀胱功能失调。自发的功能失调是一个预后不良的征象。伴有神经系统症状进行性加重的患者应尽可能多地接受神经检查并尽早进行医疗干预。其他可产生与脊髓压迫类似症状的疾病包括骨质疏松、椎间盘性疾病、脓肿或椎体结核、放射性骨髓病、脓肿、结核性软脑膜炎、良性肿瘤、硬膜外血肿、脊髓脂肪过多症。

马尾综合征的特征性症状有：背部低位疼痛；臀部、腿部后上侧、敏感性的减低，会阴区感觉呈鞍状分布；直肠、膀胱功能失调，性功能障碍；球海绵体肌反射、腱反射、膝反射的消失及身体低垂部位末端的无力。这些症状提示神经根部在离开脊髓形成马尾后受压迫。引起马尾综合征的肿瘤主要是原发的神经胶质瘤或神经鞘起源的肿瘤。转移性瘤引起的马尾综合征非常罕见。

出现背部疼痛的患者应及早评估有无脊髓压迫（图28-2）。治疗脊髓压迫时，那些治疗开始时还能行

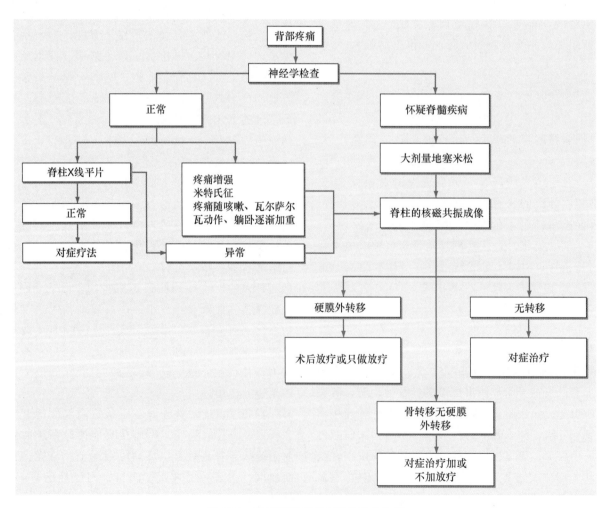

图 28-2　出现背部疼痛癌症患者的治疗

第二部分　肿瘤急症

走和控制括约肌的患者效果更为明显。患者应该接受神经检查及脊椎平片检查。检查发现脊髓压迫的患者应立即开始地塞米松治疗（静脉注射 6mg，每 6h 一次）。

椎弓根糜烂（表演者征）是脊柱肿瘤最早的影像学表现。其他的影像学改变包括内部椎弓根距离的增加、脊椎的破坏、减弱或增强的病灶、椎体缺损及脊椎塌陷。脊椎塌陷不是脊椎肿瘤的可靠性指标；约20％的脊椎塌陷的病例，尤其是在老年患者及停经的妇女中，不是由于癌症而是由于骨质疏松引起的。同样，正常的脊椎平片并不能排除癌症的诊断。骨扫描对发现脊髓压迫的效果不是很明确。其敏感性尚可，但特异性不如脊椎反射检查。

全脊柱的 MRI 检查是可以考虑的。多发性的硬膜外转移在 25％ 的脊髓压迫的患者中可显示，它们的出现同时对治疗方案有影响。在行 MRI 检查时，T1 中脊髓、脑脊液、硬膜外的病灶可形成良好的对比。由于它在肿瘤骨髓侵犯方面显示的敏感性，MRI 能显示脊柱被肿瘤侵犯的部位。MRI 同样能看到脊柱内、硬膜外的包块压迫脊髓。T2 对于显示椎体内的病灶帮助最大。钆增强 MRI 有助于描述椎管内疾病；骨髓造影联合后路脊髓造影 CT 扫描在发现伴有脊髓压迫的转移性硬膜外疾病方面和 MRI 效果相当，后者甚至优于前者。骨髓造影可应用于对 MRI 不敏感或不能很快进行 MRI 检查的患者。CT 扫描联合骨髓造影能增加对脊椎微小破坏的发现。

对于发生脊髓压迫而原发灶不明的患者，简易的检查工作应包括胸片、乳腺 X 线、前列腺特异性抗体的检查，腹部 CT 经常能发现潜在的腹部肿瘤。

## 治疗 脊髓压迫

治疗脊髓压迫的目的在于缓解疼痛并恢复或保留患者的神经功能。恶性脊髓压迫的治疗需要多学科的参与。

放疗结合肾上腺糖皮质激素被应用于大部分脊髓压迫患者的初始治疗。75％ 以上在治疗时能行走的患者可保留行走能力，同时只有 10％ 的截瘫患者恢复了行走能力。外科干预的指征包括：病因不明、放疗失败、对化疗抵抗的肿瘤（如黑色素瘤或肾细胞癌）、病理性骨折、快速发展的神经系统症状。椎板切除术一是被用来做组织诊断，二是被用来切除没有发生椎体疾病时脊柱后的局部硬膜外沉淀。由于大部分硬膜外脊髓压迫是由于前部或前外侧的硬膜外疾病造成的，切除脊柱前部瘤体周围的椎体，

再进行脊柱固定术，已经取得良好的结果。一项随机试验显示接受手术及后续放疗（14 天）的患者比单纯接受放疗的患者能保持更为长久和显著的行走能力。外科治疗相对于单纯放疗，也能明显延长行走的时间。这两组的生存时间没有明显差异，但外科治疗组较单纯放疗组有更长的生存趋势。这项研究对那些因没选择手术而达不到预期效果的患者提出了一些批评。在 65 岁以上的人群中，外科治疗的效果相对于放疗就不那么明显了。但患者如果期望获得额外 3 个月的生存期，则应接受外科治疗。常规的放疗是伴随在手术之后的。化疗对于之前在同一部位接受过放疗和不适合手术的患者是有用的。大部分发生脊髓压迫的前列腺癌患者已经接受了激素治疗。而对那些没有接受激素治疗的患者，治疗应包括雄激素去势治疗、手术治疗及放疗。对于已接受过放疗且不适于手术治疗的脊髓压迫患者，局部的进展性肿瘤可以再次接受放疗。

合并转移性脊柱转移瘤的患者也许能从以下治疗中获益：椎体成形术、脊椎后成形术、向塌陷的脊柱中注射丙烯酸以固定骨折。通常疼痛都能得到缓解，局部抗肿瘤的效应也是明显的。黏合剂的泄露会在约 10％ 的患者身上产生并引起症状。双膦酸盐也许对多骨刺患者预防脊髓压迫有帮助。

肿瘤的病理组织类型对患者的恢复和生存都有重要的决定作用。肿瘤发生及进展迅速的体征和症状是预后不良的信号。

## 颅内压增高

大约有 25％ 的癌症患者死于肿瘤颅内转移。最常见的发生颅内转移的肿瘤有肺癌、乳腺癌和黑色素瘤。脑转移经常发生且伴随着一系列的疾病，通常可导致主要相关症状、残障、早期死亡。未知来源的肿瘤以脑转移为初始表现很常见。肺癌是脑部转移最常见的肿瘤。胸腹部的 CT 扫描及脑的 MRI 检查可确定大多数肿瘤的原发部位。

脑部转移瘤引起的症状和体征和其他的颅内巨大病变类似：头痛、恶心、呕吐、行为改变、癫痫、病灶、进行性的中枢改变。有时病变开始时即是突发的伴有头痛、恶心、呕吐、神经障碍的卒中。这种情况经常是由转移灶的内部出血造成的。黑色素瘤、生殖细胞瘤、肾细胞癌尤易引起颅内出血。肿瘤包块及其周围的水肿可能引起脑脊液循环梗阻而导致脑积水。随着颅内压的升高患者可能会出现视神经盘水肿并伴有视

野缺失和颈强直。随着包块的不断增大，脑组织将受压且向颅内固定的出口移位，产生多种脑疝的症状。

CT 和 MRI 扫描对脑转移的诊断有相似的作用。CT 扫描合并对比可作为监测的手段。CT 扫描可以显示各种转移病灶的大小、对比增强及病灶周围的低密度水肿区域。如果对比增强 CT 上显示单独的病灶或没有显示转移病灶，就应行 MRI 检查。MRI 在显示脑膜受侵、微小病灶上比 CT 更敏感，尤其是脑干和小脑等部位的病变。

颅内高压（假性脑瘤）继发于维甲酸的治疗已见报道。

## 治疗 颅内高压

地塞米松是治疗所有脑部转移所致颅内高压并出现症状时的首选药物。发生多发转移的患者通常应接受全脑的放射治疗。单发的脑转移病灶如无严重颅外疾病的患者，尤其是 60 岁以下的患者，应予以手术治疗并在术后予以全脑放疗。对放疗抵抗的患者如果条件允许应实施手术切除治疗。脑立体测定放疗-手术治疗可用于病情稳定、伴有系统疾病或有合理的系统治疗后的脑转移数量不多的患者（1～4）及少量脑转移且放疗失败的患者。应用伽马刀或直线加速器，可通过小剂量、多束、超分割的射线破坏 MRI 发现的肿瘤。某些颅内压增高伴脑积水的患者能从脑分流器的放置中受益。如果神经系统恶化不能因药物治疗逆转，脑室切开以排放脑脊液或开颅切除肿瘤或血肿就是必要的了。

## 肿瘤性脑膜炎

侵犯软脑膜的肿瘤包括原发的中枢系统肿瘤及中枢系统的转移性肿瘤。其发生率在癌症患者中为 3%～8%。黑色素瘤、乳腺癌、肺癌、淋巴瘤（包括艾滋病相关的淋巴瘤）及急性白血病是最常见的原因。11%～31% 合并肿瘤性脑膜炎的患者有同期的脑实质内转移。软脑膜的种植常发生于接受脑转移切除或接受脑立体定向放疗的脑转移患者。

患者通常会出现多种神经系统的症状及体征，包括头痛、步态异常、精神改变、恶心、呕吐、癫痫、背部或根性疼痛、肢体无力。症状包括颅内神经瘫痪、极度虚弱、感觉异常及深腱反射减轻。

在脑脊液中发现恶性肿瘤细胞即可明确诊断。但多于 40% 的患者脑脊液细胞学检查可出现假阴性。脑

脊液蛋白水平的升高经常出现（除了 HTLV-1 相关的成人 T 细胞白血病）。对于发生持续性肿瘤性脑膜炎症状和体征而脑脊液细胞学阴性但脑脊液蛋白升高的患者，应至少进行三次脊髓开窗术以行细胞学检查，直到诊断被排除。MRI 检查可发现的肿瘤性脑膜炎包括软脑膜、室管膜、硬脊膜、脑神经增强、大脑表面病灶、颅内结节、交通性脑积水。脊髓的 MRI 检查是非白血病性肿瘤性脑膜炎评估的重要组成部分，因为将近 20% 的患者可出现脊髓异常，包括被诊断涉及软脑膜的颅内增强结节。脑转移引起的马尾损伤很常见，但损伤仍可见于脊髓的任何部位。MRI 对于由造血系统恶性肿瘤所导致的软脑膜疾病的诊断价值是有限的。70% 以上的合并肿瘤性脑膜炎的患者放射性脑脊液流式检查是正常的。脑室出口的梗阻，脊髓液管道内不正常的流动、超出大脑凸面的损害可能会影响颅内化疗药物的分布效果，导致疗效低及毒性的增加。放疗能在颅内化疗前纠正脑脊液流动异常。肿瘤性脑膜炎也能引起颅内高压和脑积水，放置脑室分流器能缓解这些症状。

肿瘤性脑膜炎的发展通常是由外周不可控制的肿瘤引起的。因此，预后不良（中位存活时间为 10～12 周）。但治疗肿瘤性脑膜炎能显著缓解神经系统症状，并控制其在中枢系统的发展。

## 治疗 肿瘤性脑膜炎

颅内化疗药物通常包括甲氨蝶呤、阿糖胞苷、塞替派。药物经过腰椎间孔或脑室发挥作用。甲氨蝶呤的半衰期较其他药物长且有效。在转移性实体癌中，乳腺癌所致脑膜炎的治疗效果最好。上皮生长因子受体酪氨酸激酶抑制剂对伴有上皮生长因子突变、侵犯软脑膜的非小细胞肺癌患者有效。急性白血病或淋巴瘤所致的肿瘤性脑膜炎，如果该疾病能治愈，则中枢性疾病是能治愈的。

## 癫痫

癫痫可由肿瘤本身、代谢异常、放疗损害、脑梗死、化疗相关的脑病、中枢系统感染引起。中枢系统转移性肿瘤是引起癌症患者癫痫最常见的因素。但中枢系统原发肿瘤比转移性的肿瘤更易发生癫痫。肿瘤脑转移出现癫痫症状的比例为 6%～29%，将近 10% 伴有中枢性转移的患者发生了癫痫。肿瘤侵犯前叶、颞叶、顶叶时，较枕叶更易引起癫痫。前叶损伤易在早期引起癫痫，而大脑半球症状可增加晚期癫痫发生

的风险。早期、晚期的癫痫在有后脑窝和星型病灶的患者身上不常见。癫痫多见于发生脑转移的黑色素瘤及脑低分化原发肿瘤的患者。细胞毒性药物如依托泊苷、白消安、异环磷酰胺和苯丁酸氮芥几乎不引起癫痫。其他导致药物性癫痫的原因主要是可逆性后部白质脑病综合征。顺铂、5-氟尿嘧啶、博莱霉素、长春花碱、长春新碱、依托泊苷、紫杉醇、环磷酰胺、环孢素、阿霉素、阿糖胞苷、甲氨蝶呤、奥沙利铂、他克莫司及各类内皮生长因子抑制剂，如贝伐单抗、阿伯西普、舒尼替尼、索拉菲尼、帕唑帕尼、阿西替尼等药物与可逆性后部白质脑病综合征关系不大。可逆性后部白质脑病综合征往往发生于接受同种异体骨髓移植及实性器官移植后的患者，通常以头痛、意识障碍、癫痫全身发作，视觉障碍、高血压、CT 或 MRI 上的后脑白质血管源性水肿为特征。癫痫一般由局部病变引起，但病变通常是广泛的。

治疗　癫痫

由中枢系统转移性治疗引起癫痫，可应用苯妥英钠或左乙拉西坦进行抗惊厥治疗。如果治疗无效，可加用丙戊酸。不推荐预防性的抗惊厥治疗。对于开颅的患者，预防性抗癫痫药物应在术后第一周减量。大部分抗癫痫的药物，包括苯妥英钠，诱导细胞色素 P450，可改变多种抗癌药物的代谢，如伊立替康、紫杉醇类、依托泊苷及伊马替尼、吉非替尼、厄罗替尼等分子靶向药物。左乙拉西坦和托吡酯作为抗癫痫药物可不被细胞色素 P450 系统代谢，同时不改变抗肿瘤药物的代谢。因此，它们是比较适合的抗癫痫药物。外科切除及其他抗肿瘤治疗（如放化疗）能增强对癫痫的控制。

## 肺及颅内的白血病瘀滞

急性白血病（尤其是髓细胞性白血病）引起的高白细胞血症和白细胞瘀滞症是潜在的致命性因素。发生高白细胞血症时，外周池白细胞细胞计数可爆发性地高于 100 000/ml。急性髓细胞性白血病引起高白胞血症比例为 5%～13%，此比例在急性淋巴白血病中为 10%～30%。白细胞瘀滞只发生在淋巴细胞白血病。血液黏度随着白细胞计数的暴增而上升，血液流动因此变得缓慢。白血病的原始髓细胞同时具有穿透内皮的能力并引起脑出血，且通常最易波及脑及肺。白细胞瘀滞可伴随昏迷、头痛、头晕、耳鸣、视觉障

碍、共济失调、意识障碍、昏迷，甚至猝死。在检查时，可发现视盘水肿、视网膜血管扩张、视网膜出血、眼部对焦功能丧失。对全脑行 600cGY 的放射治疗可有效治疗白细胞，并可在放疗后继续快速的抗白血病治疗。在这个过程中，准确的诊断并施予 3～5g 的羟基脲治疗能快速的缓解细胞计数增多。肺部的白细胞方淤滞可出现呼吸困难和呼吸窘迫，甚至引起呼吸衰竭。此时，胸部放射检查可能是正常的，但肺间质和肺泡的渗出也很常见。高白细胞血症很少会引起急性下肢局部缺血，肾血管血栓、心肌缺血、肠梗阻、阴茎异常勃起。该病出现时，动脉血气分析的结果可见异常。急剧增长的白细胞消耗氧含量将显著降低氧分压。动脉血气分析是评估高白细胞血症患者氧代谢最准确的方法。白细胞去除法能有效减少循环中的白细胞数量。但治疗白血病时，肺中细胞溶解导致肺出血可引起白血病溶解性肺病。颅容量的衰竭和不必要的输血可引起血液黏滞并加重血液黏滞症状。血液黏滞是高白细胞计数增高的罕见特征，它与慢性淋巴细胞、髓细胞性白血病相关。

当使用分化药物如维甲酸，三氧化二砷对急性早幼粒细胞白血病进行治疗时，当肿瘤细胞分化成成熟的中性粒细胞时，就会出现脑部或肺部白细胞淤滞。这些症状大部分可以通过细胞毒性药物治疗或三氧化二砷与分化药物一起使用避免。

## 咯血

咯血虽可由非恶性肿瘤引起，但肺癌引起的咯血所占比例很大。20% 以上的肺癌患者在发病过程中出现过咯血。类癌、乳腺癌、结肠癌、肾癌、黑色素瘤来源的支气管转移肿瘤也可引起咯血，此时咯血量一般难以测定。24h 咯血量大于 200～600ml 可定义为大量的咯血。任何的咯血一旦威胁生命都应考虑是大量咯血。当咯血引起呼吸困难发生时，应紧急处理。首先，应该开放气道、吸氧、保持血流动力学稳定。如果出血的部位已经明确，应该保持侧卧位并保持出血侧朝下以防止血液吸入未受影响的一侧肺叶，并给予辅助性吸氧。如果大量的出血不能缓解或气道受压迫，可急予气管插管并行支气管镜检查。一旦发现了出血点，可予行微创手术治疗或行镭射治疗、氩等离子凝固或电烙术。如患者病情稳定，可予行多探头 CT 血管造影术了解支气管、非支气管系统动脉的情况，明确出血的量及高反应性下的潜在异常。大量的咯血通常由高压力的支气管循环引起。在治疗咯血的一线方法中，支气管动脉栓塞术被认为是有效。支气管动

栓塞术可控制 75%～90% 的出血风险，同时能确保后续治疗性手术更为安全。

如不施行后续的治疗性手术，单纯进行动脉栓塞术时发生再次出血的概率为 20%～50%。复发的咯血可再行动脉栓塞术。栓塞术后的症状包括胸膜炎性疼痛、发热、咽下困难、白细胞增多症。上述症状一般持续 5～7 天，治疗上以对症治疗为主。支气管或食管壁的坏死、心肌梗死、脊柱骨折是罕见并发症。手术作为一种治愈手段，应在栓塞术失败后施行。手术在非急诊的情况下施行效果更好并可延长生存期。

血液系统恶性肿瘤出现肺出血（伴或不伴咯血）往往与真菌感染相关，尤其是曲霉菌属的感染。在粒细胞缺乏缓解后，曲霉病引起的肺渗出会导致空洞化及大量的出血。如有可能，应纠正血小板减少和凝血功能障碍。手术治疗可用于由真菌引起的肺空洞。

贝伐单抗是一种血管内皮生长因子的抗体，可抑制血管的生成。它与非小细胞肺癌，尤其是肺鳞癌的致命性咯血有关。合并空洞性病灶或过去 3 个月内发生咯血（大于 2.5ml）的非小细胞肺癌患者发生肺出血的风险更大。

## 气道梗阻

气道梗阻发生在主支气管或以上部位。气管内增长的肿瘤及气管外肿瘤的压迫都可导致气道梗阻。引起上呼吸道梗阻的肿瘤以气管周围的原发恶性肿瘤最为常见。而其中最常见的是肺癌，其他常见肿瘤依次为食管癌、甲状腺瘤及包括淋巴瘤在内的纵隔肿瘤。胸腔外的原发肿瘤，如肾、结肠、乳腺来源的转移性肿瘤都能通过支气管内部或纵隔淋巴结转移引起气道梗阻。发生气道梗阻时，可出现呼吸困难、咯血、喘鸣、喘息、顽固性咳嗽、阻塞性肺炎、声嘶。造成梗阻的病灶可在胸部影像学检查时发现。CT 扫描可显示肿瘤的范围。降温、加温的氧气、肾上腺糖皮质激素、吸入氦气和氧气的混合气体可暂时缓解气道梗阻。如果梗阻的部位靠近喉部，气管切开则为主要的抢救措施。对于更远端的梗阻，尤其是气道内部病灶引起的不完全性梗阻，支气管镜下的减瘤和部分切除治疗（包括激光治疗、氩等离子凝固术、消融治疗、电烙术、支架置入）可使大多数患者得到缓解（图 28-3）。此外，放疗（无论是体外照射或近距离放射）合并肾上腺糖皮质激素的治疗也可能开放气道。气管外部压迫所产生的梗阻症状可在支架置入后缓解。气道的原发肿瘤如鳞癌、类癌、囊腺癌及非小细胞肺癌，如可切除则应采取手术治疗。

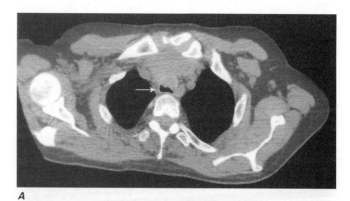

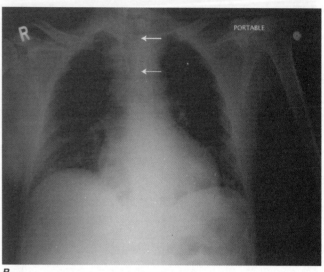

**图 28-3** 气道梗阻。**A.** 患有肾癌引起的气道梗阻 62 岁男性的 CT 显示气管旁肿块伴器官侵犯/梗阻（箭头标示）。**B.** 同一患者支架（箭头标示）置入后的胸部 X 光线片

# 代谢相关的急症

## 高钙血症

高钙血症是最常见的肿瘤性综合征。

## 抗利尿激素分泌失调综合征（SIADH）

低钠血症是癌症患者常见的电解质异常，而抗利尿激素分泌失调综合征（SIADH）是引起低钠血症最常见的原因。

## 乳酸性酸中毒

乳酸性酸中毒是一种罕见而致命的癌症并发症。与乳酸性酸中毒相关的败血症和循环衰竭常是恶性肿瘤患者的终末事件。不合并低氧血症的乳酸性酸中毒可见于白血病、淋巴瘤和实性肿瘤患者。在某些情况

第二部分　肿瘤急症

下，乳酸性酸中毒时也可出现低血糖。肝被肿瘤广泛浸润后经常出现乳酸性酸中毒。在大多数情况下，低代谢率和肿瘤产物的增加都能促进乳酸堆积。肿瘤细胞过度表达糖酵解酶、线粒体功能障碍都能促进乳酸的产生。感染 HIV 的患者比较容易发生进展性的淋巴瘤，这些患者发生乳酸酸中毒会促进肿物的快速增长或使核苷酸逆转录酶抑制剂的毒性增高。乳酸性酸中毒的症状包括呼吸急促、心动过速、精神状态的改变、肝大。当发生乳酸性酸中毒时，血浆的乳酸水平可达到 10～20mmol/L（90～180mg/dl）。乳酸性酸中毒的治疗主要是针对基础疾病的治疗。乳酸性酸中毒的危险在于酸中毒，而不是在于乳酸。如果酸中毒很严重或者氢离子的产生非常迅速且不能控制，则应该使用碳酸氢钠进行治疗。其他可能有效的治疗包括肾替代治疗，如血液透析、维生素 $B_1$ 替代。但无论治疗与否，乳酸性酸中毒的预后不良。

## 低血糖症

顽固的低血糖症除了胰岛细胞瘤，偶由肿瘤引起。通常这类肿瘤都是间质来源的巨大肿瘤。肝癌、肾上腺皮质瘤可导致低糖血症。间质性肿瘤通常局限在腹膜后或胸腔。迟钝、意识障碍、行为失常发生在吸收后期并有利于肿瘤的诊断。这些肿瘤经常分泌不完整性胰岛素生长因子 2（IGF-2），这种激素能激活胰岛素受体并导致低糖血症。分泌不完整性 IGF-2 的肿瘤的特征性改变包括：IGF-2 转化成 IGF-1 的比率升高，并由此抑制胰岛素及 C 肽的水平，引起生长激素表达下降和 β-羟丁酸积聚。由非胰岛细胞癌分泌胰岛素导致的低糖血症很罕见。肝转移导致的肝功能障碍、肿瘤消耗葡萄糖均可导致低糖血症。如果肿瘤无法切除，可通过使用葡萄糖、肾上腺糖皮质激素及胰高血糖素的治疗来缓解低糖血症。

低血糖症可因人为导致。在实验室内将试管中的血液抽出后，白血病、骨髓增殖性疾病、类白血病反应导致的白细胞过多，集落刺激因子治疗可以增加试管中葡萄糖的消耗量，从而导致假性低血糖症。

## 肾上腺功能减退症

对于癌症患者，肾上腺功能减退症可能因为恶心、呕吐、厌食以及体位性低血压等症状而难以鉴别，这些症状不具备特异性，并且可能延误进展期肿瘤的诊断和治疗。原发性肾上腺功能减退症的发生可由两侧肾上腺的转移性占位（来源于肺、乳腺、肠道或肾肿瘤以及淋巴瘤）及肾上腺的部分切除引起，同时可见于脓毒症及抗凝机制异常导致的缺血性坏死。米托坦、

酮康唑、氨鲁米特或者应用糖皮质激素治疗导致的急性损伤均可引起障碍性肾上腺类固醇综合征。转移性占位病变引起原发性肾上腺功能减退很罕见，但这也是一些隐匿性肿瘤的首发症状。癌症患者尸检时发现垂体和下丘脑出现转移性病变的比例高达 5％，但其中出现继发性肾上腺功能减退症的案例极其罕见。另一方面，作为用于治疗恶性黑色素瘤的抗 CTLA-4 抗体 imilimumab 可能会引起自身免疫性疾病，包括免疫性肠炎、下垂体炎和肝炎。自身免疫性下垂体炎可表现为头痛、视野缺损、腺垂体功能减退包含垂体功能减退、肾上腺功能减退甚至肾上腺危象、甲状腺功能减退症等。抗 CTLA-4 抗体引起的下垂体炎多发生于治疗开始后 6～12 周。治疗引起的严重性自身免疫性毒性反应也可来自于糖皮质激素，因为几乎所有的下垂体炎患者在使用糖皮质激素几天后都会出现 imilimumab 减退现象。需要注意的是，垂体功能损伤可能是可治愈的，也可能是难复性的。这就需要长期的治疗，包括甲状腺、睾酮等的替代疗法。外周性艾迪生病可见于体内含有抗 CTLA-4 抗体的人群。甲地孕酮醋酸盐以往常被用于治疗肿瘤和 HIV 相关的恶病质，但它可能会导致血浆中皮质醇及 ACTH 水平的降低。患者服用甲地孕酮醋酸盐后可能会出现甲状腺功能减退。一些使用该药物的无症状患者在病情急剧变化时甚至出现肾上腺功能失代偿。令人不解的是，一部分患者可能因为甲地孕酮醋酸盐的糖皮质激素受体样作用而发展成为库欣综合征和高血糖症。对于儿童，颅内肿瘤进行头颅放射治疗可影响下丘脑-垂体-肾上腺轴，导致继发性肾上腺减退。

急性肾上腺功能减退症有潜在致命性，在完成血清皮质醇和 ACTH 检查后即应开始针对潜在性肾上腺危象的治疗。

# 治疗相关性急症

## 肿瘤溶解综合征

肿瘤溶解综合征（TLS）以高尿酸血症、高钾血症、高磷酸血症、高钙血症为主要表现。它是由大量快速增殖的肿瘤细胞破坏引起的。它可引起酸中毒，常常也可引起急性肾衰竭。

肿瘤溶解综合征多伴发生于 Burkitt 淋巴瘤、急性淋巴细胞性白血病、其他急性增殖性淋巴瘤的治疗过程中。该病也可出现在慢性白血病的治疗过程中，但在实性肿瘤治疗过程中比较罕见。肿瘤溶解综合征可见于应用核苷类药物（例如氟达拉滨等）治疗的慢性淋巴细胞白血病患者中。肿瘤溶解综合征也可见于服

用糖皮质激素类药物例如来曲唑、三苯氧氨和利妥昔单抗及吉妥单抗等单克隆抗体的患者。肿瘤溶解综合征通常于化疗中或化疗后短期内（1～5d）出现。肿瘤的自发性坏死一般不引起肿瘤溶解综合征。

高尿酸血症也可于化疗过程中发生。肿瘤的治疗虽可杀死肿瘤细胞，但治疗过程中核酸的转化可导致血液中尿酸升高。癌症患者因内环境呈酸性，可促进尿酸沉淀于肾小管、髓质、肾集合管等处，从而导致肾衰竭。肾小管中的尿酸沉积可见于乳酸酸中毒和脱水。当尿路中发现尿酸结晶时，可诊断为尿酸性肾病。高尿酸型肾病患者尿酸与尿肌酐比值大于1，然而肾衰竭患者因其他因素其比值小于1。

细胞溶解后胞内磷酸释放增多可引起高磷酸血症。因血磷增高引起的钙磷代谢失衡可引起血钙浓度的降低，严重时可引起神经肌肉兴奋性增高和肌强直。高磷酸血症和钙磷沉积都可引起肾衰竭。细胞内的主要阳离子是钾离子。大量肿瘤细胞的破坏可引起高钾血症。肾衰竭引起高钾血症时可出现致命性的心律失常和猝死。

Burkitt淋巴瘤患者发生肿瘤溶解综合征可能与肿瘤负荷及肾功能异常有关。高尿酸血症和高血清乳酸脱氢酶（LDH＞1500U/L），都能增加肿瘤的总体负荷并增高肿瘤溶解综合征发生的可能。对于有可能发生肿瘤溶解综合征的患者，治疗前应进行包括血常规、生化检验和肾功能检查在内的系统评估。抽血后高白细胞和血小板溶解可人为的引起钾离子的升高及假性高钾血症。发生这种情况时，血钾可降低，而细胞内钾通常不降低。假性高钾血症的患者一般无明显心脏电生理异常。对于肾基础功能异常的患者，应行肾和腹膜后区域的超声检查，甚至CT检查排除尿路阻塞性病变。同时密切监测尿量变化。

## 治疗　肿瘤溶解综合征

认识疾病的风险并采取预防措施是治疗细胞溶解最重要的手段（图28-4）。标准的预防措施包括使用别嘌呤醇、碱化尿液、积极的水合作用。是否应

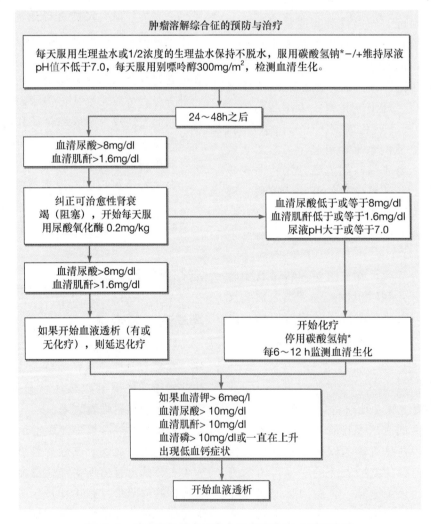

图 28-4　肿瘤溶解综合征高危患者的治疗。* 详见文本

用碳酸氢钠碱化尿液尚有争议。使用碳酸氢钠时增加尿酸的溶解度，但会降低磷酸钙溶解度。碳酸氢钠应在高磷酸血症发生前停用。如别嘌呤醇口服时不能耐受，静脉补充可增强对该药的耐受。有时尿酸不能经标准预防措施降低至正常水平，此时可加用尿酸水解酶。在发生肾衰竭时，尿酸水解酶效果更为显著。催化低溶解度的尿酸转化为高溶解度的5-脲基乙内酰胺的尿酸氧化酶已在灵长类中消失。尿酸水解酶反应迅速，能在数小时内降低尿酸的水平。但它能引起超敏反应，如支气管痉挛、低氧血症和低血压等。尿酸水解酶也可应用于高危人群的TLS预防。此酶禁用于葡萄糖-6磷酸酶脱氢酶缺乏的患者。因为这些患者无法分解尿酸氧化酶反应的终产物过氧化氢。尿酸水解酶能在室温下降解试管中的尿酸。这可导致合并TLS的患者在实验室检查时出现假性的低尿酸血症。因此收集标本时必须立即冷却标本以抑制尿氧化酶。即使采取积极的预防措施，TLS、有尿或无尿的肾衰竭仍可能发生。在输注碳酸氢盐时，必须小心地预防因碱中毒而导致严重的低钙血症。输注碳酸氢钠时也可导致血PH升高而使尿中磷酸钙溶解度下降并出现沉淀。透析通常是必要的且应在早期应用。血液透析效果更佳。血液透析可持续、强有力地清除细胞代谢的产物及多余的水分。预后通常是完美的，肾功能将在尿酸水平低于10mg/dl后恢复。

## 人类抗体灌注反应

最初的人类抗体或人源化抗体（如利妥昔单抗、吉妥珠单抗、曲妥珠单抗、艾伦珠单抗、帕尼突单抗）可导致发热、寒战、恶心、乏力、头痛。这可大部分接受治疗的患者身上出现。约1%的患者可出现支气管痉挛及低氧血症。严重的抗体灌注反应包括肺渗出、急性呼吸窘迫。心源性的休克在抗体灌注反应中很罕见。实验室检查可表现为肝转氨酶的升高，血小板减少、凝血酶原时间延长。目前认为人类抗体灌注反应是由免疫反应及炎症细胞因子的释放（细胞因子释放综合征）引起的。细胞因子肿瘤坏死因子α、干扰素γ、白介素6、白介素10都与该反应相关。尽管发病的原因尚未完全明确，目前认为细胞因子释放综合征是由单核-巨噬细胞、T/B淋巴细胞等细胞介导的。利妥昔单抗引起的严重反应包括：CD20阳性的白细胞血症、循环内肿瘤细胞急剧下降、电解质紊乱、肿瘤溶解。利妥昔单抗很少引起死亡，但可引起肝酶、

D-二聚体及LDH的升高及凝血酶原时间的延长。苯海拉明、氢化可的松、对乙酰氨基酚可预防和抑制抗体灌注相关的症状。一旦发生严重的抗体灌注相关症状，治疗应立即停止。在症状减轻后，重新开始治疗时起始剂量应减少至初始剂量的一半。CRS引起急性呼吸窘迫综合征及顽固性低血压时需要强力的支持治疗。

## 溶血性尿毒症

溶血性尿毒症（HUS）及更为罕见的血栓性血小板减少性紫癜（TTP）在抗肿瘤药物的使用过程中很少出现。与之相关的常见抗肿瘤药物包括丝裂霉素、顺铂、博来霉素、血管内皮生长因子抑制剂。溶血性尿毒症主要见于胃、肺、结直肠、胰腺及乳腺癌的治疗过程中。但在一项既往的研究中，35%不伴上述癌症的患者也出现了溶血性尿毒症。继发性的HUS/TTP也曾被报道，其发生率低但在骨髓移植中偶尔可是致死性的并发症。

溶血性尿毒症经常在末次化疗后4至8周发生，但经常数月之后才被发现。溶血性尿毒症以微血管病变、溶血性贫血、血小板减少、肾衰竭为特征。呼吸困难、虚弱、乏力、少尿或紫癜也可作为常见的首发症状。系统性高血压及肺水肿经常发生。严重的高血压、肺水肿、肾功能迅速恶化及溶血可在输注血制品后发生。心脏的异常表现包括房性心律不齐、心包摩擦音、心包积液。一部分溶血性尿毒症患者因使用博来霉素而出现雷诺现象。

溶血性尿毒症的实验室检查可发现为中重度的贫血伴红细胞碎片，外周血涂片中可见裂红细胞。网织红细胞、血浆珠蛋白的减少及LDH增高可证明存在溶血。血浆胆红素可是正常或稍微增高的。抗人球蛋白试验为阴性。白血病计数正常及血小板减少症（<100 000/μl）几乎总是存在。尽管部分患者存在轻微的凝血酶时间延长及纤维溶解产物增加，但大多数患者凝血功能还是正常的。血肌酐可增高并提示初发的氮质血症可在数周内呈亚急性恶化。尿液分析可见红细胞、蛋白、颗粒、透明管型，循环免疫复合物也有可能出现。

基本的病理损害表现为小动脉及毛细血管壁的纤维沉淀。这些沉淀与HUS的相关改变相似但却是由其他原因引起的。这些微血管的异常主要发生在肾脏且几乎不涉及其他器官。治疗导致的HUS发生机制尚未完全明确，但最重要的因素可能是血管内皮的破坏。HUS/TTP的首发症状与一个叫做"ADAMTS13"的蛋白酶

引起的假性血友病因子的减少有关。

溶血性尿毒症的致死率很高；大多数患者会在数月内死亡；但目前还没有就减少 HUS 的最佳化疗方案达成一致。HUS/TTP 的治疗方式包括去除免疫复合物（血浆置换、免疫吸附、血液置换）、抗血小板/抗凝血疗法、免疫抑制剂疗法。血浆置换疗法在一定程度上有效，但其总体效果就像治疗继发的 TPP 那样，通常是不好的不佳。利普昔单抗已成功地应用于HUS，并已取得像 ADAMTS13 之于 TTP 的效果。

## 中性粒细胞减少及感染

这仍是癌症治疗中最常见的严重并发症。

## 肺部浸润

癌症患者出现呼吸困难时可在胸片上表现为弥漫性的肺间质浸润。这些浸润可能由潜在的癌演进、治疗相关的毒性、感染，甚至不相干的疾病引起。尽管病因是多种多样的，但大多数情况下仍是治疗导致的。恶性肿瘤的肺部浸润已见于白血病、淋巴瘤、乳腺癌和其他实性癌的患者中。肿瘤（如肺淋巴管性癌）可广泛侵及肺部淋巴结，这可在胸部放射性检查时表现为弥漫性间质内改变。患者初时往往只伴有轻微的呼吸困难，但可在数周内发展成呼吸衰竭。某些患者可有干咳，其发生呼吸困难时的肺部改变可在胸部影像学检查中发现。通常这是实体癌的典型症状。大部分白血病的患者可表现为支气管和细支气管周的弥散性微小肿瘤性浸润，并且可能不带任何症状。而一些患者会出现弥漫性间质渗出、肺泡毛细血管堵塞症状及呼吸抑制症状。上述病变可因肾上腺糖皮质激素而得到缓解，但特异的化疗应迅速开始。

博来霉素、甲氨蝶呤、白消安、亚硝脲类、吉西他滨、丝裂霉素、长春瑞滨、多西他赛、紫杉醇、氟达拉滨、喷司他丁、异环磷酰胺等细胞毒性药物可以导致肺部损害。肺损伤最常见的症状包括间质性肺炎、肺泡炎及肺纤维化。某些细胞毒药物，如甲氨蝶呤、甲基苄胺等能引起急性过敏性反应，阿糖胞苷能引起非心源性的肺水肿。使用多重细胞毒药物、放疗及肺基础疾病都能增加肺毒性。辅助性的氧疗能加强药物毒性作用及放疗相关损伤。对于这类患者，在维持适当的血氧饱和度的同时应尽量降低氧浓度。

肺部浸润开始时可能是隐匿的。逐渐出现的症状包括呼吸困难、干咳、心动过速。体格检查是可出现肺基底部捻发音、吸气末水泡音、发绀。影像学检查通常可表现为肺部间质性病变，但也可表现为肺泡内

改变。肺泡性肺炎发生在肺底部时引起的症状最严重。双侧的肺泡性肺炎也可能发生，肺内局部的小渗出也是可以出现的。低氧血症合并二氧化碳弥散能力的下降经常发生。糖皮质激素对用于治疗放化疗所致的肺损伤，治疗是支持治疗。

分子靶向药物，如伊马替尼、厄洛替尼、吉非替尼都是有效的酪氨酸激酶抑制剂。但这些药物能导致间质性肺病。在应用吉非替尼时，治疗前合并肺纤维化、患者体质不佳、前胸壁曾接受放疗都是独立的危险因素；这个并发症有很高的致死率。在日本，与吉非替尼相关的间质性肺病的发生率是 4.5%，相比之下美国的发生率为 0.5%，坦罗莫司、依维莫司都是雷帕霉素的脂类衍生物，都能在哺乳动物的目标位点阻断雷帕霉素的作用。雷帕霉素是一种对控制细胞分裂的接合酶的调节起到重要作用的酶。它能促使伴或不伴弥漫性间质性病变的肺产生毛玻璃样病变，并使肺实质凝固。患者可发生肺部影像学改变而不出现症状。当然如果出现症状，可表现为咳嗽、呼吸困难、低氧血症，有时甚至可出现系统性症状如发热、疲乏等。依维莫司在日本引起间质性肺病的发生率仍较高。间质性肺病的治疗包括：减轻剂量或停止使用该药，在某些情况下可加用糖皮质激素。

放射性肺炎、肺纤维化是与胸部放疗密切相关的并发症。它可急性或慢性发病。放疗相关的肺毒性与肺放射容量、每部分剂量、放射剂量的作用有关。放射治疗的区域越大，产生放射性肺炎的风险就越高。同步进行的放化疗，尤其是化疗治疗方案中包括紫杉醇类是，会增加肺毒性。放射性肺炎通常在放疗后 2~6 月发生，其可表现为多种严重的临床症状，如呼吸困难、干咳、低热以及胸片上初发的模糊渗出。受浸润及破坏的区域多为受照射的肺区。患者可能会逐步发展成斑片状的肺泡浸润和支气管充气征。这有呼吸衰竭的趋势，有时甚至是致命的。为了明确诊断，肺活检是必要的。有时化疗后的无症状性肺浸润无需治疗。但发热及合并其他症状的患者应使用泼尼松。泼尼松的剂量应该在放射性肺炎缓解后逐渐减少，这是因为突然停药可能会引起急性肺炎。迟发的放射性肺纤维化可能在放疗结束后数年发生。它以费力性呼吸困难为体征，通常是轻微的，但可以发展至慢性呼吸衰竭。治疗以支持治疗为主。

细胞因子作为放疗的局部产物，可引起典型的放射性肺炎并导致肺纤维化。相关的细胞因子包括：血小板产生的 β-生长因子、肿瘤坏死因子、白细胞介素、β-转化生长因子。约 10% 的患者可发生免疫介导的散发性放射性肺炎。T 细胞介导的双侧肺泡性肺浸润起

源于放射治疗区域之外，这种形式的放射性肺炎通常在缓解后不留后遗症。

肺炎是接受抗癌治疗患者的常见病。细菌性肺炎通常在胸片上可表现为局部渗出，治疗可针对引起该病的特异性病原微生物使用相应药物。当发热的患者出现弥漫性肺间质浸润时，鉴别诊断应该是广泛的。病因应该考虑卡氏肺孢子虫感染、病毒感染（巨细胞病毒、腺病毒、单纯疱疹病毒、带状疱疹病毒、呼吸道合胞病毒）、细胞内病原体（如支原体和军团菌）感染、药物和放疗效应、肿瘤进展、非特异性肺炎、真菌性疾病等。诊断由条件致病菌引起的肺部感染仍有相当大的困难。诊断的方法包括胸片、CT 扫描、支气管镜合并肺泡灌洗、经支气管镜活检、细针穿刺吸引及开胸活检术。PCR 评估肺泡灌洗液中的卡氏肺孢子虫、血浆半乳糖试验都利于病原学的诊断。肿瘤患者出现粒细胞缺乏、发热和胸片见局部渗出时，应予以广谱抗生素为主的初始治疗。合并初发的或对广谱抗生素长期不敏感的局部渗出时，是否经验性地使用抗真菌药仍有争议。当发热、粒细胞缺乏的患者出现双肺弥漫性浸润时，无论是否联合使用红霉素，广谱抗生素加甲氧苄唑-磺胺甲氧异唑的治疗方案都应马上开始。联合使用抗病毒药物在某些时候是必要的，如接受异体的造血干细胞移植的患者。如果感染在四天内未见缓解，开胸活检将是常规治疗方案。支气管镜及支气管肺泡灌洗可以在不适合手术治疗的患者中使用。

对于无发热的肺浸润患者，心力衰竭、多发肺栓塞应在鉴别诊断中。

## 粒细胞缺乏性小肠结肠炎

粒细胞缺乏性小肠结肠炎可能会使白血病的治疗复杂化。它是主要涉及盲肠及其周围组织的炎症性、坏死性疾病，但也可能发生于胃肠道的任何部位，如小肠、阑尾、结肠等。它可在接受紫杉类、5-氟尿嘧啶、伊立替康、长春瑞滨、顺铂、卡铂等药物治疗及高剂量化疗的患者身上出现（图 28-5）。它同样可出现在 AIDS、再生障碍性贫血、循环内的粒细胞缺乏与抗生素相关的特异性药物反应、免疫抑制治疗患者身上。患者可出现按"四分法"划分的右下腹疼痛，常伴有反跳痛、肌紧张和腹胀，也可见发热和中性粒细胞缺乏。水性腹泻（常包括黏膜脱落）和败血症是很常见的，出血也可发生。腹部平片的诊断意义不大。CT 扫描可清楚显示肠壁增厚，肠壁水肿的盲肠、肠系膜索、腹水显像尤为清楚。这有助于在这群高危人

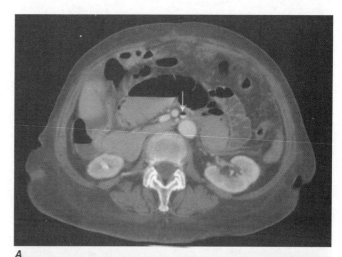

A

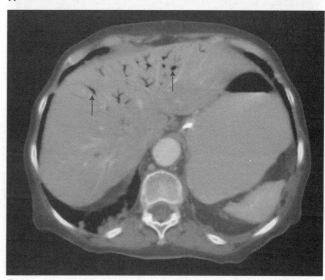

B

图 28-5　继发于化疗的中性粒细胞减少小肠结肠炎症的 72 岁女性患者的腹部 CT 扫描。**A.** 肠系膜下静脉（箭头标示）中的空气和肠壁积气。**B.** 上腹部的 CT 扫描显示的门静脉（箭头标示）空气。

群中鉴别粒细胞缺乏性小肠结肠炎和其他形式的腹部疾病，如阑尾炎、憩室炎、梭状芽胞杆菌相关的结肠炎等。患者在超声下发现肠壁厚度大于 10mm 时死亡率更高。但肠壁增厚在梭状芽胞杆菌引起的结肠炎患者中更明显。肠管积气是更为特异性的表现，因为它只见于粒细胞缺乏性小肠结肠炎及局部缺血的肠管。大肠、小肠同时受累即提示粒细胞缺乏性小肠结肠炎的诊断明确。迅速使用广谱抗生素、让肠道休息及经鼻胃肠减压可逆转此过程。使用髓细胞生长因子可显著提高治疗效果。手术治疗可应用于有严重粒细胞缺乏性小肠结肠炎症状的患者。手术指征包括：肠穿孔、腹膜炎、肠坏疽、凝血功能障碍已纠正后不能缓解的消化道出血。

梭状芽胞杆菌性结肠炎的发生率有上升趋势。抑制 C 型梭状芽胞杆菌导致毒性更为强烈的 A 型及 B 型梭状芽胞杆菌的产生，与之前相比其毒性增加了约 20 倍。梭状芽胞杆菌的感染也因化疗的开展而相应增多。当假膜性结肠炎不能根治时，应同时使用覆盖梭状芽胞杆菌的抗生素。

## 出血性膀胱炎

接受戊环磷酰胺或者异环磷酰胺治疗的患者可发生出血性膀胱炎。这两种药物经代谢可产生丙烯醛。丙烯醛是一种很强的需经过尿液排泄的化学性刺激物。长期接触或高浓度的丙烯醛可导致膀胱刺激症状或膀胱出血。膀胱刺激症状包括血尿、尿频、排尿困难、尿痛、尿急、尿不禁、夜尿增多等。预防是最佳的治疗措施。多饮水促进排尿可以有效减少该刺激。另外，2-美司那可消除丙烯醛并缓解其他刺激性药物。通常使用环磷酰胺时每日剂量约为总量的 20%。使用异环磷酰胺当日应予美司钠 3 次。如果出血性膀胱炎有加重的趋势，多饮水促进排尿可作为有效的治疗措施。如果保守治疗无效，以 0.37%～0.74% 的甲醛溶液行膀胱灌注 10 分钟，也是行之有效的措施。N-乙酰半胱氨酸也可作为有效的止血冲洗剂。前列腺素也可以治疗膀胱出血。在某些极端病例中，结扎膀胱动脉、尿液改道或是膀胱切除是必要的。

接受骨髓移植的患者也可发生出血性膀胱炎。在骨髓移植的过程中，早期的出血性膀胱炎是和治疗相关的（如使用环磷酰胺）。后期的出血性膀胱炎则是由于多瘤病毒 BKV 或腺病毒 11 型的感染。BKV 定植于泌尿道可单独发生，也可发生在与急性移植物抗宿主病相关的出血性膀胱炎。病毒通常可经 PCR 技术进行检测。治疗病毒引起的出血性膀胱炎以支持治疗为主，同时如果可能应减少免疫抑制的应用。尽管有报道指出西多福韦对一小部分人有效，但目前仍没有有效的抗病毒疗法。高压氧疗法已经成功应用于 BKV 相关的出血性膀胱炎、造血干细胞移植过程中由于应用环磷酰胺所引起的出血性膀胱炎以及放射相关的膀胱炎。

## 抗肿瘤药物引起的超敏反应

很多抗肿瘤药物可引起超敏反应。这些超敏反应不可预期且有潜在致命性。大多数超敏反应可于肠道外（静脉）用药过程中或是用药后几小时之内出现。相比于其他药物，紫杉类药物、铂类药物、天冬酰胺酶、依托泊苷、甲基苄肼以及利妥昔单抗、贝伐珠单抗、曲妥珠单抗、吉姆单抗、西妥昔单抗、阿伦单抗等更易引起超敏反应。某些药物，如紫杉类，引起的急性超敏反应通常出现在第一次或第二次用药过程中。铂类药物引起的超敏反应通常是在长期用药之后。皮肤过敏试验可以筛查使用卡铂后出现超敏反应的高危患者。用药前使用 $H_1$ 和 $H_2$ 受体拮抗剂和糖皮质激素可以减少紫杉类药物相关的超敏反应，尤其是紫杉醇。即使前驱给药，但超敏反应仍可能发生。一旦发生超敏反应，可以尝试在 ICU 进行快速的脱敏治疗或再治疗，但必须严密监测，如有必要可行替代治疗。中重度 1 型超敏反应，如在静脉化疗或短期治疗中发生的巨噬细胞或 Ig-E 介导的超敏反应，是适合行脱敏治疗的。

索引

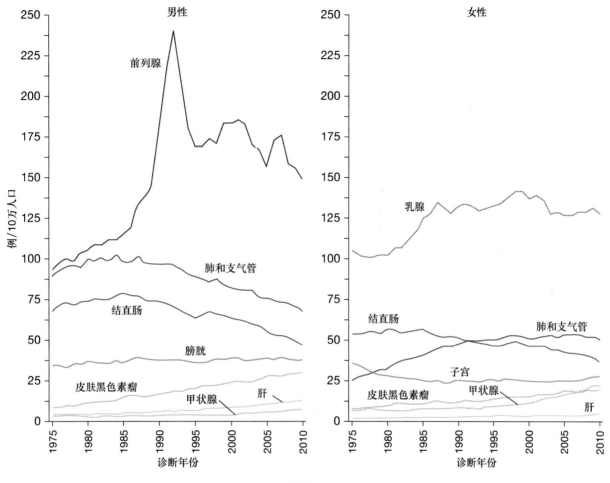

彩图 1-1

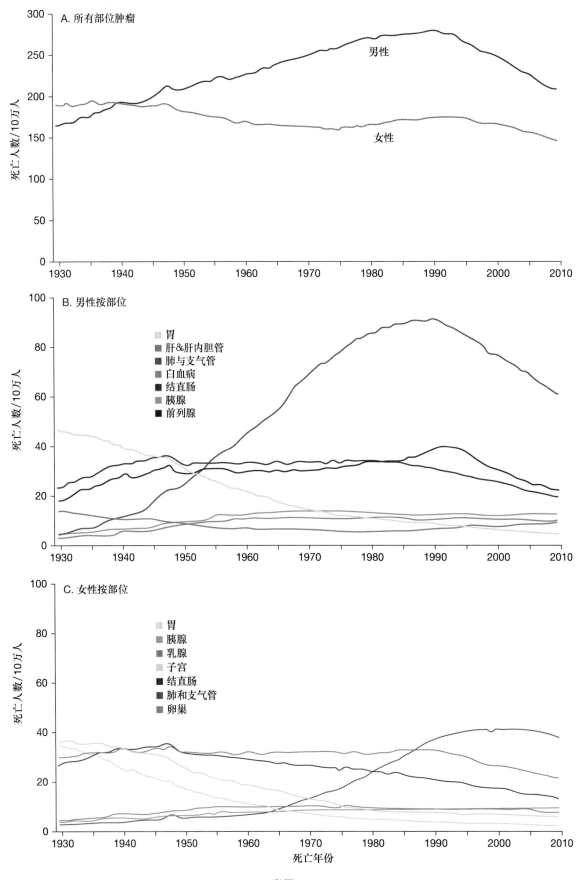

彩图 1-2

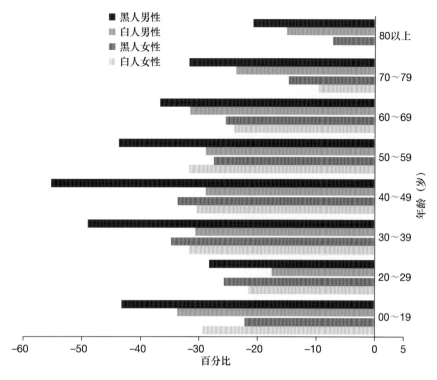

彩图 1-3

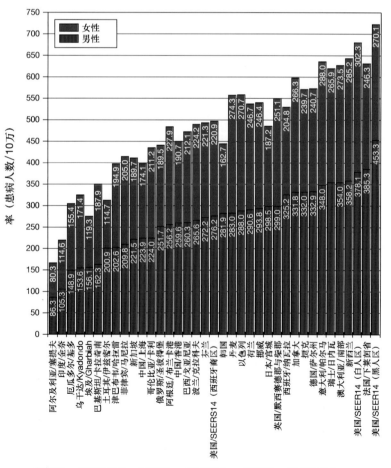

发病率(n = 10 864 499)　　死亡率(n = 6 724 931)　　患病率(n = 24 576 453)

彩图 1-4

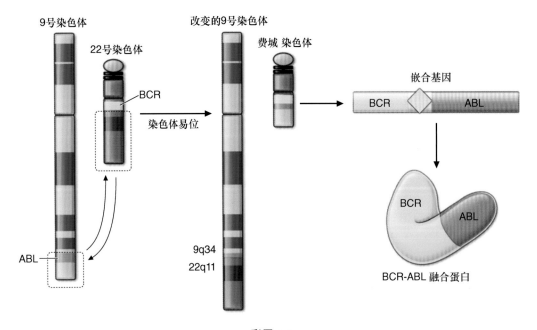

彩图 3-3

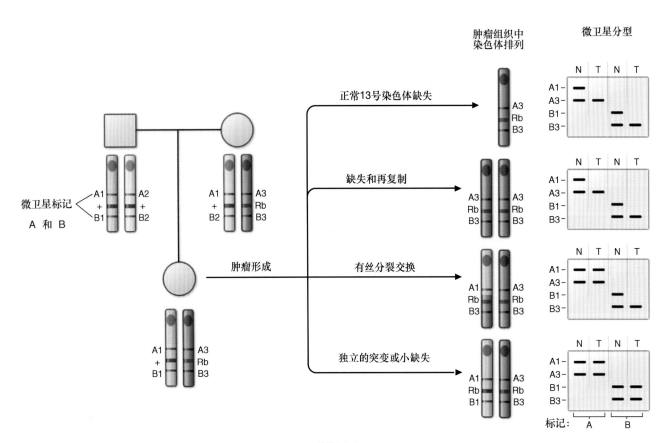

彩图 3-4

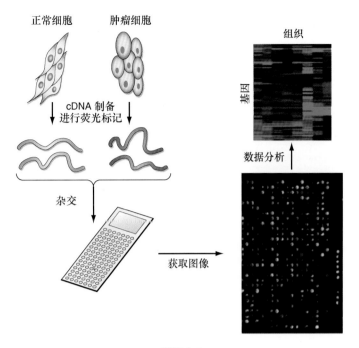

彩图 3-7

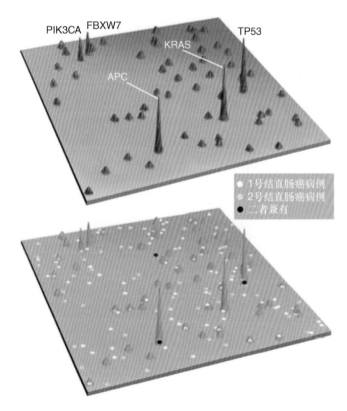

彩图 3-8

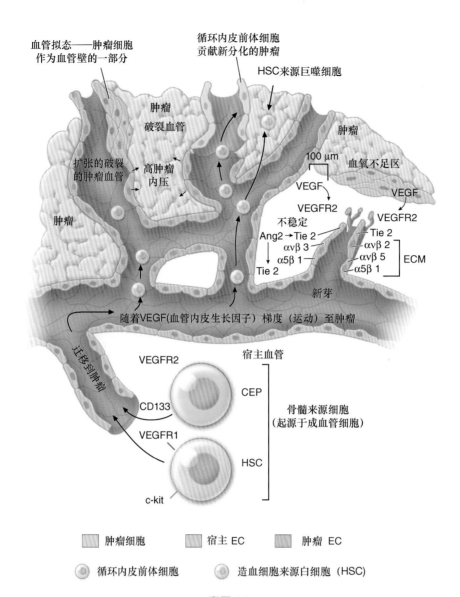

血管拟态——肿瘤细胞
作为血管壁的一部分

循环内皮前体细胞
贡献新分化的肿瘤

HSC来源巨噬细胞

肿瘤
破裂血管

扩张的破裂
的肿瘤血管

高肿瘤
内压

100 μm

肿瘤

血氧不足区

VEGF

VEGF

VEGFR2

VEGFR2

不稳定

Ang2 → Tie 2

αvβ 3

αvβ 2

α5β 1

αvβ 5

ECM

Tie 2

α5β 1

新芽

随着VEGF(血管内皮生长因子) 梯度（运动）至肿瘤

迁移到肿瘤

宿主血管

VEGFR2

CEP

CD133

骨髓来源细胞
（起源于成血管细胞）

VEGFR1

HSC

c-kit

肿瘤细胞 　　宿主 EC 　　肿瘤 EC

循环内皮前体细胞 　　造血细胞来源白细胞（HSC）

彩图 4-9

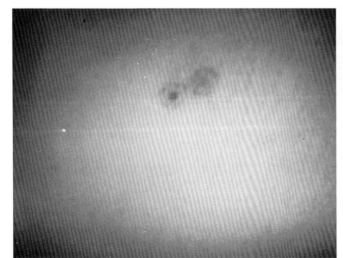
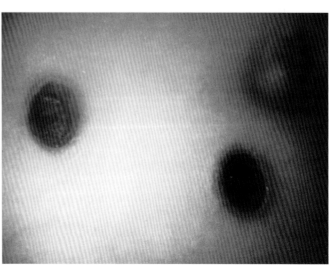

A

B

彩图 6-1

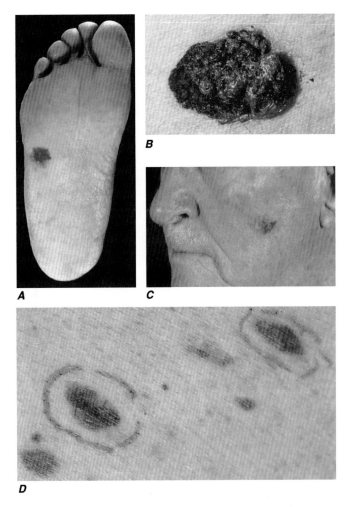

彩图 7-1

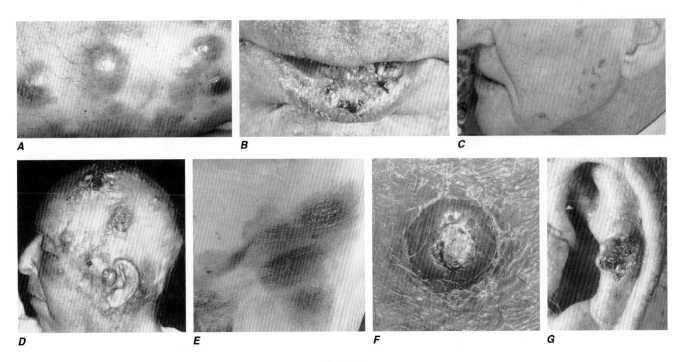

彩图 7-5

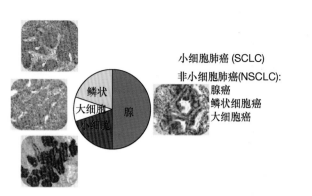

小细胞肺癌 (SCLC)

非小细胞肺癌(NSCLC):
　腺癌
　鳞状细胞癌
　大细胞癌

彩图 9-1

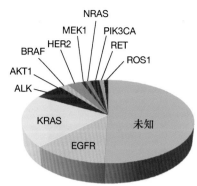

| NSCLC驱动突变频率 | |
|---|---|
| AKT1 | 1% |
| ALK | 3%～7% |
| BRAF | 1%～3% |
| EGFR | 10%～35% |
| HER2 | 2%～4% |
| KRAS | 15%～25% |
| MEK1 | 1% |
| NRAS | 1% |
| PIK3CA | 1%～3% |
| RET | 1%～2% |
| ROS1 | 1%～2% |

彩图 9-2

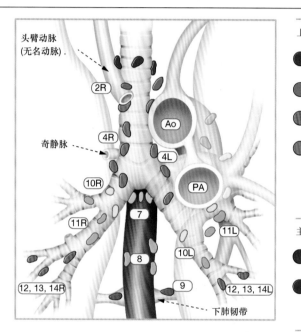

上纵隔淋巴结

● 1 上纵隔淋巴结

● 2 上气管旁淋巴结

● 3 血管前和气管后淋巴结

● 4 下气管旁淋巴结
　　（包括奇静脉淋巴结）

N2 = 单个的，同侧
N3 = 单个的，对侧或锁骨上

主动脉淋巴结

● 5 主动脉弓淋巴结（主肺动脉窗）

● 6 主动脉旁淋巴结（升主动脉或膈神经）

下纵隔淋巴结

● 7 隆突下淋巴结

● 8 食管旁淋巴结
　　（隆突以下）

● 9 下肺韧带淋巴结

N1淋巴结

○ 10 肺门淋巴结

● 11 叶间淋巴结

● 12 肺叶淋巴结

● 13 段淋巴结

● 14 肺叶内淋巴结

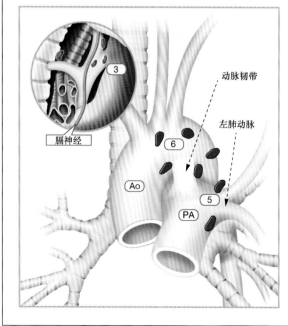

彩图 9-4

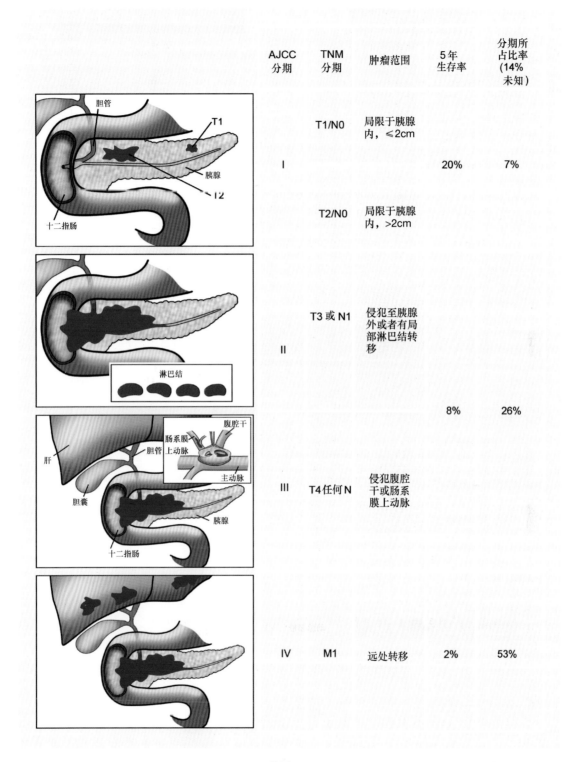

| AJCC 分期 | TNM 分期 | 肿瘤范围 | 5年生存率 | 分期所占比率（14%未知） |
|---|---|---|---|---|
| I | T1/N0 | 局限于胰腺内，≤2cm | 20% | 7% |
| | T2/N0 | 局限于胰腺内，>2cm | | |
| II | T3 或 N1 | 侵犯至胰腺外或者有局部淋巴结转移 | 8% | 26% |
| III | T4 任何 N | 侵犯腹腔干或肠系膜上动脉 | | |
| IV | M1 | 远处转移 | 2% | 53% |

彩图 14-3

A. 欧洲神经内分泌肿瘤学会（ENETS）分型

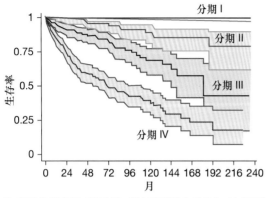

D. 阑尾神经内分泌肿瘤（类癌）

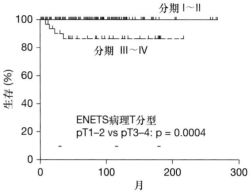

B. 国际抗癌联盟（UICC）/美国癌症联合委员会（AJCC）
/世界卫生组织（WHO）

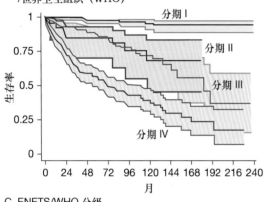

E. 阑尾神经内分泌肿瘤（类癌）

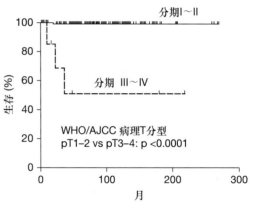

C. ENETS/WHO 分级

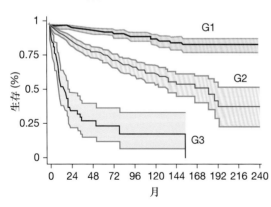

F. 中肠神经内分泌肿瘤 (类癌)

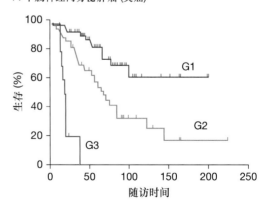

彩图 15-4

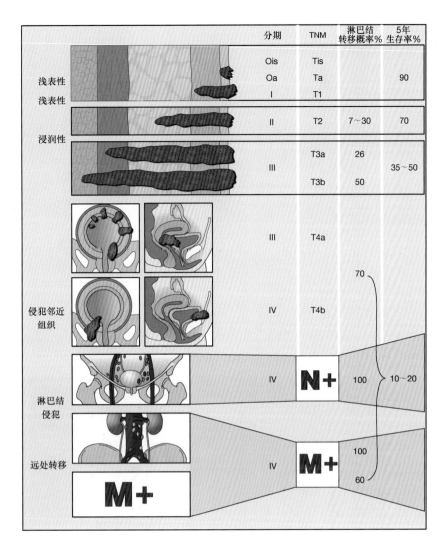

| | | 分期 | TNM | 淋巴结转移概率% | 5年生存率% |
|---|---|---|---|---|---|
| 浅表性 | | Ois | Tis | | |
| | | Oa | Ta | | 90 |
| 浅表性 | | I | T1 | | |
| 浸润性 | | II | T2 | 7~30 | 70 |
| | | III | T3a | 26 | 35~50% |
| | | | T3b | 50 | |
| 侵犯邻近组织 | | III | T4a | | 70 |
| | | IV | T4b | | |
| 淋巴结侵犯 | | IV | N+ | 100 | 10~20 |
| 远处转移 | | IV | M+ | 100 | 60 |

彩图 16-1

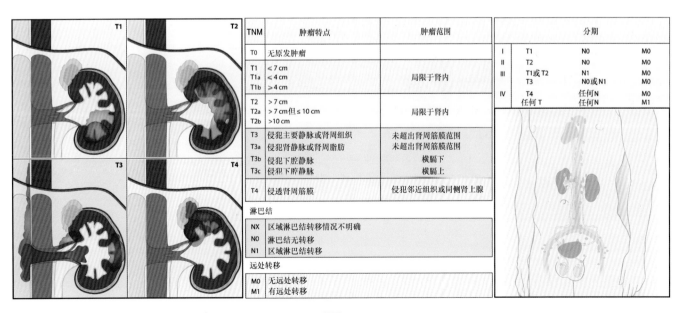

| TNM | 肿瘤特点 | 肿瘤范围 | | 分期 | | |
|---|---|---|---|---|---|---|
| T0 | 无原发肿瘤 | | I | T1 | N0 | M0 |
| T1 | ≤7 cm | | II | T2 | N0 | M0 |
| T1a | ≤4 cm | 局限于肾内 | III | T1或T2 | N1 | M0 |
| T1b | >4 cm | | | T3 | N0或N1 | M0 |
| T2 | >7 cm | | IV | T4 | 任何N | M0 |
| T2a | >7 cm但≤10 cm | 局限于肾内 | | 任何T | 任何N | M1 |
| T2b | >10 cm | | | | | |
| T3 | 侵犯主要静脉或肾周组织 | 未超出肾周筋膜范围 | | | | |
| T3a | 侵犯肾静脉或肾周脂肪 | 未超出肾周筋膜范围 | | | | |
| T3b | 侵犯下腔静脉 | 横膈下 | | | | |
| T3c | 侵犯下腔静脉 | 横膈上 | | | | |
| T4 | 侵透肾周筋膜 | 侵犯邻近组织或同侧肾上腺 | | | | |
| 淋巴结 | | | | | | |
| NX | 区域淋巴结转移情况不明确 | | | | | |
| N0 | 淋巴结无转移 | | | | | |
| N1 | 区域淋巴结转移 | | | | | |
| 远处转移 | | | | | | |
| M0 | 无远处转移 | | | | | |
| M1 | 有远处转移 | | | | | |

彩图 16-2

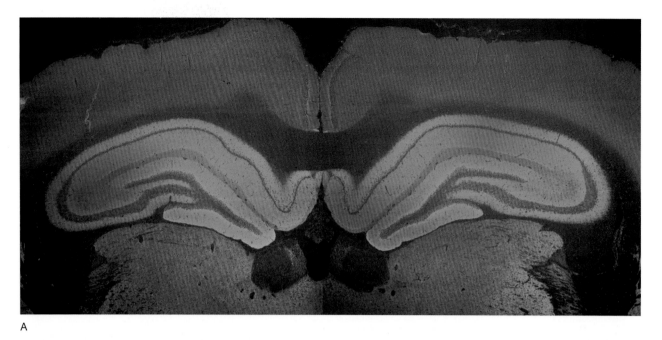

A

B    C    D    E

彩图 24-1

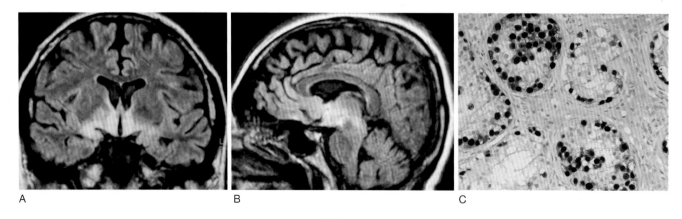

A    B    C

彩图 24-3

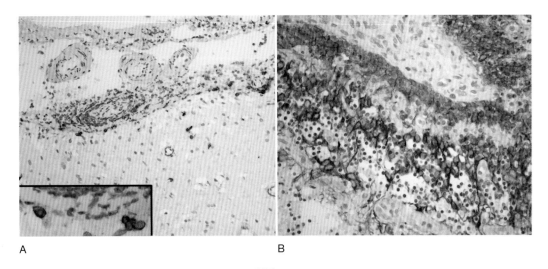

A　　　　　　　　　　　　　　　　　　　B

彩图 24-4